• 全国医用设备使用人员业务能力考评丛书 •

CT/MR/DSA/乳腺技师

业务能力考评全真模拟与解析

（第二版）

CT/MR/DSA/RUXIANJISHI YEWU NENGLI KAOPING QUANZHEN MONI YU JIEXI

主编 王 骏 王宗成 赵海涛 袁 滨

辽宁科学技术出版社
LIAONING SCIENCE AND TECHNOLOGY PUBLISHING HOUSE
拂石医典
FU SHI MEDBOOK

内容简介

本书为针对全国医用设备使用人员（CT/MR/DSA/乳腺技师）业务能力考评而专门编写的全真模拟试题及精解。根据全国统考的特点，采用标准化五选一的格式作为单选题，以及选择二个答案以上的多选题。旨在通过一定量的试题自测衡量使用人员对本专业知识掌握的程度，从中找出自己的薄弱环节。在每一套试卷之后均备有答案及解析，以提供给使用人员更多的知识点。该书不仅是全国医用设备使用人员（CT/MR/DSA/乳腺技师）业务能力考评的专用书，同时也是职称考试、入院前准入制考试、三基考试及在校学生考试的必备考试类用书。

图书在版编目（CIP）数据

CT/MR/DSA/乳腺技师业务能力考评全真模拟与解析/王骏等主编．—2版．—沈阳：辽宁科学技术出版社，2022.10

ISBN 978-7-5591-2673-3

Ⅰ.①C… Ⅱ.①王… Ⅲ.①乳房疾病-医疗器械-资格考试-自学参考资料 Ⅳ.①R655.808

中国版本图书馆CIP数据核字（2022）第151365号

出版发行：辽宁科学技术出版社
北京拂石医典图书有限公司
地　　址：北京海淀区车公庄西路华通大厦B座15层
联系电话：010-57262361/024-23284376
E - mail：fushimedbook@163.com
印 刷 者：三河市双峰印刷装订有限公司
经 销 者：各地新华书店

幅面尺寸：185mm×260mm
字　　数：809千字
印　　张：36.25
出版时间：2022年10月第2版
印刷时间：2022年10月第1次印刷

责任编辑：李俊卿
封面设计：潇　潇
版式设计：天地鹏博
责任校对：梁晓洁
封面制作：潇　潇
责任印制：丁　艾

如有质量问题，请速与印务部联系　联系电话：010-57262361

定　　价：116.00元

编委会

主　编　王　骏　王宗成　赵海涛　袁　滨

副主编　史　跃　朱智明　黄小华　刘小艳　肖永鑫

编　委（排名不分先后）

于长路　天津市第三中心医院
王　涛　天津市第三中心医院
王宗成　天津医科大学附属第一中心医院
王南飞　天津市中心妇产科医院
王鹏辉　天津医科大学附属第一中心医院
卞读军　中南大学湘雅二医院
卢　山　天津医科大学代谢病医院
史　跃　解放军陆军第七十一集团军医院
朱智明　中南大学湘雅医院
刘　军　天津医科大学附属第一中心医院
刘小艳　南通大学附属医院
祁　兵　天津市第三中心医院
杨　奕　天津市第三中心医院
肖永鑫　连云港149医院
吴虹桥　南京医科大学常州市妇幼保健院
张　敏　天津市河东区妇女儿童保健中心

张　遣　天津市第四医院
陈学锋　武警特色医学中心
赵海涛　西安国际医学中心医院
柳　杰　天津医科大学肿瘤医院
袁　滨　武警特色医学中心
顾海峰　解放军东部战区总医院
唐　敏　南京市六合区人民医院
高　然　天津中医药大学第二医院
高向东　山西省太原市中心医院
黄小华　川北医学院附属医院
韩玉娟　天津市第三中心医院
韩丽军　天津市公安局安康医院
颜冬宝　天津医科大学第二医院
刘　喆　天津泰达国际心血管病医院
王　骏　安徽医科大学临床医学院
孙瑞琪　合肥国祯健康综合门诊部

第二版前言

该书根据新编考试大纲要求，将这1套3册作全面改版，并得到了全国著名医学影像专家及同仁的大力支持，尤其是我的学生的积极响应。他们有的已在业内崭露头角，思维活跃、效率颇高。

这本《CT/MR/DSA/乳腺技师业务能力考评全真模拟与解析》与《CT/MR/DSA/乳腺技师业务能力考评应试指南》及《CT/MR/DSA/乳腺技师业务能力考评核心考点与精选试题》互为姊妹篇，建议大家在复习“思维导图”式的《应试指南》的基础上，通过“图文并茂”式的《核心考点》的复习之后，再利用这本《全真模拟》来复习效果会更佳。这是因为，学习也好，考试也罢，都得养成准确记忆的习惯，记忆是智慧之母，唯有烂熟于心，才能熟练运用。这就是日常学习与应试学习的本质区别，日常学习重在理解，以增强意识为要；应试学习则以精确为准，不但知其对，还要知其错。保持充沛的精力是学习的生理基础，保证专心的程度、读记的速度、记忆的广度与深度，是提高学习能力的重要方面。

通常，CT、磁共振、DSA、乳腺的“业务能力考评”建议大家在“专业”的基础上+最后1篇。也就是说，如果你要考CT，建议你复习第1篇+第4篇；如果你要考磁共振，建议你复习第2篇+第4篇，如此等等。

当然，真心希望你能创新性地利用好这3本书。同时，更欢迎您把在整个复习过程中的想法反馈给我，以利本书再次改版时能修订的更好、更贴近实战。如果您能高分通过，千万别忘记给我报喜哦，这是对我的最好鼓励。敬请采用实名制+单位加王骏的微信：1145486363，敬候您的佳音。

王骏　于常州花园

2022年7月14日

为了让考生能对“人机对话”考试形式有更深入的了解，我们设计了一套全真“人机对话”版模拟试卷，作为本书的免费赠送产品。

请扫描本书附带的二维码，关注拂石医典的微信公众号，我们会在公众微信平台发布下载人机对话模拟试卷的网址，并说明如何安装使用。

联系电话：（010）57262361
E－mail：fushimedbook@163. com

第一版前言

谈到考试，无不恨之入骨，尤其是医学界，学一辈、考一辈，没完没了。光在学校里就考了三、四十门还不算，还要入院前的准入制考试、每年的三基考试、全国医用设备使用人员业务能力考评、医院等级考评、各级别的职称考试等。尤其是全国医用设备使用人员业务能力考评简直就是骂声一片，甚至还质疑其合法性。

记得当年，我在参加全国第 1 批 MRI 技师上岗考试时，本没有我考试的名额（因为当时我只搞 X 线），为了能够参加考试，我直接找了科主任。“你行不行?”科主任突口而出，“你又没搞过磁共振”。“正是因为我没搞过磁共振就更需要参加考试，否则抱着书看容易睡着，只有通过考试才能看进去书，再说大影像学科的发展更需这些。”

当年我选择 MRI 技师上岗考试的另一个目的就是，根据当时业内一致的声音：只要通过 MRI 技师考试，CT 技师、DSA 技师就可以免试（乳腺技师上岗考试是后来才有的）。当时，可能是因为在 MRI 技师的试卷中涵盖了 CT 技师、DSA 技师以及 X 线的内容，这一次性通过，“懵懂顽童”的我，想必再也不用考试了，实可谓：一劳永逸。

没想到的是，事隔 10 多年之后，在一次“三级甲等医院”的复评中方知：全国医用设备使用人员（CT/MR/DSA/乳腺技师）业务能力考评（也就是前面所说的上岗证考试）不能因为拥有 MRI 技师证书而免试其他，也就是说，如果您要操作 CT 也好，DSA 也罢，以及乳腺机等，都必须持相应的证书上岗，否则，将视为非法。于是，我参加了业内所有上岗证书的考试，相继获得 CT 技师、DSA 技师、乳腺技师的上岗证书，并在 401 位江苏省同仁参加全国 CT 技师上岗考试中夺得第 1 名。

然而，我参加上述这些考试的出发点却发生了变革，再也不是为了看不进去书而去参加考试了，而是通过考试检查自己著书立说是否紧贴实战、是否与时俱进。甚至发展成为：利用上岗考试、换证考试检查自己专业素养的不足，让自己通过不断的考试使自己在一个崭新的起点上更好地进行医疗、教学和科研工作。以至于我在辅导江苏省同仁参加全国 CT 技师上岗考试中，通过率高出全国平均通过率 20% 左右；在辅导 MRI 技师上岗考试中，通过率高出全国平均通过率 10% 左右。也正因如此，我才更有勇气、更有信心强势力荐这部由全国 10 余所高等医学院校、20 多所教学医院的 40 余位奋战在医学影像技术学临床、教学、科研、管理的一线专家和学者编写的针对上岗考试的全真模拟试卷库。

来自全国各地的 40 余位编委本着与时俱进的原则，针对全国上岗考试的特点，采用最佳选择题和多选题，专门编写了近 3000 道试题的全真模拟试卷。这也是关于全国医用设备使用人员（CT/MR/DSA/乳腺技师）业务能力考评（也就是前面所说的上岗证考试）

最具权威和影响力的畅销书（前面已出过2版，并在半年之内多次加印），同时也是医学影像技术学界题库量最大的考试类用书。

通常，全国医用设备使用人员（CT/MR/DSA/乳腺技师）业务能力考评（也就是前面所说的上岗证考试）在每年年底进行（大概在11月份左右），而每5年后的换证考试将在每年的上半年举行（大概在5月份左右）。如果您参加CT技师上岗考试，不仅要考CT的内容，还有X线及数字成像的内容；因此，在利用本书时，除了要掌握CT成像技术外，还要掌握乳腺及数字成像技术。对于MRI技师上岗考试来讲，除了考MRI技师的内容，还要考X线及数字成像、CT成像技术等内容；因此，在学习本书时，CT成像技术、磁共振成像技术、乳腺及数字成像技术都要好好复习。同样，对于DSA技师上岗考试，不仅要考DSA内容，还要考X线及数字成像内容；因此，需复习DSA成像技术和乳腺及数字成像技术。对于乳腺技师上岗考试来讲，不仅要考乳腺的内容，还要考X线及数字成像的内容；因此，在学习本书时，要把乳腺及数字成像技术好好复习。考试题型一般为90题最佳选择题+10题多选题，满分为100分，60分以上为合格。

倘若没有准入、没有门槛，也就意味着什么人都可以从事医学影像技术学工作，所以，全国医用设备使用人员（CT/MR/DSA/乳腺技师）业务能力考评（也就是前面所说的上岗证考试）是对业内人员“饭碗”的一种保护措施之一。当然，我们在这里更需要突出强调的是：试题可以千变万化，但知识点是相对不变的，因此，期望广大同仁在充分利用本书时，要做到触类旁通、举一反三，千万不能就题论题，甚至是死记硬背答案。这也是我们为什么在每套试卷之后备有答案的同时给予精解，以增加更多的知识点。尽管本书是立足于全国医用设备使用人员（CT/MR/DSA/乳腺技师）业务能力考评（也就是前面所说的上岗证考试）的专用书，但从广义上讲，也是职称考试、入院前准入制考试、三基考试以及在校学生考试的必备考试类用书。衷心期望广大同仁合理、创造性地利用好本书。

尽管来自全国40余位编委充分利用考试的精神先考自己，力争把差错降至最低，不留下丝毫的遗憾，但智者千虑，必有一失，更何况我们这些凡夫俗子。因此，敬请广大同仁在阅读本书时一旦发现问题，可以通过E－mail（yingsong@sina.com），或微信：1145486363（骏哥哥），以及登录<医学影像健康网>（www.mih365.com），微信公众平台号：mih365（医学影像健康网）告诉我们，发来您的高见，以此促使我们做得更好，以利再版。在此对您的关注深表谢意！

最后，感谢40余位编委们的无私奉献和辛勤劳动，感谢出版社各级领导的关心与支持，特别感谢幕后编辑们默默无闻的奉献，使之能在极短的时间内与广大读者分享。

谨以此书献给正在医学影像技术学事业上不断攀登的人们！并预祝广大同仁能够顺利通过医学影像技术学的各类考试。

全军医学影像中心
南京军区南京总医院
南京大学附属金陵医院
王　骏
2016年8月

目　录

第一章　CT 成像技术

第二章　磁共振成像技术

第四章　乳腺及数字成像技术

第一章 CT 成像技术

《 全真模拟试卷一

一、单选题

1. 脂肪的CT值接近于
   A. −1000HU
   B. −100HU
   C. 35HU
   D. 60HU
   E. 100HU
2. 表示CT图像灰阶位深的单位是
   A. 像素
   B. 体素
   C. 比特
   D. 矩阵
   E. 字段
3. CT仿真内镜检查的优点是
   A. 显示空间结构
   B. 密度信息效果好
   C. 立体感强
   D. 无创性
   E. 分辨力高
4. 眼及眶部CT扫描基线比较接近于视神经走向的是
   A. 听眶线
   B. 听眦线
   C. 听鼻线
   D. 听眉线
   E. 听口线
5. 关于CT密度分辨力的论述，错误的是
   A. 密度分辨力又称低对比度分辨力
   B. 密度分辨力与X线剂量大小有关
   C. 密度分辨力与噪声无关
   D. 增加探测器吸收的光子数，可提高密度分辨力
   E. 密度分辨力是表示能分辨组织之间最小密度差别的能力
6. 有关CT灌注成像的基本方法，错误的是
   A. 主要用于颅脑，还可用于体部
   B. 8～10ml/s的注射速率
   C. 总量50ml快速从外周静脉注入
   D. 对选定层面以一定的时间间隔连续扫描
   E. 不能测量兴趣区组织血流量、组织血容量
7. 下列血管CTA检查中，注入对比剂后扫描延迟时间最短的是
   A. 脑动脉
   B. 颈动脉
   C. 肺动脉

D. 肝动脉
E. 肾动脉

8. 关于 CT 增强扫描的叙述，正确的是
A. 属于高档 CT 特有的扫描程序
B. 特指经血管注射对比剂后再行扫描
C. 特指螺旋扫描模式
D. 不能用轴位扫描模式
E. 特指双期或多期扫描模式

9. 高分辨力 CT 扫描，层厚必须采用
A. 1～2mm
B. 3～4mm
C. 5～6mm
D. 8～10mm
E. 10～20mm

10. 肝脏 CT 多期增强检查，不能诊断的疾病是
A. 肝脏血管瘤
B. 肝脏脓肿
C. 肝癌
D. 弥漫性肝脏疾病
E. 乙型肝炎

11. 下列哪项不是颅内动脉 CTA 的适应证
A. 颅内动脉瘤
B. 动静脉畸形
C. 脑膜瘤
D. 胶质瘤
E. 颅内感染

12. 人脑的 CT 值约为 35HU，窗宽设置为 80HU，CT 值显示范围是
A. －40～40HU
B. －35～35HU
C. －10～70HU
D. －5～75HU
E. －10～90HU

13. 下列需要使用多时相动态增强扫描的部位是
A. 肝脏
B. 颅脑
C. 腰椎
D. 膝关节
E. 肩关节

14. 关于 CT 分辨力的说法，下列错误的是
A. 对被检物体的分辨能力
B. 包括空间分辨力、密度分辨力和时间分辨力
C. 评价 CT 性能说明图像质量的重要指标
D. 分辨物体最小空间几何尺寸的能力
E. CT 基本概念

15. CT 部分容积效应是指
A. 分辨物体最小空间几何尺寸的能力
B. 分辨两种组织之间的最小密度差异的能力
C. 对运动器官的瞬间成像能力
D. 同一扫描层面内两种或两种以上组织重叠时 CT 测得的平均 CT 值不能代表任何一种组织的真实 CT 值的现象
E. CT 值的范围

16. CT 值表示的是
A. 分辨物体最小空间几何尺寸的能力
B. 分辨两种组织之间的最小密度差异的能力
C. 对运动器官的瞬间成像能力
D. X 线的吸收系数
E. CT 值的范围

17. 关于 CT 伪影的说法，下列错误的是
A. 可由于设备原因造成
B. 可由于患者原因造成
C. 扫描范围内组织间的密度差别较大时可引起线束硬化伪影
D. 设备原因可导致环状、条状、点状等伪影
E. 组织 CT 值与噪声的比值，是客观评价图像的指标之一

18. 关于 CT 扫描方法的叙述错误的是
A. 低剂量扫描：指在保证诊断要求的前提下，降低螺旋 CT 的扫描参数，

降低了病人接受 X 线的剂量

B. 动态扫描：指静脉团注对比剂后，在极短的时间内对某一组织器官进行快速连续扫描，一边扫描一边重建图像的方法

C. 目标扫描：又称靶扫描或放大扫描，是对兴趣区进行扫描的一种方法

D. 延迟扫描：指注射对比剂后，等待数分钟，甚至数小时后再行扫描的一种 CT 检查方法

E. 重叠扫描：指层间距小于层厚，使相邻的扫描层面部分重叠的 CT 扫描

19. 关于重建和重组的描述不正确的是

A. 重建是指利用原始数据得到横断面图像

B. 重组是指利用横断面图像得到多平面和三维的图像

C. CPR 是重组图像

D. VR 是重建图像

E. 应用横断位 0.75mm 层厚数据可以重建 5.0mm 层厚的图像

20. 关于体素的描述正确的是

A. 又称像元

B. CT 扫描根据体层设置的厚度、矩阵的大小，能被 CT 扫描的最小单位

C. 构成 CT 图像的最小单位

D. 是二维平面的

E. CT 扫描后探测器接收到的信号

21. 下列哪项不是 CT 的特殊扫描

A. 低剂量扫描

B. 灌注成像

C. 血管成像

D. 能谱或能量成像

E. 目标扫描

22. 下列哪项不是 CT 血管成像常用后处理技术

A. MPR

B. CPR

C. MIP

D. SSD

E. VR

23. 关于 CT 增强扫描的描述，下列错误的是

A. 经静脉内注入对比剂后的 CT 扫描

B. 目的是使血管增强和增强组织与病灶间的密度差

C. 发现平扫难以发现的小病灶、等密度灶或显示不清的病灶

D. 对比剂用量一般按 2.0～5.0ml/kg 计算，儿童用量酌减

E. 常用注射方法有团注法和静脉快速滴注法

24. 不是 CT 检查前患者准备工作的是

A. 带上相关检查资料

B. 做腹部检查的患者，须根据检查的需要，事先做好口服对比剂或水等的准备

C. 需要做增强的患者，应详细询问有无药物过敏史

D. 昏迷的患者，须事先给予镇静剂

E. 检查前去除被检部位的金属物品

25. 下列哪项不是 CT 能谱或能量成像方法

A. 单球管高低电压扫描实现双能减影

B. 单球管高电压螺旋扫描实现双能减影

C. 双球管高低电压不同向扫描实现双能减影

D. 单球管双能瞬时切换实现能量成像

E. 相同管电压、双侧探测器实现能量成像

26. 下列哪项不属于 CT 扫描的注意事项

A. CT 室应配备常规急救器械和药品，在病人发生对比剂过敏或其他意外情况时急救

B. 根据病变部位、病变性质和临床要求确定扫描参数

C. 根据病情的轻、重、缓、急和本部

门的工作情况合理安排患者的检查时间

D. 认真阅读审查申请单

E. 不合作患者，拒绝为其 CT 扫描

27. 不适合做 CT 扫描的是

A. 颅脑外伤

B. 脑肿瘤

C. 新生儿缺氧缺血性脑病

D. 精神分裂症

E. 脑实质变性

28. 关于 CT 对比剂及急救物品的准备，下列错误的是

A. 准备增强患者，首先了解是否有碘过敏史，了解患者肾功能情况

B. 请患者签署增强扫描知情同意书

C. 建立静脉通道

D. 保持碘对比剂温度于低温状态

E. CT 机房内准备抢救车

29. 关于颅脑冠状位扫描技术的描述错误的是

A. 患者体位有颌顶位和顶颌位

B. 颌顶位，听眦线与台面趋于平行

C. 顶颌位，正中矢状面与台面中线垂直

D. 层厚与层间距，视被检部位的大小选择 3 ~ 5mm

E. 头皮下软组织病变，首选冠状位扫描

30. 关于颅脑增强扫描的描述，下列错误的是

A. 颅脑增强扫描分为平扫后增强扫描和直接增强扫描两种方法

B. 增强后的扫描时间依据病变的性质而定

C. 转移瘤、脑膜瘤等可在注射对比剂后即刻扫描

D. 颅内感染、囊肿可在注射对比剂 60 秒后开始扫描

E. 脑血管畸形、动脉瘤等，可在注射对比剂 50ml 时开始扫描

31. 患者，女，45 岁，突发昏迷半小时。查体：脉搏 65 次/分，血压 150/95mmHg，颈僵硬。既往体健。该患者最可能的诊断是

A. 心肌梗死

B. 肺心病

C. 脑出血

D. 蛛网膜下腔出血

E. 肝硬化

32. 鞍区 CT 扫描的适应证不包括

A. 鞍区骨质破坏、钙化

B. 怀疑垂体肿瘤或与垂体内分泌失调有关的疾病

C. 高血压病

D. 垂体瘤术后复查

E. 鞍区其他肿瘤，如颅咽管瘤、脑膜瘤等

33. 鞍区 CT 扫描技术不包括

A. 横断位扫描鞍区 CT 检查一般需做增强扫描

B. 扫描基线可用听眶线

C. 扫描层厚与层间距可用 3 ~ 5mm

D. 扫描范围从听眦线至鞍区上缘

E. 疑颅内肿瘤侵入鞍区时，须加做常规头部扫描

34. 下面对垂体微腺瘤的 CT 放大动态扫描特点的叙述错误的是

A. 垂体微腺瘤放大动态扫描能清楚地观察微腺瘤及其与周围组织结构的关系

B. 在增强扫描的早期阶段，增强的垂体组织内微腺瘤呈局限性低密度影，边界多数清楚

C. 在晚期阶段，微腺瘤皆为高密度病灶

D. 在晚期阶段，微腺瘤可呈等密度或高密度病灶

E. 动态扫描可观察微腺瘤血供的全

过程

35. 鞍区 CT 扫描后处理技术正确的是
A. 窗宽和窗位固定不变
B. 若病变和周围组织密度接近时，可适当加大窗宽
C. 若伪影较多或需观察局部组织的丰富层次，可调低窗位
D. 常用脑窗和骨窗
E. 窗宽 400～600HU，窗位 35～40HU

36. 关于眼及眼眶 CT 扫描技术的叙述错误的是
A. 横断位扫描，听眶线与床面垂直
B. 横断位扫描，扫描基线为听眶线或听眦线
C. 扫描范围一般从眶底至眶顶
D. 冠状位扫描听眶线与床面平行
E. 冠状位扫描，扫描范围从眼球前部至鞍底

37. 眼及眼眶 CT 扫描技术适应证不包括
A. 球内和眶内肿瘤
B. 炎性假瘤
C. 血管性疾病
D. 结膜炎
E. 眼外伤

38. 患者，男，25 岁，车床工，钢件加工中碎屑飞溅突感左眼剧痛、视物模糊。扫描参数最佳为
A. 层厚 1mm
B. 层厚 1～2mm
C. 层厚 3～5mm
D. 层厚 7mm
E. 层厚 10mm

39. 患者，男，25 岁，车床工，钢件加工中碎屑飞溅突感左眼剧痛、视物模糊。影像学检查范围是
A. 从眶底到眶顶
B. 从听眦线到头顶
C. 从下颌髁突后缘至岩锥后外侧
D. 从硬腭至额窦
E. 从蝶窦床突上至硬腭上缘

40. 不属于眼及眼眶 CT 增强扫描技术的是
A. 怀疑眶内肿瘤、炎症、血管性病变及眶内肿瘤向眶外侵犯时，需做增强扫描
B. 增强扫描可使血管、肌肉和有血供的病变清楚显示，有利于对病变的定性
C. 对比剂使用同颅脑增强
D. 延迟扫描时间为 50 秒
E. 临床怀疑血管性病变者，还可用动脉、静脉、延迟三期扫描

41. 关于骨关节 CT 扫描，下列错误的是
A. 骨折 CT 扫描可以显示碎骨片及移位情况
B. 骨关节外伤 CT 扫描可以显示出血、血肿、异物及邻近器官情况
C. 可观察和显示肿瘤病变的部位、形态、大小、范围及血供情况
D. 骨髓炎、骨结核、骨缺血性坏死可行 CT 检查
E. CT 不能显示半月板的形态、密度

42. 关于双肩关节 CT 扫描，下列错误的是
A. 采用仰卧位
B. 头先进
C. 双上臂上举置于头两侧
D. 身体置于床面正中
E. 需扫描定位像定位

43. 关于双髋关节 CT 扫描，下列错误的是
A. 采用仰卧位
B. 头先进
C. 双足跟略分开而足尖内旋并拢
D. 双上臂自然平伸置于身体两侧
E. 身体躺平

44. 盆腔 CT 扫描技术错误的是
A. 患者仰卧，头先进，侧面定位线平人体正中冠状面
B. 定位像为身体盆腔正位定位像
C. 扫描范围从髂嵴扫描至耻骨联合

上缘

D. 盆腔扫描采用标准或软组织模式

E. 扫描膀胱和前列腺时采用 5mm 层厚、5mm 间距

45. CT 扫描盆腔占位病变进行定性时，扫描技术不包括

A. 必须做增强扫描

B. 增强扫描常规用静脉内团注法再加滴注

C. 增强扫描常规用静脉内团注法

D. 对比剂总量 60 ~ 80ml

E. 延迟扫描时间 30 ~ 35 秒

46. 不是盆腔 CT 扫描技术适应证的是

A. 膀胱癌

B. 前列腺增生

C. 子宫内膜癌

D. 妊娠

E. 卵巢浆液性囊腺瘤

47. 关于脊柱 CT 平扫的技术描述错误的是

A. 颈椎扫描，患者头部略垫高，使椎体尽可能与床面平行

B. 胸椎扫描，患者双手抱头

C. 腰椎扫描，用一专用的腿垫，把患者的双腿抬高

D. 骶椎扫描，患者侧卧

E. 颈椎和腰椎常规扫描做侧位定位像

48. 下面关于脊柱 CT 扫描技术的叙述错误的是

A. 颈椎椎体扫描采用 5mm 层厚，5mm 层间距

B. 颈椎椎间盘扫描采用 2mm 层厚，2mm 层间距

C. 胸椎扫描采用 5 ~ 8mm 层厚，5 ~ 8mm 层间距

D. 腰椎椎间盘扫描采用 3mm 层厚，3mm 层间距

E. 腰椎及骶尾椎椎体扫描采用 10mm 层厚，10mm 层间距

49. 关于腹部 CT 血管造影检查，错误的是

A. 通常用于腹主动脉及其大分支的血管成像

B. 可用于诊断腹主动脉夹层、腹主动脉瘤、肝血管异常及肾动脉狭窄等

C. 检查前口服对比剂

D. 采用静脉内团注法

E. 延迟扫描时间通常为 15 ~ 20 秒

50. 关于腹部脏器的增强扫描 CT 检查叙述错误的是

A. 胰腺增强扫描，动脉期延迟扫描时间 23 秒

B. 胰腺增强扫描，门脉前期延迟扫描时间 45 秒

C. 肾脏增强扫描，皮质期延迟扫描时间 40 秒

D. 肾脏增强扫描，实质期延迟扫描时间 60 ~ 90 秒

E. 肾脏增强扫描，排泄期延迟扫描时间 5 ~ 10 分钟

51. 下面关于肝脏 CT 增强扫描检查技术不合理的是

A. 肝脏增强通常采用三期扫描

B. 动脉期延迟扫描时间 22 ~ 25 秒

C. 门脉期延迟扫描时间 55 ~ 60 秒

D. 平衡期延迟扫描时间 120 秒

E. 怀疑肝血管瘤，则实质期的延迟扫描时间为 120 秒

52. 下面对腹部 CT 扫描技术的描述错误的是

A. 患者仰卧，也可根据观察部位的需要采用侧卧位或俯卧位

B. 摄取一个正位定位像

C. 肝脏和脾脏以膈顶为扫描基线

D. 胆囊和胰腺以肾门为扫描基线

E. 腹膜后腔以肝门为扫描基线

53. 脊柱 CT 扫描不可用于检查下面哪种疾病

A. 早期髓核变性

B. 所有椎间关节的病变

C. 髓核积气
D. 脊髓灰质炎
E. 脊神经炎

54. 椎骨外伤观察碎骨片情况最合适的影像学检查方法是
A. DR 检查
B. CT 平扫
C. MRI 平扫
D. 超声检查
E. DSA 检查

55. 腹部 CT 扫描的适应证除外
A. 肝肿瘤、肝囊肿
B. 胆囊炎和胆结石
C. 脾脏外伤
D. 肾动脉狭窄
E. 腹膜后腔的炎症

56. 腹部 CT 扫描前关于口服对比剂的准备正确的是
A. 常用3%泛影葡胺
B. 检查肝脏、胰腺和脾脏时，扫描前50 分钟口服该浓度对比剂 500ml
C. 检查前再口服 300～500ml
D. 观察肾及肾上腺则要提前 60 分钟口服
E. 腹膜后腔检查则应提前 3 小时口服

57. 腹部 CT 扫描前的相关准备不包括
A. 检查前应尽可能食用少渣饮食，特别不能服用含有金属的药品
B. 消化道钡剂造影
C. 患者应携带其他影像学资料及临床相关检查资料
D. 口服 1%～2%的泛影葡胺
E. 做好碘过敏试验

58. 腹部 CT 扫描技术的适应证不包括
A. 胆管扩张
B. 胆系结石
C. 腹膜后淋巴结增大
D. 急性胰腺炎
E. 肾病综合征

59. 关于冠状动脉 CTA 前瞻性心电门控扫描技术，下列错误的是
A. 采用扫描—步进—扫描—步进的 shot - and - step 模式
B. 高端 CT 扫描过程中，患者意外心律不齐或期前收缩可自动打开智能心补偿系统，机器将会自动跳过这次异常期前收缩
C. 扫描时间短
D. FLASH 模式要求患者心律整齐
E. 将前三个 R - R 间期时间的算术平均值作为扫描时间的 R - R 间期

60. 关于冠状动脉 CTA 扫描，下列错误的是
A. 采用静脉团注法
B. 对比剂用量 60～80ml
C. 流速 5. 0ml/s
D. 注射对比剂后以 2. 0ml/s 的速度注入生理盐水 30ml
E. 主动脉根部选取感兴趣区预扫

61. 关于冠状动脉 CTA 回顾性心电门控扫描技术，下列错误的是
A. 可选择三种扫描方式：单扇区、双扇区、四扇区
B. 通过心电图和 CT 扫描装置联合同步采集技术获得连续的螺旋扫描数据和心脏运动的同步资料
C. 可根据同步记录的心电图选择心动周期中所需的 R - R 间期任意时相进行重建
D. 心率过快、心律不齐可重建更多的信息
E. 可重复性小于前门控扫描

62. 关于冠状动脉 CTA 相关准备，下列错误的是
A. 严格掌握适应证
B. 检查前至少禁食 4 小时，扫描前 12 小时不饮用含咖啡因类物品
C. 检查前至少提前半小时到达检查室，

静坐稳定心率

D. 检查时心率 80 ~ 100 次/分效果好

E. 导联电极连接后，应对患者进行超过 15 秒的屏气训练，在此期间注意观察患者心率变化

63. 关于冠状动脉 CTA 进一步处理正确的是

A. 给予 2 ~ 4L/min 纯氧

B. 再次呼吸训练

C. 加扫侧位定位像

D. 改变给予对比剂速率

E. 改变给予对比剂总量

64. 关于冠状动脉 CTA 的适应证错误的是

A. 长期不明原因胸痛，其他检查无异常者

B. 冠状动脉血流动力学异常

C. 窦性心动过缓

D. 可疑冠状动脉存在解剖变异者

E. 可疑冠状动脉狭窄

65. 冠状动脉 CTA 扫描范围是

A. 主动脉弓顶部到右侧膈顶

B. 主动脉弓顶部到心脏膈面

C. 气管隆突下 1cm 到心脏膈面

D. 气管分叉到左侧膈顶

E. 胸锁关节到心脏膈面

66. 关于冠状动脉 CTA 的适应证，下列错误的是

A. 可疑冠状动脉狭窄

B. 冠状动脉血流动力学异常

C. 可疑冠心病，但运动实验结果不确定者

D. 可疑冠状动脉存在解剖变异者

E. 房性期前收缩

67. 患者，男，50 岁，查体 X 线平片显示右肺门增大。关于胸部 CT 增强扫描，下列错误的是

A. 扫描范围同平扫

B. 扫描参数不同于平扫

C. 静脉团注对比剂

D. 对比剂总量 60 ~ 100ml

E. 扫描延迟时间 30 ~ 35 秒

68. 患者，男，50 岁，查体 X 线平片显示右肺门增大。关于胸部 CT 扫描技术，下列错误的是

A. 采用仰卧位，头先进

B. 扫描基线从肺尖开始

C. 扫描范围从肺尖到肺底

D. 常规层厚 5 ~ 10mm，重建间距 5 ~ 10mm

E. 肺门增大不需增强扫描即可鉴别原因

69. 关于胸部 CT 扫描适应证，下列错误的是

A. 纵隔肿瘤

B. 肺内炎症

C. 能鉴别肺门增大原因

D. 气管炎

E. 胸膜肥厚

70. 下面对胸部 CT 扫描技术叙述正确的是

A. 患者仰卧、头先进，两臂置于身体侧边

B. 指示灯侧面定位线对正中矢状面

C. 驼背病人可改为俯卧位

D. 常规扫描一个胸部侧位像做定位像

E. 扫描范围从肺尖开始，一直扫描到膈顶

71. 下面哪项不是胸部 CT 扫描的适应证

A. 肋骨骨折

B. 包裹性气胸

C. 肋间神经炎

D. 间质性肺炎

E. 结核

72. 下面对颈部血管造影扫描技术的描述错误的是

A. 患者仰卧，头后仰，使下颌支与扫描床面垂直

B. 在颈部侧位定位像上，设定从胸腔入口至颅底的扫描区域

C. 静脉注射对比剂120ml，流速5ml/s
D. 单层螺旋的扫描层厚2～3mm，间隔1～1.5mm；多层螺旋的扫描层厚0.75～1mm，重建层厚1mm，间隔0.7～1mm
E. 延迟扫描时间15～18秒

73. 关于颈部CT增强扫描技术，叙述错误的是
A. 增强扫描协助对占位性病变的定位和定性
B. 选择层厚3～5mm，层间距3～5mm的薄层扫描
C. 对比剂用量60～100ml
D. 静脉注射的流速2.5～3ml/s
E. 延迟扫描时间50秒

74. 咽喉部CT扫描技术不包括
A. 平扫，病人仰卧，颈部与床面平行
B. 定位像：咽喉部侧位定位像
C. 咽喉部常规检查，一般以横断位、螺旋扫描为主
D. 扫描范围，喉部从舌骨平面至环状软骨下缘
E. 扫描基线：扫描层面分别与咽部或喉室平行

75. 下面对颈部CT扫描技术的描述错误的是
A. 平扫，使颈部与床面平行，两外耳孔与床面等距
B. 摄取颈部侧位定位像，在定位像上选择从胸腔入口至下颌角区域进行扫描
C. 甲状腺扫描范围从第5颈椎下缘至第1胸椎
D. 甲状腺的扫描层厚与层间距可用10mm
E. 扫描方式为螺旋或非螺旋均可

76. 关于咽部CT增强扫描，下列错误的是
A. 咽部肿瘤或炎症均需做增强扫描
B. 对比剂用量60～100ml
C. 静脉注射
D. 流速2.5～3ml/s
E. 扫描延迟时间20～25秒

77. 咽部CT扫描参数正确的是
A. 层厚1mm
B. 层厚2mm
C. 层厚5mm，小病灶可用2～3mm
D. 层厚8mm，小病灶可用3～5mm
E. 层厚10mm，小病灶可用5～7mm

78. 下列哪项不是颈部CT扫描的适应证
A. 颈总动脉狭窄或扩张
B. 气管炎
C. 甲状腺肿瘤
D. 舌骨骨折
E. 淋巴结肿大

79. 关于鼻和鼻窦CT后处理技术，下列错误的是
A. 鼻窦图像不能放大摄影
B. 窗技术可用软组织窗
C. 外伤和肿瘤累及骨组织需加摄骨窗
D. 观察蝶窦、筛窦及额窦分隔时，可适当调整窗宽和窗位
E. 螺旋扫描可在图像工作站进行处理

80. 关于鼻与鼻窦CT扫描技术，正确的是
A. 横断位扫描患者仰卧，先扫头颅正位定位像
B. 冠状位扫描对鼻窦病变的上下关系能清晰显示
C. 横断位扫描，扫描范围从硬腭至蝶窦
D. 冠状位扫描，扫描范围从蝶窦后壁起至上颌窦前壁止
E. 必须用螺旋扫描方式扫描

81. 关于耳部CT后处理技术，下列错误的是
A. 耳部图像需双侧对称放大或重建放大后摄影
B. 增强扫描图像用软组织窗摄影
C. HRCT图像用特殊的窗口技术，WW

3000～4000HU，WL 200～300HU

D. 外耳道闭锁图像应包括全耳部皮肤

E. 观察听骨链和内耳情况使用仿真内镜及3D重建软件

82. 耳部CT扫描范围是

A. 从外耳道下缘至岩骨上缘

B. 从下颌角至岩骨上缘

C. 从乳突窦至额窦上缘

D. 从硬腭至额窦上缘

E. 从颅底至岩骨上缘

83. 关于耳部CT扫描适应证，下列错误的是

A. 先天性外耳道畸形

B. 听神经瘤

C. 化脓性中耳炎

D. 听小骨骨折、脱位

E. 鼓膜穿孔

84. CT值的定义是以（　　）的衰减系数为标准来计算各个组织的CT值

A. 空气

B. 骨

C. 水

D. 脑组织

E. 脂肪

85. CT平扫，密度比肝脏高的病变是

A. 肝内胆管结石

B. 局灶性脂肪肝

C. 肝囊肿

D. 血管瘤

E. 肝腺瘤

86. 关于鼻咽癌CT扫描技术的叙述，错误的是

A. 常规平扫

B. 扫描范围上至蝶鞍、下至第三颈椎下缘

C. 颅底部分的图像应加骨窗

D. 图像显示一般采用软组织窗

E. 常规平扫+增强

87. 鞍区CT扫描可以诊断的疾病不包括

A. 垂体肿瘤

B. 垂体泌乳素微腺瘤

C. 颅咽管瘤

D. 脑膜瘤

E. 垂体萎缩

88. 腹部CT检查前1周内不能行胃肠钡餐造影的主要原因是

A. 肠道内遗留的钡剂会产生伪影

B. 会增加碘过敏的机会

C. 易误诊为胆囊结石

D. 易误诊为泌尿系结石

E. 腹部CT检查能替代胃肠钡餐造影

89. 以下情形，不需做胸部CT增强扫描的是

A. 明确分辨纵隔结构时

B. 明确大气管有无狭窄时

C. 区分纵隔肿物与大血管时

D. 肿块合并肺不张时

E. 分析复杂的大血管畸形时

90. 颅脑CT平扫的适应证不包括

A. 颅内出血

B. 脑血管畸形

C. 脑梗塞

D. 脑萎缩

E. 骨折

二、多选题

91. 影响像素大小的因素，错误的是

A. 相同矩阵，视野越大像素越大

B. 相同矩阵，视野越大像素越小

C. 相同视野，矩阵越大像素越小

D. 相同视野，矩阵越大像素越大

E. 像素与矩阵、视野的大小无关

92. 腹主动脉CTA能显示的血管是

A. 肾动脉

B. 脾动脉

C. 无名动脉

D. 腹腔动脉

E. 肠系膜下动脉

93. CT检查前，患者必须去除体表金属物

品的目的，不包括下列哪些

A. 可降低曝光条件

B. 避免遮挡 X 线摄入

C. 避免检查床运动时掉入机架内

D. 避免产生图像伪影

E. 避免给受检者造伤害

94. 关于人体组织 CT 值的对比，错误的是

A. 血液 > 脂肪

B. 空气 > 脂肪

C. 肌肉 > 脂肪

D. 水 > 脂肪

E. 脂肪 > 水

95. 下列哪些不是现在高档 CT 机所使用的高压发生器

A. 高频逆变高压发生器

B. 低频变高压发生器

C. 四极管

D. 油浸式高压发生器

E. 工频变高压发生器

96. 关于 CT 机准直器描述正确的是

A. 用以遮挡无用射线

B. 前准直器位于探测器侧

C. 单层螺旋 CT 由前准直决定层厚

D. 多层螺旋 CT 由后准直决定层厚

E. 降低病人的表面辐射剂量

97. 关于 CT 机滤过器的描述，正确的是

A. 位于 X 线管套窗口前方，窗口与准直器之间

B. 滤过器呈马鞍形

C. 由高原子序数物质制成的吸收体

D. 降低了对受检者的辐射剂量

E. 补偿 X 线硬化效应

98. 采用滑环技术的 CT，其信号的传输方式正确的是

A. 电容感应传输

B. 电缆传输

C. 射频传输

D. 滑环传输

E. 光电传输

99. 关于 CT 机的电源变压器功率要求，正确的是

A. 电源电阻小于 0. 3Ω

B. 电源波动小于 10%

C. 地线接地电阻小于 4Ω

D. 接地干线为铁质

E. 线径不小于 $16mm^2$

100. 下列关于 CT 图像对比度与对比度分辨力描述正确的是

A. CT 图像对比度是对不同物体密度的分辨能力

B. 对比度分辨力用能分辨的最大对比度的数值表示

C. 对比度由 X 线的质决定

D. 对比度分辨力由相应 CT 成像系统的噪声状况决定

E. 给低密度体模做 CT 来监测对比度分辨力

全真模拟试卷一答案及解析

一、单选题

1. 答案：B

2. 答案：C

解析：比特表示 CT 图像灰阶位深的单位，决定图像的密度分辨力，例如，8 个比特为 2^8。

3. 答案：D

解析：CT 仿真内镜检查的优点在于无创伤性、避免医源性交叉感染、安全，病人无痛苦，能观察梗阻以远的部位。

4. 答案：A

5. 答案：C

解析：噪声是影响密度分辨力的最主要的因素。

6. 答案：E

解析：CT 灌注成像可测量兴趣区的组织血流量、组织血容量、灌注量、平均通过时间。

7. 答案：C

8. 答案：B

9. 答案：A

解析：高分辨力 CT 扫描是指薄层、大矩阵、小 FOV、高输出、骨算法的扫描方式。

10. 答案：E

11. 答案：E

12. 答案：D

解析：CT 值显示范围是窗位（窗中心）± 窗宽/2。

13. 答案：A

14. 答案：D

解析：分辨物体最小空间几何尺寸的能力是空间分辨力。

15. 答案：D

解析：空间分辨力是指分辨物体最小空间几何尺寸的能力；密度分辨力是指分辨两种组织之间的最小密度差异的能力；时间分辨力（又称动态分辨力）是指对运动器官的瞬间成像能力；窗宽是指图像上 16 个灰阶内所包含的 CT 值范围。

16. 答案：D

解析：在实际工作中把吸收系数换算成 CT 值，因此组织器官的密度可以直接用 CT 值表示，单位为亨氏单位（Hounsfield unit，HU）

17. 答案：E

解析：CT 伪影是指在扫描过程中由于设备或患者的原因而产生的一些与被扫描

的组织结构无关的“无中生有”的影像。

18. 答案：B

解析：动态扫描是指静脉团注法注射对比剂后在短时间内对感兴趣区进行快速连续的扫描。

19. 答案：D

解析：重建涉及原始数据，而重组不涉及原始数据，但重建图像质量的优劣会影响重组图像的质量。重建横断面的图像层薄、重叠扫描、数量多、质量高，则重组图像的质量高。VR 为容积再现，是重组图像。

20. 答案：B

解析：体素是在 CT 扫描中，根据体层设置的厚度、矩阵的大小，能被 CT 扫描的最小体积单位。

21. 答案：E

解析：目标扫描属于普通扫描。

22. 答案：A

解析：用螺旋 CT 对其进行快速容积数据采集，由此获得的容积数据再经计算机后处理，即利用 3D 成像技术对血管进行重组，通常采用 MIP、SSD、CPR 和 VR，而多平面重组 MPR 很少使用。

23. 答案：D

解析：对比剂用量一般按 1.5 ~ 2.0ml/kg 计算，儿童用量酌减。对比剂注射速率通常为 2.0 ~ 5.0ml/s。

24. 答案：D

解析：对于儿童和不能合作的患者，须事先给予镇静剂，昏迷患者不需要。

25. 答案：B

解析：根据成像方法能谱或能量成像可分为：①单球管高低电压扫描实现双能减影（双扫描）；②双球管高低电压不同向扫描实现双能减影（双球管）；③单球管双能瞬时切换实现能量成像；④相同管电压、双层探测器实现能量成像。

26. 答案：E

解析：对于不合作的患者，采用镇静或麻醉的方法后开始检查；对于危重患者需要相关临床科室人员陪同，对病情的变化进行实时监护和处理。

27. 答案：D

解析：精神分裂症的患者，工作人员无法消除患者的紧张情绪，无法让患者保持不动，因此不是 CT 检查的适应证。

28. 答案：D

解析：保持碘对比剂温度等于或者接近于 37℃。

29. 答案：C

解析：顶颌位，是病人俯卧于扫描床上，两手平放于胸侧，两腿伸直，头置于头架内，下颌尽可能前伸，并紧靠床面，头颅后仰，两外耳孔与台面等距，正中矢状面和台面中线重合，而不是垂直。

30. 答案：C

解析：颅脑增强扫描分为平扫后增强扫描和直接增强扫描两种方法。平扫后增强扫描是在平扫基础上加做的增强扫描。直接增强扫描是注入对比剂后的逐层连续扫描。增强后的扫描时间依据病变的性质而定。与血管有关的病变，如脑血管畸形、动脉瘤等，可在注射对比剂 50ml 时开始扫描；颅内感染、囊肿等，可在注射对比剂后 60 秒开始扫描；颅内转移瘤、脑膜瘤等，可在注射对比剂后 6 ~ 8 分钟开始扫描。头部增强扫描可用平扫的参数，也可只对病变部位进行薄层扫描。

31. 答案：D

解析：患者血压 150/95mmHg，达到一级高血压，突发昏迷半小时，颈僵硬，既往体健，怀疑高血压导致纹状动脉破裂出血，形成蛛网膜下腔出血。

32. 答案：C

解析：高血压分为原发性高血压和继发性高血压。原发性高血压是由于遗传因素导致，是通过排除肾上腺疾病导致的继发性高血压而断定的，因此检查不是鞍区CT扫描，而是肾上腺增强和肾上腺动脉CTA进行检查。

33. 答案：D

解析：鞍区CT扫描范围从听眶线至鞍区上缘。

34. 答案：C

解析：垂体微腺瘤放大动态扫描能清楚地观察微腺瘤及其与周围组织结构的关系。在增强扫描的早期阶段，增强的垂体组织内微腺瘤呈局限性低密度影，边界多数清楚；在晚期阶段，微腺瘤可呈等密度或高密度病灶。总之，动态扫描可观察微腺瘤血供的全过程，有利于对微腺瘤的诊断。

35. 答案：C

解析：根据不同的部位和病变灵活选用窗宽、窗位；若病变和周围组织密度接近时，可适当调窄窗宽；若伪影较多或需观察局部组织的丰富层次，可调低窗位，并适当的调宽窗宽；鞍区CT常用软组织窗和骨窗，软组织窗宽350～400HU，窗位35～40HU。

36. 答案：E

解析：冠状位扫描，扫描范围从眼球前部至海绵窦。

37. 答案：D

解析：眼及眼眶CT检查主要用于眼球突出的病因诊断。对诊断球内和眶内肿瘤、炎性假瘤和血管性疾病有特殊价值，对诊断眼外伤、眶内异物及先天性疾病具有较高临床意义。结膜炎在眼眶CT扫描中没有表现。

38. 答案：C

解析：眼眶CT扫描的层厚通常采用3～5mm。

39. 答案：A

解析：钢件加工中碎屑飞溅突感左眼剧痛、视物模糊，考虑钢碎屑进入左眼，需要急查眼眶CT排除眼眶异物。

40. 答案：E

解析：增强扫描怀疑眶内肿瘤、炎症、血管性病变及眶内肿瘤向眶外侵犯时，需做增强扫描。增强扫描可使血管、肌肉和有血供的病变清楚显示，利于对病变的定性。对比剂使用同颅脑增强。延迟扫描时间为50秒。临床怀疑血管性病变者，还可用动静脉双期扫描。对比剂用量60～80ml，流速2.5～3ml/s，延迟扫描时间为动脉期20秒，静脉期50秒。扫描参数同平扫。

41. 答案：E

解析：膝关节的CT扫描可以显示半月板的形态、密度等，有助于对半月板损伤的诊断。

42. 答案：C

解析：双上臂自然平伸置于身体两侧，双手手心向上，身体置于床面正中。

43. 答案：D

解析：双上臂应该抱头，以减少骨骼所致伪影。

44. 答案：C

解析：扫描范围是从髂嵴扫描至耻骨联合下缘。

45. 答案：B

解析：增强扫描常规用静脉内团注法，不需要加滴注。

46. 答案：D

解析：妊娠期妇女不能接触X线，容易致畸，尤其是妊娠期前3个月，对胎儿中枢神经系统影响比较大。

47. 答案：D

解析：骶椎扫描，患者仰卧于检查床，身体置于检查床中间，双手抱头，双腿伸直。

48. 答案：E

解析：腰椎及骶尾椎椎体扫描采用5mm层厚，5mm层间距，扫描采用非螺旋扫描，标准扫描模式。

49. 答案：C

解析：检查前不宜口服对比剂，以免干扰血管的显影。

50. 答案：E

解析：肾脏增强扫描，排泄期延迟扫描时间240秒。

51. 答案：E

解析：若怀疑肝血管瘤，则实质期的延迟扫描延迟时间为3～5分钟或更长，直至病灶内对比剂充满为止。

52. 答案：D

解析：胆囊和胰腺以膈顶为扫描基线。

53. 答案：E

解析：脊神经炎在CT平扫上是没有表现的。

54. 答案：B

解析：脊柱外伤，如骨折、脱位等，特别是观察碎骨片的情况和金属异物的位置以及脊髓损伤的情况，都采用脊柱CT扫描进行检查。

55. 答案：D

解析：肾动脉狭窄在CT平扫上是没有表现的，需要做肾动脉CTA才能确诊。

56. 答案：C

解析：腹部CT扫描前口服稀释后的对比剂浓度为1%～2%泛影葡胺；检查肝脏、胰腺和脾脏时，扫描前15分钟口服该浓度对比剂500ml，使胃及十二指肠壶腹部充盈；若观察肾及肾上腺则要提前20～30分钟口服该浓度对比剂；若检查腹膜后腔则应提前2小时口服该浓度对比剂800～1000ml以便充盈整个肠道。

57. 答案：B

解析：检查前应尽可能食用少渣饮食，特别是不能服用含有金属的药品，或进行消化道钡剂造影等，因为金属和消化道钡剂密度极高，CT扫描会产生大量的伪影，影响诊断。

58. 答案：E

解析：肾病综合征表现为高脂血症、高度水肿、大量蛋白尿和低蛋白血症，称为三高一低，主要体现在检验指标的变化，而并没有影像学实质性的改变。

59. 答案：A

解析：前瞻性心电门控扫描技术采用步进—扫描—步进—扫描的step - and - shot模式；回顾性门控扫描技术根据心率可选择三种扫描方式：Snap Shot Segment（单扇区）、Snap Shot Segment Burst（双扇区）、Snap Shot Segment Burst Plus（四扇区）。

60. 答案：D

解析：注射对比剂后以5.0ml/s的速度注入30ml生理盐水。

61. 答案：E

解析：当心率过快、心律不齐时可以通过回顾性心电门控重建更多的信息，它的可重复性大于前瞻性心电门控扫描。

62. 答案：D

解析：在做冠状动脉CTA时，要求心率在65次/分以下，以达到诊断效果，避免心动过速导致的冠脉伪影。

63. 答案：A

解析：若患者心率变化在10秒内超过5次，可予以2～4L/min纯氧。

64. 答案：C

解析：窦性心动过缓不是冠状动脉CTA的适应证。

65. 答案：C

解析：冠状动脉CTA扫描范围是气管隆突下1cm到心脏膈面。

66. 答案：E

解析：对于房性期前收缩，冠状动脉没有改变，所以检查冠状动脉CTA没有任何意义。

67. 答案：B

解析：增强的扫描参数和扫描范围均

同平扫。

68. 答案：E

解析：增强扫描可以鉴别肺门血管和淋巴结，肺内肿物或者纵隔肿物的性质判断。

69. 答案：D

70. 答案：C

解析：胸部CT扫描时，患者仰卧、头先进，两臂上举抱头；身体置于床面正中，侧面定位线对准人体正中冠状面；常规扫描一个胸部正位像做定位像；扫描范围从肺尖开始，一直扫描到肺底，而不是膈面。

71. 答案：C

解析：肋间神经炎在胸部CT上是没有表现的，只有临床医生通过临床查体最后排除为肋间神经炎。

72. 答案：C

解析：静脉注射对比剂60~80ml，流速3~4ml/s，扫描延迟时间为15~18s。

73. 答案：E

解析：颈部CT增强延迟扫描动脉期时间20~25s，50s左右为静脉期。

74. 答案：E

解析：扫描基线：扫描层面分别与咽部或喉室垂直。

75. 答案：D

解析：甲状腺的扫描层厚可用5mm，重建间距与层厚相同。

76. 答案：A

解析：咽部炎症无需做增强扫描。

77. 答案：C

解析：层厚5mm，小病灶可用2~3mm，重建间距和层厚相同。

78. 答案：B

解析：气管炎在颈部CT扫描中没有明显的影像学改变，因此并不是颈部CT扫描适应证。

79. 答案：A

解析：鼻窦图像可放大摄影，窗技术用软组织窗。

80. 答案：B

解析：横断位扫描，患者仰卧，先扫头颅侧位定位像，扫描范围从硬腭至额窦；鼻与鼻窦CT常规检查采用非螺旋扫描方式即可，若要使用仿真内镜观察鼻腔及各鼻窦内情况时，须采用螺旋扫描；冠状位扫描范围从蝶窦后壁起至额窦前壁止。

81. 答案：A

解析：耳部图像需单侧对称放大或重建放大后摄影，外耳道闭锁的放大图像，应包括全耳部皮肤。

82. 答案：A

解析：耳部CT扫描范围从外耳道下缘至岩骨上缘。

83. 答案：E

解析：耳部CT扫描适应证包括先天性耳道畸形、肿瘤、炎症和外伤，不包括骨膜穿孔。

84. 答案：C

解析：CT的特点是能够分辨人体组织密度的轻微差别，所采用的标准是根据各种组织对X线的线性吸收系数来决定的。CT值以水为0值，最上界骨的CT值为1000，最下界空气的CT值为-1000。

85. 答案：A

解析：肝内胆管结石CT平扫密度呈高密度，较肝实质明显升高；脂肪肝密度减低，肝囊肿为水样密度，血管瘤一般呈低密度，腺瘤密度较肝实质低。

86. 答案：A

解析：鼻咽癌CT扫描不仅要显示鼻咽部表层结构的改变，还要显示鼻咽癌向周围结构及咽旁间隙浸润的情况，对颅底骨质及向颅内侵犯情况。故选择常规平扫+增强；扫描范围上至蝶鞍、下至第三颈椎下缘，颅底部分的图像应加骨窗，图像显示一般采用软组织窗。

87. 答案：E

解析：鞍区 CT 扫描可以诊断的疾病包括垂体肿瘤、垂体泌乳素微腺瘤、颅咽管瘤、脑膜瘤，垂体萎缩需要 MRI 检查。

88. 答案：A

89. 答案：B

解析：大气管含有充足的空气与其管壁组织形成良好的对比，CT 不需要进行增强扫描，即可明确判断有无管腔狭窄。

90. 答案：B

二、多选题

91. 答案：BDE

解析：像素 = FOV/矩阵。

92. 答案：ABDE

93. 答案：ABCE

94. 答案：BE

95. 答案：BCDE

解析：早期 CT 的高压发生器采用四极管稳定高压并控制 X 线的发生。现在都采用高频逆变高压发生器，它具有体积小、重量轻的特点。

96. 答案：ACDE

解析：前准直器是位于 X 线管侧的准直器。

97. 答案：ABDE

98. 答案：ACDE

解析：采用滑环技术的扫描架，采集信号向外传输不使用电缆连接。常用的方式有：滑环传输、光电传输、射频（电容感应）传输。

99. 答案：ABCE

解析：电源变压器功率要求不能小于设备要求，电源电阻小于 0.3Ω，电源波动小于 10%。地线接地电阻小于 4Ω，接地干线为铜质，线径不小于 $16mm^2$。

100. 答案：ACDE

解析：对比度分辨力也叫密度分辨力，通常用能分辨的最小对比度的数值表示。

全真模拟试卷二

一、单选题

1. 下列哪项不是探测器具有的特性
   A. 转换效率
   B. 响应时间
   C. 模数转换
   D. 动态范围
   E. 稳定性
2. CT 数据采集系统的主要组成部分是
   A. 数模转换器
   B. 高压发生器
   C. 准直器
   D. 探测器
   E. 存储器
3. 下列哪一项不是机架内成像系统的组件
   A. 滑环
   B. X 线球管
   C. 准直器
   D. 高压发生器
   E. 存储器
4. 一幅 512×512×2 字节的 CT 图像约需多大的储存空间
   A. 0.1 MB
   B. 0.5 MB
   C. 1.0 MB
   D. 1.5 MB
   E. 2.0 MB
5. 质量保证和质量控制的基本定义是
   A. 对受检者及检查者，以最小的代价，获得一张（幅）优良图像的一种有组织、有计划的行为
   B. 对检查者，以最小的代价和最少的射线剂量，获得一张（幅）优良图像的一种有组织、有计划的行为
   C. 对受检者，以最小的代价和最少的射线剂量，获得一张（幅）优良图像的一种有组织、有计划的行为
   D. 对受检者及检查者，以最小的代价和最少的射线剂量，获得一张（幅）优良图像的一种有组织、有计划的行为
   E. 对受检者及检查者，以最少的射线剂量，获得一张（幅）优良图像的一种有组织、有计划的行为
6. 水模平均 CT 值测试，水和空气的 CT 值是
   A. 0 HU、－800 HU
   B. 0 HU、－1000 HU

C. 0 HU、0 HU
D. －800 HU、0 HU
E. －1000 HU、0 HU

7. 水模平均 CT 值测试，水和空气 CT 值的正常波动范围是
A. ±5 HU、±3 HU
B. ±3 HU、±5 HU
C. 0 HU、0 HU
D. ±3 HU、±3 HU
E. ±5 HU、±5 HU

8. CT 空间分辨力衰退是由于
A. 扫描剂量不够
B. 成像系统中探测器、放大电路和模数转换器的老化
C. 球管焦点变大，机架内的机械结构磨损、颤动及探测器老化等
D. 扫描层厚过厚
E. 显示器老化

9. 下列哪项不是 CT 使用较高千伏值的主要原因
A. 为了减少光子的吸收衰减
B. 降低骨骼和软组织的对比度
C. 增加探测器的响应系数
D. 增加穿透率，使探测器能够接收到较高的光子流
E. 为了增加图像的对比度

10. 下列哪项是计算像素尺寸的公式
A. 像素尺寸＝矩阵尺寸/扫描野
B. 像素尺寸＝扫描野/矩阵尺寸
C. 像素尺寸＝（矩阵尺寸＋像素深度）/扫描野
D. 像素尺寸＝扫描野/（矩阵尺寸＋像素深度）
E. 像素尺寸＝扫描野/像素深度

11. 关于准直宽度与层厚的描述，错误的是
A. 在非螺旋和单层螺旋扫描方式时，层厚等于准直器宽度
B. 在多层螺旋扫描方式时，决定层厚的是所采用探测器排的宽度
C. 层厚的误差与扫描所采用的方式和设备的类型（是否螺旋）无关
D. 由于设备的精确性原因，层厚越小，误差越大
E. 层厚是指 CT 机球管侧和受检者侧所采用准直器的宽度

12. 关于螺距的描述，错误的是
A. 螺距是扫描旋转架旋转一周，检查床运行的距离与射线束宽度的比值
B. 螺旋 CT 扫描螺距等于零时与非螺旋 CT 相同
C. 增加螺距使探测器接收的射线增加，并使图像质量下降
D. 在单层螺旋 CT 扫描中，床运行方向（Z 轴）扫描的覆盖率或图像的纵向分辨力与螺距有关
E. 螺距等于 0.5 时，层厚数据的获取采用两周扫描架的螺旋及扫描

13. 与物体对比度不相关的因素是
A. 物体的大小
B. 物体的密度
C. 物体的原子序数
D. 重建的算法和窗的设置
E. 射线的强度

14. 下列哪项与螺旋 CT 扫描无关
A. 扫描时间的延长
B. 检查床单向连续移动
C. X 线球管的负荷增加
D. X 线球管冷却性能必须提高
E. 基于滑环技术的扫描架连续旋转运动

15. 螺旋 CT 与非螺旋 CT 的主要区别是
A. 部分容积效应轻
B. 空间分辨力高
C. 密度分辨力高
D. 回顾性重建
E. 球管的热容量小

16. 颅脑 CT 图像窗口技术的运用，错误

的是
A. 软组织各个窗显示层面，脑白质和灰质间均有一定对比度
B. 骨窗能清晰显示内外板和板障结构
C. 病灶与正常组织间密度相近时，可采用窄窗
D. 颅脑的图像密度较低，可适当调高窗位
E. 显示颅底层面及颅顶层面时，可适当调高窗位并增大窗宽

17. 螺旋扫描噪声与下列哪项无关
A. 射线束的强度、射线的质量（能谱）
B. 射线束的宽度
C. 球管焦点的大小
D. 矩阵大小
E. 采用线性内插法重建图像

18. 关于噪声的描述，错误的是
A. 是一均匀物质扫描图像中各点之间CT值的上下波动
B. 是图像矩阵中像素值的标准偏差
C. 剂量增加噪声增加，剂量降低噪声减少
D. 噪声水平是指CT值总数的百分比
E. 剂量增加噪声减少，剂量降低噪声增加

19. 关于密度分辨力的说法，错误的是
A. 密度分辨力又称高对比度分辨力，是在高对比度情况下区分相邻最小物体的能力
B. 密度分辨力与测量时所采用的剂量大小有关
C. 密度分辨力受扫描层厚、像素噪声、重建算法、光子的数量、物体大小、物体的对比度和系统MTF的影响
D. 像素噪声是主要影响因素
E. 与常规影像设备比较，CT有更高的密度分辨力

20. 关于空间分辨力的说法，错误的是
A. 空间分辨力又称高对比度分辨力，是在高对比度情况下区分相邻最小物体的能力
B. 空间分辨力又称低对比度分辨力，是在低对比度情况下区分相邻最小物体的能力
C. 通常以每厘米为单位或每毫米的线对数表示
D. 受CT成像的几何因素和图像重建的算法影响
E. 采用黑白线条体模以线对数表示，用圆孔体模测试以毫米线径数表示

21. 关于伪影的描述，错误的是
A. 伪影是由于设备或受检者所造成的，属于被扫描物体的影像
B. 可分为受检者造成的伪影和设备引起的伪影
C. 设备系统性能所造成的伪影是不可避免的
D. 环状和带状伪影是探测器通道故障
E. 由受检者造成的伪影多为运动伪影

22. 影响图像质量的几何因素，不包括
A. 焦点的尺寸
B. 探测器孔径的大小
C. 光子数的多少和量子的自然起伏
D. 扫描层厚
E. 采样间距

23. 影响空间分辨力的因素，不包括
A. 射线束的宽度
B. 扫描层厚
C. 光子的数量
D. 滤波函数
E. 显示矩阵和重建矩阵

24. 关于密度分辨力的叙述，不正确的是
A. 密度分辨力主要受噪声的影响
B. 受光通量的影响
C. 重建算法可影响密度分辨力
D. 高分辨力重建算法改为软组织平滑

的算法，则可减少噪声，使图像的密度分辨力提高

E. 受焦点尺寸的影响

25. 关于薄层和超薄层扫描的叙述，错误的是

A. 薄层扫描一般指层厚 3 ~ 5 mm

B. 超薄层扫描一般指层厚 1 ~ 2 mm

C. 薄层扫描的优点是减少伪影

D. 薄层扫描的优点是能减少部分容积效应

E. 扫描层厚越薄，图像的空间分辨力越高

26. 关于重叠扫描的说法，错误的是

A. 指扫描设置的层距小于层厚

B. 可减少部分容积效应

C. 可提高小病灶的检出率

D. 受检者的辐射剂量无明显增加

E. 相同范围内，重叠扫描的扫描次数将增多

27. 下列说法错误的是

A. 高分辨力扫描须采用 1 ~ 2 mm 的扫描和高分辨力重建算法

B. 定量骨密度测定是确定有无骨质疏松的一种常用检查手段

C. 重叠扫描是指层距小于层厚的扫描

D. 目标扫描是指缩小扫描野的一种扫描方法

E. 定位扫描是正式扫描前确定扫描范围的一种扫描方法

28. 关于灌注成像影响因素的叙述，错误的是

A. 富血管化程度决定着注射对比剂后组织早期强化的能力

B. 血管壁对对比剂的通透性以及细胞外液量主要影响组织后期强化

C. CT 机的时间分辨力越高，对比剂从血管内弥散到血管外的量就越少，密度改变受弥散因素的影响也就越小

D. 对比剂团注的速度越快，对比剂集中到达某一靶器官组织的浓度就越高

E. 灌注组织强化程度与细胞外液量无明显关系

29. 关于对比剂的说法，错误的是

A. 对比剂分阳性和阴性两大类

B. 对比剂的临床使用主要与对比剂的碘浓度、渗透压和黏稠度有关

C. 常见的是三碘苯衍生物，分离子型对比剂和非离子型对比剂

D. 非离子型对比剂属于盐类，它们是单体或双体三碘苯环结构的对比剂

E. 阳性对比剂多为水溶性

30. 关于离子型对比剂的说法，错误的是

A. 离子型对比剂在水中分解成大量的阳、阴离子，故有高渗性、高离子性和弱亲水性的特点

B. 高渗性可以使血浆渗透压升高和血容量增加

C. 高离子状态使其分子与血液中的钙离子结合，可引起低钙导致心功能紊乱

D. 弱亲水性增加药物的化学毒性

E. 离子型对比剂有许多亲水的羟基，增加了水溶性

31. 关于对比剂不良反应的预防措施的叙述，错误的是

A. 仔细询问有无过敏史

B. 离子型对比剂用药前常规做过敏试验

C. 对比剂用量的多少与过敏反应的发生率无关

D. 注射对比剂前做好预防

E. 掌握对比剂用量，小儿应该按年龄、体重计算准确

32. 关于对比剂过敏反应处理方法的叙述，错误的是

A. 出现循环衰竭、血压下降时，给予升压药阿拉明、多巴胺

B. 有神经系统损害出现抽搐、惊厥等症状时，可静脉给予地西泮（安定）10 mg

C. 出现荨麻疹、喉及支气管痉挛时，可给予氯苯那敏（扑尔敏）10 mg 肌内注射，或皮下注射 0.1% 肾上腺素 0.5 ~ 1 ml

D. 注射对比剂时，要密切注意受检者的情况，如反应重者应减缓注射速度

E. 严重者出现心脏停搏、呼吸衰竭时，应采用心肺复苏

33. 关于 CT 机准备，错误的是

A. 扫描前，训练球管是起保护球管的作用

B. 训练球管是从高千伏、高毫安到低千伏、低毫安进行多次曝光

C. 训练球管是使一段时间不使用的冷却球管逐渐升温，避免突然过冷、过热的情况出现

D. CT 值的校准，是对电器设备由于环境的变化在扫描时引起的误差所作的修正

E. CT 值的校准又称“零点漂移校正”

34. 关于头颅扫描基线的叙述，正确的是

A. 听眶线是外耳孔下缘与眶下缘的连线

B. 听眶线是外耳孔上缘与眶下缘的连线

C. 听眶线是外耳孔中间与眶下缘的连线

D. 听眦线是外耳孔与眉上缘中点的连线

E. 听眉线是外眼眦与外耳孔的连线

35. 头颅扫描图像显示，错误的是

A. 当病灶与正常组织间密度相近时，可适当调节窗位并调宽窗宽

B. 颅脑图像密度较低可适当调低窗位

C. 显示颅底层面及颅顶层面可适当调高窗位并增大窗宽

D. 在观察病灶和细微解剖结构时，可采用放大技术

E. 放大技术图像质量不如放大扫描得到的图像

36. Willis 环位于下列哪个层面上

A. 第四脑室平面

B. 鞍上池平面

C. 第三脑室平面

D. 松果体平面

E. 侧脑室体部平面

37. 眼眶扫描哪条基线更接近于视神经走向

A. 听眶线

B. 听眦线

C. 听眉线

D. 冠状位扫描

E. 听鼻线

38. 关于组织血容量的基本概念，正确的是

A. 单位时间内流经某一组织的血容量

B. 单位时间内流经单位体积的血容量

C. 某一组织内血液的含量

D. 血液流过毛细血管床所需的时间

E. 单位体积内血液的含量

39. 关于曲面重组的描述，错误的是

A. 是 MPR 的一种特殊形式

B. 是在一个指定的参照平面上，沿感兴趣器官画一条曲线，并沿该曲线作三维平面重组

C. 可使弯曲的器官拉直、展开，显示在一个平面上

D. 对于所画曲线的准确与否依赖性很大

E. 图像可以真实反映显示器官的空间位置和关系

40. 冠状动脉 CTA 扫描前准备，错误的是

A. 扫描前 4 h 开始禁食

B. 心动过速需用药物控制

C. 任何心率、节律都不用心电门控
D. 去掉受检者外衣和颈、胸部金属异物
E. 训练受检者扫描时屏气

41. 探测器的作用是
A. 接收 X 线
B. 将数字信号转换成模拟信号
C. 将模拟信号转换成数字信号
D. 优化 X 线
E. 接收 X 线并将其转换为可记录的电信号

42. 关于甲状腺的描述，错误的是
A. 甲状腺位于颈前部、喉的前外侧
B. 由左右两叶组成
C. 其上极平甲状软骨中点，下极至第 6 气管环水平
D. CT 图像其密度高于周围组织
E. CT 图像上为边缘光滑、密度均匀的软组织

43. 下列哪种 CT 增强方式是目前常用的
A. 静脉滴注法
B. 静脉团注法
C. 动脉团注法
D. 静脉滴注团注法
E. 静脉团注滴注法

44. 下列哪项症状是对比剂轻度过敏反应
A. 血压急剧下降、脉搏细弱
B. 恶心呕吐、胸闷气急
C. 呼吸、心跳停止
D. 恶心、面部潮红、皮肤出现荨麻疹
E. 心跳加快、血压下降

45. 下列哪项症状是对比剂中度过敏反应
A. 血压急剧下降、脉搏细弱、皮下或黏膜下出血
B. 恶心呕吐、胸闷气急、心跳加快、血压下降
C. 呼吸、心跳停止
D. 恶心呕吐、面部潮红、皮肤出现荨麻疹
E. 大小便失禁

46. 下列哪项症状是对比剂重度过敏反应
A. 血压急剧下降、脉搏细弱、皮下或黏膜下出血、大小便失禁
B. 恶心呕吐、胸闷气急
C. 呼吸、心跳停止
D. 恶心呕吐、面部潮红、皮肤出现荨麻疹
E. 心跳加快、血压下降

47. 关于碘类对比剂使用的叙述，不包括
A. 仔细询问有无过敏史
B. 用药前常规做过敏试验
C. 尽可能掌握对比剂用量
D. 注射对比剂前做好预防
E. 吸氧

48. 关于对比剂过敏反应处理的叙述，错误的是
A. 轻者需密切观察
B. 对荨麻疹、喉及支气管痉挛者，给予氯苯那敏（扑尔敏）10 mg，肌注
C. 有神经系统损害，出现全身抽搐者，可静脉给予地西泮（安定）10 mg
D. 出现血压下降时，给予多巴胺
E. 出现恶心、面部潮红、荨麻疹等表现时，应采用心肺复苏

49. 与常规 X 线检查相比，下列哪项不是 CT 的优点
A. 真正的断面图像
B. 密度分辨力高于常规 X 线检查
C. 空间分辨力高于常规 X 线检查
D. 可作定量分析
E. 可利用计算机作各种图像处理

50. 下列哪项不是 CT 密度分辨力高的原因
A. CT 的 X 线束透过物体到达探测器，经过严格的准直，散射线少
B. CT 机采用了高灵敏度、高效率的接收器
C. CT 利用计算机软件对灰阶的控制

D. CT 扫描时间的缩短
E. 可根据诊断需要，随意调节适合人眼视觉的观察范围

51. 关于 CT 准直器的描述，错误的是
A. 可减少受检者辐射剂量
B. 可减少散射线，改善 CT 图像质量
C. 决定扫描层厚
D. 有前后两套准直器
E. 能吸收低能 X 线

52. 关于楔形滤线器作用的叙述，错误的是
A. 能吸收低能 X 线
B. 优化射线能谱
C. 增加空间分辨力
D. 减少受检者 X 线剂量
E. 形成能量分布均匀的硬射线束

53. 探测器必须具备的性能，不包括
A. 运算速度快
B. 转换效率高
C. 响应时间短
D. 动态范围大
E. 稳定性好

54. 下列哪项是固体探测器的优点
A. 灵敏度高，有较高的光子转换效率
B. 稳定性好
C. 无余辉产生
D. 响应时间快
E. 相邻探测器之间无缝隙，X 线辐射利用率高

55. 下列哪项不是气体探测器的优点
A. 吸收效率高
B. 无余辉产生
C. 稳定性好
D. 响应时间快
E. 各电离室相通，有较好的一致性

56. 水模平均 CT 值测试频度为
A. 每天 1 次
B. 每天 2 次
C. 每周 1 次
D. 每个月 1 次
E. 每个月 2 次

57. CT 标准差变大，意味着
A. 图像清晰度增加
B. 图像空间分辨力增加
C. 图像密度分辨力增加
D. 图像噪声增加
E. 图像灰雾度增加

58. 关于 CT 标准差变大的原因，错误的是
A. 扫描剂量不够
B. 探测器原因
C. 放大电路原因
D. 数模转换器原因
E. 滑环原因

59. CT 扫描前需要饮水量最大的部位是
A. 肝胆
B. 肺
C. 肾脏
D. 胰腺
E. 盆腔

60. 在 CT 横断位图像上，精囊腺呈
A. 圆形
B. “八”字形
C. 三角形
D. “V”字形
E. “Y”字形

61. CT 横断位图像上，前列腺位于
A. 直肠后方
B. 膀胱前方
C. 直肠和膀胱之间
D. 前列腺静脉丛前方
E. 尿道前方

62. 关于 CT 值均匀性测量的描述，错误的是
A. 所有部位测得的 CT 值平均差不应大于 5 HU
B. 所有部位测得的 CT 值平均差大于 5 HU，说明 CT 图像的平滑度降低
C. 所有部位测得的 CT 值平均差大于

5 HU，说明空间分辨力降低

D. 水模 CT 值中心高四周低，称“帽状”现象

E. 水模 CT 值四周高中心低，称“杯状”现象

63. 层厚的误差主要是

A. 扫描孔径误差

B. 床移动误差

C. 探测器误差

D. 准直器误差

E. 定位线误差

64. 下列哪项不是影响 CT 空间分辨力的因素

A. 射线束的宽度

B. 扫描层厚

C. 滤波函数

D. 显示矩阵和重建矩阵

E. 光通量

65. 下列哪项不是影响 CT 噪声的因素

A. 光子的数量

B. 射线束的扇形角度

C. 物体的大小

D. 扫描的层厚

E. 滤波函数

66. 与常规 X 线检查相比，不正确的是

A. CT 检查为窄束 X 线

B. CT 检查射线能量高

C. CT 检查元器件转换效率高、损失少

D. CT 检查散射线多（同等条件）

E. CT 检查对人体有害的软射线少

67. 下列说法错误的是

A. CT 检查的正当化

B. 对 X 线辐射防护的目的在于，防止发生有害的随机效应，并将非随机效应的发生率降到最低

C. 减少不必要的重复扫描

D. 扫描时尽可能让陪伴人员离开

E. 对受检者做好扫描区以外部位的遮盖防护

68. 关于 CT 值的叙述，错误的是

A. CT 值是重建图像中一个像素的数值

B. 该值是一个相对值

C. 是以水的衰减系数作为参考

D. 在 CT 应用中水的 CT 值为 0 HU

E. 人体组织的 CT 值位于 -100 ~ 100 HU 之间

69. 关于窗口技术的描述，错误的是

A. 窗宽增大，图像对比度减低

B. 窗位一般根据不同的组织器官相应调节

C. 窗位的设定不影响图像的亮度

D. 窗位的设定将确定图像灰度显示的位置

E. 大窗宽适合对比度较大的部位

70. 关于螺旋扫描的描述，错误的是

A. 没有层厚概念

B. 采集的扫描数据是一个容积采集区段

C. 由于扫描束和检查床的移动，有效扫描层厚变窄

D. 螺旋扫描由于螺旋运行轨迹没有明确的层厚，使扫描投影数据产生不一致

E. 由于不一致的投影数据，如采用常规标准方法重建，使重建后的图像产生条状伪影

71. 螺旋扫描 CT 机与非螺旋扫描 CT 机在硬件上最大的区别是

A. 扫描床

B. 球管

C. 探测器

D. 高压系统

E. 滑环结构

72. 关于床速的描述，正确的是

A. 床移动的速度增加而射线束宽度不变，则螺距的比值增加，图像的质量下降

B. 床移动的速度增加则射线束的宽度

增加

C. 床移动的速度与射线束宽度成正比，螺距的比值增加，图像的质量下降

D. 床移动的速度与射线束宽度成反比，与螺距成正比

E. 床移动速度越慢，则图像清晰度越高

73. 关于重建间隔的描述，正确的是

A. 重建间隔就是层厚

B. 重建间隔与被重建图像质量无关

C. 重建间隔是被重建的相邻两层面之间长轴方向的距离

D. 重建间隔增大图像的质量改善

E. 重建间隔是固定不变的

74. 下列哪项不是螺旋 CT 的优点

A. 整个器官或一个部位可在一次屏息下完成

B. 没有层与层之间的停顿

C. 屏息情况下容积扫描，不会产生病灶的遗漏

D. 层厚响应曲线变窄，使纵向分辨力提高

E. 受检者运动伪影因扫描速度快而减少

75. 下列哪项不是螺旋 CT 的优点

A. 单位时间内扫描速度提高，使对比剂的利用率提高

B. 容积扫描提高了多平面和三维成像的质量

C. 屏息情况下容积扫描，不会产生病灶的遗漏

D. 层与层之间停顿使重建质量下降

E. 受检者运动伪影因扫描速度快而减少

76. 扫描时间是指

A. X 线球管和探测器阵列围绕人体旋转一圈所需时间

B. 从开始扫描、图像重建一直到图像显示所需时间

C. X 线球管和探测器阵列围绕人体旋转扫描一个层面所需的时间

D. 将扫描原始数据重建成图像所需时间

E. 两次扫描期间所需时间

77. 下列颈部组织 CT 值最高的是

A. 颈部肌肉

B. 甲状腺

C. 甲状旁腺

D. 颈部淋巴结

E. 颈总动脉

78. 正常情况下，颈部 CT 增强扫描不被强化的是

A. 甲状腺

B. 颈总动脉

C. 颈静脉

D. 淋巴结

E. 甲状旁腺

79. 关于重建时间的描述，错误的是

A. 将扫描原始数据重建成图像所需时间

B. 重建时间可以减少运动伪影

C. 重建时间与矩阵的大小有关

D. 重建时间与计算机内存容量的大小有关

E. 重建时间与阵列处理器的运算速度有关

80. Houndsfield 伪影是指

A. 蝶鞍区出现的环形伪影

B. 颞骨岩部出现的条纹状伪影

C. 颞颌关节出现的条纹状伪影

D. 鼻窦旁出现的条纹状伪影

E. 颅顶部出现的环形伪影

81. 关于颅底破裂孔的叙述，错误的是

A. 由枕骨、蝶骨和颞骨岩锥共同围成

B. 呈三角形

C. 前内方是卵圆孔

D. 后外方是棘孔

E. 鼻咽癌常破坏此处骨质，以矢状位

显示最佳

82. 鼻咽层面较难见到的组织结构是
A. 下鼻甲
B. 鼻泪管
C. 咽鼓管咽口
D. 翼突
E. 咽隐窝

83. 鼻窦中开口较高的是
A. 上颌窦
B. 蝶窦
C. 额窦
D. 筛窦后组群
E. 筛窦前、中组群

84. 零点漂移是发生在下列哪个部件的现象
A. 探测器
B. 球管
C. 机架
D. 床
E. 计算机系统

85. 环状伪影产生的原因是
A. 数据采样不当
B. 部分容积效应
C. 机械故障
D. 射线束硬化
E. 探测器通道故障

86. 什么伪影表现为条状
A. 运动伪影
B. 金属伪影
C. 射线束硬化
D. 部分容积伪影
E. 噪声引起的伪影

87. 什么伪影表现为放射状
A. 运动伪影
B. 金属伪影
C. 射线束硬化
D. 部分容积伪影
E. 噪声引起的伪影

88. 引起噪声的主要原因是
A. 受检者的运动
B. 受检者携带的金属物质
C. 射线束硬化
D. 采样或测量系统误差
E. 入射光子数量不足

89. 关于灌注的基本概念，正确的是
A. 单位时间内流经某一组织的血容量
B. 单位时间内流经单位体积的血容量
C. 某一体积组织内血液的含量
D. 血液流过毛细血管床所需的时间
E. 单位体积内血液的含量

90. 关于组织血流量的基本概念，正确的是
A. 单位时间内流经某一组织的血容量
B. 单位时间内流经单位体积的血容量
C. 某一体积组织内血液的含量
D. 血液流过毛细血管床所需的时间
E. 单位体积内血液的含量

二、多选题

91. 关于多层螺旋 CT 基本参数的叙述，正确的是
A. 螺距指扫描架旋转一周检查床运行的距离与全部射线束宽度的比值
B. 周围间隙现象是指由于射线衰减吸收差引起的图像失真和 CT 值改变
C. 重建是一种不涉及原始数据处理的图像处理方法
D. 像素是能被 CT 扫描的最小体积单位
E. 时间分辨力与扫描覆盖范围和重建方式无关

92. CT 扫描技术中关于“螺距”的叙述，错误的是
A. 扫描旋转架旋转一周检查床运行的距离
B. 它所代表的是两个数据的比值
C. 与检查床运行方向扫描的覆盖率有关
D. 与图像的纵向分辨力有关
E. 单层螺旋扫描螺距等于 1 时可产生

4、8、16 幅或更多图像

93. 螺旋 CT 容积扫描需满足
A. 基于滑环技术的扫描架连续旋转运动
B. 检查床保持相对固定
C. 球管冷却性能必须提高
D. 采用螺旋扫描加权图像重建算法
E. 检查床连续不断地匀速前进

94. 与非螺旋 CT 扫描相比，关于单层螺旋 CT 扫描优缺点的叙述，错误的是
A. 受检者运动伪影因扫描速度快而减少
B. 由于没有层与层之间的停顿，一次扫描时间缩短
C. 层厚敏感曲线增宽，纵向分辨力提高
D. 一般不会产生部分容积效应
E. 可任意地回顾性重组

95. 多层螺旋 CT 重建预处理的方法是
A. 优化采样扫描
B. Z 轴滤过长轴内插法
C. 扇形束重建
D. 多层孔束体层重建
E. 卷积处理法

96. 多层螺旋 CT 与单层螺旋 CT 比较，其优点是
A. 扫描速度快
B. 空间分辨力高
C. X 线利用率高
D. 部分容积效应较小
E. CT 透视定位准确

97. 动态扫描方式有
A. 动态多层扫描
B. 定位扫描
C. 动态序列
D. 目标扫描
E. 动态单层扫描

98. CT 定量测定常用于
A. 骨密度测量
B. 心脏冠状动脉钙化含量测定
C. 胸腔积液内血性分泌物测量
D. 肺组织内充气量测量
E. 肺组织密度测量

99. 关于 CT 在心脏门控成像上的应用，错误的是
A. 主要应用于心脏冠状动脉的检查
B. 需通过心导管注入对比剂
C. 通过外周静脉注射对比剂
D. 提高数据采集速度可避免心脏运动伪影
E. 多扇区重建适用于心率较快的受检者

100. 电子束 CT 扫描的触发方式中，取决于受检者自身条件的是
A. 由控制按键触发的手动触发
B. 由呼吸运动控制的动态触发
C. 定时触发
D. 心电门控触发
E. 脉动触发

全真模拟试卷二答案及解析

一、单选题

1. 答案：C

解析：探测器作为一种成像介质，必须具有转换效率、响应时间、动态范围和稳定性等特性。

2. 答案：A

解析：数模转换器是 CT 数据采集系统的主要组成部分。

3. 答案：E

解析：机架内装有成像系统组件，如滑环、X 线球管、高压发生器、准直器、探测器和数据采集系统等。

4. 答案：B

解析：CT 图像的矩阵大小是 512 × 512，深度是 8 ~ 12 个比特，灰阶范围是 512（2^8）~ 4096（2^{12}），所以一幅 512 × 512 × 2 字节的 CT 图像约需 0.5 MB 的储存空间。

5. 答案：D

解析：既要获得一张优良的图像，同时又要尽可能减少射线对受检者及检查者的损伤，这是质量保证和质量控制的意义所在。

6. 答案：B

解析：正常水和空气的 CT 值应该分别是 0 HU 和 −1000 HU。

7. 答案：B

8. 答案：C

解析：空间分辨力又称高对比分辨力，球管焦点变大，机架内的机械结构磨损、颤动及探测器老化等都将使 CT 空间分辨力衰退。

9. 答案：E

解析：千伏越高，射线穿透力越强，层次越丰富，对比度越差，所以高千伏不是为了增加图像的对比度。

10. 答案：B

解析：像素尺寸 = 扫描野/矩阵尺寸。

11. 答案：E

解析：准直宽度是指 CT 机球管侧和受检者侧所采用准直器的宽度。

12. 答案：C

解析：增加螺距使探测器接收的射线减少，并使图像质量下降。

13. 答案：E

解析：物体对比度是相邻两个物体之间对 X 线的吸收差异，所以不包括射线的强度。

14. 答案：A

解析：螺旋 CT 扫描要求：基于滑环技术的扫描架连续旋转运动；检查床单向连续移动；X 线球管的负荷增加；X 线球管冷却性能必须提高；采用螺旋扫描加权图像重建算法；大容量的内存。

15. 答案：D

解析：螺旋 CT 是容积扫描，回顾性重建即先获取螺旋扫描原始数据，然后可根据需要做任意横断面的重建。

16. 答案：D

解析：颅脑的图像密度较低，可适当调低窗位。

17. 答案：C

解析：球管焦点的大小与空间分辨力有关。

18. 答案：C

解析：噪声主要受射线剂量的影响，剂量增加噪声减少，剂量降低噪声增加。

19. 答案：A

解析：密度分辨力又称低对比度分辨力，是在低对比度情况下区分相邻最小物体的能力。

20. 答案：B

解析：空间分辨力又称高对比度分辨力，是在高对比度情况下区分相邻最小物体的能力。通常以每厘米或每毫米的线对数表示，受 CT 成像的几何因素和图像重建算法的影响，采用黑白线条体模以线对数表示，用圆孔体模测试以毫米线径数表示。

21. 答案：A

解析：伪影是由于设备或受检者所造成的，不属于被扫描物体的影像。

22. 答案：C

解析：光子数的多少和量子的自然起伏属于 X 线源，不会影响图像质量的几何因素。

23. 答案：C

解析：光子的数量属于 X 线的射线量。

24. 答案：E

解析：空间分辨力受焦点尺寸的影响。

25. 答案：C

解析：薄层扫描的优点是减少部分容积效应，提高空间分辨力。

26. 答案：D

解析：重叠越大，相同扫描范围内扫描次数越多，受检者辐射剂量越大。

27. 答案：D

解析：放大扫描是指缩小扫描野的一种扫描方法；目标扫描是指对兴趣区进行薄层、小螺距扫描，而对兴趣区以外的部分进行大层厚、大螺距扫描，旨在降低受检者的辐射剂量。

28. 答案：E

解析：灌注组织强化程度主要取决于组织的富血管化程度、血管壁对对比剂的通透性及细胞外液量。

29. 答案：D

解析：非离子型对比剂不属于盐类。

30. 答案：E

解析：非离子型对比剂有许多亲水的羟基，增加了水溶性。

31. 答案：C

解析：对比剂的用量与过敏反应密切相关，对比剂用量的增加会增大过敏反应的发生概率。

32. 答案：D

解析：注射对比剂时，要密切注意受检者的情况，如反应重者应停止注射。

33. 答案：B

解析：训练球管是从低千伏、低毫安到高千伏、高毫安进行多次曝光。

34. 答案：B

解析：听眶线是外耳孔上缘与眶下缘的连线。

35. 答案：A

解析：当病灶与正常组织间密度相近时，可适当调节窗位并调窄窗宽。

36. 答案：B

解析：鞍上池呈五角形或六角形，其内周围为 Willis 血管环，前中部可见视交叉。

37. 答案：A

解析：听眶线显示视神经及眼外肌较好。

38. 答案：C

解析：组织血容量的基本概念是某一组织内血液的含量，单位 ml。

39. 答案：E

解析：曲面重组由于存在变形操作，图像不能真实反映显示器官的空间位置和关系。

40. 答案：C

解析：心脏搏动伪影可以通过心电门控控制。

41. 答案：E

解析：优化射线是滤光器的作用，模数转换器是将模拟信号转换成数字信号，数模转换器是将数字信号转换成模拟信号。

42. 答案：B

解析：甲状腺由左右两叶及峡部组成。

43. 答案：B

解析：静脉团注法是采用手推或压力注射器，以 2 ~ 6 ml/s 的速度将 60 ~ 100 ml 的碘对比剂注入静脉，是 CT 增强检查常用的方法。

44. 答案：D

解析：轻度过敏反应表现为恶心、打喷嚏、面部潮红、荨麻疹等症状。

45. 答案：B

解析：中度过敏反应表现为恶心呕吐、胸闷气急、头昏头痛、轻度喉头水肿、心跳加快、血压下降等。

46. 答案：A

解析：重度过敏反应表现为大片皮疹、皮下或黏膜下出血、血压急剧下降、脉搏细弱、严重喉头水肿、大小便失禁，甚至昏迷等。

47. 答案：E

解析：吸氧属于过敏反应的处理措施。

48. 答案：E

解析：出现恶心、面部潮红、皮肤出现荨麻疹等表现属于轻度过敏反应，无需心肺复苏。

49. 答案：C

解析：CT 的空间分辨力仍未超过常规 X 线检查。

50. 答案：D

解析：CT 扫描时间与密度分辨力无关。

51. 答案：E

解析：CT 准直器不能吸收低能量 X 线。

52. 答案：C

解析：楔形滤线器的作用是：吸收低能 X 线、优化射线能谱、减少被检者 X 线剂量、形成能量分布均匀的硬射线束。

53. 答案：A

解析：运算速度是计算机系统的性能。

54. 答案：A

解析：稳定性好、无余辉产生、响应时间快、相邻探测器之间无缝隙及 X 线辐射利用率高是气体探测器的优点。

55. 答案：A

解析：吸收效率高是固体探测器的优点。

56. 答案：A

57. 答案：D

解析：图像噪声是匀质水模在限定范围内 CT 值的标准差。

58. 答案：E

解析：滑环是螺旋 CT 设备中的导电装

置。

59. 答案：E

解析：盆腔扫描应充分准备好肠道，检查前口服稀释碘水溶液 1000 ~ 1500 ml；膀胱扫描应待膀胱充盈后进行。

60. 答案：B

解析：男性的膀胱和直肠之间是呈“八”字形的一对精囊腺。

61. 答案：C

解析：耻骨联合后方是膀胱，膀胱的后方是前列腺，部分尿道包绕其中，最后是直肠。

62. 答案：C

解析：CT 值的均匀性测量是用 CT 机上的兴趣区测量水模上下左右部位，与空间分辨力无明显关系。

63. 答案：D

解析：准直器的作用是减少受检者的辐射剂量和改善 CT 图像的质量。准直器大小的调节还决定了 CT 扫描的层厚，有前、后两套准直器。

64. 答案：E

解析：光通量是 X 线通过受检者后的光子数量，其数量的多少受曝光调节影响，与空间分辨力无关。

65. 答案：B

解析：射线束的扇形角度是射线束横断面的扇形角度，与噪声无关。

66. 答案：D

解析：CT 经准直器后窄束射线，常规 X 线检查是宽束射线，所以常规 X 线检查散射线多。

67. 答案：B

解析：对 X 线辐射防护的目的在于防止发生有害的非随机效应，并将随机效应的发生率降到最低水平。

68. 答案：E

解析：人体大部分组织除致密骨和肺外，其 CT 值基本都位于 -1000 ~ 1000 HU 之间。

69. 答案：C

解析：窗位的设定除了确定图像灰度显示的位置外，还将影响图像的亮度。

70. 答案：C

解析：由于扫描束和检查床的移动，有效扫描层厚增宽。

71. 答案：E

解析：非螺旋 CT 机、X 线球管系统的供电及信号的传递由电缆完成，而螺旋 CT 是通过滑环技术。

72. 答案：A

解析：螺距是扫描旋转架旋转一周，检查床运行的距离与射线束宽度的比值，增加螺距使探测器接收的射线减少，并使图像质量下降。

73. 答案：C

解析：重建间隔是被重建的相邻两层面之间长轴方向的距离。

74. 答案：D

解析：层厚响应曲线变宽，使纵向分辨力下降。

75. 答案：D

解析：层与层之间停顿使重建质量下降，是非螺旋 CT 的特点。

76. 答案：C

解析：X 线球管和探测器阵列围绕人体旋转扫描一个层面所需时间是扫描时间，从开始扫描、图像重建一直到图像显示所需时间是扫描周期时间，重建时间是指计算机的阵列处理器将扫描原始数据重建成图像所需时间。

77. 答案：B

解析：位于气管两侧及前缘为甲状腺，通常其密度高于周围软组织。

78. 答案：D

解析：颈部淋巴结 CT 值 20 ~ 30 HU，通常不被对比剂增强。

79. 答案：B

解析：重建图像时扫描已完成，因此，重建时间与运动伪影无关。

80. 答案：B

解析：Houndsfield 伪影是指头颅横断面颞骨岩部出现的条纹状伪影。

81. 答案：E

解析：鼻咽癌常破坏此处骨质，于冠状位显示最佳。

82. 答案：A

解析：鼻咽层面鼻腔内下鼻甲基本消失。

83. 答案：A

解析：眼眶下方鼻腔两侧气腔为上颌窦，于内侧壁上方开口于中鼻道。

84. 答案：A

解析：CT 机执行下一次扫描时，各通道的 X 线量输出也不同，有的通道是 0，而另一些可能是正数或负数，导致探测器接收到空气 CT 值不是 –1000 HU，这种现象被称为探测器零点漂移。

85. 答案：E

解析：环状伪影是探测器通道故障所产生的，常见于第三代 CT 机。

86. 答案：A

解析：条状伪影产生的原因是由于运动部分的边缘体素衰减不一致，使图像重建无法处理而产生。

87. 答案：B

解析：金属物体由于吸收 X 线，使投影数据产生不完全，这部分数据丧失，结果产生放射形条状伪影。

88. 答案：E

解析：光子数量越多、信号越强、噪声越小，反之则信号越弱、噪声越大。只要增加扫描条件即可避免。

89. 答案：B

解析：灌注的基本概念是，单位时间内流经单位体积的血容量。

90. 答案：A

解析：组织血流量的基本概念：单位时间内流经某一组织的血容量，表示方法为 ml/min。

二、多选题

91. 答案：AB

解析：重组是一种不涉及原始数据处理的图像处理方法，体素是能被 CT 扫描的最小体积单位，时间分辨力与扫描覆盖范围和重建方式有关。

92. 答案：AE

解析：螺距是扫描机架旋转一周检查床运行的距离与射线宽度的比值。单层螺旋扫描螺距等于 1 时只产生 1 幅图像，多层螺旋扫描螺距等于 1 时可产生 4、8、16 幅或更多图像。

93. 答案：ACDE

解析：螺旋 CT 容积扫描，检查床单向连续移动。

94. 答案：CD

解析：层厚敏感曲线增宽，纵向分辨力下降。可出现部分容积效应影响图像质量。

95. 答案：ABCD

解析：多层螺旋 CT 重建预处理方法通常有优化采样扫描，Z 轴滤过长轴内插法，扇形束重建，多层孔束体层重建。

96. 答案：ABCDE

解析：多层螺旋 CT 的优点在于扫描速度快，图像的空间分辨力高，X 线利用率高，部分容积效应较小，CT 透视定位准确。

97. 答案：ACE

解析：动态扫描方式有动态多层扫描、动态序列和动态单层扫描。

98. 答案：ABE

解析：CT 定量测定常用于骨密度测量、心脏冠状动脉钙化含量测定和肺组织密度测量。

99. 答案：BD

解析：心脏门控成像不会提高数据采集速度，它是通过外周静脉注射对比剂，而无需通过心导管注入对比剂。

100. 答案：BD

解析：电子束 CT 扫描的触发方式中，取决于受检者自身条件的触发方式包括呼吸运动控制的动态触发和心电门控触发。

全真模拟试卷三

一、单选题

1. 关于 CT 发明的叙述，错误的是
   A. 1972 年 4 月
   B. 由亨斯菲尔德和安普鲁斯共同发明
   C. 在英国 EMI 公司实验研究中心
   D. 由亨斯菲尔德发明
   E. 1979 年亨斯菲尔德获得了诺贝尔医学奖
2. 以下哪项不是 CT 在医学领域的应用
   A. 医学影像诊断
   B. 放射治疗计划的制订
   C. 放射治疗后疗效的评估
   D. 医学影像定量分析
   E. 肿瘤患者的放射治疗
3. 关于 CT 对比剂应用的叙述，错误的是
   A. 使组织密度对比度增加
   B. 可观察病灶与血管的关系
   C. 反映出病灶的血供情况
   D. 使组织空间对比度增加
   E. 可观察血管本身的解剖结构
4. 与 X 线摄影相比较，CT 图像有待进一步提高的是
   A. 密度分辨力
   B. 空间分辨力
   C. 图像清晰度
   D. 计算机处理情况
   E. 计算机存档情况
5. 与 CT 图像密度分辨力高无关的因素是
   A. 探测器灵敏度高
   B. 探测器接收效率高
   C. 图像可进行窗宽、窗位的调节
   D. CT 的 X 线束通过了严格的准直
   E. 病灶密度越高则 CT 值越大
6. 关于 CT 图像的叙述，正确的是
   A. 空间分辨力高
   B. 定位准确无误
   C. 定性准确可靠
   D. 较多反映病灶的解剖结构
   E. 较多反映器官的功能状况
7. 硬件具有电子枪和偏转线圈属于哪一代 CT
   A. 第一代 CT 机
   B. 第二代 CT 机
   C. 第三代 CT 机
   D. 第四代 CT 机
   E. 第五代 CT 机
8. 螺旋 CT 是从哪代 CT 发展起来的
   A. 第一代 CT 机

B. 第二代 CT 机
C. 第三代 CT 机
D. 第四代 CT 机
E. 第五代 CT 机

9. 关于 CT 发展的叙述，正确的是
A. 1985 年首次出现螺旋扫描方式
B. 1989 年滑环技术运用在 CT 机上
C. 1992 年双层螺旋 CT 问世
D. 2003 年首台双源 CT 问世
E. 2005 年 320 层 CT 问世

10. 关于 CT 发展趋势的叙述，错误的是
A. 速度快、层数多
B. 覆盖范围广
C. 分辨力高
D. 计算机处理快
E. X 线剂量越来越大

11. 关于 CT 透视扫描机的描述，错误的是
A. 是一种连续扫描、连续成像的 CT 装置
B. 临床主要用来经皮穿刺活检
C. 采用内插算法以去除检查床移动伪影
D. 采用 60°数据替代方法重建图像
E. 剂量控制主要采用床下球管和专用的 X 线滤过器

12. 关于电子束 CT 的叙述，错误的是
A. 电子束 CT 没有球管装置
B. 具有容积扫描模式
C. 计算机系统允许三种格式：256^2、360^2、512^2
D. 探测器采用气体探测器
E. 可做运动器官成像，如心脏冠状动脉

13. 关于移动式 CT 扫描机的叙述，错误的是
A. 具有普通 CT 的硬件装置
B. 可采用普通单相交流电源
C. 具有螺旋扫描模式，故属于螺旋 CT
D. X 线球管是低功率的
E. 专为危重患者和术中检查需要设计

14. 与普通 CT 相比较，关于微型 CT 扫描仪特点的叙述，错误的是
A. 球管的焦点、输出功率较小
B. 扫描野较小
C. 空间分辨力较低
D. 扫描时间相对较长
E. 采用平板探测器

15. 关于双源螺旋 CT 扫描仪的叙述，错误的是
A. 两套采集系统置于同一个框架内
B. 单个球管最大功率达 80 kW
C. 两套采集系统可单独使用，也可同时使用
D. 双能量成像时必须两套采集系统同时工作
E. 两套采集系统不能分别调节

16. 双源螺旋 CT 的双能量扫描，其意义不包括
A. 心脏冠状动脉成像
B. 骨骼和血管直接减影
C. 某些组织特征性识别
D. 识别人体的体液成分
E. 结石成分的鉴别

17. 目前较先进的 CT 机已不采用的是
A. 固体探测器
B. 高热容量球管
C. 低压滑环技术
D. 高频发生器
E. 气体探测器

18. 多层螺旋 CT 对 X 线球管的要求，最关键的是
A. 外形尺寸
B. 射线衰减程度
C. X 线球管的功率
D. X 线球管的热容量和散热率
E. X 线球管的材料

19. 关于 CT 扫描仪准直器的叙述，错误的是

A. 有两个准直器，分别置于受检者前后
B. 可调节 CT 扫描的层厚
C. 减少受检者的辐射剂量
D. 改善 CT 图像质量
E. 可调节 CT 扫描的层距

20. CT 滤线器的作用是
A. 使 X 线变成能量分布相对均匀的硬性线束
B. 减少受检者的 X 线辐射剂量
C. 优化射线的能谱
D. 滤去原发射线
E. 减少散射线

21. CT 扫描机的后准直器位于
A. 探测器前
B. 探测器后
C. X 线球管窗口前
D. X 线球管右侧
E. X 线球管左侧

22. 关于多排 CT 机前准直器的叙述，错误的是
A. 位于 X 线球管窗口
B. 主要控制受检者的辐射剂量
C. 主要控制扫描准直厚度
D. 由固定的可调节的几组叶片组成
E. 尽可能远离 X 线球管

23. 关于探测器的描述，错误的是
A. 探测器接收 X 线辐射，动态范围越大越好
B. 转换效率越高越好
C. 响应时间越长越好
D. 稳定性越高越好
E. 余辉越短越好

24. CT 装置中扫描床精度误差不允许超过
A. 0. 25 mm
B. 0. 5 mm
C. 0. 75 mm
D. 1 mm
E. 1. 5 mm

25. 高压滑环技术与低压滑环技术的共同点是
A. 通过导电刷和滑环接触导电
B. 易产生高压噪声
C. 发生器均装在旋转的机架上
D. 通过滑环传递的电压达上万伏
E. 要求体积小、功率大的高频发生器

26. 关于阵列处理机的叙述，正确的是
A. 一般不与主计算机相连
B. 可以单独工作
C. 自动做图像重建处理
D. 阵列处理机工作时则计算机不工作
E. 阵列处理机把数据结果传到主机时，主机会暂停自己的工作

27. CT 图像成像的基本理论来源于
A. Houndsfield
B. Radon
C. Ambrose
D. 傅立叶
E. Kalender

28. CT 图像成像的基本过程是
A. X 线球管—人体—探测器—计算机—显示器
B. X 线球管—人体—滤光器—计算机—显示器
C. X 线球管—探测器—人体—计算机—显示器
D. X 线球管—人体—滤过器—探测器—显示器
E. X 线球管—人体—探测器—计算机—胶片

29. 根据 CT 工作原理，X 线穿过人体后首先被接收的器件是
A. 计算机
B. 阵列处理机
C. 探测器
D. 磁盘
E. 照相机

30. X 线穿过均匀物质时，其强度的衰减

方式是
A. 对数关系
B. 指数关系
C. 线性关系
D. 无任何关系
E. 曲线关系

31. X 线穿过均匀物质时，与衰减无关的因素是
A. 物质的衰减系数
B. X 线通过的距离
C. X 线入射的强度
D. 通过物体的厚度
E. 透过物体的面积

32. 下列说法错误的是
A. X 线球管与探测器是一个精确的准直系统
B. X 线球管产生的射线是经过有效滤过的
C. 射线束的宽度是根据层厚大小设置，严格准直的
D. 探测器接收的射线是经过衰减的
E. 探测器接收的信号直接传给计算机处理

33. 下列哪项不是 CT 扫描使用较高千伏（120 ~ 140 kV）的主要原因
A. 减少光子能的吸收衰减系数
B. 减低骨骼与软组织之间的对比度
C. 增加穿透力
D. 增加探测器接收的 X 线量
E. 可增加探测器的响应系数

34. 根据 CT 值的定义公式，空气的 CT 值为
A. －700 HU
B. －800 HU
C. －900 HU
D. －1000 HU
E. －1100 HU

35. 脂肪组织的 CT 值是
A. 60 ~ 100 HU
B. 20 ~ 60 HU
C. 0 ~ 20 HU
D. －70 ~ －120 HU
E. < －200 HU

36. 关于 CT 值的概念，正确的是
A. CT 值反映了物质的密度
B. 反映了物质内水的成分
C. 是物质密度的绝对值
D. 不同的机器产生的 CT 值不同
E. 人体各种组织均对应不同的 CT 值

37. 下列 CT 值按从大到小顺序排列的是
A. 骨密质—凝血—血液—水—空气
B. 骨密质—钙化—脑灰质—水—脑白质
C. 钙化—凝血—血液—脂肪—水
D. 钙化—血液—凝血—脂肪—水—空气
E. 钙化—骨密质—脑白质—血液—空气

38. 关于 CT 图像像素的叙述，不正确的是
A. 像素是扫描野和矩阵的比值
B. 实际工作中改变扫描野可以改变像素的大小
C. 每一个像素可以用 CT 值表示
D. 扫描野越大则像素越多，故扫描野越大越好
E. 在 CT 图像中一般 CT 值较低的像素被转化为黑色

39. 关于窗宽、窗位的说法，错误的是
A. 窗口技术即为在限定范围内显示感兴趣区信息的方法
B. 宽窗宽通常用于组织密度差别较大的部位
C. 窄窗宽用于显示组织密度差别较小的部位
D. 双窗是一种普通的非线性窗
E. 当窗宽确定时，窗位越高则图像越白

40. 关于窗宽的描述，不正确的是

A. 窗宽规定了图像显示的CT值范围
B. 调节窗宽大小可改变图像中组织的密度对比
C. 组织CT值超过窗宽上限时为白色
D. 缩小窗宽使图像对比度缩小
E. 通常窗宽增加其灰阶数增加，包含的CT值也增加

41. 关于窗位的概念，正确的是
A. 窗位相当于显示组织结构的平均CT值
B. 窗位规定所显示组织结构的CT值范围
C. 不同机器的窗位值不同
D. 窗位与所显示的组织结构的CT值无关
E. 通常窗位不会影响图像的亮度

42. 有关像素和体素的描述，不正确的是
A. 像素实际上是体素大小在CT图像上的表现
B. 体素是CT扫描的基本成像单位
C. 体素是一个三维概念
D. 像素的多少与图像的质量成反比
E. CT图像的基本成像单位称为像素

43. 关于矩阵的描述，错误的是
A. 一个横竖方式排列的二维阵列
B. 在相同大小的采集面积中，矩阵越大像素数也就越多
C. 矩阵越大，像素越少，重建后图像分辨力越高
D. 矩阵越大，像素越多，重建后图像分辨力越高
E. 显示矩阵往往是大于或等于图像的采集矩阵

44. 关于像素的描述，正确的是
A. 像素就是体素
B. 像素与体素之间没有关系
C. 能被CT扫描的最小单元为像素
D. 像素是一个三维概念
E. 像素大小与图像的分辨力高低呈反比

45. 关于重建和重组的描述，错误的是
A. 重建的图像总是横断位
B. 重建的图像可以是冠状位或矢状位
C. 重组的图像可以是冠状位或矢状位
D. 重组不涉及原始数据
E. 重组是在重建图像的基础上形成的

46. 下列哪项不是CT高分辨力滤波函数的特点
A. 强化边缘、轮廓
B. 增强对比
C. 提高分辨力
D. 增加图像噪声
E. 减少图像噪声

47. 在非螺旋和单层螺旋扫描方式时，决定层厚的是
A. 准直器宽度
B. X线硬度
C. X线强度
D. X线剂量
E. X线的衰减

48. 关于螺距的定义，正确的是
A. 机架旋转一周，检查床移动的距离和探测器排数的比值
B. 机架旋转一周，检查床移动的距离和层距的比值
C. 机架旋转一周，检查床移动的距离和层数的比值
D. 机架旋转一周，检查床移动的距离和层厚或全部射线束宽度的比值
E. 机架旋转一周，检查床移动的距离和扫描所用时间的比值

49. 关于螺旋CT扫描重建增量的叙述，正确的是
A. 重建增量与扫描层厚相同
B. 重建增量必须小于扫描层厚
C. 重建增量与扫描范围有关
D. 重建增量等于重建图像长轴方向的距离

E. 重建增量等于螺距

50. 关于时间分辨力的描述，错误的是
A. 时间分辨力就是扫描设备产生一幅图像的时间
B. 时间分辨力是指扫描机架旋转一周的时间
C. 是影像设备的性能参数之一
D. 时间分辨力越高，临床运用的适应性越广
E. 多层螺旋 CT 中时间分辨力与扫描覆盖范围和重建方式有关

51. 当其他条件不变时，螺旋 CT 扫描中层厚敏感曲线（SSP）增宽，则错误的叙述是
A. 图像噪声降低
B. 图像对比度增加
C. 图像 Z 轴方向的空间分辨力增加
D. 图像实际层厚比设置层厚增加
E. 图像部分容积效应增加

52. 非螺旋 CT 理想的 SSP 曲线接近
A. 矩形
B. 正方形
C. 菱形
D. 铃形
E. 扇形

53. 下列哪项不是部分容积效应所产生的
A. 部分容积均化
B. 部分容积伪影
C. 两种或更多的组织 CT 值的平均
D. 头部横断面扫描时，颞部出现的条纹状伪影
E. 肺部冠状位重组时，出现阶梯状膈肌现象

54. 与螺旋 CT 的扫描覆盖率无关的是
A. 探测器阵列的宽度
B. 扫描机架旋转一周的速度
C. 所扫描器官的大小
D. 扫描所用的时间
E. 螺距

55. 下列哪项不是螺旋 CT 的灌注参数
A. 注射流率
B. 组织血容量
C. 平均通过时间
D. 组织血流量
E. 灌注量

56. 在冠状动脉 CT 检查中，双扇区重建是
A. 不同心动周期、相同相位的 2 个 90°或 120°扫描数据合并重建
B. 相同心动周期和相位的 2 个 90°或 120°扫描数据合并重建
C. 采用 180°或 240°扫描数据重建
D. 采用不同心动周期、相同相位的 4 个 60°扫描数据合并重建
E. 不同心动周期和不同相位的 2 个 90°或 120°扫描数据合并重建

57. 不能提高扫描图像纵向分辨力的是
A. 增加检查床的移动速度
B. 减小螺距
C. 共轭采集
D. 飞焦点采集
E. 减小采集层厚

58. 共轭采集重建和飞焦点采集重建的共同目的是
A. 提高横向 X 轴方向的分辨力
B. 提高横向 Y 轴方向的分辨力
C. 提高纵向 Z 轴方向的分辨力
D. 提高高密度分辨力
E. 提高低密度分辨力

59. 各向同性是指
A. X 轴方向分辨力高
B. Y 轴方向分辨力高
C. Z 轴方向分辨力高
D. X、Y 轴方向分辨力相同
E. X、Y、Z 轴方向分辨力相同

60. 与非螺旋 CT 相比，螺旋 CT 扫描必经的步骤是
A. 球管和探测器系统启动加速
B. 球管曝光采集数据

C. 球管和探测器系统减速停止
D. 检查床移动到下一个检查层面
E. 根据需要做不同层间距和层厚的图像重建

61. 与非螺旋 CT 扫描比较，单层螺旋 CT 扫描的缺点是
A. 层厚敏感曲线增宽
B. 容积扫描不会遗漏病灶
C. 扫描速度快，使对比剂用量减少
D. 可任意地回顾性重建
E. 提高了三维重组图像的质量

62. 下列哪项不是多层螺旋 CT 的显著优势
A. 扫描速度更快
B. 提高了图像的空间分辨力
C. 提高了射线的利用率
D. 扩大了 CT 扫描的临床应用范围
E. 单层 X 线辐射剂量增加

63. 关于螺旋 CT 扫描优点的叙述，错误的是
A. 缩短扫描时间
B. 明显提高空间分辨力
C. 减少受检者接受 X 线剂量
D. 容积扫描
E. 减少图像的运动伪影

64. 关于 CT 常规扫描的描述，错误的是
A. 正确的定位
B. 必要的记录
C. 四肢检查必须双侧
D. 必要时体外标记
E. 注射对比剂

65. 关于 CT 增强扫描的叙述，错误的是
A. 采用人工的方法将对比剂注入体内
B. 可口服对比剂
C. 扫描条件与平扫相同
D. 增强 CT 可观察血管
E. 增强时血液内的碘含量明显升高

66. 关于放大扫描的叙述，正确的是
A. 对兴趣区做较薄层距、层厚的扫描
B. 扫描时影像放大
C. 缩小感兴趣区的扫描野
D. 后处理时图像放大
E. 观察影像时图像放大

67. CT 拍片时需要放大的是
A. 图像模糊不清的层面
B. 需重点观察有病变的层面
C. 图像分辨力不够的层面
D. 图像噪声较大的层面
E. 观察部位有伪影重叠的层面

68. 下列哪项不是高分辨力 CT 扫描的基本要求
A. 高千伏
B. 高毫安
C. 1 ~ 2 mm 的薄层
D. 高分辨力重建图像
E. 大范围扫描

69. 高分辨力 CT 扫描的主要优点是
A. 图像边缘模糊
B. 密度分辨力相对较高
C. 噪声较小
D. 空间分辨力相对较高
E. 扫描覆盖范围广

70. 心脏成像数据采集最关键的是
A. 空间分辨力
B. 时间分辨力
C. 密度分辨力
D. 横向分辨力
E. 纵向分辨力

71. 关于 CT 图像后处理的叙述，不正确的是
A. 图像评价处理包括 CT 值、大小、距离等测量
B. 二维重组包括多平面重组和曲面重组
C. 多平面重组属于三维图像重组，但显示为二维
D. 三维重组包括最大密度投影、表面阴影显示和容积再现技术
E. CT 仿真内窥镜属于三维图像重组

72. 关于 CT 图像后处理术语搭配的描述，错误的是
A. CPR——曲面重组
B. CTVE——CT 仿真内窥镜
C. MPR——多平面重组
D. VRT——容积再现技术
E. MIP——最小密度投影

73. 关于表面阴影显示法的叙述，错误的是
A. 三维效果好
B. 显示物体内部结构
C. 对于距离、体积等测量准确
D. 可实行三维图像操作
E. 仿生效果好

74. CT 扫描图像显示上下位置偏移的原因是
A. 受检者左右摆位偏离
B. 机架倾角太大
C. 床面升降时水平定位不当
D. 床面进出定位不当
E. 扫描野选择过大

75. CT 常规扫描不需采用薄层扫描的是
A. 喉部
B. 肺部
C. 甲状腺
D. 肾上腺
E. 浸润性病变

76. CT 增强扫描前受检者应禁食
A. 1 h
B. 4 h
C. 8 h
D. 12 h
E. 24 h

77. 颅脑扫描一般需做增强扫描的是
A. 脑外伤
B. 脑出血
C. 脑脓肿
D. 脑梗死
E. 颅内异物

78. 颅脑横断位平扫，对前、中、后颅凹显示最理想的基线是
A. 听眶线
B. 听眉线
C. 听眦线
D. 听鼻线
E. 听口线

79. CT 轴位图像上，关于鞍上池的描述，错误的是
A. 可以是六角形
B. 可以是五角形
C. 可以是四角形
D. 其内周围为 Willis 血管环
E. 前中部可见视交叉

80. 鞍上池前方是
A. 额叶
B. 眶回
C. 直回
D. 顶叶
E. 颞叶

81. 以听眉线进行颅脑 CT 扫描时，不在第三层见到的组织结构是
A. 第三脑室和侧脑室
B. 额叶、枕叶及小脑
C. 基底节
D. 内囊、外囊
E. Willis 血管环

82. 关于 Willis 血管环的叙述，错误的是
A. 大脑前、中、后动脉起始部参与构成
B. 前交通动脉沟通左右颈内动脉系的血管
C. 后交通动脉沟通颈内动脉系和椎动脉系的血管
D. 常见构成为大脑前动脉、前交通动脉、大脑后动脉、后交通动脉、颈内动脉末端
E. 位于颅底、视交叉上方，围绕蝶鞍

83. 常有对称性钙化的脑部组织结构是
A. 松果体
B. 丘脑
C. 四叠体池
D. 脉络丛
E. 第三脑室

84. 通常使用较宽窗宽显示的部位是
A. 鼻和鼻窦
B. 眼眶
C. 内耳
D. 鼻咽
E. 颧骨

85. 喉部 CT 扫描特有的注意事项是
A. 头颅固定
B. 平静呼吸下扫描
C. 不做吞咽动作
D. 摘掉颈部饰物
E. 连续发字母“E”音

86. 眼眶部非螺旋 CT 扫描时，层厚、层距的要求是
A. 1 mm
B. 3 mm
C. 5 mm
D. 8 mm
E. 10 mm

87. 颅脑扫描不适合做增强扫描的是
A. 传染性病变
B. 急性脑卒中
C. 脑白质病
D. 脑肿瘤
E. 脑脓肿

88. 可直接进行颅脑增强扫描的是
A. 急性脑血栓
B. 急性脑出血
C. 脑肿瘤术后随访复查
D. 脑外伤
E. 脑先天发育畸形

89. 不需要进行 CT 扫描的是
A. 眼部外伤
B. 眶内异物
C. 近视眼
D. 眼的先天性疾病
E. 眼球及眶内肿瘤

90. 鼻和鼻窦 CT 扫描参数的选择，错误的是
A. 层厚 5 mm
B. 层距 5 mm
C. 采用小视野
D. 观察薄骨有无破坏，改用薄层扫描
E. 超薄层扫描时，需降低毫安

二、多选题

91. CT 成像比普通 X 线成像所具备的优势为
A. CT 可实现多层面成像
B. 密度分辨力高
C. 可准确地测量各组织 X 线吸收衰减值
D. 空间分辨力高于普通 X 线摄影
E. 通过后期图像处理可获得高质量的三维图像

92. 关于各代 CT 机结构性能特点的叙述，正确的是
A. 第一代 CT 机采用旋转-平移扫描方式
B. 第二代 CT 机采用旋转-平移扫描方式
C. 第三代 CT 机采用电子束扫描方式
D. 第四代 CT 机扫描方式只有球管的旋转
E. 螺旋 CT 机扫描机架是连续单向的旋转

93. 不属于 CT 透视扫描基本特点的是
A. CT 透视扫描基于滑环技术和扫描机架的连续旋转
B. 在每一层 CT 透视扫描时，检查床相对固定
C. 每一幅横断面成像都是采用 360° 扫描数据

D. 实时 CT 透视连续扫描较螺旋 CT 扫描产生运动伪影更少

E. CT 透视操作必须采用床下球管设置和 X 线滤过器，以此减少辐射

94. 电子束 CT 的基本结构包括

A. 电子枪

B. 机架

C. 探测器

D. 计算机系统

E. 控制台键盘

95. 电子束 CT 动态空间重建扫描仪的三个基本结构是

A. 扫描部分

B. 采集部分

C. 重建部分

D. 数据分析部分

E. 评定部分

96. 移动式 CT 扫描仪的特点有

A. 体积小，方便移动

B. 安装要求不高

C. 断电后仍可利用蓄电池工作

D. 它一般可采用单向直流电源

E. 检查床下的滑轮可与机架对接固定

97. 下列哪些属于 CT 机的 X 线发生装置

A. 高压发生器

B. X 线球管

C. 滑环

D. 准直器

E. 高压门控装置

98. CT 机主计算机设备的特点包括

A. 运算速度快

B. 信息存储量大

C. 接受数据采集系统的数字信号

D. 都具有协同处理能力

E. 现在极少数为微型计算机

99. CT 扫描一般都使用较高千伏值，主要是因为

A. 减少光子能的吸收衰减系数

B. 提高骨骼和软组织的对比度

C. 增加穿透率，使探测器能够接收到较高的光子流

D. 降低探测器的响应系数

E. 可显示在颅骨边缘软组织内的小病灶

100. 关于 CT 值的叙述，正确的是

A. CT 值是以水为标准，各组织的 CT 值均与它比较

B. 某物质的 CT 值反映某物质的密度，但不是密度的绝对值

C. CT 值不受部分容积效应的影响

D. CT 值越高，表明某物质密度越高

E. CT 值是不容易产生偏差的参数

全真模拟试卷三答案及解析

一、单选题

1. 答案：B

解析：CT 的发明人是亨斯菲尔德教授。

2. 答案：E

解析：肿瘤患者的放射治疗是 X 线的医学应用之一。

3. 答案：D

解析：CT 对比剂无益于组织的空间对比度。

4. 答案：B

解析：CT 图像的空间分辨力仍低于普通 X 线摄影。

5. 答案：E

解析：CT 的密度分辨力与病灶密度无关。

6. 答案：D

解析：CT 的优势在于反映病灶的解剖结构。

7. 答案：E

解析：具有电子枪和偏转线圈属于第五代 CT 即电子束 CT 的硬件特点。

8. 答案：C

解析：第三代 CT 的特点就是旋转-旋转方式，由此发展成为今天的螺旋 CT。

9. 答案：C

解析：1983 年开发出第五代 CT，1985 年滑环技术应用于 CT，1989 年螺旋扫描问世，1992 年双层螺旋 CT 问世，1998 年推出 4 层螺旋 CT，2001 年 16 层螺旋 CT 研制成功，2003 年 64 层 CT 在北美放射学年会上首次发布，2005 年推出双源 CT，2007 年 320 层 CT 问世。

10. 答案：E

解析：CT 的发展趋势是扫描速度快、层数多、覆盖范围广，并且分辨力高、计算机处理技术快速发展，单个层面的扫描剂量越来越低。

11. 答案 C

解析：螺旋 CT 扫描采用数据内插算法，以去除检查床移动产生的运动伪影，而实时 CT 透视连续扫描不采用内插法，所以运动伪影在所难免。

12. 答案：D

解析：电子束 CT 的探测器是由固体的发光晶体组成，即稀土陶瓷。

13. 答案：C

解析：移动式 CT 扫描仪不是螺旋 CT，

只是球管和探测器同步移动。

14. 答案：C

解析：微型 CT 的空间分辨力较高。

15. 答案：E

解析：两套球管可分别调节电压、电流。

16. 答案：A

解析：双源螺旋 CT 冠状动脉成像不需双能量扫描。

17. 答案：E

解析：目前较先进的 CT 扫描机均采用转换效率高的固体探测器、具有高热容量和散热率的球管、低压滑环技术及体积小、效率高的高频发生器。

18. 答案：D

解析：多层螺旋 CT 采用了很多现代工艺，目的是为了提高球管的热容量。

19. 答案：E

解析：只能调节扫描的层厚。

20. 答案：C

21. 答案：A

解析：CT 扫描机的后准直器位于探测器前端。

22. 答案：C

解析：控制扫描准直厚度的是后准直器及电子开关。

23. 答案：C

解析：响应时间是球管两次曝光之间其工作的间隔时间，好的探测器响应时间越短越好。

24. 答案：B

解析：一般精度误差不超过 0. 5 mm，高档 CT 精度达到 0. 25 mm。

25. 答案：A

解析：滑环技术通过导电刷游离端和滑环接触导电。

26. 答案：E

解析：阵列处理机主要用来对图像进行处理，接收主计算机交给的任务，并与主计算机并行工作，阵列处理机工作时主机可执行自己的运算，阵列处理机把数据结果传到主机时，则主机会暂停自己的工作，处理阵列处理机交给的任务。

27. 答案：B

解析：根据奥地利数学家 Radon 的数字成像基本理论。

28. 答案：A

解析：CT 成像基本过程是，由球管发出的 X 线通过人体衰减后由探测器接收，转变为光电信号，模数转换后经计算机处理，形成横断图像显示在显示器上。

29. 答案：C

解析：CT 的成像是 X 线透过人体后，经后准直到探测器接收穿过人体的射线，将射线衰减信号传给计算机处理。

30. 答案：B

31. 答案：E

解析：经典的匀质物体线性衰减系数公式：$I = I_0 e^{-ud}$，衰减与透过物体的面积无关。

32. 答案：E

解析：计算机处理的数据必须经过模数转换。

33. 答案：D

解析：使用高毫安可增加 X 线量，而增加千伏可增加穿透力。

34. 答案：D

解析：在 CT 的实际应用中，将空气定为下限 -1000 HU。

35. 答案：D

解析：在 CT 的实际应用中，将脂肪 CT 值定为 -90 ± 10 HU 左右。

36. 答案：E

解析：CT 值的大小与组织的线性衰减系数有关，在实际应用中，人体各种组织均有对应的 CT 值。

37. 答案：A

38. 答案：D

解析：扫描野必须根据诊断所需感兴趣区的大小设定，并不是越大越好。

39. 答案：E

解析：窗宽一定时，窗位越高则图像越黑。

40. 答案：D

解析：一般情况下，窗宽增大图像对比度降低，窗宽减小图像对比度增高。

41. 答案：A

解析：通常窗位按照需显示组织或器官的平均 CT 值设置，大致等于显示组织结构的平均 CT 值。

42. 答案：D

解析：在相同大小的采集面积中，矩阵越大像素数也就越多，重建后图像质量也就越高。

43. 答案：C

解析：矩阵是一个横竖方式排列的二维阵列，在相同大小的采集面积中，矩阵越大，像素数也就越多，重建后图像分辨率越高，显示矩阵往往是大于或等于图像的采集矩阵。

44. 答案：E

解析：像素越小，图像空间分辨力越高。

45. 答案：B

解析：重建是原始数据经计算机采用特定算法，得到的横断位图像的过程。重建的图像总是横断位，重组不涉及原始数据，是在重建图像的基础上形成的，重组图像质量的好坏取决于重建的图像质量，重组的图像可以是冠状位或矢状位等。

46. 答案：E

解析：CT 高分辨力滤波函数实际上是一种强化边缘、轮廓的函数，会增强对比，又能提高分辨力，但同时又增加了图像的噪声。

47. 答案：A

解析：在非螺旋和单层螺旋扫描时，准直器宽度决定了层厚。

48. 答案：D

解析：螺距的定义是机架旋转一周，检查床移动的距离和层厚或全部射线束宽度的比值。

49. 答案：D

50. 答案：A

解析：时间分辨力是指扫描机架旋转一周的时间，但多层螺旋 CT 中与扫描覆盖范围和重建方式有关。

51. 答案：C

解析：当其他条件不变时，SSP 增宽则图像 Z 轴方向的空间分辨力下降。

52. 答案：A

解析：理想的 SSP 曲线形状是矩形，非螺旋 CT 接近矩形。

53. 答案：E

解析：肺部冠状位重组时，出现阶梯状膈肌现象属于呼吸运动伪影。

54. 答案：C

解析：螺旋 CT 的扫描覆盖率是指相同时间内扫描的覆盖范围，与扫描器官的大小无关，但扫描覆盖率越大，则所扫描范围越大。

55. 答案：A

解析：注射流率是指单位时间内对比剂注射的量。

56. 答案：A

解析：冠状动脉 CT 检查中，采用不同心动周期、相同相位的 2 个 90°或 120°扫描数据合并重建出一幅图像称为双扇区重建。

57. 答案：A

解析：螺旋 CT 扫描检查床的移动速度越大，则纵向分辨力越小。

58. 答案：C

解析：共轭采集重建和飞焦点采集重建都是提高纵向分辨力。

59. 答案：E

解析：各向同性是指扫描成像体素在X、Y、Z 轴 3 个方向的空间分辨力达到一致。

60. 答案：E

解析：只有螺旋扫描方式才可根据需要做不同层间距和层厚的图像重建。

61. 答案：A

解析：层厚敏感曲线增宽可使纵向分辨力下降。

62. 答案：E

解析：多层螺旋 CT 的优势在于加快了扫描速度，图像空间分辨力和射线的利用率提高，并扩大了 CT 扫描的临床应用范围，单层 X 线辐射剂量降低。

63. 答案：B

64. 答案：E

解析：CT 的常规扫描即 CT 平扫，不需要对比剂。

65. 答案：B

解析：口服对比剂不属于增强扫描范畴。

66. 答案：C

解析：放大扫描即几何放大，透过缩小兴趣区的衰减射线有较多的探测器接收。

67. 答案：B

解析：图像放大和放大扫描是不同的概念，CT 拍片时，对需要重点观察病变的层面进行放大为电子放大，没有空间分辨力的提高，是像素的放大。

68. 答案：E

解析：高分辨力扫描是采用 1 ~ 2 mm 的薄层和高分辨力算法重建图像的一种扫描方法，增加千伏和毫安可减小图像噪声。

69. 答案：D

解析：高分辨力 CT 由于薄层，受部分容积效应影响较小，空间分辨力高，但噪声也随之增加。

70. 答案：B

解析：时间分辨力是心脏成像数据采集的关键。

71. 答案：B

解析：CT 图像后处理包括简单的图像评价处理和二维、三维图像重组处理，多平面重组属于三维图像处理，但显示方式为二维。

72. 答案：E

解析：MIP——最大密度投影。

73. 答案：B

解析：表面阴影显示法不能显示物体的内部结构，也不提供密度信息。

74. 答案：C

解析：按照不同检查部位升高检查床床面，水平定位的高低直接影响兴趣区图像显示位置的上下偏移。

75. 答案：B

解析：喉部、肾上腺等较小器官或部位需采用薄层扫描，另外，浸润性病变往往也需要薄层。

76. 答案：B

解析：凡需做增强扫描的受检者，扫描前4 h禁食。

77. 答案：C

解析：脑脓肿一般先平扫后增强。

78. 答案：B

解析：听眉线通过 3 个颅凹最低处，对 3 个颅凹结构显示良好。

79. 答案：C

解析：鞍上池可以是五角形或六角形，其内周围为 Willis 血管环，前中部可见视交叉。

80. 答案：A

解析：鞍上池前方为额叶，后方为颞叶皮质。

81. 答案：E

解析：第三层即为第三脑室平面，可见第三脑室和侧脑室，前方额叶，后方枕叶及小脑。侧脑室外方见基底节、内囊、外囊等。

82. 答案：E

解析：Willis 动脉环位于颅底、蝶鞍上方，围绕视交叉。

83. 答案：D

解析：侧脑室前角内可见脉络丛，常有对称性钙化。

84. 答案：C

解析：内耳、中耳常用窗宽 3000 ~ 4000 HU。

85. 答案：E

解析：喉部扫描连续发字母“E”音，从颈 4 向下扫。

86. 答案：C

解析：头颈部各部位非螺旋 CT 扫描时，层厚、层距常规采用 5 mm。

87. 答案：B

解析：急性脑卒中是 CT 增强扫描的禁忌证之一。

88. 答案：C

解析：脑瘤术后可直接做增强扫描。

89. 答案：C

解析：临床上当眼部外伤、怀疑球内和眶内占位性病变及异物、炎症等可采用眼眶部 CT 扫描。

90. 答案：E

解析：鼻窦 CT 薄层扫描时，需增加光子量以减少噪声。

二、多选题

91. 答案：ABCE

解析：CT 的空间分辨力低于普通 X 线摄影。

92. 答案：ABDE

解析：第三代 CT 机采用旋转-旋转扫描方式。

93. 答案：CD

解析：只有第 1 幅横断面成像采用 360°扫描数据，而以后的图像只采用了 60°的新扫描数据和 300°旧扫描数据。螺旋 CT 可更大限度地减少运动伪影。

94. 答案：ABCDE

解析：电子束 CT 的基本结构包括电子枪、机架、探测器、计算机系统、控制台键盘。

95. 答案：ACD

解析：电子束 CT 动态空间重建扫描仪的三个基本结构是由扫描部分、重建部分和数据分析部分组成。

96. 答案：ABCE

解析：移动式 CT 扫描仪可采用单向交流电源供电。

97. 答案：ABD

解析：CT 机的 X 线发生装置包括高压发生器、X 线球管、准直器、冷却系统和滤过板。

98. 答案：ABCD

解析：现在多采用微型计算机作为 CT 的主计算机。

99. 答案：ACE

解析：CT 扫描使用较高千伏值可降低骨骼和软组织的对比度，增加探测器的响应系数。

100. 答案：ABD

解析：CT 值是以水为标准，某物质的 CT 值反映某物质的密度，CT 值受部分容积效应的影响，CT 值越高，表明某物质密度越高，CT 值是容易产生偏差的参数。

全真模拟试卷四

一、单选题

1. 颅脑 CT 检查为了较好地显示第四脑室及基底节结构，常采用下列哪种扫描基线
   A. 听眶线
   B. 听眦线
   C. 听眉线
   D. Reid 线
   E. 冠状位
2. 有关颅脑 CT 扫描定位线的描述，错误的是
   A. 冠状层面扫描能较好显示大脑深部、大脑凸面
   B. 听眶线是外耳孔上缘与眶下缘的连线
   C. 听眦线是外耳孔中点与外眼眦的连线
   D. 听眉线又称大脑基底线，即瑞氏线
   E. 采用听眉线扫描，显示组织结构较清楚，幕下显示第四脑室好，幕上显示基底节好
3. 临床考虑蛛网膜下腔出血，颅脑 CT 检查应采用
   A. 横断平扫
   B. 冠状位平扫
   C. 平扫加增强
   D. 直接增强
   E. CTA
4. 关于颅脑 CT 扫描的描述，正确的是
   A. 横断面扫描基线最常用的是听眉线
   B. 冠状位扫描基线与听眦线垂直
   C. 观察脑组织结构取窗宽 150 ~ 200 HU、窗位 35 HU
   D. 脑梗死应先做平扫然后增强
   E. 脑膜瘤只做平扫检查
5. 不属于颅脑 EML 扫描基线优点的是
   A. 标志醒目，定位准确
   B. 通过 3 个颅凹的最低处
   C. 显示组织结构较清楚
   D. 扫描范围不理想
   E. 幕上显示基底节好，幕下显示第四脑室好
6. 颅脑横断面扫描时，哪一条基线最为常用
   A. 听眦线
   B. 听眉线
   C. 听眶线
   D. 听眉下线

E. 听眶下线

7. 颅脑扫描常规采用的层厚和层距分别为
A. 1 mm、1 mm
B. 2 mm、2 mm
C. 3 mm、3 mm
D. 5 mm、5 mm
E. 10 mm、10 mm

8. 为观察脑组织结构，常取的窗宽和窗位分别为
A. 60 HU、20 HU
B. 150 HU、25 HU
C. 400 HU、35 HU
D. 80 ~ 100 HU、35 HU
E. 1000 ~ 1500 HU、350 HU

9. 为观察颅骨结构，常取的窗宽和窗位分别为
A. 150 ~ 350 HU、20 ~ 35 HU
B. 1000 ~ 1500 HU、250 ~ 350 HU
C. 1000 ~ 2000 HU、－500 HU
D. 500 ~ 1000 HU、200 ~ 400 HU
E. 3000 ~ 4000 HU、250 ~ 350 HU

10. 临床怀疑脑肿瘤的患者宜选择
A. 只做横断平扫
B. 只做脑部 CTA
C. 先做平扫后增强
D. 直接增强
E. 横断平扫加冠状扫描

11. 颈部 CT 平扫是从哪个解剖位置上做定位像的
A. 前后位
B. 后前位
C. 侧位
D. 左前斜
E. 右前斜

12. 甲状腺 CT 平扫定位的位置是
A. 颈 4 ~ 颈 7
B. 颈 4 ~ 胸 1
C. 颈 5 ~ 甲状腺下极
D. 颈 3 ~ 颈 7
E. 颈 5 ~ 颈 7

13. 中耳、内耳 CT 平扫时，常采用的层厚和层距分别为
A. 1 mm、1 mm
B. 1 mm、2 mm
C. 2 mm、1 mm
D. 2 mm、2 mm
E. 5 mm、5 mm

14. 头颈部 CT 中，各部位扫描常规采用的层厚和层距分别为
A. 1 mm、1 mm
B. 2 mm、2 mm
C. 5 mm、5 mm
D. 8 mm、8 mm
E. 10 mm、10 mm

15. 头颈部 CT 图像软组织窗的窗位和窗宽分别为
A. 10 ~ 30 HU、300 ~ 500 HU
B. 30 ~ 60 HU、300 ~ 500 HU
C. 30 ~ 60 HU、300 ~ 400 HU
D. 100 ~ 150 HU、300 ~ 400 HU
E. 200 ~ 300 HU、3000 ~ 4000 HU

16. 中耳、内耳 CT 平扫时常采用的骨窗的窗位和窗宽分别为
A. 100 ~ 200 HU、2000 ~ 3000 HU
B. 100 ~ 200 HU、3000 ~ 4000 HU
C. 200 ~ 300 HU、2000 ~ 3000 HU
D. 200 ~ 300 HU、3000 ~ 4000 HU
E. 200 ~ 300 HU、3000 ~ 5000 HU

17. 鼻咽癌采用哪种 CT 扫描显示效果最佳
A. 横断面
B. 矢状面
C. 冠状面
D. 切线面
E. 水平面

18. CT 受检者剂量防护不包括
A. 尽可能避免一些不必要的检查
B. 减少不必要的重复扫描

C. 尽可能缩小扫描野，降低扫描剂量
D. 定期检测扫描机房的 X 线防护和泄露等情况
E. 扫描区以外部位无需遮盖防护

19. 肺窗的窗位、窗宽分别为
A. −100 ~ −300 HU、1500 ~ 2000 HU
B. −450 ~ −600 HU、1500 ~ 2000 HU
C. −600 ~ −800 HU、1000 ~ 2000 HU
D. −800 ~ −1000 HU、1500 ~ 2000 HU
E. 30 ~ 50 HU、250 ~ 350 HU

20. 胸部纵隔窗的窗位、窗宽分别为
A. 15 ~ 30 HU、150 ~ 250 HU
B. 30 ~ 50 HU、250 ~ 350 HU
C. 50 ~ 100 HU、250 ~ 300 HU
D. 100 ~ 120 HU、250 ~ 350 HU
E. 250 ~ 350 HU、1000 ~ 1500 HU

21. 胸部 CT 扫描应在哪一种呼吸状态下进行
A. 平静呼吸
B. 用力呼吸
C. 深吸气后屏气
D. 深呼气后屏气
E. 平静呼吸时屏气

22. 肾上腺及胆囊 CT 扫描中，常采用的层厚、层距分别为
A. 1 mm、1 mm
B. 3 mm、3 mm
C. 5 mm、5 mm
D. 8 mm、8 mm
E. 10 mm、10 mm

23. 腹部 CT 扫描应在何种呼吸状态下一次扫完
A. 平静呼吸
B. 屏气
C. 深呼气
D. 深吸气
E. 呼吸状态无要求

24. 腹部 CT 扫描检查前，需口服稀释碘水的浓度为
A. 0.5% ~ 1%
B. 1% ~ 1.5%
C. 1.5% ~ 2%
D. 2% ~ 3%
E. 3% ~ 5%

25. 盆腔 CT 扫描常规检查前口服稀释碘水的量为
A. 500 ~ 800 ml
B. 1000 ~ 1500 ml
C. 1500 ~ 2000 ml
D. 2000 ~ 2500 ml
E. 多少都可以

26. 膀胱 CT 扫描时，扫描范围为
A. 耻骨联合下缘至髂骨嵴水平
B. 耻骨联合上缘至髂骨嵴水平
C. 耻骨联合下缘至膀胱底水平
D. 耻骨联合上缘至膀胱顶水平
E. 耻骨联合下缘至膀胱顶水平

27. 在脊柱 CT 的图像上常做哪一个径线的测量
A. 椎管冠状径
B. 椎管矢状径
C. 椎体前后径
D. 相邻椎体间隙
E. 两侧椎间孔最大径

28. 椎间盘的 CT 值一般为
A. 30 ~ 80 HU
B. 30 ~ 100 HU
C. 50 ~ 100 HU
D. 50 ~ 120 HU
E. 100 ~ 120 HU

29. 脊柱中很少发生椎间盘突出的是
A. 颈椎
B. 胸椎
C. 胸腰段
D. 腰椎
E. 骶尾椎

30. 颅脑 CTA 检查时，成年人对比剂用量为

A. 50～100 ml
B. 50～150 ml
C. 100～150 ml
D. 100～200 ml
E. 150～200 ml

31. 颅脑 CTA 检查时，动脉期扫描应在注射对比剂后何时进行
A. 10～12 s
B. 12～25 s
C. 20～30 s
D. 60～70 s
E. 不延迟，立即扫描

32. CT 增强扫描后，受检者应留观多长时间
A. 30～60 min
B. 15～60 min
C. 20～30 min
D. 10～30 min
E. 5～15 min

33. 颅脑灌注 CT 检查主要用于诊断
A. 脑肿瘤
B. 急性期脑出血
C. 脑脓肿
D. 早期脑梗死
E. 脑血管畸形

34. 肺动脉栓塞 CTA 检查时，对比剂的用量为
A. 50～100 ml
B. 100～150 ml
C. 150～200 ml
D. 70～150 ml
E. 70～100 ml

35. 心脏冠状动脉 CTA 检查时，应确认受检者为窦性心律，以心率多少次为最佳
A. 50 次/min 左右
B. 60 次/min 左右
C. 70 次/min 左右
D. 80 次/min 左右
E. 90 次/min 左右

36. 心脏冠状动脉 CTA 检查时，下列哪项不是检查前注意事项
A. 12 h 内不服用含咖啡因的饮料
B. 4 h 内不能吃固体食物
C. 不鼓励饮水
D. 不做任何运动
E. 消除受检者紧张情绪

37. 心脏冠状动脉 CTA 检查的扫描范围，上界起自
A. 气管隆突上 2 cm
B. 气管隆突上 1 cm
C. 气管隆突处
D. 气管隆突下 1 cm
E. 气管隆突下 2 cm

38. 下列哪一项不属于胰腺多期 CT 扫描的适应证
A. 慢性胰腺炎
B. 胰腺癌
C. 胰头-壶腹区梗阻性黄疸
D. 急性胰腺炎
E. 胰腺良性肿瘤

39. 对于近日做过胃肠道钡餐检查的受检者，通常多长时间内不能再做 CT 检查
A. 1 d
B. 3 d
C. 5 d
D. 7 d
E. 10 d

40. 下肢 CTA 检查扫描范围应从何处到靶血管远端
A. 腹股沟
B. 耻骨联合
C. 耻骨联合上 3 cm
D. 耻骨联合下 3 cm
E. 腹股沟上 3 cm

41. CT 扫描时，噪声减少 2 倍，扫描剂量需增加多少倍
A. 2 倍

B. 4 倍
C. 5 倍
D. 6 倍
E. 8 倍

42. CT 检查对空间分辨力不构成影响的是
A. 射线束的宽度
B. 滤波函数
C. 光通量
D. 扫描层厚
E. 重建矩阵和显示矩阵

43. 关于 CT 检查与普通 X 线检查的描述，错误的是
A. CT 检查为窄束 X 线，而普通 X 线检查为宽束 X 线
B. CT 检查射线能量高，比普通 X 线线质硬，穿透力强，被人体吸收少
C. CT 检查 X 线的利用率较普通 X 线检查高
D. CT 机 X 线管的滤过比普通 X 线管高
E. CT 检查受检者的 X 线辐射剂量较普通 X 线检查者少

44. 胸部高分辨力 CT 扫描的适应证，不包括
A. 肺间质纤维化
B. 肺气肿
C. 矽肺
D. 大叶性肺炎
E. 支气管扩张

45. 肝脏海绵状血管瘤行肝脏多期 CT 扫描，错误的是
A. 对比剂用量为 100 ~ 120 ml
B. 动脉期扫描延迟时间为 22 ~ 25 s
C. 门静脉期扫描延迟时间为 55 ~ 60 s
D. 平衡期扫描延迟时间为 2 min
E. 延迟时间不必要超过 5 min

46. 静脉胆囊造影 CT 通常在注射后多长时间进行 CT 扫描检查
A. 10 min 内
B. 10 ~ 30 min
C. 30 ~ 60 min
D. 4 ~ 6 h
E. 12 ~ 14 h

47. 口服胆囊造影 CT 通常在服药后多长时间进行 CT 扫描检查
A. 10 ~ 30 min
B. 30 ~ 60 min
C. 4 ~ 6 h
D. 12 ~ 14 h
E. 16 ~ 24 h

48. 薄层扫描一般指层厚为
A. 1 mm 以下
B. 1 ~ 2 mm
C. 2 ~ 3 mm
D. 3 ~ 5 mm
E. 5 ~ 7 mm

49. 超薄层扫描一般指层厚为
A. 1 mm 以下
B. 1 ~ 2 mm
C. 2 ~ 3 mm
D. 3 ~ 5 mm
E. 5 ~ 7 mm

50. 关于射线束宽度的描述，错误的是
A. 射线束宽度影响空间分辨力
B. 射线束宽度大小受焦点大小影响
C. 探测器的孔径大小与有效射线束宽度相关
D. 射线束越窄，空间分辨力越低
E. 射线束宽度与焦点-物体和物体-探测器距离有关

51. 下列哪项与光通量无关
A. 曝光时间
B. mA
C. kVp
D. 重建算法
E. 扫描物体的厚度、密度和原子序数

52. 光子的数量主要由什么决定
A. 球管电压
B. 毫安秒

C. 物体大小
D. 扫描层厚
E. 滤波函数

53. 下列哪项不会影响 CT 图像的质量
A. X 线剂量
B. X 线的光谱特性
C. 被扫描物体的穿透性
D. 扫描层厚
E. 扫描床的大小

54. CT 时间分辨力是指
A. 影像设备单位时间内采集图像的帧数
B. 影像设备扫描一层的时间
C. 机架旋转一圈的时间
D. 扫描旋转架旋转 1 周，检查床移动的距离与射线束宽度的比值
E. 计算机的阵列处理器将扫描原始数据重建图像所需的时间

55. 关于密度分辨力的说法，错误的是
A. 密度分辨力又称低对比度分辨力
B. 是在低对比度下分辨物体微小差别的能力
C. 密度分辨力与扫描时所采用的剂量大小无关
D. 密度分辨力受扫描层厚、像素噪声、重建算法、光子数量、物体大小等影响
E. 像素噪声是密度分辨力的主要影响因素

56. 影响图像质量的几何因素，不包括
A. 焦点尺寸
B. 球管电压
C. 探测器孔径大小
D. 扫描层厚
E. 采样间距

57. 有效射线束宽度与下列哪项无关
A. 焦点尺寸
B. 探测器孔径
C. 一次投影射线束通过的路径
D. 焦点至探测器的距离和焦外辐射至探测器距离的比值
E. 滑环结构

58. 腰椎 CT 扫描专用腿垫的作用是
A. 使受检者更舒适
B. 使腰椎的生理弧度减小
C. 使受检者腰部垫高
D. 使腰椎的生理弧度增大
E. 使受检者减轻疼痛

59. 盆腔检查方法，正确的是
A. 须垫专用腿垫
B. 受检者不用憋尿使膀胱充盈
C. 应在扫描前 90 min 口服 1%~1.5% 阳性对比剂
D. 口服 1000 ml 对比剂后立即扫描
E. 检查前 5 h 口服 1%~1.5% 阳性对比剂 1500 ml，每隔 1 h 口服 300 ml

60. 观察肺弥漫性病变时，常采用
A. 增强扫描
B. 常规扫描
C. 高分辨力扫描模式
D. 多期扫描
E. 动态扫描

61. CT 检查时，受检者及陪护辐射防护哪项不对
A. CT 检查的正当化
B. 让陪护者远离机架或离开扫描室
C. 尽可能扩大扫描野，降低扫描剂量
D. 定期检测扫描室以防射线泄漏
E. 对受检者必要的遮盖防护

62. CT 检查前需注射山莨菪碱的是
A. 头部 CTA
B. 胸主动脉 CTA
C. 心脏冠状动脉 CTA
D. 结肠 CTVE
E. 肾、输尿管、膀胱 CTU

63. 肾、输尿管、膀胱 CT 检查排泄期一般为
A. 40 s

B. 60 s
C. 60～90 s
D. 180 s
E. 240 s

64. 胸锁关节平第几胸椎
A. 第 1 胸椎平面
B. 第 2 胸椎平面
C. 第 3 胸椎平面
D. 第 4 胸椎平面
E. 第 5 胸椎平面

65. 主动脉弓平面平第几胸椎
A. 第 1 胸椎平面
B. 第 2 胸椎平面
C. 第 3 胸椎平面
D. 第 4 胸椎平面
E. 第 5 胸椎平面

66. 关于上腹部 CT 扫描前准备的叙述，正确的是
A. 应在扫描前 90 min 口服 1%～1.5% 阳性对比剂
B. 口服 1000 ml 对比剂后立即扫描
C. 检查前 5 h 口服 1%～5% 阳性对比剂 1500 ml，每隔 1 h 口服 300 ml
D. 检查前 30 min 第一次口服 1%～1.5% 阳性对比剂 300～500 ml，检查前即刻再口服 200～300 ml
E. 怀疑阻塞性黄疸患者，对比剂浓度应加大

67. 甲状腺扫描范围是
A. 甲状软骨上缘至第 6 颈椎下缘
B. 甲状软骨上缘至甲状软骨下缘
C. 甲状软骨上缘至主动脉弓上缘
D. 舌骨下缘至主动脉弓上缘
E. 第 1～6 颈椎

68. 关于重组的描述，错误的是
A. 重组是不涉及原始数据处理的一种图像处理方法
B. 原始扫描数据通过阵列处理器采用特定的算法得到的图像
C. 是使用已形成的横断面图像
D. 重组图像的质量与已形成的横断面图像有密切的关系，尤其是层厚的大小和数目
E. 图像的层厚越薄、图像数量越多，重组效果越好

69. 与常规 X 线相比，CT 扫描的 X 线不具有
A. 为窄束射线
B. 能量高、质硬，穿透力强
C. 滤过要求高
D. 接受元器件转换率高
E. 毫安秒高

70. 关于 CT 扫描机 X 线特点的叙述，正确的是
A. 为窄束 X 线，辐射大、散射大
B. 为宽束 X 线，辐射小、散射小
C. 能量高、质硬、穿透力强、吸收少
D. 能量高、质硬、穿透力强、吸收大
E. 是一种较复杂的多能谱射线

71. 目前 CT 图像采用什么格式
A. JPG
B. TXT
C. DICOM
D. ZIP
E. TIF

72. 与常规影像检查比较，下列哪项不是 CT 的优势
A. 密度分辨力高
B. 可做定量分析
C. 可利用计算机做各种图像处理
D. 可显示脏器的功能和生化方面情况
E. 真正的横断面图像

73. 下列哪项不是 CT 成像技术的局限性
A. CT 只能做横断扫描
B. 几乎不能显示脏器的功能和生化方面情况
C. 不能利用计算机做各种图像处理
D. CTA 的图像质量仍不能超越常规血

管造影

E. 极限空间分辨力仍未超过常规 X 线检查

74. 气体探测器的主要缺点是

A. 稳定性差

B. 响应时间慢

C. 有余辉产生

D. 一致性差

E. 吸收效率较低

75. 计算机的哪个部分进行 CT 图像重建等处理

A. 中央处理器

B. 阵列处理器

C. 反投影处理器

D. 输入/输出设备

E. 储存设备和通讯硬件

76. 关于窗宽、窗位的描述，错误的是

A. 窗宽增大，图像对比度减低

B. 窗位一般根据不同组织器官进行相应调节，不影响图像亮度

C. 组织差别较大的部位用宽窗宽

D. 组织对比度较小的部位用窄窗宽

E. 窗位的设定应取所需观察部位的平均值

77. 对于扫描中不配合的婴幼儿，采用什么方法镇静最安全

A. 肌内注射地西泮（安定）

B. 静脉注射地西泮（安定）

C. 口服地西泮（安定）

D. 口服水合氯醛

E. 肌内注射水合氯醛

78. 关于 CT 图像空间分辨力的说法，不正确的是

A. CT 区分相邻最小物体的能力

B. 通常以线对数或 mm 数来表示

C. 包括平面分辨力和纵向分辨力

D. 图像重建算法是一重要影响因素

E. 与 X 线剂量大小有关

79. 关于 CT 图像空间分辨力的说法，正确的是

A. 空间分辨力与螺距无关

B. 不同重建方法得到的图像空间分辨力不同

C. 空间分辨力与成像矩阵大小无关

D. 空间分辨力与探测器数目成反比

E. 空间分辨力与所扫物体密度有关

80. CT 扫描可改善空间分辨力的方法是

A. 毫安从 150 mA 增加到 350 mA

B. 成像矩阵从 256 × 256 增加到 512×512

C. 重建层厚从 5 mm 增加到 10 mm

D. 扫描时间从 1 s 增加至 2 s

E. 增加千伏至 140 kV

81. CT 扫描检查时减少伪影的方法一般不采用

A. 增加扫描次数

B. 缩短扫描时间

C. 加大螺距

D. 去除受检者身体上的高密度异物

E. 减小层厚

82. 对 CT 图像密度分辨力影响最小的因素是

A. 对比剂的剂量

B. 待检物体厚度

C. 待检物体密度

D. 像素噪声

E. 扫描参数

83. 关于 CT 图像伪影的叙述，错误的是

A. 环状伪影：探测器通道故障

B. 放射状伪影：高密度物质或金属异物所致

C. 阴影状伪影：部分容积效应所致

D. 假皮层伪影：射线束硬化所致

E. 直线状伪影：CT 采样频率较低所致

84. 以下关系正确的是

A. 层厚越薄，空间分辨力越低

B. 层厚越薄，密度分辨力越低

C. 层厚越厚，空间分辨力越高

D. 层厚越厚，密度分辨力越低
E. 层厚越薄，密度分辨力和空间分辨力均越低

85. 矩阵越大，图像质量越好，但矩阵不能太大。下列哪项不是矩阵太大引起的
A. 矩阵增大，像素减小
B. 矩阵增大，像素的光子数减少
C. 矩阵增大，像素的噪声增加
D. 矩阵增大，密度分辨力降低
E. 矩阵越大，空间分辨力越大

86. 关于影响密度分辨力的因素，正确的是
A. 光通量增加，层厚增加，密度分辨力增加
B. 光通量增加，层厚增加，密度分辨力减小
C. 层厚增加，软组织重建算法，密度分辨力减小
D. 层厚增加，高分辨力重建算法，密度分辨力增加
E. 光通量、层厚不变，高分辨力重建算法，密度分辨力增加

87. CT 装置水模平均 CT 值的测试，错误的是
A. 使用直径 20 cm 的水模
B. 每天测试
C. 标准水的 CT 值接近 0 HU
D. 测试兴趣区大小为 5 cm^2
E. 正常值：水的 CT 值波动范围 ≤ 3 HU

88. CT 装置噪声水平的测试，正确的是
A. 使用直径 30 cm 的水模
B. 其他扫描参数不变，分别改变毫安秒和层厚
C. 其他扫描参数不变，分别改变千伏和层厚
D. 其他扫描参数不变，只改变层厚
E. 在水模中心处测量 CT 值，兴趣区大小为 5 cm^2

89. 关于 CT 高对比度分辨力的描述，正确的是
A. 使用低对比度分辨力体模
B. 不可使用分辨力测试线对板
C. 采用头颅标准扫描，分辨力应在 1 mm 内
D. 采用高分辨力模式扫描时，分辨力应在 0. 5 mm 以内
E. 球管的使用不会影响扫描机的高对比度分辨力

90. 关于 CT 密度分辨力测试的描述，错误的是
A. 使用低对比度分辨力体模
B. 可使用薄模水模代替
C. 每个月测试 1 次
D. 每次测试扫描条件不要变化
E. 正常参考值约 3%

二、多选题

91. 腹部增强 CT 扫描必须做的准备工作是
A. 禁食
B. 对比剂过敏试验
C. 清洁肠道
D. 呼吸训练
E. 给予镇静剂

92. 下列需要较小层厚扫描的是
A. 喉部
B. 肾上腺
C. 眼睛
D. 头颅
E. 四肢骨

93. 关于颅脑 CT 扫描方法的选择，错误的是
A. 脑出血、脑外伤常规只做横断位平扫
B. 脑梗死必须加做增强扫描
C. 脑肿瘤平扫后再增强扫描意义重大
D. 脑良、恶性肿瘤鉴别可做脑部 CTA
E. 脑瘤术后可直接增强

94. 颈部 CTA 的适应证包括
   A. 颈椎椎体疾病
   B. 颈部血管疾病
   C. 颈部良、恶性肿瘤
   D. 咽后、咽旁、椎前间隙的良、恶性肿瘤
   E. 甲状腺疾病

95. 肝脏多期 CT 扫描的参数是
   A. 扫描基线为左膈面
   B. 探测器宽度 0. 5 mm
   C. 动脉期层厚 8 mm
   D. FOV = 380 mm
   E. 动脉期扫描延迟时间 22 ~ 25 s

96. 不属于 CT 图像质量评价指标的是
   A. 空间分辨力
   B. 密度分辨力
   C. 图像清晰度
   D. 伪影
   E. 部分容积效应

97. 影响 CT 图像质量的因素包括
   A. X 线源
   B. 焦点的尺寸、探测器孔径
   C. 重建算法
   D. 射线束的宽度
   E. 扫描层厚

98. 影响 CT 密度分辨力的因素是
   A. 光通量
   B. 扫描层厚
   C. 重建算法
   D. 射线束宽度
   E. 滤波函数

99. CT 成像技术中，影响“噪声”的因素是
   A. 光子的数量
   B. 物体的大小
   C. 扫描的层厚
   D. 滤线板的宽度
   E. X 线管球直径

100. 关于 CT 和常规 X 线摄影的对比，正确的是
   A. 前者为宽束 X 线，而后者为窄束 X 线
   B. 前者射线能量更高，往往在 1000 kV 以上
   C. 前者 X 线束被滤过后成为单一的高能射线
   D. 前者射线质硬，穿透性强，被人体吸收少
   E. 前者采用的元器件转换率较后者高

全真模拟试卷四答案及解析

一、单选题

1. 答案：C

解析：颅脑 CT 检查采用听眉线扫描，显示组织结构较清楚，幕下显示第四脑室好，幕上显示基底节好。

2. 答案：D

解析：听眶线又称大脑基底线，即瑞氏线。

3. 答案：A

解析：颅脑扫描方法的选择，脑出血、脑梗死、颅脑外伤一般只做横断平扫。

4. 答案：B

5. 答案：D

解析：听眉线有以下优点：第一，标志醒目，定位准确；第二，通过 3 个颅凹的最低处，显示组织结构较清楚，扫描范围理想；第三，幕上显示基底节好，幕下显示第四脑室好。

6. 答案：A

7. 答案：E

8. 答案：D

9. 答案：B

10. 答案：C

解析：脑肿瘤、脑脓肿先做平扫然后增强。

11. 答案：C

12. 答案：C

13. 答案：A

14. 答案：C

15. 答案：C

16. 答案：D

17. 答案：C

解析：鼻咽癌常破坏颅底破裂孔处骨质，以冠状面扫描显示最佳。

18. 答案：E

解析：CT 受检者剂量防护包括：CT 检查的正当化，尽可能避免一些不必要的检查。扫描中尽可能取得受检者的合作，减少不必要的重复扫描。扫描时，在不影响诊断的情况下，尽可能缩小扫描野，降低扫描剂量。对受检者应做好扫描区以外部位的遮盖防护。定期检测扫描机房的 X 线防护和泄露等情况。

19. 答案：C

20. 答案：B

21. 答案：C

22. 答案：B

23. 答案：B

24. 答案：B

25. 答案：B

解析：盆腔扫描应充分准备好肠道，去除内容物，常规检查前口服稀释碘水溶液（1%~1.5%）1000~1500 ml。

26. 答案：E

27. 答案：B

28. 答案：C

29. 答案：B

解析：胸椎的前、后纵韧带较厚，很少发生胸椎间盘突出。

30. 答案：C

解析：颅脑 CTA 检查时，成年人对比剂的一般用量为 100~150 ml。

31. 答案：B

32. 答案：B

解析：增强扫描后应留观 15~60 min，以观察有无过敏反应。

33. 答案：D

34. 答案：E

35. 答案：B

解析：心脏冠状动脉 CTA 检查时，为取得最佳成像效果，检查前需确认受检者为窦性心律，且心率稳定在 70 次/min 以下（60 次/min 左右为最佳）。

36. 答案：C

解析：心脏冠状动脉 CTA 检查时，检查前 12 h 内不服用含咖啡因的饮料，4 h 内不宜吃固体食物，鼓励饮水，不做任何运动，消除受检者紧张情绪。

37. 答案：D

解析：心脏冠状动脉 CTA 检查的扫描范围从气管隆突下 1 cm 至心脏膈面下方。

38. 答案：D

解析：胰腺多期 CT 扫描适应证不包括急性胰腺炎。

39. 答案：D

40. 答案：C

41. 答案：B

解析：CT 扫描时，以毫安与秒的乘积表示扫描剂量，噪声减少 2 倍，扫描剂量需增加 4 倍。

42. 答案：C

解析：射线束的宽度、滤波函数、扫描层厚、重建矩阵和显示矩阵是影响空间分辨力的因素。光通量影响密度分辨力。

43. 答案：E

44. 答案：D

解析：胸部高分辨力 CT 扫描的适应证：肺部弥散性病变、网状病变、囊性病变、结节状病变；气道病变；胸膜病变；支气管扩张；矽肺等。

45. 答案：E

解析：怀疑肝血管瘤，延迟时间需在 300 s 以上，血管瘤强化特点“快进慢出”。

46. 答案：C

解析：静脉胆囊造影 CT 通常注射 40%~50% 的胆影葡胺 20~30 ml，以 30~60 min 扫描为宜。

47. 答案：D

解析：口服胆囊造影 CT 通常口服 0.5~1 g 碘番酸，以 12~14 h 扫描为宜。

48. 答案：D

49. 答案：B

50. 答案：D

解析：射线束越窄，空间分辨力越高。

51. 答案：D

解析：光通量即 X 线通过受检者后的光子数量，其数量的多少受曝光条件的影响。

52. 答案：B

53. 答案：E

解析：CT 图像的质量受 X 线剂量、X 线的光谱特性、被扫描物体的穿透性、扫描层厚、散射线、像素的尺寸、模数转换的效率、图像重建的算法和显示分辨力的影响。

54. 答案：A

解析：CT 时间分辨力是指影像设备单位时间内采集图像的帧数，是影像设备的性能参数之一，并且与每帧图像的采集时间、重建时间以及连续成像的能力有关。

55. 答案：C

解析：对于密度分辨力来说，像素噪声是其主要影响因素，噪声可以通过增加扫描剂量得到改善。

56. 答案：B

解析：影响图像质量的几何因素有：焦点尺寸、探测器孔径大小、扫描层厚、采样间距。

57. 答案：E

解析：滑环是螺旋 CT 设备中的导电装置，与有效射线束宽度无关。

58. 答案：B

解析：腰椎生理曲度是向前的，腿垫使腰椎的生理弧度减小，使机架扫描时倾斜角度变小。

59. 答案：E

解析：检查前 5 h 口服 1%~1.5% 阳性对比剂 1500 ml，每隔 1 h 口服 300 ml，可使肠道内充盈对比剂，易于盆腔结构的显示。

60. 答案：C

解析：高分辨力扫描是采用较薄的扫描层厚（1 ~ 2 mm）和高分辨力图像重建算法，常用于肺弥漫性病变的诊断。

61. 答案：C

解析：在不影响诊断的情况下，尽可能缩小扫描野，降低扫描剂量。

62. 答案：D

解析：结肠 CTVE 检查前 10 min 肌内注射山莨菪碱 20 mg。

63. 答案：E

64. 答案：C

65. 答案：D

66. 答案：D

解析：检查前 30 min 第一次口服 1%~1.5% 阳性对比剂 300 ~ 500 ml，检查前即刻再口服 200 ~ 300 ml，可使胃肠道充盈效果较好，易于脏器分辨。

67. 答案：D

68. 答案：B

解析：重建是原始扫描数据通过阵列处理器采用特定的算法得到的，能用于诊断图像的过程。

69. 答案：E

解析：与常规 X 线相比，CT 扫描的 X 线为窄束射线，且能量高、质硬；穿透力强；X 线滤过要求高，其元器件转换率也高。

70. 答案：C

解析：CT 扫描 X 线管电压一般 120 kV，能量高、质硬、穿透力强、受检者吸收少。

71. 答案：C

解析：DICOM 是 digital imaging and communication in medicine 的缩写。

72. 答案：D

解析：CT 图像基本上只反映解剖学方面的情况，几乎不能显示脏器的功能和生化方面的情况。

73. 答案：C

解析：CT 有强大的图像后处理能力。

74. 答案：E

解析：气体探测器是利用气体电离的原理，然后测量电流的大小测得入射 X 线的强度，所以吸收效率较低。

75. 答案：B

解析：阵列处理器接收由数据采集系统或磁盘送来的数据，进行运算后再送给主计算机，然后在显示器上显示。

76. 答案：B

解析：窗位一般根据不同组织器官作相应调节。窗位的设定除了确定图像灰度显示的位置外，还将影响图像亮度。

77. 答案：D

解析：小儿口服水合氯醛最安全，按每千克体重 50 ~ 75 mg（总剂量不得超过 2 g）给药，于扫描前口服。

78. 答案：E

解析：CT 的空间分辨力受两大因素影响：CT 成像的几何因素和图像重建的算法。

79. 答案：B

解析：空间分辨力与螺距有关，螺距越小，空间分辨力越高。不同重建方法得到的图像空间分辨力不同，骨算法（高分辨力算法）所得图像的空间分辨力高。空间分辨力与成像矩阵大小有关，矩阵越大，空间分辨力越高。空间分辨力与探测器数目成正比，探测器数目越多，所得图像的空间分辨力越高。空间分辨力与所扫物体密度无关。

80. 答案：B

解析：空间分辨力受到成像矩阵的影响，矩阵越大图像分辨力越高。

81. 答案：A

解析：缩短扫描时间可以降低运动伪影，增加螺距与缩短扫描时间相一致，去除身体高密度异物可减少放射状伪影，减小层厚可以减少部分容积伪影。

82. 答案：A

解析：密度分辨力受扫描层厚、像素噪声、重建算法、光子数量等影响。

83. 答案：D

解析：射线束硬化所致的伪影是宽条状的而非假皮层伪影。

84. 答案：B

解析：层厚越薄，密度分辨力越低，但空间分辨力越高。

85. 答案：E

解析：通常矩阵越大，图像质量越好。但矩阵并不是越大越好，因为矩阵太大，像素会减小，像素的光子数也会减少，使像素的噪声增加，并且密度分辨力也降低，且增加图像的数据量，使计算机的速度变慢。

86. 答案：A

解析：光通量、层厚与密度分辨力呈正相关。

87. 答案：D

解析：水模平均 CT 值测试兴趣区大小为 2 ~ 3 cm^2。

88. 答案：B

89. 答案：C

解析：正常参考值，采用头颅标准扫描模式时，其分辨力要求在 1 mm 以内。

90. 答案：E

解析：正常参考值，一般低对比度分辨力约在 5%。

二、多选题

91. 答案：ABCD

解析：腹部增强 CT 扫描时必须禁食，做对比剂过敏试验，清洁肠道，做呼吸训练。

92. 答案：ABC

解析：喉部、肾上腺和眼睛行 CT 检查时需采用相对较小的扫描层厚。

93. 答案：BD

解析：脑梗死无需做增强扫描，脑部 CTA 无法对脑良恶性肿瘤进行鉴别，脑血管畸形可做颅脑 CTA。

94. 答案：BCD

解析：颈部 CTA 的适应证不包括颈椎椎体疾病和甲状腺疾病。

95. 答案：BDE

解析：扫描基线为右膈面，动脉期层厚5 mm。

96. 答案：CE

解析：CT 图像质量的评价指标包括空间分辨力、密度分辨力、噪声和伪影。

97. 答案：ABCDE

解析：影响 CT 图像质量的因素包括 X 线源、几何因素、重建算法、噪声等。

98. 答案：ABC

解析：影响 CT 密度分辨力的因素包括光通量、扫描层厚和重建算法。

99. 答案：ABC

解析：CT 成像技术中，影响“噪声”的因素有光子的数量、物体的大小、扫描的层厚、滤波函数、矩阵大小、散射线和电子噪声等。

100. 答案：CDE

解析：X 线为宽束 X 线，而 CT 为窄束 X 线。CT 射线能量更高，往往在 120 kV 以上。

全真模拟试卷五

一、单选题

1. CT 的应用范围不包括
   A. 主要用于医学影像学对疾病的诊断
   B. 几乎可检查人体的任何一个部位或器官
   C. 可帮助制订放射治疗计划和放疗效果评价
   D. 可做人体能量代谢研究
   E. 可做各种定量计算工作
2. 代表第五代 CT 机结构特点的是
   A. CT 机为旋转、平移扫描方式
   B. X 线束的扇形角达 50°~90°
   C. 只有球管围绕受检者做 360°旋转
   D. 扫描速度可达 1~5 s
   E. 具有一个电子束 X 线管
3. 螺旋 CT 机的扫描方式是
   A. 只有球管的旋转
   B. 平移加旋转
   C. 扫描机架是连续、单向的旋转
   D. 扫描机架先反向旋转、再正向旋转
   E. 扫描机架先正向旋转、再反向旋转
4. 关于 CT 透视扫描仪的描述，错误的是
   A. 可做常规的穿刺引导
   B. 可以做囊肿等的抽吸
   C. 疼痛治疗（脊髓腔注射镇痛药物）
   D. 吞咽功能和关节活动的动态观察
   E. 由于受呼吸运动影响，不适合胸、腹部部位的穿刺
5. 关于 CT 透视扫描仪的特点，错误的是
   A. CT 透视是一种连续扫描成像的 CT 装置
   B. 扫描数据采集部分采用了滑环结构
   C. 球管电流的选择范围是 200 ~ 300 mA
   D. 电压的选择范围是 80 ~ 120 kVp
   E. 扫描野范围是 18 ~ 40 cm
6. CT 透视扫描仪主要用于
   A. 螺旋扫描
   B. 活检穿刺
   C. 间隔扫描
   D. 高速扫描
   E. 非螺旋扫描
7. CT 透视主要采用什么方法重建图像
   A. 采用 60°数据替代方法
   B. 采用 90°数据替代方法
   C. 采用 120°数据替代方法
   D. 采用 180°数据替代方法
   E. 采用 360°数据替代方法

8. 关于电子束 CT 的描述，错误的是
   A. 被称为超高速 CT 扫描仪
   B. 用于像心脏这类动态器官的高分辨力成像
   C. 可消除运动器官的动态伪影
   D. 大容量的 X 线球管
   E. 可用于人体多脏器的检查
9. 电子束 CT 的基本结构不包括
   A. 电子枪
   B. 机架
   C. 探测器
   D. 计算机系统
   E. 激光打印机
10. 关于动态空间重建扫描仪的描述，错误的是
   A. 该装置能做运动器官（如心、肺）的成像
   B. 可将采集到的扫描数据做多平面、多层次的图像重建
   C. 拥有多排非对称探测器
   D. 由 14 个 X 线球管半圆形地排列在跨度为 160°的弧形支架上
   E. 图像的获取速度是 10 毫秒 14 幅图像
11. 动态空间重建扫描不具备的优势是
   A. 与常规血管造影相比，可减少大约 50% 的射线曝光量
   B. 可减少 X 线对比剂的用量
   C. 解剖结构测量的精确性达到 95%
   D. 一次扫描可多平面、多种方式观察解剖结构
   E. 时间分辨力高，可用于心、肺血管的动态显示和测量
12. 关于移动式 CT 机的描述，错误的是
   A. 体积较小
   B. 可移动
   C. 可采用单相交流电源
   D. 断电后还能利用机器自带的蓄电池继续扫描
   E. 应用原理同螺旋 CT 扫描机
13. 主要用于标本或小动物扫描的 CT 是
   A. 移动式 CT 机
   B. 微型 CT 扫描仪
   C. CT 透视扫描仪
   D. 第一代 CT 机
   E. 动态空间重建扫描仪
14. 关于双源 CT 扫描仪的描述，错误的是
   A. 用于心脏成像时，可比 64 层 CT 减少一半的扫描时间
   B. 可对血管和骨骼进行直接减影
   C. 可对肿瘤组织进行特征性识别
   D. 对人体的体液成分进行识别
   E. 双源 CT 的球管和探测器系统与电子束 CT 相同
15. 现代 CT 机所采用的高压发生器是
   A. 三相连续式高压发生器
   B. 三相脉冲式高压发生器
   C. 高频发生器
   D. 单相连续式高压发生器
   E. 单相脉冲式高压发生器
16. 关于 CT 机 X 线球管的描述，错误的是
   A. X 线管由电子阴极、阳极和真空管套组成
   B. 其基本结构与常规 X 线机的 X 线管相同
   C. 现在螺旋 CT 扫描机的 X 线管一般都采用大功率的
   D. CT 机的 X 线管都采用旋转阳极
   E. 旋转阳极 X 线管主要用于第三代、第四代 CT 机中
17. CT 机 X 线发生装置，不包括
   A. 高压发生器
   B. X 线球管
   C. 冷却系统
   D. 探测器
   E. 滤过器
18. 关于气体探测器优点的叙述，错误的是

A. 稳定性好
B. 响应时间快
C. 几何利用率高
D. 适合做成多排的探测器阵列
E. 无余辉

19. 关于模数转换器的描述，错误的是
A. 模数转换器是 CT 数据采集系统的主要组成部分
B. 模数转换器的作用是将来自探测器的输出信号放大，积分后多路混合变为数字信号送入计算机处理
C. 模数转换器的速度参数是指信号的采集速度，也就是数字化一个模拟信号的时间
D. 模数转换器的速度参数与分辨力有关
E. 模数转换器的精度参数是指信号采样的精确程度

20. 关于滑环技术的描述，错误的是
A. 根据结构形状，滑环可有两种类型：盘状滑环和筒状滑环
B. 滑环导电刷通常有两种类型：金属导电刷和混合导电刷
C. 滑环的传导方式可分为高压滑环和低压滑环
D. 一般都采用高频发生器
E. 高压滑环的 X 线发生器需装入扫描机架内

21. 阵列处理器的主要任务是
A. 采集原始数据
B. 进行图像重建等处理
C. 进行独立存储工作
D. 储存和通讯
E. 反投影处理器

22. 医学影像领域最早使用数字化成像的设备是
A. CR
B. DR
C. DSA
D. CT
E. MRI

23. 根据 Lambert Beer 定律，衰减所得到的公式 $I=I_0e^{-\mu d}$ 中，d 为
A. 入射 X 线强度
B. 通过物体后 X 线强度
C. 线性衰减系数
D. X 线所通过物质的厚度
E. 常数

24. 扫描时采用容积数据采集法的是
A. 螺旋扫描
B. 间隔扫描
C. 序列扫描
D. 持续扫描
E. 定位扫描

25. CT 值的概念是
A. X 线的衰减系数
B. X 线的光谱能量
C. 人体组织的吸收系数
D. 专用于 CT 的计量单位，以水的衰减系数作为参考
E. 是以水的吸收系数乘以一个常量

26. 在 CT 应用中水的 CT 值为 0，是因为
A. 水的 X 线衰减系数为 0
B. 水的 X 线吸收系数为 0
C. 水的特定密度值
D. CT 值的计算公式是以水的吸收作为参考值
E. 水与人体密度最为接近

27. 通常，CT 值是根据什么计算的
A. 根据 60 keV 时的电子能计算
B. 根据 73 keV 时的电子能计算
C. 根据 84 keV 时的电子能计算
D. 根据 120 keV 时的电子能计算
E. 根据 140 keV 时的电子能计算

28. 关于 CT 窗口技术的描述，错误的是
A. 能改变图像的灰度和对比度
B. 能抑制或去除噪声和无用的信息
C. 能增加图像的信息

D. 窗宽增大，图像对比度降低
E. 窗宽减小，图像对比度增高

29. 脑部 CT 的窗宽和窗位分别是 80 HU 和 40 HU，那么它所显示的 CT 值范围为
A. 80～120 HU
B. 40～120 HU
C. 0～80 HU
D. 40～80 HU
E. －80～－40 HU

30. 关于像素、体素和矩阵的描述，错误的是
A. 体素是能被 CT 扫描的最小体积单位
B. 像素是构成 CT 图像最小的单位
C. 体素的大小在 CT 图像上的表现即为像素
D. 在相同大小的采样野中，矩阵越大，像素也就越大
E. 目前常用的采集矩阵大小基本为 512×512

31. 关于 CT 图像重建、重组的描述，错误的是
A. 重建是原始扫描数据经计算机采用特定的算法处理
B. 容积扫描重建可以改变层厚
C. 重组包括多平面图像重组、三维图像处理等
D. 扫描的层厚越薄、图像的数目越多，重组的效果就越好
E. 重组是涉及原始数据处理的一种图像处理方法

32. 关于 CT 准直宽度的描述，正确的是
A. 非螺旋 CT 准直器宽度决定层厚的宽度
B. 准直器宽度决定层厚的宽度
C. 准直器宽度决定层距
D. 准直器宽度即实际层厚
E. 准直器宽度即有效层厚

33. 单层螺旋 CT，当扫描机架旋转一周，检查床运行的距离为 2 cm，扫描层厚为1 cm时，螺距是
A. 螺距为 1/2
B. 螺距为 1/2 cm
C. 螺距为 2
D. 螺距为 2 cm
E. 螺距为 1

34. CT 的扫描时间是指
A. X 线球管和探测器阵列围绕人体旋转 360°所用时间
B. X 线球管和探测器阵列围绕人体旋转扫描一个层面所需的时间
C. 从开始扫描、图像的重建一直到图像的显示所用时间
D. 受检者进行一个部位 CT 检查所用时间
E. 进行 CT 检查时球管连续工作的时间

35. 被重建图像长轴方向的距离叫做
A. 层厚
B. 层距
C. 层间隔
D. 重建增量
E. 重建视野

36. 关于扫描视野和重建视野的描述，错误的是
A. 扫描野或称有效视野，是扫描前设定的可扫描范围
B. 单扫描野的 CT 机，在定位相扫描后、正式扫描前，扫描野还可再次设置
C. 理论上重建视野只能大于扫描野
D. 重建图像有效视野大小称为重建视野
E. 扫描完成后重建视野的大小仍可改变

37. 关于 CT 时间分辨力的描述，错误的是
A. 时间分辨力的主要含义是指扫描机架旋转一周的时间

B. 时间分辨力是影像设备的性能参数之一
C. 时间分辨力在 CT 中表示了设备的动态扫描功能
D. 时间分辨力的高低决定了 CT 机在临床应用的适应性和范围
E. 时间分辨力提高时，空间分辨力也会相应提高

38. 非螺旋和单层螺旋 CT，层厚的控制是通过调整
A. 探测器的宽度
B. 准直器的宽度
C. 滤过器
D. X 线束强度
E. X 线束剂量

39. Houndsfield 伪影是由于什么原因产生的
A. X 线束强度不均
B. 探测器的伪影
C. 扫描过程中受检者运动
D. 部分容积伪影
E. 重建算法选择不当

40. 相邻两个不同密度组织的交界部分如处于同一层面内，CT 图像上显示这两种组织的交界处 CT 值会失真，这是由于
A. X 线束强度不均
B. 探测器的伪影
C. 扫描过程中受检者运动
D. 周围间隙现象
E. 重建算法选择不当

41. 常规扫描方式通常是指
A. 螺旋扫描方式
B. 非螺旋扫描方式
C. 容积扫描方式
D. 非对称扫描方式
E. 低剂量扫描方式

42. 关于 CT 机房的电源要求，错误的是
A. 电源变压器的功率要求不能小于设备要求
B. 电源电阻小于 0.3 Ω
C. 电源波动小于 10%
D. 地线接地电阻小于 5 Ω
E. 接地干线铜质，线径小于 16 mm^2

43. 关于 CT 信号常用的传输方式，错误的是
A. 滑环传输
B. 光电传输
C. 射频传输
D. 电容感应传输
E. 红外传输

44. 关于 CT 接收器分辨力的描述，正确的是
A. 是指 CT 的空间分辨力
B. 是指 CT 的密度分辨力
C. 是指 CT 的时间分辨力
D. 是指图像显示器和胶片分辨力
E. 纵向分辨力

45. 4 层螺旋 CT，使用 4 排 2.5 mm 的探测器，扫描机架旋转一周，检查床移动距离 10 mm，则层厚螺距为
A. 层厚螺距为 1
B. 层厚螺距为 2
C. 层厚螺距为 4
D. 层厚螺距为 1 mm
E. 层厚螺距为 4 mm

46. CT 的高频发生器电压波动范围应小于
A. 1%
B. 2%
C. 3%
D. 4%
E. 5%

47. CT 导向穿刺活检拔针后扫描目的在于
A. 观察出血量的多少
B. 观察病灶有无缩小
C. 观察有无早期并发症
D. 观察穿刺平面是否标准
E. 观察穿刺针眼是否闭合

48. 关于脊椎 CT 扫描线的确定，错误的是
A. 椎间盘为连续扫描
B. 椎间盘扫描线的确定从侧位定
C. 椎间盘扫描线是相邻两椎体缘连续夹角的平分线
D. 椎体与椎间盘兼扫时，应根据脊柱曲度分段确定
E. 椎间盘扫描时，扫描线应与椎体前后方向的中轴线一致

49. CT 噪声的定义，正确的是
A. 影像中密度的不均匀性
B. 检测器检测到光子数的不均匀性
C. 水在图像上 CT 值的偏差
D. 图像矩阵中像素值的标准偏差
E. 各组织 CT 值的差异

50. CT 结构中，接收 X 线并将其转换为电信号的部件是
A. 准直器
B. 陈列处理器
C. A/D 转换器
D. D/A 转换器
E. 探测器

51. 不属于 CT 机附属设备的是
A. 控制台
B. 激光打印机
C. CT 图像刻录机
D. 独立诊断台
E. 放射治疗计划系统

52. CT 问世后大致可以分几代
A. 三代
B. 四代
C. 五代
D. 六代
E. 七代

53. CT 发明者 Hounsfield（亨斯菲尔德）获得诺贝尔医学生理学奖的年份是
A. 1967 年
B. 1971 年
C. 1974 年
D. 1976 年
E. 1979 年

54. 当量剂量的单位希沃特（Sv）与雷姆（rem）的关系是
A. 1 Sv = 10^{-1} rem
B. 1 Sv = 10^{-2} rem
C. 1 Sv = 10^{-3} rem
D. 1 Sv = 10 rem
E. 1 Sv = 10^{2} rem

55. 乙种工作条件年照射的有效剂量很少能超过 15 mSv/年，但可能超过
A. 12 mSv/年
B. 10 mSv/年
C. 8 mSv/年
D. 6 mSv/年
E. 5 mSv/年

56. 照射量的 SI 单位是
A. C · kg^{-1}（库伦每千克）
B. R（伦琴）
C. 居里
D. mR/h
E. Gy（戈瑞）

57. 关于螺旋 CT 受检者应用适当防护材料遮挡的描述，正确的是
A. 前面遮挡
B. 背面遮挡
C. 环状包裹
D. 左侧遮挡
E. 右侧遮挡

58. DICOM 在各种设备间主要传送的是
A. 电子数据
B. 图像
C. 声音
D. 视频信号
E. 医学图像及其信息

59. 下列哪项不是降低 CT 图像噪声的方法
A. 提高检测器的灵敏度
B. 增加 X 线剂量
C. 扫描层厚增加

D. 采用软组织算法
E. 采用骨算法

60. 对于CT扫描层厚的理解，错误的是
A. 层厚选择应根据扫描部位和病变大小决定
B. 层厚是CT扫描技术选择的重要参数
C. 层厚薄、噪声减小
D. 层厚薄、病灶检测率高
E. 层厚薄、空间分辨力高

61. 关于CT图像重建技术的叙述，错误的是
A. 滤波函数影响图像空间分辨力和密度分辨力
B. 适当地选择滤波函数可提高图像质量
C. 观察不同组织的对比和诊断需选择不同的滤波函数
D. CT图像重建通过滤波函数的计算完成
E. 滤波函数不可更改

62. 关于CT检查防护的论述，错误的是
A. CT检查比较安全不等于没有损伤
B. 生物效应是造成X线对人体损伤的根本
C. 随机和非随机效应均属于辐射生物效应
D. 随机效应存在着剂量的阈值
E. 重点防止非随机效应，限制随机效应

63. 不属于受检者防护措施的是
A. 辐射实践正当化
B. 检查最优化
C. 受检者指导水平
D. 机房的固有防护
E. CT机的固有防护

64. CT检查防护的措施中，属于临床医生必须执行的是
A. 关好铅防护门
B. 让受检者穿好防护用品
C. 辐射实践的正当化
D. 扫描中的最优化
E. 受检者指导水平

65. 颅脑增强实质期扫描是开始注射对比剂后多长时间进行
A. 12 ~ 25 s
B. 30 s
C. 50 ~ 60 s
D. 60 ~ 70 s
E. 180 s

66. 最适合做颅脑CTA检查的是
A. 颅脑先天性疾病
B. 细菌性脑炎
C. 颅脑外伤
D. 颅脑血管性病变
E. 病毒性脑炎

67. 颅脑CTA对比剂注射的速率是
A. 1 ml/s
B. 1.5 ~ 2.0 ml/s
C. 2.0 ~ 3.0 ml/s
D. 3.5 ~ 5.0 ml/s
E. 5.0 ~ 8.0 ml/s

68. 关于颅脑CT扫描摄影和图像后处理的叙述，错误的是
A. 窗宽70 ~ 100 HU、窗位30 ~ 50 HU
B. 显示病灶时，可重组冠状位、矢状位
C. 病灶靠近颅骨时，需增加窗宽、窗位
D. 病灶靠近颅骨时，需减小窗宽、窗位
E. 怀疑颅底骨折时，需减小层厚、层距，重组颅底骨窗片

69. 颅脑灌注CT主要用于诊断
A. 脑外伤
B. 脑出血
C. 早期脑梗死
D. 脑肿瘤

E. 脑脓肿

70. 下列哪项不适合做肺部高分辨力 CT 扫描
A. 周围型肺癌
B. 肺部弥漫性病变
C. 胸膜病变的诊断和鉴别诊断
D. 支气管扩张
E. 肺囊性病变

71. 下列哪项不是胸部低剂量普查的适应证
A. 健康检查
B. 肺结核治疗后复查
C. 肺部炎症治疗后复查
D. 肺部弥漫性病变
E. 纵隔肿瘤切除术后复查

72. 关于胸部低剂量扫描参数的选择，错误的是
A. 管电压 120 kV
B. 管电流 20 mA
C. 管电流 220 mA
D. 螺距 1.5
E. 扫描野 350 mm × 350 mm

73. 肺动脉栓塞 CTA 扫描延迟时间大约在开始注射对比剂后
A. 5 ~ 6 s
B. 9 ~ 11 s
C. 19 ~ 21 s
D. 25 s
E. 60 s

74. 不宜做心脏冠状动脉 CTA 检查的是
A. 室性期前收缩
B. 冠状动脉先天变异
C. 冠状动脉狭窄闭塞
D. 冠状动脉支架术后疗效评价
E. 心内瓣膜形态及功能评价

75. 检查床高度定位于腋前线的是
A. 肺部
B. 心脏冠状动脉
C. 肝脏
D. 胰腺
E. 肾脏

76. 心脏冠状动脉 CTA 成像时，必须在内乳动脉对侧上肢进行静脉穿刺的是
A. 冠状动脉狭窄
B. 冠状动脉闭塞
C. 冠状动脉搭桥术后
D. 冠状动脉痉挛
E. 心肌桥

77. 心脏冠状动脉 CTA 成像时，必须加大扫描范围至主动脉弓的是
A. 冠状动脉病变
B. 胸痛三联症
C. 冠状动脉支架术后
D. 冠状动脉痉挛
E. 心肌桥

78. 心脏冠状动脉螺旋 CT 成像时，必须加大扫描范围至锁骨下缘的是
A. 冠状动脉病变
B. 胸痛三联症
C. 冠状动脉支架术后
D. 冠状动脉痉挛
E. 冠状动脉搭桥术后

79. 必须按要求连接导线和电极才能进行螺旋 CT 扫描检查的是
A. 纵隔病变
B. 食管病变
C. 心包病变
D. 肺动脉闭塞
E. 冠状动脉病变

80. 心脏冠脉 CTA 中，螺距与心率的关系是
A. 螺距不随心率变化而变化
B. 螺距随心率增加而增加
C. 螺距随心率增加而减少
D. 屏气后心率变化较大时，螺距不会改变
E. 螺距由操作技术人员决定

81. 下列哪项不是提高心脏冠状动脉 CTA

图像质量的措施
A. 对比剂注射时间等于扫描时间
B. 对比剂速率与心率呈正相关
C. 采用薄层重叠50%重建
D. 将患者心率控制在70次/min以下
E. 心率快，扫描慢

82. 心脏冠状动脉钙化积分的下限值通常定为
A. 40 HU
B. 90 HU
C. 120 HU
D. 160 HU
E. 200 HU

83. 心脏冠状动脉钙化积分，提示冠脉明显狭窄可能性极大的是
A. 积分为0
B. 积分在0~250
C. 积分>250
D. 积分>400
E. 积分>600

84. 关于心脏冠状动脉CTA检查定位的叙述，错误的是
A. 上界为气管隆突下1 cm
B. 下界为心脏膈面下方
C. 水平线为受检者腋中线
D. 受检者取仰卧位、双手上举
E. 体轴中心线偏左侧

85. 心脏冠状动脉CTA采用较小扫描视野的理由是
A. 提高空间分辨力
B. 提高密度分辨力
C. 提高时间分辨力
D. 提高纵向分辨力
E. 患者较少的辐射剂量

86. 不需注射对比剂即可进行螺旋CT检查的是
A. 冠状动脉开口异常
B. 冠状动脉钙化积分
C. 冠状动脉支架术后
D. 冠状动脉痉挛
E. 冠状动脉搭桥术后

87. 在行腹主动脉CTA检查时，需接着增加一次扫描的是
A. 动脉瘤
B. 动脉瘤术后疗效观察
C. 主动脉夹层的有无
D. 主动脉夹层的真假腔鉴别
E. 主动脉附壁血栓的观察

88. 在进行螺旋CT胰腺多期扫描时，胰腺实质期即门脉前期的延长时间是
A. 20 s
B. 30 s
C. 45 s
D. 60 s
E. 70 s

89. 我国放射防护标准中规定，公众年剂量限值是
A. 5 mSv
B. 5 Sv
C. 50 mSv
D. 50 Sv
E. 5 mGy

90. CT机房墙壁主防护厚度应达到的铅当量是
A. 1 mmPb
B. 2 mmPb
C. 3 mmPb
D. 4 mmPb
E. 5 mmPb

二、多选题

91. CT图像的优点是
A. 没有电离辐射
B. 可清楚观察任何组织结构
C. 真正断面图像
D. 密度分辨力高
E. 可做定量分析

92. 与非螺旋CT相比，螺旋CT的好处在于

A. 检查时间短
B. 受检者运动伪影因扫描速度快而减少
C. 受检者不必屏息也可保证病灶的显影
D. 可任意、回顾性重组
E. 对比剂利用率提高

93. 非螺旋 CT 扫描必须经历的步骤有
A. 球管和探测器系统启动加速
B. X 线球管曝光采集扫描数据
C. 检查床单向连续移动
D. 球管和探测器系统减速停止
E. 检查床移动到下一层面

94. CT 密度分辨力较高的原因是
A. X 线经过严格的准直
B. 扫描速度快，覆盖范围大
C. 利用对灰阶控制，随意调节观察范围
D. 采用旋转-旋转扫描方式
E. 采用高灵敏度、高效率的接收介质

95. 关于 CT 扫描的叙述，错误的是
A. 对于不能合作的患者，如婴幼儿需事先给予镇静剂
B. 受检者有心脏起搏器不可做此项检查
C. 做过钡剂灌肠的受检者若需做腹部 CT 应在次日进行
D. 检查时家属不应滞留于检查室内
E. 胸部扫描时，受检者需全程屏住呼吸，减少伪影

96. 下列说法正确的是
A. 第二代 CT 机开始进行全身扫描
B. 第五代 CT 主要目的是用来做心脏等动态器官检查
C. 多层螺旋 CT 可以做动态器官检查
D. 第一代 CT 扫描时间需 5 min
E. 第五代 CT 扫描方式为静止

97. 下列叙述正确的是
A. 1983 年产生第五代 CT
B. 1985 年产生滑环 CT
C. 1989 年产生螺旋 CT
D. 1998 年产生 4 层螺旋 CT
E. 2005 年产生双源 CT

98. 当今 CT 的检查速度越来越快，以下叙述正确的是
A. 4 层螺旋 CT 扫描时间缩短到 0.5 s/周
B. 16 层螺旋 CT 扫描时间缩短到 0.42 s/周
C. 64 层螺旋 CT 扫描时间缩短到 0.33 s/周
D. 4 层螺旋 CT 扫描时间缩短到1 s/周
E. 64 层螺旋 CT 扫描时间缩短到 0.1 s/周

99. 当今 CT 的图像质量越来越高，具体表现在
A. 4 层螺旋扫描的横向分辨力为 0.5 mm,纵向分辨力为 1.0 mm
B. 16 层螺旋扫描的横向分辨力为 0.5 mm,纵向分辨力为 0.6 mm
C. 64 层螺旋扫描的横向分辨力为 0.3 mm,纵向分辨力为 0.4 mm
D. 16 层螺旋扫描的横向分辨力为 0.5 mm,纵向分辨力为 0.5 mm
E. 64 层螺旋扫描的横向分辨力为 0.3 mm,纵向分辨力为 0.3 mm

100. CT 透视扫描仪的特点是
A. 快速连续扫描
B. 高速图像重建
C. 实时图像显示
D. 每秒能获得 10~20 幅图像
E. 只有第 1 幅图像是采用 1 次 360°扫描数据

全真模拟试卷五答案及解析

一、单选题

1. 答案：D

解析：人体能量代谢研究是 MRI 的影像特点。

2. 答案：E

解析：第五代 CT 机的结构明显不同于前几代 CT 机，它由一个电子束 X 线管、一组由 864 个固定探测器阵列和一个采样、整理、数据显示的计算机系统构成。最大的差别是 X 线发射部分，包括一个电子枪、偏转线圈和处于真空中的半圆形钨靶。

3. 答案：C

解析：螺旋 CT 机改变了以往扫描方式，扫描机架是连续、单向旋转。

4. 答案：E

解析：目前的 CT 透视机，每秒能获得5～8 幅图像，基本上达到了实时显示，可满足胸、腹部位的穿刺要求。

5. 答案：C

解析：CT 透视扫描仪球管电流（mA）的选择范围是 30～50 mA，电压（kVp）的选择范围是 80～120 kVp。此外，在 CT 透视模式时，可加专用的滤过器，能使受检者辐射剂量减少 50%。

6. 答案：B

解析：CT 透视扫描仪主要被用于活检穿刺。目前的 CT 透视机，每秒能获得 5～8 幅图像，基本上达到了实时显示的要求。

7. 答案：A

解析：CT 透视主要是采用 60°数据替代方法重建图像。当第一幅图像 1.17 秒显示后，以后每隔 0.17 秒显示一幅新的图像；只有第一幅图像是采用一次 360°扫描数据，而以后的图像只采用了 60°的新扫描数据和 300°旧扫描数据。

8. 答案：D

解析：电子束 CT 是基于电子束偏转技术产生 X 线，而并非使用通常的 X 线球管。

9. 答案：E

解析：电子束 CT 的基本结构包括：电子枪、机架、探测器、计算机系统、控制台键盘。

10. 答案：C

解析：扫描部分是扫描仪的数据采集装置，它由 14 个 X 线球管半圆形地排列在跨度为 160°的弧形支架上，X 线球管的正对面是视频成像系统，它由 14 个分流视频摄像管组成，每一组视频摄像系统正对一个X线管。

11. 答案：A

解析：动态空间重建扫描的优势是，与常规血管造影相比，可减少大约20%的射线曝光量。

12. 答案：E

解析：移动式CT机应用原理同非螺旋CT扫描机。

13. 答案：B

解析：微型CT扫描仪（Micro-CT）主要用于实验室以及骨质疏松症的实验研究，这类扫描仪主要有两种类型，一类是标本型Micro-CT；另一类是活体型Micro-CT，主要用于小动物的实验需要。

14. 答案：E

解析：双源CT的球管和探测器系统与64层CT相同。

15. 答案：C

解析：现代CT机都采用体积小、效率高的高频发生器。由于体积小，发生器可被装入机架内。

16. 答案：D

解析：CT机X线管可分为固定阳极和旋转阳极两种。固定阳极X线管主要用于第一代、第二代CT机中。

17. 答案：D

解析：CT机X线发生装置包括高压发生器、X线球管、冷却系统、准直器、滤过器。

18. 答案：D

解析：气体探测器的优点是稳定性好、响应时间快、几何利用率高、无余辉产生。气体探测器的主要缺点是吸收效率较低；其次是在制作工艺上只能做成单排的探测器阵列，无法做成多排的探测器阵列。

19. 答案：D

解析：模数转换器的精度参数与分辨力有关。

20. 答案：E

解析：低压滑环的X线发生器需装入扫描机架内，要求体积小、功率大的高频发生器。

21. 答案：B

解析：阵列处理器的主要任务是在主计算机的控制下，进行图像重建等处理。

22. 答案：D

解析：CT是医学影像领域最早使用数字化成像的设备。

23. 答案：D

解析：在Lambert Beer定律衰减所得到的公式 $I = I_0 e^{-\mu d}$ 中，I_0：入射X线强度，I：通过物体后X线强度，μ：线性衰减系数，d：X线所通过物质的厚度，e：常数。

24. 答案：A

解析：容积数据采集法是螺旋CT扫描时采用的方法，即受检者屏住呼吸的同时，扫描机架单向连续旋转，X线球管曝光，检查床同时不停顿单向移动并采集数据，其采集的是一个扫描区段的容积数据。

25. 答案：D

解析：CT值是由CT发明人亨斯菲尔德创建设定的专用于CT的计量单位，是重建图像中一个像素的数值。在实际应用中该值是一个相对值，并以水的衰减系数作为参考。

26. 答案：D

解析：在实际应用中CT值是一个相对值，并以水的衰减系数作为参考，其计算公式如下：CT值 $= \frac{\mu_{组织} - \mu_{水}}{\mu_{水}} K$。

27. 答案：B

解析：通常，CT值的计算是根据73 keV时的电子能计算的，即CT扫描时有效射线能为230 kVp，通过27 cm厚的水模后得到的电子能。

28. 答案：C

解析：窗宽和窗位的调节属于数字图

像处理技术，它能抑制或去除噪声和无用的信息，增强显示有用的信息，但无论如何调节，窗宽、窗位的改变不能增加图像的信息，而只是等于或少于原来图像中已存在的信息。

29. 答案：C

解析：范围在窗位 -（窗宽/2）和窗位 +（窗宽/2）之间。

30. 答案：D

解析：在相同大小的采样野中，矩阵越大像素越小，重建后图像质量越高。像素 = 扫描野/矩阵。

31. 答案：E

解析：重组是不涉及原始数据处理的一种图像处理方法，如多平面图像重组、三维图像处理等。

32. 答案：A

解析：在非螺旋和单层螺旋扫描方式时，所采用的准直器宽度决定了层厚的宽度，即层厚等于准直器宽度。但是，在多层螺旋扫描方式时，情况则不完全一样。

33. 答案：C

解析：单层螺旋 CT 螺距是扫描机架旋转一周，检查床运行的距离与射线束宽度的比值。

34. 答案：B

35. 答案：D

解析：重建增量或重建间距是螺旋扫描方式的专用术语，是被重建图像长轴方向的距离。

36. 答案：C

解析：扫描完成后原始数据可再重建图像，该有效视野的大小仍可改变，此时的有效视野大小称为重建视野，理论上重建视野只能小于扫描野。

37. 答案：E

解析：通常在相同的条件下，提高时间分辨力会相应缩短扫描时间、减少照射剂量，空间分辨力会有所下降。

38. 答案：B

解析：在非螺旋和单层螺旋扫描方式时，所采用的准直器宽度决定了层厚的宽度，即层厚等于准直器宽度。

39. 答案：D

解析：部分容积伪影最常见和典型的现象是在头颅横断面扫描时颞部出现的条纹状伪影，又被称为 Houndsfield 伪影，这种现象也与射线硬化作用有关。

40. 答案：D

解析：相邻两个不同密度组织的交界部分如处于同一层面内，即同一层厚内垂直方向同时包含这两种组织，CT 图像上显示的这两种组织的交界处 CT 值会失真，同时交界处这两种组织变得模糊不清，这种由于射线衰减吸收差引起的图像失真和 CT 值改变，称为周围间隙现象。

41. 答案：B

解析：自螺旋 CT 扫描方式出现以后，为了与非螺旋 CT 扫描方式相区别，人们有时把非螺旋扫描方式称为普通或常规 CT 扫描。

42. 答案：D

解析：地线接地电阻应小于 4 Ω。

43. 答案：E

解析：CT 信号常用的传输方式有滑环传输、光电传输、射频传输和电容感应传输。

44. 答案：D

解析：接收器分辨力包括图像显示器和胶片，它们很容易与空间分辨力和密度分辨力相混淆。CT 中的空间分辨力概念只指 CT 机本身由于系统接收和传递过程中所产生的分辨力，它与接收器的分辨力无关。

45. 答案：C

解析：层厚螺距（或称容积螺距）是准直器打开的宽度（或扫描机架旋转一周检查床移动的距离）除以扫描时所使用探测器的宽度。

46. 答案：A

47. 答案：C

解析：CT导向穿刺活检拔针后再扫描一次穿刺平面，目的是观察有无出血、气胸等早期并发症的出现。

48. 答案：A

解析：脊椎有生理曲度，每一椎体和椎间隙要分别设定。

49. 答案：D

解析：噪声是均匀物质扫描图像中各点之间CT值上、下波动，也可解释为图像矩阵中像素值的标准偏差。

50. 答案：E

51. 答案：A

解析：控制台是CT机的自身设备，不是附属设备。

52. 答案：C

53. 答案：E

解析：1979年Hounsfield（亨斯菲尔德）和塔夫茨大学从事CT图像重建研究工作的Cormack（考迈克）教授一起，获得了诺贝尔医学生理学奖。

54. 答案：E

55. 答案：E

56. 答案：A

57. 答案：C

解析：螺旋CT在扫描检查时，X线球管不断地围绕受检者旋转，并且一直处于连续曝光状态。因此，若要对受检者进行一定的防护，应避开被检部位，用适当的防护材料将受检者环状密闭包裹。

58. 答案：E

解析：DICOM是医学影像设备和软件间通用的通讯标准，在各种设备间主要传送医学图像及其信息。

59. 答案：E

解析：骨算法可增加边缘效应，但噪声相对增加。

60. 答案：C

解析：层厚选择薄，噪声增加，图像感觉粗糙。

61. 答案：E

解析：根据检查部位和病变选择合适的滤过函数有助于诊断准确性的提高。

62. 答案：D

解析：国际防护委员会规定，随机效应即生物效应不存在剂量的阈值，任何微小的剂量都有可能引起致癌效应和遗传效应，但这种情况的发生概率极小。

63. 答案：D

解析：受检者扫描时是在机房内进行，机房的固有防护只能对工作人员起作用。而其余的4个选项内容，都是对受检者的防护所采取的措施和遵循的原则。

64. 答案：C

解析：放射科的检查申请单多为临床医师所开，辐射实践的正当化就是要求医生加强防护意识，做到合理检查，避免盲目和不必要的检查照射。其余防护措施是需要放射工作人员进行的。当然，辐射实践的正当化的把关，也是放射医师不可推脱的责任。

65. 答案：D

66. 答案：D

解析：脑血管病变和颅内肿瘤是颅脑CTA的适应证。

67. 答案：D

68. 答案：D

解析：观察不同部位和不同病灶时，需采用相应窗宽、窗位，密度接近时需适当加大窗宽。

69. 答案：C

70. 答案：A

解析：周围型肺癌要求较高的密度分辨力，故不能采用高分辨力扫描方式。

71. 答案：D

解析：胸部低剂量扫描的适应证包括健康检查，肺及纵隔肿瘤切除术后、肺结核、炎症等治疗后的复查。

72. 答案：C

解析：胸部低剂量扫描必须低毫安、最大幅度地减少受检者的辐射剂量。

73. 答案：B

74. 答案：A

解析：冠状动脉 CTA 适应证不包括期前收缩的诊断。

75. 答案：B

解析：心脏冠脉体位要求体轴中心线偏左，心脏置于扫描区域的中心，避免图像上移。

76. 答案：C

解析：冠状动脉搭桥术后复查时，必须在内乳动脉对侧上肢进行静脉穿刺。

77. 答案：B

解析：胸痛三联症扫描范围起始部位是主动脉弓。

78. 答案：E

解析：冠状动脉搭桥术后复查扫描范围起始部位是锁骨下缘。

79. 答案：E

解析：为取得最佳检查效果，需进行心电门控。

80. 答案：B

解析：一般螺距与心率呈正相关，患者心率增加则螺距增加。

81. 答案：E

解析：为提高心脏冠状动脉 CTA 图像质量，一般要求是：对比剂用量原则上是注射时间等于扫描时间，其速率与心率呈正相关，心率慢其速率可适当减慢；采用薄层重叠 50% 重建，可观察远端细小分支；另外，将患者心率控制在 70 次/min 以下可取得最佳效果。

82. 答案：B

解析：冠状动脉行经处 CT 值≥90 HU 即认为有钙化。

83. 答案：C

84. 答案：C

解析：心脏冠状动脉 CTA 采用较小的扫描视野，床面水平线为受检者的腋前线，避免图像上移。

85. 答案：A

解析：缩小视野的扫描即放大扫描，增加了单位面积的像素，提高了空间分辨力。

86. 答案：B

87. 答案：D

解析：为了观察夹层动脉瘤真假腔情况，必要时需行两次扫描。

88. 答案：C

89. 答案：A

90. 答案：B

二、多选题

91. 答案：CDE

解析：CT 图像的优点是真正断面图像、密度分辨力高、可做定量分析。

92. 答案：ABDE

解析：与非螺旋 CT 相比，螺旋 CT 扫描对于整个器官或一个部位可在一次屏住呼吸下完成。

93. 答案：ABDE

解析：非螺旋 CT 扫描必须经历球管和探测器系统启动加速、X 线球管曝光采集扫描数据、球管和探测器系统减速停止、检查床移动到下一层面 4 个步骤。

94. 答案：ACE

解析：CT 密度分辨力高的原因是：X 线经过严格的准直，采用高灵敏度、高效率的接收介质，利用对灰阶控制，随意调节观察范围。

95. 答案：BCE

解析：钡剂灌肠后的受检者 1 周后才可进行腹部 CT 检查；受检者有心脏起搏器也可做此项检查。胸部扫描无需全程屏住呼吸，应做必要的呼吸训练，根据指令有规律的呼吸，以避免呼吸运动伪影。

96. 答案：BCDE

解析：1974年产生全身CT，为第三代CT产品。第五代CT的主要目的是用来做心脏等动态器官检查；而当今的多层螺旋CT检查速度更快，更可以做动态器官检查，如冠状动脉检查。第一代CT扫描时间需5 min。第五代CT扫描方式为静止，没有球管的旋转。

97. 答案：ABCDE

解析：1983年产生第五代CT，1985年产生滑环CT，1989年产生螺旋CT，1992年产生双层螺旋CT，1998年产生4层螺旋CT，2001年产生16层螺旋CT，2003年产生64层螺旋CT，2005年产生双源CT，2007年产生320层螺旋CT。

98. 答案：ABC

99. 答案：ABC

100. 答案：ABCE

解析：CT透视扫描仪的特点是快速连续扫描、高速图像重建、实时图像显示；每秒能获得5～8幅图像；只有第1幅图像是采用1次360°扫描数据，以后的图像只采用60°的新扫描数据和300°旧扫描数据。

全真模拟试卷六

一、单选题

1. 螺旋 CT 扫描技术出现在
   A. 19 世纪 70 年代
   B. 20 世纪 60 年代
   C. 20 世纪 70 年代
   D. 20 世纪 80 年代
   E. 20 世纪 90 年代
2. 非螺旋 CT 的扫描需经历多少个步骤才能完成
   A. 2 个
   B. 3 个
   C. 4 个
   D. 5 个
   E. 6 个
3. 以螺旋 CT 扫描技术分界，此前的 CT 扫描方式称作
   A. 非螺旋 CT 扫描方式
   B. 螺旋 CT 扫描方式
   C. 常规 CT 扫描方式
   D. 普通 CT 扫描方式
   E. 单层 CT 扫描方式
4. 螺旋 CT 扫描的球管热容量一般不低于
   A. 2 MHU
   B. 3 MHU
   C. 4 MHU
   D. 6 MHU
   E. 8 MHU
5. 螺旋扫描的球管阳极冷却率一般大于
   A. 4 MHU/min
   B. 3 MHU/min
   C. 2 MHU/min
   D. 1.5 MHU/min
   E. 1 MHU/min
6. 螺旋 CT 的高压发生器所产生的高压范围通常是
   A. 80 ~ 100 kVp
   B. 60 ~ 110 kVp
   C. 100 ~ 120 kVp
   D. 80 ~ 140 kVp
   E. 100 ~ 140 kVp
7. 容积扫描又被称为
   A. 非螺旋扫描
   B. 三维内镜成像
   C. 连续扫描
   D. 螺旋扫描
   E. 区段扫描
8. 关于准直宽度的叙述，正确的是
   A. 准直宽度决定了单层螺旋扫描的

层厚
B. 准直宽度可等于有效层厚
C. 非螺旋 CT 扫描无准直宽度
D. 准直宽度常大于有效层厚
E. 准直宽度与有效层厚无关

9. 螺旋 CT 扫描螺距增加，则
A. 探测器接收射线量减少，图像质量下降
B. 探测器接收射线量增加，图像质量提高
C. 探测器接收射线量增加，图像质量下降
D. 探测器接收射线量减少，图像质量提高
E. 探测器接收射线量减少，图像质量不变

10. 下列哪项属于螺旋 CT 扫描的特有成像参数
A. 矩阵
B. 像素
C. 灰阶
D. 螺距
E. 窗宽

11. 与螺旋 CT 无关的叙述是
A. 逐层扫描采集数据
B. 回顾性任意层面重组
C. 检查床连续运动同时曝光
D. 球管围绕受检者旋转持续曝光
E. 容积扫描采集数据

12. 16 层螺旋 CT 出现的年代是
A. 1992 年
B. 1998 年
C. 2000 年
D. 2001 年
E. 2003 年

13. 4 层螺旋 CT 的探测器可分为
A. 等宽型和不等宽型
B. 等距型和不等距型
C. 对称型和非对称型
D. 同步型和非同步型
E. 等宽型和对称型

14. 4 层螺旋 CT 与单层螺旋 CT 的主要差别是
A. 扫描方式和滑环结构
B. 重建方式和计算方法
C. 探测器系统、数据采集系统和计算机系统
D. 扫描方式和探测器系统
E. 扫描方式、探测器系统和重建方式

15. 关于等宽型探测器的叙述，正确的是
A. Siemens 的 4 层螺旋 CT 属于典型的等宽型探测器
B. 等宽型探测器的优点在于层厚组合较为灵活
C. 等宽型探测器的优点是探测器的间隙少
D. 等宽型探测器较不等宽型探测器射线利用率高
E. GE 的 4 层螺旋 CT 不属于典型的等宽型探测器

16. 4 层螺旋 CT 的不等宽型探测器，其间隙有几个
A. 4 个
B. 5 个
C. 6 个
D. 7 个
E. 8 个

17. 4 层螺旋 CT 的等宽型探测器，其间隙至少有几个
A. 4 个
B. 5 个
C. 6 个
D. 7 个
E. 8 个

18. 关于 4 层螺旋 CT 的叙述，不正确的是
A. 一次旋转最大覆盖范围是 32 mm
B. 数据采集通道是 4 个
C. 最多由 34 排探测器组成

D. 其扫描已达到各向同性
E. 最少由 8 排探测器组成

19. 4 层螺旋 CT 的分辨力是
A. 横向分辨力为 0.5 mm，纵向分辨力为 0.5 mm
B. 横向分辨力为 0.5 mm，纵向分辨力为 1.0 mm
C. 横向分辨力为 1.0 mm，纵向分辨力为 0.5 mm
D. 横向分辨力为 1.0 mm，纵向分辨力为 1.0 mm
E. 横向分辨力为 1.0 mm，纵向分辨力为 2.0 mm

20. 4 层螺旋 CT 的图像重建预处理的基本方法是
A. 高序外插
B. 线性内插
C. 函数修正
D. 数据偏移
E. 加权外插

21. 16 层螺旋 CT 一次旋转最大覆盖范围可达
A. 16 mm
B. 20 mm
C. 24 mm
D. 32 mm
E. 40 mm

22. 64 层螺旋 CT 一次旋转最大覆盖范围可达
A. 32 mm
B. 36 mm
C. 40 mm
D. 48 mm
E. 64 mm

23. 64 层螺旋 CT 机架最快旋转时间为
A. 0.5 s
B. 0.45 s
C. 0.4 s
D. 0.35 s
E. 0.33 s

24. 关于多层螺旋 CT 半影区的叙述，正确的是
A. 半影随层厚的减小而减小，随层数的增加而减小
B. 半影随层厚的减小而增大，随层数的增加而减小
C. 半影随层厚的减小而减小，随层数的增加而增大
D. 半影随层厚的减小而增大，随层数的增加而增大
E. 半影随层厚的增加而增大，随层数的增加而减小

25. 随着螺旋 CT 层数的增加，其射线利用率和分辨力分别将
A. 提高、提高
B. 降低、降低
C. 提高、降低
D. 减低、提高
E. 不变

26. 准直螺距与层厚螺距的关系，正确的是
A. 相等
B. 层厚螺距与准直螺距的比值为探测器的排数
C. 层厚螺距与准直螺距的比值为探测器的宽度
D. 层厚螺距与准直螺距的比值为检查床移动的距离
E. 层厚螺距与准直螺距的比值为层厚

27. 准直螺距又被称为
A. 螺距因子或射线束螺距
B. 螺距因子或容积螺距
C. 螺距因子或探测器螺距
D. 容积螺距或射线束螺距
E. 探测器螺距或射线束螺距

28. 层厚螺距又被称为
A. 螺距因子或射线束螺距
B. 探测器螺距或容积螺距

C. 螺距因子或探测器螺距
D. 容积螺距或射线束螺距
E. 探测器螺距或射线束螺距

29. 多层螺旋扫描和图像重建，应注意下列哪项的选择和修正
A. 螺距
B. 层厚
C. 床速
D. 千伏
E. 毫安秒

30. 目前多层螺旋 CT 图像重建预处理主要有几种类型
A. 1
B. 2
C. 3
D. 4
E. 5

31. 单排探测器扫描所获得的数据，可直接采用下列哪项进行重建
A. 优化采样扫描
B. Z 轴滤过长轴内插法
C. 多层孔束体层重建
D. 扇形束重建
E. Feldkamp 重建

32. 下列哪种重建方法适用于 16 层及以上螺旋 CT
A. MUSCOT
B. 扇形束重建
C. Z 轴滤过长轴内插法
D. 多层孔束体层重建
E. AMPR

33. 64 层螺旋 CT 的横向和纵向分辨力分别为
A. 0.3 mm、0.4 mm
B. 0.3 mm、0.5 mm
C. 0.5 mm、0.6 mm
D. 0.5 mm、1.0 mm
E. 0.6 mm、1.0 mm

34. 多层螺旋 CT 与单层螺旋 CT 相比较，错误的是
A. 提高了空间分辨力
B. 扫描速度更快
C. X 线束在纵向上厚度减小
D. 提高了射线利用率
E. 降低了 X 线管损耗

35. 关于 CT 常规扫描的叙述，错误的是
A. CT 常规扫描又可称为平扫
B. CT 常规扫描是应用最多的扫描方法
C. CT 常规扫描可采用序列扫描
D. CT 常规扫描可采用容积扫描
E. CT 常规扫描就是不注射对比剂的扫描

36. 关于定位扫描的叙述，错误的是
A. 定位扫描图像的动态范围大
B. 定位扫描的图像空间分辨力低
C. 定位扫描时，所使用的扫描剂量相对较低
D. 定位扫描时，管球在 12、9 或 3 点钟位置固定不动
E. 定位相仅用于确定扫描层面和范围

37. 动态扫描的扫描方式有几种
A. 1
B. 2
C. 3
D. 4
E. 5

38. 对于一个部位的扫描，动态单层扫描较非螺旋扫描节约时间
A. 约 1/2
B. 约 1/3
C. 约 1/4
D. 约 1/5
E. 约 2/3

39. 关于动态序列扫描的叙述，正确的是
A. 所谓动态序列扫描就是按照特定序列进行扫描
B. 动态序列扫描每次扫描多个层面
C. 动态序列扫描时间不变

D. 动态序列扫描的被扫描层面不变
E. 动态序列扫描的参数不变

40. 放大扫描功能的实现是基于哪项的调整
A. 探测器
B. X 线发生系统
C. 计算机系统
D. 扫描检查床
E. 扫描机架

41. 非螺旋扫描方式中的薄层扫描的层厚为
A. 0.33 ~ 0.5 mm
B. 0.5 ~ 1 mm
C. 1 ~ 2 mm
D. 3 ~ 5 mm
E. 5 ~ 10 mm

42. 超高速 CT 扫描系指
A. 动态序列扫描
B. 电子束 CT 扫描
C. 螺旋 CT 扫描
D. 快速连续进床扫描
E. 薄层夹层扫描

43. 每日开机进行 CT 球管训练的目的在于
A. 防止阳极靶面龟裂
B. 增加阴极电子
C. 升高球管温度
D. 启动旋转阳极
E. 保护 X 线管，防止损坏

44. 增强扫描时，成人的剂量一般不能少于
A. 50 ml
B. 70 ml
C. 80 ml
D. 100 ml
E. 120 ml

45. 常规内耳超薄层扫描，其层厚和层间距为
A. 1 mm 以下
B. 1 ~ 1.5 mm
C. 3 ~ 5 mm
D. 6 ~ 10 mm
E. 10 mm 以上

46. 关于螺旋 CT 中重建间隔的定义，正确的是
A. 重建时采用的成像算法
B. 被重建的相邻两横断面之间长轴方向的距离
C. 两层面之间设置的参数
D. 与螺旋扫描原始数据有关的螺距
E. 相邻两层之间的一种加权参数

47. 曝光时，X 线管和探测器不动，而床带动受检者动，称其为
A. 常规扫描
B. 定位扫描
C. 连续扫描
D. 动态扫描
E. 重叠扫描

48. 下列哪项不属于颅脑平扫的适应证
A. 颅内出血
B. 脑梗死
C. 脑萎缩
D. 脑血管畸形
E. 先天性无脑

49. 下列颅脑扫描准备工作中，哪项与图像质量无关
A. 摘掉头上金属饰物
B. 利用头颅固定设备
C. 做好碘过敏试验
D. 采用药物镇静
E. 解除患者扫描恐惧心理

50. 代表听眶线的英文缩写是
A. EML
B. OML
C. ABL
D. SML
E. TBL

51. 观察蝶鞍时，最佳的扫描方式为
A. 横断位扫描

B. 横断位扫描 + 矢状位扫描
C. 矢状位扫描
D. 横断位扫描 + 多方位重组
E. 冠状位扫描

52. 眼及眶部 CT 扫描最佳方式为
A. 横断位扫描 + 矢状位扫描
B. 横断位扫描 + 冠状位扫描
C. 横断位扫描 + 薄层扫描
D. 横断位扫描 + 增强
E. 横断位扫描 + 重叠扫描

53. 颞骨矢状扫描体位设计中，错误的是
A. 受检者俯卧
B. 头向一侧旋转，枕于 20°头架上
C. 矢状面前后对应点距床面等距
D. 扫描架向头侧倾斜 20°，平行矢状面
E. 球管围绕头颅前后轴旋转

54. 与鼻咽部前后处于同一平面的是
A. 额窦
B. 筛窦
C. 蝶窦
D. 上颌窦
E. 上门齿

55. 喉部常规扫描时，要求受检者
A. 吸气后屏气扫描
B. 呼气后屏气扫描
C. 平静呼吸状态扫描
D. 发“依”音的情况下扫描
E. 鼓气状态下扫描

56. 与颅脑常规扫描比较，咽部扫描特有的注意事项是
A. 头颅固定
B. 摘掉头上金属饰物
C. 不合作者采用药物镇静
D. 不做吞咽动作
E. 平静呼吸扫描

57. 与 X 线吸收衰减系数无关的是
A. 物质的厚度
B. 物质的密度
C. 物质的原子序数
D. 扫描的时间
E. 扫描所采用能量大小

58. 与图像质量无关的 CT 机技术性能指标是
A. 扫描时间
B. 重建时间
C. 重建矩阵
D. 探测器数目
E. 球管焦点

59. 决定 CT 机连续工作时间长短的机器性能指标是
A. 磁盘容量
B. 电源容量
C. X 线管热容量
D. X 线管焦点
E. 扫描时间

60. 胸部扫描，受检者确实屏气困难，最好的措施是
A. 给受检者做手势指令
B. 捏捂受检者鼻口
C. 嘱受检者口式呼吸
D. 嘱受检者腹式呼吸
E. 增大毫安，减短曝光时间

61. 甲状腺 CT 扫描时，受检者呼吸状态应是
A. 不要屏气
B. 吸气后屏气
C. 呼气后屏气
D. 平静呼吸状态下屏气
E. 深吸气后屏气

62. 在肺 HRCT 扫描时，为降低噪声
A. CT 机固有空间分辨力 0.5 mm
B. 扫描层厚为 1 ~ 1.5 mm 的薄层扫描
C. 图像重建使用高分辨力算法
D. 应用 512 × 512 以上矩阵采集
E. 使用高千伏和高毫安秒扫描

63. 胸部 CT 扫描，肺窗选择是
A. W 300 ~ 500 HU、L 30 ~ 50 HU

B. W 500~1000 HU、L －100~－200 HU
C. W 1000~2000 HU、L －200~－400 HU
D. W 1000~2000 HU、L －400~－500 HU
E. W 1000~2000 HU、L －500~－800 HU

64. 胸部 CT 导向穿刺的体位是
A. 仰卧正位
B. 俯卧正位
C. 侧位
D. 斜位
E. 任选适当体位

65. 小盆腔内脏器扫描基线的最低下界是
A. 两髂前上棘连线
B. 两髋臼凹连线
C. 耻骨联合上缘水平线
D. 耻骨联合下缘水平线
E. 两侧坐骨下缘连线

66. 常规 CT 扫描采取俯卧位的是
A. 头颅轴扫
B. 双膝轴扫
C. 双踝轴扫
D. 双腕轴扫
E. 双髋轴扫

67. 临床疑肝左叶病变，轴位扫描显示不理想，应变换
A. 冠状位
B. 矢状位
C. 左侧卧位
D. 右侧斜位
E. 俯卧位或右侧卧位

68. 口服对比剂行胆囊 CT 扫描，错误的是
A. 口服碘番酸对比剂 1~2 片
B. 对比剂提前 14~16 h 服下
C. 层厚、层间距为 5 mm 行胆囊区连续扫描
D. 采用软组织窗技术观察
E. 必要时变换体位扫描

69. 决定空间分辨力的主要因素是
A. 扫描方式
B. 有效视野
C. 重建矩阵
D. 显示矩阵
E. 探测器数目

70. CT 扫描参数中，对 X 线剂量的理解，错误的是
A. X 线剂量的大小是 CT 图像质量保证中的重要环节
B. 增加 X 线剂量，可减少图像噪声
C. 扫层越薄，所需 X 线剂量越小
D. 对内耳扫描，需采用比头颅平扫更大的 X 线剂量
E. 受检者所受辐射量与扫描层数有关

71. CT 图像伪影的概念，正确的是
A. 图像中不正常的解剖影像
B. 被检体以外物质影像的显示
C. 被检体内不存在的影像
D. 图像中密度过高或过低的影像
E. 影片中图像的变形

72. 因探测器灵敏度不一致，采集系统故障造成的伪影形态是
A. 移动条纹伪影
B. 放射状伪影
C. 模糊伪影
D. 帽状伪影
E. 环状伪影

73. 关于 CT 扫描层厚的理解，错误的是
A. 层厚是 CT 扫描技术选择的重要参数
B. 层厚较薄，空间分辨力高
C. 层厚加大，密度分辨力低
D. 层厚的选择应根据扫描部位和病变大小决定
E. 层厚较薄，病灶检出率高

74. 显示野不变，矩阵缩小一半和矩阵不变、显示野增加 1 倍，其像素大小
A. 前者较后者大
B. 后者较前者大
C. 两者相等
D. 前者是后者的 2 倍

E. 后者是前者的 2 倍

75. 关于滤过函数的选择，错误的是
A. 一般扫描选择标准数学演算
B. 肝胆胰选择软组织数学演算
C. 内耳选择骨细节数学演算
D. 肺结节性病变 HRCT 选择软组织数学演算
E. 颅脑扫描选择标准数学演算

76. CT 图像的动态显示范围较大，是因为
A. CT 设备精密度高
B. CT 使用的是激光胶片
C. CT 使用的 kVp 高
D. CT 可以采用多种成像算法
E. CT 图像可以作窗宽、窗位调节

77. 关于窗宽内容的叙述，错误的是
A. 窗宽决定显示 CT 值的范围
B. 窗宽加大，图像中组织密度对比提高
C. 组织的 CT 值大于窗宽规定范围时，呈现白色
D. 窗宽除以 16 等于每个灰阶包含的 CT 值
E. 调节窗宽可改变图像中的密度差

78. 下列哪项不属于图像后处理技术
A. 多组 CT 值测量
B. 图像局部放大
C. 改变窗宽
D. 图像反转
E. 矢状重建

79. 关于颅脑 CT 平扫的叙述，错误的是
A. 对于颅脑外伤，CT 平扫是首选的方法
B. 扫描基线一般取听眦线
C. 扫描体位选择仰卧位头先进
D. 常规采用连续扫描方式
E. 层厚、层间距均为 5 mm

80. 关于动态扫描技术的叙述，错误的是
A. 动态扫描应在增强后应用才有价值
B. 动态扫描图像显示在全部扫描完毕后
C. 动态扫描系指短时间内连续扫描数层
D. 动态扫描时，受检者不应停止呼吸
E. 动态扫描能观察血流动力学的改变

81. X 线球管围绕人体腹背轴（前后轴）旋转的扫描方式称为
A. 横断位扫描
B. 冠状位扫描
C. 矢状位扫描
D. 正位定位扫描
E. 侧位定位扫描

82. 关于增强扫描原理和意义的叙述，错误的是
A. 不同的组织结构，对比剂的吸收量和分布不同
B. 不同的病变性质，对比剂的吸收量和分布不同
C. 当两种组织对 X 线的吸收差加大时，图像对比增加
D. 增强扫描会使组织密度、形态、大小显示更为突出
E. 增强扫描主要增加了组织间的天然对比

83. CT 检查前，受检者准备工作的主要依据是
A. 申请单
B. 预约登记卡
C. “受检者须知”预约单
D. 对家属的交代
E. 受检者自己理解

84. 与产生伪影无关的准备工作是
A. 做好呼吸训练
B. 不吃含金属的药物
C. 给予镇静剂
D. 更衣、换鞋入机房
E. 摘掉金属饰物

85. 下列哪项不能在定位图像上确定
A. 扫描起始线

B. 扫描终止线
C. 扫描范围
D. 扫描角度
E. 扫描参数

86. 与 CT 图像重建效果无关的因素是
A. 保留原始数据
B. 保持扫描层面的连续性
C. 保证扫描条件的一致性
D. 保持重建时间的准确性
E. 根据需要采用不同算法重建

87. 不会影响重组图像质量的因素是
A. 扫描层面的多少
B. 扫描层面的薄厚
C. 统一的层厚与间隔
D. 统一的重建时间
E. 统一序列的连续扫描

88. 关于重组图像的原理，正确的是
A. 重组图像就是图像重建
B. 用计算机对原始数据进行运算得到显示数据矩阵
C. 用计算机将各不同层面的像素重新排列的技术
D. 重新组成三维的图像
E. 重新组成三维空间中任一平面的图像

89. 有关病变大小的测量方法，错误的是
A. 无论病变形态如何，都以其长轴作为测量的长度
B. 长的半圆形病灶，可分段测量长度后相加得出长径
C. 以长轴中心垂直的横径为宽度
D. 长×宽×层数×层厚为大致体积
E. 各层面的面积叠加在一起得出精确的体积

90. CT 拍片对诊断影响最大的是
A. 拍片时，按照解剖顺序进行图像排列
B. 拍片时，平扫与增强图像不要交叉
C. 拍片时，应将带有定位线的定位片拍入
D. 拍片时，正确选择窗宽、窗位
E. 拍片时，对放大、测量、重建的图像排列在后面

二、多选题

91. CT 透视扫描图像重建的硬件设备主要有
A. 快速运算单元
B. 高速存储器
C. 反投影门控阵列处理器
D. 缓冲器
E. 主控计算机

92. 关于动态空间重建扫描的特点，正确的是
A. 与常规血管造影相比，射线量大 20%
B. 需加大 X 线对比剂用量
C. 可采用任意侧注射对比剂，观察双侧心脏血流的情况
D. 解剖结构测量的精确性达 95%
E. 时间分辨力高，可用于心、肺血管的动态显示和测量

93. 关于移动式 CT 的特点，正确的是
A. 体积小、可移动
B. 断电后可继续扫描 25 层
C. 最大 FOV 是 46 cm，机架孔径 60 cm
D. 固体探测器 40 个
E. 测量通道 16 个

94. 关于双源 CT 的叙述，正确的是
A. 单个球管的功率为 80 kW
B. 扫描速度为 0.27 s
C. 最大扫描范围 200 cm
D. 一套扫描系统的 FOV 为 50 cm，另一套为 26 cm
E. 使用高分辨力技术，空间分辨力可达0.24 mm

95. 下列叙述正确的是
A. 第二代 CT 的高压发生器是脉冲式
B. 第三代 CT 的高压发生器是脉冲式

C. 固定阳极 X 线管只用于第一代 CT

D. 旋转阳极 X 线管用于第三代 CT

E. 电压波动范围 <1%

96. 提高球管热容量的方法有

A. 采用石墨

B. 采用液态镓基金属合金替代过去的滚轴轴承

C. 采用“飞焦点”

D. 阳极靶的背面完全浸在循环散热的冷却油中

E. 阳极旋转，阴极固定

97. 下列叙述正确的是

A. 滤过板吸收低能量 X 线

B. 滤过板优化射线能谱

C. 滤过板减少受检者 X 线剂量

D. 前准直控制扫描准直层厚

E. 后准直控制受检者辐射剂量

98. 关于探测器的叙述，正确的是

A. 探测器的作用是接收 X 线辐射，并将其转换为可见光

B. 转换效率是指俘获 X 线光子并将其吸收、转换成为电信号的能力

C. 响应时间是指前后的一致性

D. 动态范围是指在线性范围内接收到的最大信号与能探测到的最小信号的比值

E. 稳定性是指两次 X 线照射之间能够工作的间隔时间

99. 关于探测器的叙述，正确的是

A. 气体探测器利用闪烁晶体将 X 线转换成可见光，然后再转换成电能

B. 固体探测器直接将 X 线转换成电能，所以目前常用它

C. 固体探测器灵敏度高，有较高的光子转换效率，但会产生拖尾伪影

D. 气体探测器稳定性好、响应时间快、几何利用率高、无余辉产生

E. 总检测率 = 几何效率 × 固有（转换）效率

100. 关于探测器的叙述，正确的是

A. 钨酸钙的转换效率和光子俘获能力是99%，动态范围为 1 000 000 :1

B. 氧化稀土陶瓷的吸收效率也是99%，但闪烁的发光率却是钨酸钙的 3 倍

C. 气体探测器被加入约 20 个大气压，以增加气体分子电离

D. 固体探测器转换效率为 95%，几何效率为 40%~50%

E. 气体探测器转换效率为 45%，几何效率为 95%

全真模拟试卷六答案及解析

一、单选题

1. 答案：D

解析：螺旋 CT 扫描技术出现在 20 世纪 80 年代末期，为与其后出现的双层和多层螺旋 CT 相区别，此时的螺旋 CT 又称为单层螺旋 CT。

2. 答案：C

解析：非螺旋 CT 的扫描需经历 4 个步骤，即球管和探测器系统启动加速，X 线球管曝光采集扫描数据，球管和探测器系统减速停止，检查床移动到下一个检查层面。

3. 答案：A

解析：螺旋 CT 扫描技术出现在 20 世纪 80 年代末期，此前的扫描方式称为非螺旋 CT 扫描方式。

4. 答案：B

解析：螺旋扫描属于连续扫描，因此对球管的热容量要求较高。

5. 答案：E

6. 答案：D

解析：螺旋 CT 的 X 线发生器为高频发生器，其产生的高压范围为 80 ~ 140 kVp。

7. 答案：D

解析：螺旋 CT 扫描技术出现在 20 世纪 80 年代末期，螺旋 CT 扫描方法又称为容积扫描。

8. 答案：A

解析：射线束的宽度（准直器设置的宽度）决定了单层螺旋扫描的层厚。

9. 答案：A

解析：螺旋 CT 扫描螺距增加，则探测器接受射线量减少，图像质量下降。但扫描时间缩短，被检者检查剂量下降。

10. 答案：D

解析：螺距是扫描旋转架旋转一周，检查床运行的距离与层厚或准直宽度的比值，为螺旋 CT 扫描的特有参数。

11. 答案：A

解析：逐层扫描采集数据是非螺旋扫描 CT 的扫描采集方式。

12. 答案：D

13. 答案：A

解析：4 层螺旋 CT 的探测器可分为等宽型和不等宽型探测器阵列。

14. 答案：C

解析：4 层螺旋 CT 的基本结构与第三

代CT和单层螺旋CT的主要差别是探测器系统、数据采集系统和计算机系统。

15. 答案：B

解析：等宽型探测器的层厚组合较为灵活，但过多的探测器间隔会造成有效信息的丢失。

16. 答案：D

解析：4层螺旋CT的不等宽型探测器中无法产生数据的探测器间隙只有7个。

17. 答案：E

18. 答案：D

解析：4层螺旋CT尚未真正达到各向同性。

19. 答案：B

20. 答案：B

解析：为消除螺旋扫描形成的运动伪影，必须采用数据预处理后的图像重建方法，即线性内插法。

21. 答案：C

解析：探测器阵列总宽度即为一次旋转最大覆盖范围。

22. 答案：C

23. 答案：E

24. 答案：B

解析：半影区被称为“无用”射线，其随层厚的减小而增大，随层数的增加而减小。

25. 答案：A

解析：随着螺旋CT层数的增加，其射线利用率提高，分辨力也提高。

26. 答案：B

解析：层厚螺距的特点是着重体现了扫描所使用的探测器的排数。

27. 答案：A

28. 答案：B

29. 答案：A

解析：如螺距选择不当，会使部分直接成像数据与补充数据交叠，造成图像质量下降。

30. 答案：B

解析：目前多层螺旋CT图像重建预处理主要有两种类型。一种为不考虑孔束边缘的图像重建预处理，另一种是在图像预处理中将孔束边缘部分的射线一起计算。

31. 答案：D

解析：单排探测器扫描所获得的数据，一般可直接采用扇形束进行重建。

32. 答案：E

解析：AMPR即自适应多平面重建，它是Siemens 16层及以上螺旋CT采用的重建方法。

33. 答案：A

34. 答案：C

解析：多层螺旋CT的X线束在纵向上厚度比单层有所增加。

35. 答案：E

解析：CT常规扫描是按照定位片所定义的扫描范围，不注射对比剂的扫描。

36. 答案：E

解析：定位相不仅用于确定扫描层面和范围，还用于已扫描层面和范围的归档保存。

37. 答案：C

解析：动态扫描的扫描方式有动态单层扫描、动态序列和动态多层扫描。

38. 答案：B

解析：动态单层扫描能在少于非螺旋扫描约1/3时间内，完成对于一个部位的扫描或定位片确定的整个扫描范围。

39. 答案：D

解析：动态序列扫描是对某一选定层面做时间序列的扫描，整个扫描过程中，每次只扫描一个层面，并且被扫描的层面不变，只有时间变化。

40. 答案：A

解析：放大扫描是使透过较小范围物体的衰减射线由较多的探测器接收，故又称为几何放大。

41. 答案：D

解析：非螺旋扫描方式中的薄层扫描的层厚为3～5 mm，超薄层扫描的层厚为1～2 mm。

42. 答案：B

解析：超高速CT扫描系指电子束CT扫描，也称EBT、EBCT、UFCT。

43. 答案：E

解析：目的在于使一段时间不使用的冷却的球管逐渐升温，避免突然过冷或过热，从而保护球管。

44. 答案：A

45. 答案：B

解析：因内耳解剖范围小，结构复杂，大量临床实践证明，内耳扫描层厚、层间距选择为1～1.5 mm最为理想。

46. 答案：B

解析：重建间隔（reconstruction interval）和螺距（helical pitch）是螺旋CT扫描技术中两个新的成像参数。重建间隔的定义是被重建的相邻两层横断面之间长轴方向的距离，与常规CT扫描中层间隔的概念不同。因为螺旋CT扫描是容积扫描，对原始数据的回顾性重建可采用任意间隔。

47. 答案：B

解析：无论是进行正位定位扫描还是侧位定位扫描，球管和探测器都要相对固定不动，床面带动受检者移动。除此之外，进行其他各种扫描时，X线球管永远保持旋转状态（电子束CT例外）。

48. 答案：D

解析：颅内出血、脑梗死、脑萎缩及先天性无脑，通过颅脑平扫即能作出明确诊断；而脑血管畸形，应通过颅脑增强CT扫描方能确诊。

49. 答案：C

解析：摘掉头上金属饰物，以防伪影产生。头颅固定、药物镇静、解除患者恐惧心理，从而取得配合，这些措施均为防止移动伪影产生，确保扫描图像质量。碘过敏试验是了解受检者是否对碘过敏的一种试验方法，它与扫描图像质量无关。

50. 答案：C

解析：听眶线的英文缩写是ABL，表示外耳孔与同侧眼眶下缘的连线。在头部摄影技术中，又称其为大脑基底线。

51. 答案：D

52. 答案：B

53. 答案：E

解析：头部CT扫描，只有球管围绕头颅的左右轴线旋转时，所扫出的平面才是矢状面。

54. 答案：D

解析：这是由于解剖位置所决定的，从颌面部侧位像观察，上颌窦处于鼻咽部平面的最前部。

55. 答案：C

解析：非特殊要求下，喉部常规CT扫描时，受检者应处于平静呼吸状态。原因在于，气道通畅，声带处于外展状态。为重点显示喉室、梨状窝或声门下气管时，可采取相应的呼吸动作。发“依”音扫描，有助于显示声带麻痹。

56. 答案：D

解析：选项中的各项内容都是为了防止图像中伪影的产生采取的措施，不做吞咽动作对咽部扫描尤为重要，而对于颅脑扫描影响不大，是咽部扫描特有的一项要求。

57. 答案：D

解析：当能量为正的单能射线穿过厚度为d的物体后，射线强度I，衰减为I_0。可记作$I = I_0 e^{-ud}$。由此可见，物质的线性吸收系数与X线的能量，物质的原子序数、厚度、密度有关，而与扫描时间长短无关。

58. 答案：B

解析：扫描时间长短，决定着运动模

糊大小；重建矩阵大小和探测器数目影响着像素大小，像素尺寸影响着空间分辨力；球管焦点在CT机中仍因几何投影的关系，影响着成像质量。只有重建时间与图像质量无关，它反映计算机的工作能力，决定处理速度。

59. 答案：C

解析：磁盘容量决定图像的存储量，电源容量决定CT机性能的发挥，只有在CT机供电容量足够的情况下，方可发挥其有效性能。球管焦点大，可提高X线管容量；扫描时间长，产热多，这两点指标与CT机连续工作时间有一定关系。决定CT机连续工作时间长短的关键在于球管热容量。球管热容量越大，连续工作时间越长。在球管热容量指标范围内，产热与散热达到平衡时，可以长时间连续工作。

60. 答案：E

解析：胸部扫描时，受检者屏气的目的是减少因呼吸造成的影像模糊。胸式呼吸、腹式呼吸同样是使胸部处于呼吸状态，既然受检者屏气困难，手势指令提示均无效。捏捂受检者口鼻，强行控制呼吸，会收到一定效果，但受检者往往因反射性抗拒，反而造成体动模糊。控制运动模糊的最有效方法是缩短曝光时间。

61. 答案：D

解析：甲状腺CT扫描，虽然扫描起始线是从胸部主动脉弓上缘开始，但观察的是甲状腺而不是肺组织，要求平静呼吸状态下屏气即可。

62. 答案：E

解析：高分辨力CT扫描的特点是易产生噪声，扫描层厚越薄噪声越多，为降低噪声，最有效的措施是提高管电压和增大mAs。

63. 答案：E

64. 答案：E

解析：胸部CT导向穿刺，导向的目的是通过扫描确定穿刺针的方向、角度及到达病灶中心的长度。由于病变发生的部位不同，穿刺针穿入的路径要求不一样，而且穿刺操作需要在扫描孔架范围中进行，为适应操作的方便，所以体位要求是任意选择的。

65. 答案：D

解析：耻骨联合下缘水平线相当于小盆腔的最低位，从此线向上扫描，盆腔内脏器即全部包括在扫描范围内。

66. 答案：D

解析：在5个选项中，除双腕轴扫外，其余4项在扫描体位中常规都采取仰卧位，受检者舒适、位置稳定。双腕相反，只有在俯卧位时，双上肢高举过头，平行前伸，才能达到舒适、稳定。

67. 答案：E

解析：采用俯卧或右侧位扫描，可以克服或减少肠内胀气或胃内容物对肝左叶及肝肿瘤影像的干扰，使其更清楚地显示。右侧卧位扫描，对胰头的观察亦是最佳体位，不仅使十二指肠得到充盈，还可使邻近肠管与胰腺的体尾部分开。

68. 答案：D

解析：口服对比剂进行胆囊CT扫描与常规X线口服胆囊造影相似，对比剂均为碘番酸片剂，每片含碘5 g。因CT密度分辨力高，故口服胆囊造影CT用量仅为常规对比剂的1/6～1/3，为1～2片。同样要求提前14～16 h服药。扫描时采用层厚、层距5 mm胆囊区域图像放大连续扫描。因口服对比剂，胆囊密度明显增强，用软组织窗观察无法分辨胆囊内病变，必须将窗宽调至1000～2000 HU，窗位调至100～200 HU以上才能观察清楚。对鉴别胆囊内是结石或肿瘤，可采用俯卧位或侧卧位行局部扫描。肿瘤位置一般恒定不变，结石可随体位变化而变化。

69. 答案：C

解析：影响 CT 空间分辨力的因素很多，有机器设备本身固有的因素，如探测器的数目、孔径，重建矩阵大小，褶积滤波函数，噪声等；也有人为的可变参数选择，如 X 线剂量大小、窗技术调节、矩阵格式选择等，但其中最主要的是重建矩阵。重建矩阵越大，像素值越小，空间分辨力越高。空间分辨力大小约是像素宽度的 1.5 倍。

70. 答案：C

71. 答案：C

解析：伪影系指在扫描或信息处理过程中，由某一种或几种原因而出现的人体本身不存在的假像，其他 4 个选项的解释都是不正确的。

72. 答案：E

解析：移动条纹伪影为扫描过程中受检者移动所造成的；放射状伪影为致密结构所致，但都显得图像模糊；还有一种少见的模糊伪影是因重建图像中心与扫描旋转的中心重合时产生，帽状伪影极少见；环状伪影是常见的一种因探测器灵敏度不一致所造成的假像。每日工作中经常对探测器进行校准就是为了克服或减少环状伪影的产生。

73. 答案：C

解析：同一部位的扫描，层厚选择越大，密度分辨力越高；薄者则降低。空间分辨力与其相反。

74. 答案：C

解析：根据重建像素大小的计算公式：Pixel = DFOV/MATRIX 可以求得证明。

75. 答案：D

解析：常规肺部扫描均选用标准滤过函数的数学演算方法，但行肺部高分辨力 CT 扫描（HRCT）时，为突出肺内结节性、弥漫性病变的显示率，增强其边缘效果，提高空间分辨能力，故选择骨细节滤过函数的数学演算方法。

76. 答案：E

解析：CT 图像的动态显示范围是指对人体组织 CT 值显示范围的能力，人体组织 CT 值的范围划分为 -1000 ~ 1000，有 2000 个分度，而人的眼睛仅能分辨 16 个灰阶，若能将 2000 个灰度级都观察到，必须分段显示。这项任务是通过窗宽、窗位的调节完成的。滤过函数算法的选择，只是改变像素的重建数据。窗宽、窗位调节的是灰度级差。

77. 答案：B

78. 答案：A

解析：多组 CT 值测量应属于 CT 的测量技术。CT 测量包括 CT 值测量，病变大小测量，长度、面积、体积的测量等，这些测量并不改变图像的性质，图像后处理技术是使图像发生量的变化。

79. 答案：E

解析：颅脑平扫，层厚、层间距的参数选择常规为 10 mm 连续扫描，对后颅窝部位的观察可选用 5 mm。

80. 答案：D

解析：“动态”两字系指对比剂在血管、脏器或组织中的浓度变化，为保证扫描图像质量，减少呼吸运动所造成的移动伪影，即便是动态扫描，受检者屏气也是必要的。

81. 答案：B

解析：只有冠状位扫描时，X 线球管才围绕人体腹背轴（前后轴）旋转。这一方案的实施依靠体位设计和机架的倾斜协调完成。由于人体解剖结构和扫描孔径的限制，冠状位扫描只能局限于个别体位，如头部或骶尾部。

82. 答案：E

解析：通过增强来增加人体组织间的对比称为人工对比。

83. 答案：C

解析：CT 检查前，受检者的准备工作

应依据“受检者需知”预约单的要求内容为准，口头交代及受检者或家属的理解均无法律依据，出现误解无法旁证，最终以“受检者需知”单见证。

84. 答案：D

解析：做好呼吸训练及给予镇静剂的目的，在于减少扫描时运动伪影的产生。不吃含金属的药物和摘掉金属饰物，以防放射状伪影出现；更衣、换鞋入机房，目的是为了保持扫描室内清洁干净，减少尘埃，这种准备工作与产生伪影无关。

85. 答案：E

86. 答案：D

解析：没有原始数据，CT图像就无法重建。CT图像重建效果的好坏，取决于扫描层面的连续性和扫描条件的一致性。不连续扫描，重建图像中就会因信息丢失而造成间断，扫描条件不一致，信息量会造成偏差。选用不同的重建算法，会获得不同的重建效果。而重建时间取决于计算机的运算速度及数据处理量的大小，它不影响图像重建效果。

87. 答案：D

解析：重组图像质量好坏，取决于扫描层面的多少和厚薄，扫描层面越薄、越多，重组效果越好。但前提是保持扫描的连续性。所以，重组图像必须是在统一序列的连续扫描层面内进行。

88. 答案：C

解析：重组图像和图像重建是两个不同的概念。重建是用计算机对原始数据进行运算得到显示数据矩阵。重组是将已有的各层面中有关的显示数据取出来，重新组合为新的层面的图像。重组的图像质量比不上直接重建的图像质量。

89. 答案：E

解析：若想精确测得病灶体积，可利用软件功能，先勾画出每一层面上病灶的范围，计算出它精确的面积，然后乘以层厚，即为某层面中病灶的体积，再将各层面的体积相加，便能计算出整个病灶的体积。

90. 答案：D

二、多选题

91. 答案：ABC

解析：CT透视扫描图像重建的硬件设备主要有快速运算单元、高速存储器、反投影门控阵列处理器。

92. 答案：CDE

解析：动态空间重建扫描的特点是：与常规血管造影相比，射线量减少20%；可减少X线对比剂的用量，通常为1～2 ml/kg；可采用任意侧注射对比剂，观察双侧心脏血流的情况；解剖结构测量的精确性达95%；时间分辨力高，可用于心、肺血管的动态显示和测量。

93. 答案：ABCE

解析：移动式CT体积小、可移动，断电后可继续扫描25层，最大FOV是46 cm，机架孔径60 cm，固体探测器400个，测量通道16个。

94. 答案：ACDE

解析：双源CT的特点为：单个球管的功率为80 kW；扫描速度为0.33 s；最大扫描范围200 cm；一套扫描系统的FOV为50 cm，另一套为26 cm；各向同性的空间分辨力≤0.4 mm，使用高分辨力技术空间分辨力可达0.24 mm。

95. 答案：BDE

解析：第二代CT的高压发生器是连续式，第三代CT的高压发生器是脉冲式；固定阳极X线管用于第一代、第二代CT中，旋转阳极X线管用于第三代、第四代CT中；电压波动范围<1%。

96. 答案：ABCD

解析：提高球管热容量的方法：采用石墨，因为它有很好的储热性能，使球管的热容量提高；采用液态镓基金属合金替代过去的滚轴轴承，一方面增加球管的散热率，还能减少噪声和振动；采用“飞焦点”使其热量分散；阳极靶的背面完全浸在循环散热的冷却油中，改变了以往阳极靶面的间接散热，从而大大提高球管的散热率；以前所有的球管只有阳极旋转，阴极固定，而“零兆球管”的阴极部分也增加了一个轴承。

97. 答案：ABC

解析：滤过板吸收低能量X线、优化射线能谱、减少受检者X线剂量；前准直控制受检者辐射剂量、后准直控制扫描准直层厚。

98. 答案：BD

解析：探测器的作用是接收X线辐射，并将其转换为可供记录的电信号；转换效率是指俘获X线光子并将其吸收、转换成为电信号的能力；响应时间是指两次X线照射之间能够工作的间隔时间；动态范围是指在线性范围内接收到的最大信号与能探测到的最小信号的比值；稳定性是指前后的一致性。

99. 答案：CDE

解析：气体探测器直接将X线转换成电能；气体探测器稳定性好、响应时间快、几何利用率高、无余辉产生。固体探测器利用闪烁晶体将X线转换成可见光，然后再转换成电能；固体探测器灵敏度高，有较高的光子转换效率，但会产生拖尾伪影，且探测器之间存在缝隙、X线利用率低；各个探测器不宜做得完全一致，会造成误差影响成像质量。

100. 答案：ABDE

解析：钨酸钙的转换效率和光子俘获能力是99%，动态范围为1 000 000：1；氧化稀土陶瓷的吸收效率也是99%，但闪烁的发光率却是钨酸钙的3倍；固体探测器转换效率95%，几何效率为40%~50%；气体探测器被加入约30个大气压，以增加气体分子电离；气体探测器转换效率为45%，几何效率为95%。

全真模拟试卷七

一、单选题

1. 关于CT发展史的叙述，正确的是
   A. 1973年美国人Lauterbur完成了CT的实验室的模拟成像工作
   B. 1978年第一台头部CT设备投入临床使用
   C. CT机是1895年德国物理学家威廉·康拉德·伦琴发明的，因此他获得了诺贝尔物理学奖
   D. 1972年，亨斯菲尔德和他的同事在芝加哥北美放射年会（RSNA）上宣读了他们的论文，并向全世界宣布CT机诞生
   E. 1972年10月，世界上第一台CT机安装成功，获得了第一幅具有诊断价值的头部CT图像
2. 关于CT应用范围的叙述，错误的是
   A. CT不仅应用于医学图像对疾病的诊断，还常用于工业、农业等方面
   B. 在影像学检查中，CT检查几乎可用于人体的任何一个部位和器官
   C. CT检查空间分辨力高，使影像检查的范围扩大
   D. CT的增强扫描，可以观察到病灶部位血供和血流动力学的变化
   E. CT可以对心脏冠状动脉钙化和骨密度进行测量
3. CT对下列哪种脑部疾病有较高的诊断价值
   A. C-P角听神经瘤
   B. 脑动脉瘤
   C. 脑动静脉畸形
   D. 垂体微腺瘤
   E. 脑出血
4. 下列说法错误的是
   A. CT放射剂量相对较大，不能作为新生儿颅脑疾病的首选检查方法
   B. CT可作为颅脑外伤患者的首选检查方法
   C. 对于椎体骨折患者，应首选X线检查
   D. 对于肠梗阻患者，站立位腹部X线平片优于CT检查
   E. 脑梗死患者进行CT检查，价值很大
5. 下列说法正确的是
   A. CT胃肠道仿真内窥镜检查，因其无创伤、痛苦小，可以完全取代胃肠

道的钡剂检查
B. 颅脑、甲状腺、肝脏以及胰腺的灌注成像，都属于CT的功能成像
C. 脊髓外伤性病变CT检查快捷，价值远远高于MR检查
D. CTA因其无创伤、痛苦小，可以完全取代数字减影血管造影
E. 对于脑部钙化性病灶，CT的检出率低于MR

6. 下列疾病中，CT检查优于磁共振成像的是
A. 膝关节半月板损伤
B. 骨软骨病变
C. 早期骨坏死
D. 肺炎
E. 胆管水成像

7. 下列哪项不是CT图像的优点
A. 真正的断面图像
B. 密度分辨力高于普通X线片
C. 可做定量分析
D. 空间分辨力高于普通X线片
E. 采用螺旋扫描方式，可获得高质量的三维图像和多平面断面图像

8. 关于CT密度分辨力较高的原因，下列叙述哪项是错误的
A. 成像的X线束到达探测器前，已被准直器严格准直，散射线少，伪影减少
B. 采用了高灵敏度、高效率的接收介质，数据在转换过程中损失小
C. CT图像为数字影像，可通过调节窗宽、窗位满足各种观察需求
D. 准直器、探测器、数据转换器共同作用，提高了CT图像的密度分辨力
E. 滑环技术的应用，既大大提高了扫描速度，又提高了CT的密度分辨力

9. 关于CT图像的描述，错误的是
A. 极限空间分辨力低于普通X线摄片
B. 密度分辨力低于普通X线摄片的20倍
C. CT图像还不能反映生化方面的资料
D. CT定位、定性只是相对的，而非绝对的
E. CT图像基本上只反映解剖学方面的情况

10. X线管是油冷固定阳极，扫描X线束呈笔形束，指的是第几代CT机
A. 第一代
B. 第二代
C. 第三代
D. 第四代
E. 第五代

11. 第二代CT机相对于第一代CT机有哪些改进
A. 缩小了探测器的孔径
B. 扩大了探测器的孔径
C. 减少了探测器的个数
D. 使用旋转-旋转扫描方式
E. 探测器呈彼此无间隙的弧形

12. 关于结肠的螺旋CT扫描方法，错误的是
A. 检查前一天服腹泻药清洁肠道或检查前进行灌肠清洁
B. 检查前10 min，肌注山莨菪碱20 mg
C. 开始扫描前，先通过肛门向结肠内注入水1000 ~ 1500 ml
D. 扫描范围从结肠脾曲上缘扫描至直肠末端
E. 可以进行CT仿真结肠镜的后处理

13. 现在普遍使用的螺旋CT应归于第几代CT机
A. 第一代
B. 第二代
C. 第三代
D. 第四代
E. 第五代

14. 第三代 CT 机所使用的探测器数目达到
A. 数个
B. 数十个
C. 数百个
D. 数千个
E. 数万个
15. 螺旋 CT 的扫描方式，正确的是
A. 旋转-平移扫描方式
B. 旋转-旋转扫描方式
C. 滑环技术的应用
D. 只有球管的旋转，探测器固定不动
E. 采用反扇束扫描
16. 关于第四代 CT 机的叙述，错误的是
A. 扫描时，探测器不运动
B. 球管绕受检者做 360°旋转
C. 采用反扇束扫描方式
D. X 线束的扇形角达 50°~90°，减少了球管的负载
E. 第四代 CT 机探测器数量更大，容易达成一致，明显优于第三代 CT 机
17. 电子束 CT 与前几代 CT 机相同的结构有
A. 电子枪
B. 探测器阵列
C. 聚焦线圈
D. 偏转线圈
E. 钨靶
18. 下列哪项不属于电子束 CT 的 X 线发射部分
A. 电子枪
B. 旋转阳极 X 线管
C. 偏转线圈
D. 处于真空中的半圆形钨靶
E. 聚焦线圈
19. 第五代 CT 机又称
A. EBCT
B. MSCT
C. MDCT
D. SSCT
E. helical CT
20. 下列描述中，不属于多层螺旋 CT 特点的是
A. 可逐步满足动态器官的需要
B. 扫描速度快
C. 覆盖范围大，可实现容积扫描
D. 各向同性
E. 能用于对组织生物化学方面的研究
21. 多层螺旋 CT 的容积扫描时间比单层螺旋 CT 缩短了 N 倍，此处的 N 是由什么决定的
A. 探测器排数
B. 扫描的容积大小
C. 探测器的数量
D. 准直器的数量
E. 螺距
22. 现在常用的 16 层螺旋 CT 扫描时间为
A. 周/1 s
B. 周/0.5 s
C. 周/0.42 s
D. 周/0.33 s
E. 周/0.25 s
23. 所谓 CT 图像的各向同性，是指
A. 图像窗宽在 X 轴、Y 轴、Z 轴方向的大小一致
B. 图像矩阵在 X 轴、Y 轴、Z 轴方向的大小一致
C. 图像像素在 X 轴、Y 轴、Z 轴方向的大小一致
D. 图像的 FOV 为正方形
E. 保证图像的矩阵在 X 轴、Y 轴的一致性，Z 轴仍可有选择
24. 20 世纪 80 年代中期，“滑环技术”的应用实现了螺旋扫描，此项属于 CT 发展的
A. 第一阶段
B. 第二阶段
C. 第三阶段

D. 第二、三阶段之间
E. 第四阶段

25. 评价一台 CT 机的优劣，正确的是
A. 在其他条件相同的情况下，扫描速度越快，说明这台 CT 机性能越好
B. 图像的质量决定一切，其他不用考虑
C. 只要关注是否采用螺旋扫描方式，而螺旋扫描的质量是次要的
D. 计算机的计算速度及容量与评价 CT 机的优劣无关
E. X 线球管的热容量与累计曝光次数是由操作员决定的

26. 下列哪项不是 CT 透视扫描仪的特点
A. 采用连续扫描
B. 快速图像重建和显示
C. 实现实时 CT 扫描成像
D. 以第三代滑环式扫描 CT 机为基础
E. 图像质量明显低于非螺旋 CT，辐射剂量大幅度提高

27. 关于 CT 透视扫描仪扫描方式的描述，正确的是
A. 只有球管的旋转，探测器不运动
B. 采用了旋转-平移扫描方式
C. 扫描数据采集部分采用了滑环技术，实现了连续扫描
D. 扫描机架是连续、双向往返的旋转
E. 扫描方式较简单，远远落后于第三代 CT 机

28. 关于透视成像的基本原理，正确的是
A. 只有第 1 幅图像是采用 1 次 360°扫描数据
B. 所有图像均采用 360°扫描数据
C. 只有第 1 幅图像是采用 1 次 60°扫描数据
D. 所有图像均采用 300°扫描数据
E. 以后的图像只采用 60°的新扫描数据和 360°旧扫描数据

29. 关于 CT 透视扫描的图像重建问题，错误的是
A. 硬件设备主要有快速运算单元、高速存储器、反投影门控阵列处理器
B. 不采用数据内插算法
C. 存在一定的伪影
D. 图像的显像通常采用电影显示模式
E. CT 透视主要采用 360°数据替代方法重建图像

30. 以下哪项不能控制 CT 透视机射线剂量
A. 采用床下球管设备
B. 加有专用 X 线过滤器
C. 采用低毫安曝光
D. 缩短扫描时间
E. 采用高速图像重建技术

31. DSR 是以下哪项的英文缩写
A. 动态空间重建扫描仪
B. 电子束 CT 扫描仪
C. 数据采集系统
D. 数字减影血管造影
E. 模数转换器

32. 以下哪项不是电子束 CT 和非螺旋 CT 的特点
A. 电子束 CT 是基于电子束偏转技术产生 X 线
B. 非螺旋 CT 是通过 X 线球管产生 X 线
C. 电子束 CT 在扫描过程中没有扫描机架的机械运动
D. 非螺旋 CT 无法做运动脏器的成像
E. 两者在图像获得方式上是一致的

33. 电子束 CT 扫描模式有
A. 只有连续扫描模式，适用于临床的所有检查
B. 包括连续扫描模式、容积扫描模式和触发扫描模式
C. 没有容积扫描模式，容积扫描模式只能用于多排螺旋 CT 扫描
D. 容积扫描模式主要用于对血流动力学研究时的自动触发扫描

E. 只包括连续扫描模式和容积扫描模式

34. 关于下肢 CTA 的检查，不包括哪项
A. 下肢 CTA 的检查适用于动脉瘤及动脉内血栓形成的检出
B. 扫描范围从耻骨联合以上 3 cm 至靶血管远端
C. 螺距 =1
D. 增强时，成人用量一般为 100 ~ 120 ml，注射速率 2 ~ 3 ml/s。扫描延迟时间一般为 25 s
E. 直接采用已有的横断面图像进行 VRT 或 MIP 三维重组，操作简便

35. 双源 CT 扫描仪的特征是
A. 双球管、双探测器系统
B. 单球管、双探测器系统
C. 双球管、单探测器系统
D. 单球管、单探测器系统
E. 球管及探测器的数量是不确定的

36. 关于双源 CT 扫描仪特征的描述，不正确的是
A. 双源 CT 的球管仍采用电子束 X 线球管
B. 双源 CT 的两个球管之间的距离相隔 90°
C. 双源 CT 的基本结构与 64 层 CT 完全不同
D. 双源 CT 可进行功能性的检查
E. 双源 CT 大大提高了扫描速度

37. 双源 CT 利用两个 X 线球管发射不同能量射线所具有的临床意义，不包括
A. 心脏 CT 成像
B. 对血管和骨骼进行直接减影
C. 对肿瘤组织进行特征性识别
D. 对人体的体液进行识别
E. 可以进行功能性的检查

38. 微型 CT 扫描仪与医用 CT 扫描仪相比，错误的是
A. 球管的焦点较小
B. 输出功率较小
C. 扫描野小
D. 空间分辨力较低
E. 扫描时间较长

39. 移动式 CT 机基本属于
A. 第一代
B. 第二代
C. 第三代
D. 第四代
E. 第五代

40. 关于移动式 CT 机结构特点的描述，错误的是
A. 机器内安装了所有成像所需要的重要部件
B. X 线球管的功率低，产生的 X 线光谱比较适合脑部 CT 成像
C. 检查床移动的精确性是 ±0. 25 mm/s
D. 控制台通过电缆和扫描机架相连
E. 采用了滑环技术以便于移动

41. 关于放大扫描的叙述，正确的是
A. 与图像放大的后处理功能及效果是完全一样的，都是放大需仔细观察的部位，提高图像分辨力
B. 图像的空间分辨力提高，图像噪声降低，图像更平滑
C. 使透过较小范围物体的衰减射线由较多的探测器接收
D. 不同于几何放大
E. 不增加矩阵的像素，不能提高图像本身的分辨力

42. 旋转阳极 X 线管主要用于
A. 第一、二代
B. 第二、三代
C. 第三、四代
D. 第四、五代
E. 都可使用

43. CT 机冷却效果最好的方法是
A. 水冷却
B. 空气冷却

C. 水、气冷却
D. 油冷却
E. 油、气冷却

44. CT 射线辐射防护的第一关是
A. 含铅的球管外壳
B. 前准直器
C. 滤过器
D. 后准直器
E. 探测器

45. 关于准直器作用的描述，不正确的是
A. 减少受检者的 X 线辐射剂量
B. 对 X 线的宽度进行调节，从而决定扫描层厚
C. 减少散射线的干扰
D. 限制焦点几何投影所致的半影作用，提高图像质量
E. 吸收低能射线，优化射线的能谱

46. 关于 CT 滤过目的的描述，错误的是
A. 去除长波 X 线
B. 吸收低能 X 线
C. 经过滤后，射线的平均能量降低了，辐射剂量也相应降低了
D. 通过物体后的射线硬化现象趋于一致
E. 滤过后射线变为能量分布相对均匀的硬射线束

47. 关于探测器的特性，不包括
A. 转换效率
B. 响应时间
C. 散热率
D. 稳定性
E. 动态范围

48. 气体探测器的优点不包括
A. 稳定性好
B. 响应时间快
C. 几何利用率高
D. 无余辉
E. 吸收效率高

49. 固体探测器的不足之处在于
A. 灵敏度低
B. 相邻的探测器之间存在着缝隙，X 线辐射的利用率相对较低
C. 晶体发光后余辉较短，影响响应函数，会产生拖尾伪影
D. 不用于多层螺旋 CT，只用于单排螺旋 CT
E. 光学转换率低

50. 多层螺旋 CT 中，最新的固体探测器是由哪种耦合光二极管做成的
A. 钨酸钙和高纯度的稀土氧化物陶瓷
B. 碘化钠和高纯度的稀土氧化物陶瓷
C. 碘化钠和光电倍增管耦合
D. 锗酸铋和闪烁晶体探测器
E. 钨酸镉和闪烁晶体探测器

51. 关于探测器的描述，错误的是
A. 探测器只是接收 X 线照射，没有记录功能
B. 探测器可将其接收的 X 线能量转换为可供记录的电信号
C. 有固体探测器和气体探测器之分
D. 总检测效率 = 几何效率 × 固有效率
E. 固体探测器的几何效率为 40% ~ 50%，转换效率约 95%

52. 闪烁晶体探测器较充氙气电离探测器的优势是
A. 稳定性好
B. 响应时间快
C. 几何利用率高
D. 无余辉产生
E. 光子转换效率较高

53. 下列说法正确的是
A. 转换效率指探测器将 X 线光子转换成电信号的能力
B. 响应时间是指 2 次 X 线照射之间探测器能够工作的间隔时间长短
C. 动态范围是指在线性范围内接收到的最小信号与能探测到的最大信号的比值

D. 稳定性是指探测器一直处于响应状态不变
E. 转换效率指探测器俘获 X 线光子的能力

54. DAS 的核心部件是
A. 模数转换器
B. 数模转换器
C. 信号放大器
D. 数据传送器
E. 探测器

55. 模数和数模转换器的两个重要参数是
A. 响应时间和精度
B. 转换效率和速度
C. 精度和速度
D. 转换效率和精度
E. 响应时间和速度

56. 数据采集系统的作用，错误的是
A. 对未通过人体的参考射线束进行测量
B. 对通过人体后的衰减射线进行测量
C. 将这些数据编码成二进制数据
D. 将这些二进制数据送往计算机
E. 只对通过人体后的衰减射线束进行测量，对其他射线束无需测量

57. 下列哪项不包括在扫描机架内
A. 滑环
B. 高压发生器
C. 阵列处理器
D. 数据采集系统
E. 探测器

58. 目前，大多数 CT 机采用的滑环是
A. 高压滑环
B. 低压滑环
C. 介于高、低压滑环技术之间的滑环
D. 高压滑环、低压滑环混合使用
E. 不确定

59. CT 成像利用了 X 线的什么特性
A. 衰减
B. 生物
C. 荧光
D. 电离
E. 感光

60. 射线通过一个物体后产生了衰减，与衰减强度大小无关的是
A. 物质的原子序数
B. 物质的密度
C. 每克电子数
D. 源射线的能量大小
E. 物体的重量

61. 在 CT 中，线性衰减系数 μ 值的计量单位是
A. m^{-2}
B. cm^{-3}
C. mm^{-1}
D. cm^{-1}
E. cm

62. 关于 $I = I_0e^{-\mu d}$ 的描述，错误的是
A. 是经典的均质物质线性衰减系数公式
B. I 是通过物体后 X 线的强度
C. I_0 是入射射线的强度
D. e 是 Euler 常数（2.718）
E. d 是 X 线自球管发射后行进的总距离

63. 关于 $I = I_0^{e(\mu_p+\mu_c)d}$ 的描述，正确的是
A. 是均质物体线性衰减系数公式
B. 光电吸收是发生在软组织中的
C. μ_p 是康普顿吸收的线性衰减系数
D. 光电吸收主要发生在高原子序数组织中
E. 康普顿效应会随能量的增加而增加

64. 关于 CT 的逐层采集法，错误的是
A. 即序列扫描
B. 不同于螺旋扫描
C. 扫描床一边移动一边扫描
D. 每一次扫描一层图像
E. 扫描数据不能进行三维重组

65. 关于 CT 数据采样过程中的注意点，错

误的是
A. X线球管和探测器是一个精准的准直系统
B. 球管和探测器围绕受检者旋转是为了采样
C. X线球管产生的射线是未经过任何过滤的原始射线
D. 射线束的宽度是根据层厚大小设置并严格准直的
E. 探测器接收的是透过人体后的衰减射线

66. 关于CT图像数据采集的叙述，正确的是
A. 该信息是人眼看不见的X线图像信息
B. 采集中可使用反投影法和迭代法
C. 主要采用褶积反投影法
D. 要灵活掌握窗口技术，保证优质的图像
E. 采集过程包括校正和检验

67. CT成像过程，不包括
A. 数据采集
B. 数据处理
C. 图像重建
D. 图像显示
E. 胶片的冲洗

68. CT图像数据处理的方法，不包括
A. 减除空气值
B. 测定入射X线初始强度 I_0
C. 校正零点漂移值
D. 对扫描的总和进行检验和校正
E. 线性化

69. 反投影法的特点，不包括
A. 速度快
B. 图像质量好
C. 变换复杂
D. 不需进行傅立叶变换
E. 在实际设备中，主要采用褶积反投影法

70. 双窗技术主要用于什么的显示
A. 骨骼组织
B. 血管
C. 软组织
D. 肺部
E. 心脏

71. 下列按照组织的CT值由高到低排列，正确的是
A. 肝脏 > 甲状腺 > 脾脏 > 脑白质 > 脑灰质
B. 骨骼 > 凝固血 > 脑灰质 > 脂肪 > 空气
C. 脾脏 > 肝脏 > 淋巴结 > 胰腺 > 肾脏
D. 肌肉 > 甲状腺 > 肝脏 > 胰腺 > 肾脏
E. 血浆 > 静脉血 > 凝固血 > 水 > 脂肪

72. 关于CT值的理解，正确的是
A. Houndsfield不但发明了CT机，还设定了CT的计量单位CT值
B. CT值是物质的特性值，是绝对不变的
C. CT值是一个相对值，并以空气的衰减系数作为参考
D. 一般医用CT扫描仪的CT值范围是 -1024 ~ 1024 HU
E. CT值实际上就是CT图像上组织密度差异值，也常用于测量MR图像的信号

73. 关于像素的描述，错误的是
A. 像素又称像元，是构成CT图像的最小单位
B. 像素尺寸（d） = 扫描野/矩阵尺寸
C. CT机的像素大小范围可在0.1 ~ 1.0 mm之间
D. CT图像的每一个像素在扫描中，可看作由不同衰减的CT值组成的
E. CT图像的每一个像素在图像显示时，显示为由不同衰减的CT值组成

74. 下列说法错误的是

A. CT 数字图像的灰阶大多为 12 个比特（Bits）
B. 人眼识别灰阶的能力大约在 60 级
C. 视频显示器优于胶片，可以在一幅 CT 图像上同时记录全部的灰阶
D. 在 CT 图像中，一般 CT 值较低的部分被转换为黑色，CT 值较高的部分被转换成白色
E. CT 显示系统灰阶显示的设定一般都不超过 256 个灰阶

75. 关于窗宽、窗位的调节，正确的是
A. 适当的调节，可大大地增加图像的信息量
B. 使高于窗宽上限的像素被显示为黑色，而低于窗宽下限的像素全部被显示为白色
C. 窗宽增大，图像对比度也提高
D. 窗位调高，图像变黑
E. 都属于非线性调节

76. 下列描述错误的是
A. 窗宽主要用于调节图像的对比度，窗位主要调节亮度
B. 宽窗宽往往是用来区分组织密度较为接近的图像，如颅脑、肝脏
C. 双窗是一种最普通的非线性窗，主要用于肺部
D. 双窗能把两种不同类型的软组织同时在一张照片上显示
E. 应用双窗时，两种窗设置的移行区所形成的边缘效应会影响诊断

77. 当 CT 的采集矩阵为 512 × 512 时，应选择的显示矩阵为
A. 64 × 64
B. 128 × 128
C. 256 × 256
D. 256 × 512
E. 1024 × 1024

78. 关于原始数据的描述，错误的是
A. 是 CT 扫描后，探测器接收到的信号
B. 是一幅幅薄层的横断图像，用于三维重建
C. 数据传递到计算机，未重建成横断图像
D. 是一组经过预处理的数字信号
E. 是经过数模转换后的数据

79. 关于重建的描述，正确的是
A. 在阵列处理器中对原始数据进行处理，最后获得横断面图像
B. 不涉及原始数据，可获得横断面图像
C. 经过重建，可获得多平面图像、三维图像等
D. 扫描的层厚越厚，横断面图像越多，获得的重建图像质量就越好
E. 重建图像的质量与横断面图像有密切关系

80. 对于肺结节、肺弥散性病变，一般采取
A. 软组织模式
B. 标准模式
C. 高分辨力模式
D. 能减少噪声、提高密度分辨力的模式
E. 使图像更加平滑、柔和

81. 对于肝脏病变的显示，通常采用
A. 软组织模式
B. 标准模式
C. 高分辨力模式
D. 超高分辨力模式
E. 精细模式

82. 单层螺旋扫描 CT 采用的重建方法是
A. 线性内插
B. Z 轴滤过长轴内插法
C. 优化采样扫描
D. 扇形束重建
E. 非线性内插

83. 对于 4 排螺旋 CT，准直宽度为 10 mm，

那么层厚是
A. 10 mm
B. 4 mm
C. 2. 5 mm
D. 0. 4 mm
E. 0. 25 mm

84. 多排螺旋 CT 的层厚由什么决定的
A. 准直器的宽度
B. 准直器的个数
C. 探测器排的宽度
D. 探测器的个数
E. 螺距

85. 螺距的单位是
A. mm/r
B. mm
C. mm/s
D. r/mm
E. 无量纲单位

86. 当螺距增大时，下列说法错误的是
A. 扫描速度加快
B. 可扫描大范围的病灶
C. 信息量减少，可能漏诊
D. 探测器接收到的 X 线量减少
E. 成像数据增加，Z 轴分辨力提高，图像质量得到改善

87. 当受检者烦躁不安、不配合时，可通过什么来减少运动伪影
A. 减少扫描时间
B. 减少周期时间
C. 降低毫安
D. 减少重建时间
E. 减小螺距

88. 重建时间与什么无关
A. 矩阵
B. 处理器的运算速度
C. 计算机内存容量
D. 扫描野
E. 扫描范围

89. 当层厚增加时，不会造成
A. X 线光子量增加
B. 噪声降低
C. 对比度增加
D. Z 轴空间分辨力增加
E. 部分容积效应增大

90. 关于 SSP 的理解，错误的是
A. 理想的 SSP 为矩形
B. 是指层厚敏感曲线
C. 螺旋 CT 的 SSP 呈铃形分布曲线
D. 曲线的形态与螺距无关
E. 采用 180°线性内插可明显改善曲线的形状

二、多选题

91. CT 成像的处理方式有
A. 并行处理
B. 椭圆样处理
C. 分布处理
D. 树样处理
E. 管线样处理

92. 关于滑环上结构，固定的部分是
A. 前端存储器
B. X 线管
C. 计算机
D. 次级高压发生器
E. 初级高压发生器

93. 单层螺旋 CT 扫描的缺点是
A. 容积扫描
B. 层厚敏感曲线增宽
C. 纵向分辨力下降
D. 可出现部分容积效应
E. 对比剂利用率高

94. 多层螺旋 CT 的优点是
A. 扫描速度更快
B. 提高图像空间分辨力
C. CT 透视定位更加准确
D. 提高 X 线的利用率
E. 辐射剂量加大

95. 高分辨力扫描常应用于
A. 腹部

B. 颞骨岩部内耳
C. 肺弥漫性病灶
D. 肺间质性疾病
E. 肺结节

96. CTA 的优势是
A. 诊断准确率较高
B. 属于无创或微创检查
C. 三维重组显示立体结构清楚
D. 空间和时间分辨力比 DSA 强
E. 是血管检查的金标准

97. CTA 图像处理的方法有
A. 曲面重组
B. 最大密度投影
C. 表面阴影显示
D. 容积再现
E. 滤波反投影

98. 仿真内窥镜检查的优点是
A. 无创性
B. 受检者痛苦小
C. 视点不受限制
D. 能从狭窄或梗阻病变的远端观察
E. 能观察病灶的颜色

99. 关于颈部淋巴结的叙述，正确的是
A. 大小在 2 ~ 5 mm
B. 大小在 3 ~ 10 mm
C. CT 值为 10 ~ 20 HU
D. CT 值为 20 ~ 30 HU
E. 通常不被对比剂增强

100. 关于镇静药物的应用，正确的是
A. 成人肌肉或静脉注射 10 mg 安定
B. 少数效果差者可重复肌肉或静脉注射 10 mg 安定
C. 小儿口服水合氯醛最为安全
D. 小儿口服水合氯醛按每公斤体重 50 ~ 75 mg
E. 小儿口服水合氯醛总剂量不得超过 2 g

《 全真模拟试卷七答案及解析

一、单选题

1. 答案：D

解析：1973 年美国人 Lauterbur 完成了 MRI 的实验室模拟成像工作，1978 年第一台头部 MRI 设备投入临床使用。CT 机是亨斯菲尔德发明的。伦琴发现了 X 线。1971 年 10 月，世界上第一台 CT 机安装成功，获得了第 1 幅具有诊断价值的头部 CT 图像。

2. 答案：C

解析：CT 检查密度分辨力高，而空间分辨力低。

3. 答案：E

解析：C-P 角听神经瘤，MR 价值高；脑动脉瘤，DSA 价值高；脑动静脉畸形，DSA 价值高；垂体微腺瘤，MR 价值高；脑出血呈高密度影像，CT 容易识别。

4. 答案：A

5. 答案：B

解析：CT 胃肠道仿真内窥镜检查丰富了消化系统的检查，但容易产生假象，还是以钡剂检查为首选。对脊髓的显示，MR 为首选检查。CTA 图像质量低于 DSA。对于脑部钙化性病灶，CT 的检出率高于 MR。

6. 答案：D

解析：CT 对肺部的检查明显优于 MRI。

7. 答案：D

解析：CT 机的分辨力约为 10 LP/cm，普通 X 线增感屏摄影的空间分辨力可达 10～15 LP/mm。

8. 答案：E

解析：滑环技术去除了球管和机架的连接电缆，实现了单向连续旋转，提高了扫描速度，与 CT 的密度分辨力无关系。

9. 答案：B

解析：密度分辨力应高于普通 X 线摄片的 20 倍。

10. 答案：A

解析：只有第一代 CT 机 X 线束成笔形，第二～四代均成扇形，第五代结构与前几代明显不同。第一、二代 CT 机使用的是固定阳极，第三、四代 CT 机使用旋转阳极 X 线管。

11. 答案：A

解析：缩小了探测器的孔径，改善了图像质量；扩大了探测器的孔径，对图像质量不利；随着技术发展，探测器呈递增趋势；使用旋转-旋转扫描方式，探测器呈彼此无间隙的弧形，都是第三代 CT 机的特点。

12. 答案：C

解析：开始扫描前先通过肛门向结肠内注入空气 1000~1500 ml。

13. 答案：C

解析：螺旋 CT 的基本结构归于第三代 CT 机。

14. 答案：C

解析：第三代 CT 机所使用的探测器数目达到 300~800 个。

15. 答案：C

解析：旋转-平移扫描方式为第一、二代 CT 机；旋转-旋转扫描方式为第三代 CT 机；螺旋 CT 采用了滑环技术，取消了往返的旋转，是单向的连续旋转；只有球管的旋转，探测器固定不动为第四代 CT 机；采用反扇束扫描为第四代 CT 机。

16. 答案：E

解析：第四代 CT 机探测器数量更大，难以达成一致，相对于第三代 CT 机没有明显的优势。

17. 答案：B

解析：A、C、D、E 是电子束 CT 的基本结构，而探测器是 CT 机的基本结构。

18. 答案：B

解析：旋转阳极 X 线管是第三代 CT 机的构造。

19. 答案：A

解析：EBCT 是 electron beam CT 的缩写，为电子束 CT；MSCT、MDCT 均指多层螺旋 CT；SSCT 指单层螺旋 CT；helical CT 指螺旋 CT。

20. 答案：E

解析：CT 对组织生物化学方面的研究欠缺。

21. 答案：A

解析：探测器排数是多层螺旋 CT 容积扫描与单层螺旋 CT 的差别所在。

22. 答案：C

解析：周/1 s 为非螺旋 CT 的最短扫描时间；周/0.5 s 为 4 层螺旋 CT；周/0.42 s 为 16 层螺旋 CT；周/0.33 s 为 64 层螺旋 CT；周/0.25 s为更多排的螺旋 CT。

23. 答案：C

解析：各向同性也就是保证最小体素是正方体，像素在 X 轴、Y 轴、Z 轴方向的大小一致。

24. 答案：B

解析：第一阶段从 CT 的产生到扇形束的应用；第二阶段滑环技术的应用；第三阶段多排探测器的应用。

25. 答案：A

解析：现在 CT 机的优劣，可以从图像质量、扫描速度、有无螺旋扫描及螺旋扫描的质量、图像后处理功能、X 线球管的热容量及寿命，以及计算机的计算速度与容量等方面进行综合评价，不能只看其中某项，而忽略其他。X 线球管的热容量与累计曝光次数是机器固有的，人为无法控制。

26. 答案：E

解析：CT 透视扫描仪图像质量不亚于非螺旋 CT，但是辐射剂量却有所降低。

27. 答案：C

解析：CT 透视扫描仪球管和探测器一起旋转，为旋转-旋转扫描方式，单向连续旋转，是以第三代 CT 机为基础的。

28. 答案：A

解析：只有第 1 幅图像是采用 1 次 360°扫描数据，以后的图像只采用 60°的新扫描数据和 300°旧扫描数据。

29. 答案：E

解析：CT 透视主要采用 60°数据替代方法重建图像。

30. 答案：E

解析：高速图像重建技术属于图像重

建范围，与照射剂量无关。

31. 答案：A

解析：此题可采用排除法。电子束CT扫描仪是EBCT，数据采集系统是DAS，数字减影血管造影是DSA，模数转换器是ADC。

32. 答案：E

解析：两者在图像获得方式上是有本质区别的。

33. 答案：B

34. 答案：E

解析：应采用最小薄层做第二次重建，然后进行VRT或MIP三维重组。

35. 答案：A

解析：双源CT扫描仪基本结构秉承了64排CT的设计，只是使用了双球管、双探测器系统。

36. 答案：C

37. 答案：A

解析：心脏CT成像是利用了双源CT扫描速度快的优势。

38. 答案：D

解析：微型CT扫描仪空间分辨力高于医用CT扫描仪。

39. 答案：C

解析：球管和探测器同步旋转，可以归于第三代CT。

40. 答案：E

解析：检查床下方装有滑轮，便于移动。

41. 答案：C

解析：放大扫描与图像放大的后处理功能及效果不完全一样，虽然都是放大要仔细观察的部位，但是对图像分辨力的改善能力不一样。放大扫描提高空间分辨力，但噪声加大，又称几何放大。而后处理放大是像素的放大，没有空间分辨力的提高。

42. 答案：C

解析：旋转阳极X线管主要用于扇束扫描方式的第三、四代CT机。

43. 答案：A

解析：水冷却效果最好，空气冷却效果最差，水、气冷却效果中等，油冷却不存在，油、气冷却不存在。

44. 答案：A

解析：X线首先从球管发出，形成扇形束或锥形束，含铅的球管外壳是第一防护；滤过器吸收低能X线，优化射线能谱，减少受检者的辐射；前准直器对球管发出的X线准直，控制受检者的辐射剂量；后准直器准直层厚，也减少散射线，提高影像质量；探测器接收X线，并将其转换为电信号。

45. 答案：E

解析：吸收低能射线，优化射线的能谱是滤过器的作用。

46. 答案：C

解析：经过滤后，射线的平均能量增加。

47. 答案：C

解析：散热率是表示球管优劣的参数。

48. 答案：E

解析：气体探测器的主要缺点是吸收效率低。

49. 答案：B

解析：固体探测器的优点是灵敏度高、光子转换率高；缺点是晶体发光后余辉较长，影响响应函数，会产生拖尾伪影。用于多层螺旋CT。

50. 答案：A

解析：钨酸钙的转换效率和光子俘获能力是99%，动态范围1 000 000：1，稀土氧化物陶瓷的吸收率是99%。

51. 答案：A

解析：探测器可将其接收的X线能量转换为可供记录的电信号，有记录功能。

52. 答案：E

解析：固体探测器的光子转换效率为

95%，气体探测器的光子转换效率为45%。

53. 答案：B

解析：转换效率指探测器将X线光子俘获，吸收和转换成电信号的能力；动态范围是指在线性范围内接收到的最大信号与最小信号的比值；稳定性是指探测器响应的前后一致性。

54. 答案：A

解析：模数转换器是B、C、D的前提与基础，探测器不属于数据采集系统。

55. 答案：C

解析：响应时间和转换效率是探测器的特性值。

56. 答案：E

解析：对未通过人体的参考射线束和通过人体后的衰减射线都要进行测量。

57. 答案：C

解析：阵列处理器在计算机设备内。

58. 答案：B

解析：高压滑环易发生高压放电，导致高压噪声，影响图像质量。

59. 答案：A

60. 答案：E

解析：物体的重量不能决定物质的特性。

61. 答案：D

解析：由公式 $\mu=(1/d)\times(\ln I_0/I)$ 计算得到。

62. 答案：E

解析：d是物体的厚度。

63. 答案：D

解析：它是非均质物体线性衰减系数公式；康普顿效应发生在软组织中的；μ_p 是光电吸收的线性衰减系数；光电吸收会随能量的增加而增加。

64. 答案：C

解析：CT的逐层采集法中床是静止的。

65. 答案：C

解析：X线球管产生的射线是经过有效过滤的射线。

66. 答案：A

解析：反投影法和迭代法属于图像的重建方法；灵活掌握窗口技术属于数字图像的处理技术；数据处理包括校正和检验。

67. 答案：E

解析：胶片的冲洗是图像储存的方式之一。

68. 答案：B

解析：测定入射X线初始强度 I_0 属于数据的采集过程。

69. 答案：C

解析：反投影法变换简单。

70. 答案：D

解析：双窗技术主要是把两种不同类型的软组织同时显示在一张照片上。

71. 答案：B

解析：甲状腺 > 肝脏 > 脾脏 > 脑灰质 > 脑白质，骨骼 > 凝固血 > 脑灰质 > 脂肪 > 空气，肝脏 > 淋巴结 > 脾脏 > 胰腺 > 肾脏，甲状腺 > 肝脏 > 肌肉 > 胰腺 > 肾脏，凝固血 > 静脉血 > 血浆 > 水 > 脂肪。

72. 答案：A

解析：CT值是物质的特性值，是相对值，参考值变化导致CT值的改变；CT值是一个相对值，并以水的衰减系数作为参考；一般医用CT扫描仪的CT值范围是 -1024 ~ 3071 HU；CT值实际上就是CT图像上组织密度差异值，不用于MRI。

73. 答案：E

解析：CT图像的每一个像素在图像显示时，显示为由不同灰阶组成。

74. 答案：C

解析：视频显示器和胶片一样，无法在一幅CT图像上同时记录全部的灰阶。

75. 答案：D

解析：窗宽、窗位无论如何调节，都

无法增加信息量；使高于窗宽上限的像素被显示为白色，而低于窗宽下限的像素全部被显示为黑色；窗宽增大，图像对比度降低；都属于线性调节。

76. 答案：B

解析：窄窗宽往往是用来区分组织密度较为接近的图像，如颅脑、肝脏。

77. 答案：E

解析：显示矩阵往往等于或大于采集矩阵。

78. 答案：B

解析：原始数据是未被重建成横断面图像的数据。

79. 答案：A

解析：重建需要原始数据，以获得横断面图像；经过重组，可获得多平面图像、三维图像等，不涉及原始数据，与横断面图像质量有关，扫描层厚越薄越好、层数越多越好。

80. 答案：C

解析：软组织模式可使病灶平滑，柔和；标准模式没有任何强化和柔和功能；高分辨力模式能够强化病灶的边缘、轮廓，可提高空间分辨力，但增加了噪声。

81. 答案：A

解析：软组织模式使肝脏平滑、柔和。

82. 答案：A

解析：线性内插用于单层螺旋 CT，Z 轴滤过长轴内插法用于多层螺旋 CT，优化采样扫描用于多层螺旋 CT，扇形束重建用于多层螺旋 CT，非线性内插用于多层螺旋 CT。

83. 答案：C

解析：10/4 = 2.5 mm，也就是 4 个 2.5 mm 的探测器排接收。

84. 答案：C

解析：多排螺旋 CT 的层厚是由所采用的探测器排的宽度决定的。

85. 答案：E

解析：Pitch = S（mm/r）/W（mm），螺距是无量纲单位。

86. 答案：E

解析：大螺距，探测器接收的 X 线量减少，图像质量下降。

87. 答案：A

解析：减少扫描时间，在短时间内完成扫描；减少周期时间，从开始扫描，图像的重建一直到图像的显示，这一过程称为周期时间；降低毫安，只能减少 X 辐射剂量；减少重建时间与扫描无关；减小螺距，增加了扫描时间。

88. 答案：D

解析：矩阵大，重建时间长；提高处理器的运算速度、扩大计算机内存容量可缩短重建时间；扫描野与重建时间无关；扫描范围大，重建时间长。

89. 答案：D

90. 答案：D

解析：曲线的形态随螺距的增加而改变。

二、多选题

91. 答案：ACE

解析：CT 成像的处理方式有并行处理、分布处理、管线样处理。

92. 答案：ACE

解析：滑环上结构，固定的部分是前端存储器、计算机、初级高压发生器；旋转的部分是 X 线管、次级高压发生器、探测器系统。

93. 答案：BCD

解析：单层螺旋 CT 扫描的缺点是层厚敏感曲线增宽、纵向分辨力下降，可出现部分容积效应。

94. 答案：ABCD

95. 答案：BCDE

解析：高分辨力扫描常应用于肺部和颞骨岩部内耳等，如肺弥漫性病灶、肺间质性疾病、肺结节。

96. 答案：ABC

解析：CTA 的优势是诊断准确率较高、属于无创或微创检查、三维重组显示立体结构清楚；但空间和时间分辨力不如 DSA，DSA 是血管检查的金标准。

97. 答案：ABCD

解析：CTA 图像处理的方法有多平面重组（曲面重组）、最大密度投影、表面阴影显示、容积再现和电影显示模式。

98. 答案：ABCD

解析：仿真内窥镜检查的优点是无创性、受检者痛苦小、视点不受限制、能从狭窄或梗阻病变的远端观察；其缺点是不能观察病灶的颜色，对扁平病灶不敏感，技术参数选择不当及人体运动等多种因素均可导致伪影。

99. 答案：BDE

100. 答案：ABCDE

解析：镇静药物的应用：成人肌肉或静脉注射 10 mg 安定，少数效果差者可重复肌肉或静脉注射 10 mg 安定；小儿口服水合氯醛最为安全，按每公斤体重 50 ~ 75 mg，总剂量不得超过 2 g。

《 全真模拟试卷八

一、单选题

1. 关于CT发明的时间、地点、人物和奖项中，错误的是
   A. 1972年4月，亨斯菲尔德和安普鲁斯在北美放射年会上宣读了关于CT的第1篇论文，宣布了CT的诞生
   B. CT的发明人是亨斯菲尔德教授
   C. 亨斯菲尔德于1972年获得McRobert奖
   D. 亨斯菲尔德于1979年获得诺贝尔医学生理学奖
   E. 与亨斯菲尔德一起于1979年获得诺贝尔医学生理学奖的是考迈克
2. CT的应用范围，不包括
   A. CT用于工业、农业等方面
   B. CT检查不能包括人体的任何一个部位或器官
   C. CT可做穿刺活检检查
   D. CT可帮助制订放射治疗计划和放疗效果评价
   E. CT可做定量计算工作
3. CT的优点不包括
   A. CT得到的图像层厚准确，无层面以外结构干扰
   B. CT得到的图像清晰，密度分辨力高
   C. 可做定量分析
   D. 可做图像后处理
   E. 可做穿刺活检检查
4. 关于CT图像缺点的叙述，正确的是
   A. 空间分辨力约30 LP/mm
   B. CT的定位诊断常常容易漏诊1 cm的病灶
   C. CT密度分辨力高
   D. CT图像只反映解剖学方面的情况
   E. CT图像没有反映脏器功能和生化方面的资料
5. 关于各代CT机结构特点的描述，错误的是
   A. 第一代CT机为旋转-平移扫描方式
   B. 第二代CT机为旋转-平移扫描方式
   C. 第三代CT机为旋转-旋转扫描方式
   D. 第四代CT机的扫描方式只有球管的旋转
   E. 第五代CT机扫描机架是连续、单向的旋转
6. 关于CT分代的描述，正确的是
   A. 20世纪90年代发明了螺旋CT
   B. CT的发展通常以“代”称呼

C. CT 的发展经历了第一代到第六代的过程
D. 单层螺旋 CT 的探测器数目与第三代 CT 机相比没有数量的增加和材料的改变
E. 只有第一代 CT 采用的是旋转-平移扫描方式

7. 关于 CT 发展趋势的叙述，正确的是
A. 1983 年，美国的 Douglas boyd 博士开发出电子束 CT
B. 1989 年，滑环技术应用于 CT 设备
C. 1992 年，ELSCINT 公司研制成功多层（4 层）螺旋 CT
D. 2003 年，16 层螺旋 CT 研制成功
E. 2007 年，西门子推出首台双源和双探测器系统的 CT 扫描仪

8. 关于螺旋 CT 飞速发展的叙述，错误的是
A. 所有螺旋 CT 的扫描速度都比非螺旋 CT 快
B. 目前 64 层 CT 的扫描时间缩短到了周/0.33 s
C. 图像数量急剧增加，产生了新的诊断模式：CT 图像后处理诊断模式
D. 目前 64 层螺旋 CT 的横向和纵向分辨力分别达到了 0.3 mm 和 0.4 mm
E. 多平面重组可作为横断面图像的补充

9. 关于动态空间重建扫描仪的描述，错误的是
A. 动态空间重建扫描仪的开发应用始于 1975 年
B. 目的是使该装置仅做运动器官（如心、肺）的成像
C. 目前的动态空间重建扫描时间是 10 ms，最快可达 30 层/s
D. 纵向和横向分辨力为 1 mm
E. 是一种动态的容积扫描

10. 关于双源 CT 扫描仪技术参数的叙述，正确的是
A. 常用部位的扫描速度为 0.4 s
B. 最大扫描范围为 200 cm
C. 扫描机架孔径为 70 cm
D. 各向同性的空间分辨力大于 0.4 mm
E. 两个球管只能同时工作

11. 双源 CT 可以利用两个 X 线球管发射不同的能量，错误的是
A. 骨骼的 CT 值：80 kV 时，670 HU；140 kV 时，450 HU
B. 对比剂的 CT 值：80 kV 时，144 HU；140 kV 时，296 HU
C. 对血管和骨骼进行直接减影
D. 可对某些组织，如肿瘤组织进行特征性识别
E. 对人体的体液成分进行识别

12. 关于 CT 机的基本结构，不包括
A. X 线发生装置
B. X 线探测器装置
C. 机械运动装置
D. 计算机设备
E. 打印机

13. CT 机的 X 线发生装置内不包括
A. 高压发生器
B. 准直器
C. 滤过器/板
D. X 线球管
E. 冷凝系统

14. CT 机的存储器不包括
A. 硬磁盘
B. 磁带
C. 软盘
D. 光盘
E. 阵列处理器/机

15. 关于 X 线探测器的描述，错误的是
A. 探测器的作用是接收 X 线辐射，并将其转换为可供记录的光信号
B. 探测器作为一种成像介质，必须具有转换效率、响应时间、动态范围

和稳定性等特性

C. 响应时间指两次X线照射之间探测器能够工作的间隔时间长短

D. 动态范围指在线性范围内接收到的最大信号与能探测到的最小信号的比值

E. 稳定性指探测器响应的前后一致性

16. 下列哪项不是气体探测器的优点

A. 稳定性好

B. 响应时间快

C. 灵敏度较高

D. 几何利用率高

E. 无余辉产生

17. 关于CT机械运动装置的描述，错误的是

A. 包括扫描机架、滑环、定位光源和扫描床

B. 滑环根据结构形状，分为盘状滑环和筒状滑环

C. 根据X线产生部分接受电压的高低，可分为高压滑环和低压滑环

D. 滑环导电刷通常有两种类型：金属导电刷和混合导电刷

E. 扫描床有两个方面的要求，包括承重和床面材质

18. 关于CT计算机设备的描述，错误的是

A. CT计算机系统都属于通用小型计算机

B. CT的计算机系统一般都具有运算速度快和存储量大这两个特点

C. CT计算机的作用主要是接收数据采集系统的数字信号，并将接收到的数据处理建成一幅横断面的图像

D. CT的主计算机都具有协同处理的能力

E. CT成像的处理方式有并行处理、分布式处理和管线样处理

19. CT与普通X线摄影比较，正确的是

A. 普通X线摄影利用的是X线的电离效应

B. 普通X线摄影得到的是二维的、各组织结构相互重叠的图像

C. 普通X线摄影密度分辨力高

D. CT从不同方向检测射线通过被成像物体后的密度分布量

E. CT从所采集的数据中计算出的图像仍有重叠

20. 关于X线衰减的描述，正确的是

A. CT的成像过程与X线的基本特征无关

B. X线的吸收和散射有光电作用和康普顿效应

C. X线衰减的强度大小通常与物质的每克电子数无关

D. X线衰减的强度大小通常与源射线的能量大小无关

E. X线衰减的强度大小通常与物质的原子序数无关

21. CT扫描中，对射线束的要求不包括

A. 形状

B. 大小

C. 质量

D. 运动的路径

E. 运动的方向

22. 对CT数据采样过程中的注意点，错误的是

A. X线球管与探测器是一个精确的准直系统

B. 球管和探测器围绕受检者旋转是为了采样

C. X线球管产生的射线是经过有效滤过的

D. 探测器接收到的是透过人体后的衰减射线

E. 探测器将接收到的衰减射线转换为光信号（模拟信号）

23. CT图像形成的步骤，不包括

A. 受检者被送入机架后，X线球管和

探测器围绕受检者旋转扫描采集数据

B. 射线通过受检者后，源射线被衰减，衰减的射线由探测器接收

C. 参考射线和衰减射线都转换为电信号

D. 计算机处理数据

E. 重建处理完的图像再由计算机处理成三维立体图像，交激光相机摄制成照片

24. 关于 CT 值的描述，错误的是

A. CT 值是由 CT 发明人亨斯菲尔德创建设定的

B. CT 值是专用于 CT 的计量单位

C. CT 值是重建图像中一个体素的数值

D. 在实际应用中，CT 值是一个相对值

E. 在实际应用中，CT 值以水的衰减系数作为参考

25. 关于人体组织 CT 值的描述，错误的是

A. CT 值的大小与组织的线性衰减系数无关

B. CT 值每一个对应的数值都可用相应的灰阶表示

C. 在 CT 的实际应用中，将各种组织的吸收衰减值都与水相比较

D. 在 CT 的实际应用中，将致密骨定为上限 1000 HU，将空气定为下限 -1000 HU

E. 人们为了纪念亨斯菲尔德，将这一尺度单位命名为 HU

26. CT 扫描一般采用较高的千伏值（120 ~140 kVp），其主要原因不包括

A. 减少光子能的吸收衰减系数

B. 降低骨骼和软组织的对比度

C. 增加穿透率，使探测器能够接收到较高的电子流

D. 使用较高的千伏值可增加探测器的响应系数

E. 为了减少受检者的辐射剂量

27. 关于 CT 窗口技术的概念，错误的是

A. CT 图像是由许多像素组成的数字图像

B. 扫描后得到的原始数据在计算机内重建后的图像是由横行、纵列组成的数字阵列，也被称为矩阵

C. 像素加上深度后，被称为体素

D. 扫描野是指 X 线照射穿透受检者后到达探测器，能被用于图像重建的有效照射范围

E. 根据已知的扫描野和矩阵大小，可以计算出体素的大小

28. CT 窗口技术的概念，错误的是

A. 目前，CT 数字图像的灰阶大都为 12 个比特

B. 在限定的范围内，显示诊断所需感兴趣区信息的方法，被称之为数字图像中的窗口技术或窗宽、窗位调节

C. 窗宽和窗位的调节属于数字图像处理技术，它能抑制或去除噪声

D. 窗宽和窗位的调节属于数字图像处理技术，它能增加图像的信息

E. 窗宽增大，图像对比度降低，窗宽减小则图像对比度增高

29. 窗宽、窗位的使用原则，错误的是

A. 计算一幅图像 CT 值范围的数学式为：C - W/2 ~ C + W/2，C 是窗宽，W 是窗位

B. 目前常用的窗都属于线性窗

C. 双窗属于非线性窗

D. 宽窗宽通常用于组织密度差别较大的部位

E. 窄窗宽通常用于区分组织密度较为接近的图像，如颅脑、肝脏

30. 关于 CT 体素与像素的叙述，错误的是

A. 体素是体积单位

B. 体素是在 CT 扫描中，根据断层设置的厚度、矩阵的大小，能被 CT

扫描的最小体积单位

C. 像素又称像元，是构成 CT 图像最小的单位

D. 像素与体素相对应

E. 体素在 CT 图像上的表现，即为像素

31. 关于矩阵与像素的叙述，错误的是

A. 矩阵是像素以二维方式排列的阵列

B. 矩阵与重建后图像的质量有关

C. 在相同大小的采样野中，矩阵越大，像素也就越多

D. 显示矩阵往往小于或等于采集矩阵

E. 像素越多，图像质量越高

32. 关于 CT 原始数据的描述，不正确的是

A. 是 CT 扫描后由探测器接收到的信号

B. 经模数转换后传送给计算机

C. 其间已转换成数字信号经预处理后

D. 尚未重建成横断面图像的这部分数据

E. 与重组图像的质量有关

33. 关于重建与重组的叙述，错误的是

A. 原始扫描数据经计算机处理，最后得到能用于诊断的一幅横断面图像，该处理方法或过程被称为重建

B. 重组是涉及原始数据处理的一种图像处理方法

C. 重组包括多平面重组、三维图像处理等

D. 重组图像的质量与已形成的横断面图像有密切的关系

E. 扫描的层厚越薄、图像的数目越多，重组的效果就越好

34. 关于 CT 算法的叙述，错误的是

A. 算法是针对特定输入和输出的一组规则

B. 重建函数核、重建滤波器、滤波函数是一回事

C. 重建函数核决定和影响了图像的分辨力、噪声等

D. 高分辨力模式是一种强化边缘、轮廓的函数

E. 高分辨力模式能提高分辨力，降低图像噪声

35. 关于 CT 内插的叙述，不正确的是

A. 内插是采用数学方法在已知某函数的两端数值，估计该函数在两端之间任一值的方法

B. CT 扫描采集的数据是连续的

C. 目前，很多螺旋 CT 都采用内插做图像的重建处理

D. 单层螺旋扫描 CT 常用线性内插

E. 多层螺旋扫描 CT 常用滤过和优化采样内插

36. 关于 CT 层厚的叙述，错误的是

A. 准直宽度是指 CT 机球管侧和受检者侧所采用准直器的宽度

B. 在多层螺旋扫描方式时，决定层厚的是所采用探测器排的宽度

C. 有效层厚指扫描时实际所得的层厚

D. 层厚越小，误差越大

E. 层厚的误差与扫描所采用的方式和设备的类型有关

37. 关于螺距的叙述，正确的是

A. 单层螺旋的螺距定义是：扫描机架旋转 1 周，检查床运行的距离与射线束宽度的比值

B. pitch 是扫描旋转机架旋转 1 周，床运动的这段时间内运动和层面曝光的百分比

C. 床运行方向（Z 轴）扫描的覆盖率或图像的纵向分辨力与螺距无关

D. 多层螺旋螺距的定义与单层螺旋相同

E. 单层螺旋扫描螺距等于 1 时，只产生 1 幅图像

38. 关于 CT 扫描时间的叙述，错误的是

A. 扫描时间是指 X 线球管和探测器阵

列围绕人体旋转扫描一个层面所需的时间
B. 扫描时间与扫描周期时间不是一回事
C. 减少扫描时间可缩短受检者的检查时间
D. 减少扫描时间可减少受检者运动伪影
E. 减少扫描时间可减少受检者的辐射剂量

39. 关于 CT 重建增量的叙述，错误的是
A. 重建增量不是螺旋扫描方式的专用术语
B. 重建增量是被重建图像长轴方向的距离
C. 重建增量小于层厚即为重叠重建
D. 重建增量增加，图像的质量改善
E. 重叠重建可减少部分容积效应

40. 关于重建时间的叙述，错误的是
A. 缩短重建时间可减少受检者的检查时间，减少运动伪影
B. 重建时间与被重建图像的矩阵大小有关
C. 重建时间的长短与阵列处理器的运算速度有关
D. 重建时间的长短与计算机内存容量的大小有关
E. 被重建图像的矩阵大，所需重建时间长

41. 关于扫描野的叙述，错误的是
A. 扫描野或称有效视野
B. 扫描野是扫描前设定的可扫描范围
C. 在定位相扫描后，扫描野不可以再次设置
D. 理论上，重建视野只能小于扫描野
E. 有效视野的大小仍可改变

42. 关于层厚敏感曲线的叙述，错误的是
A. 和非螺旋 CT 相比，螺旋 CT 的层厚敏感曲线增宽
B. 螺旋 CT 的层厚敏感曲线呈铃形分布曲线
C. 非螺旋 CT 的层厚敏感曲线接近矩形
D. 螺旋扫描中，层厚敏感曲线的形状随螺距的增加而改变
E. 螺旋扫描中，层厚敏感曲线的形状与采用不同的内插算法无关

43. 关于球管热容量与散热率的叙述，错误的是
A. X 线球管的热容量大，表示可承受的工作电流大
B. X 线球管的热容量大，表示连续工作的时间可以延长
C. X 线球管的散热率越高，该球管的性能越好
D. 热容量的单位是 MHU
E. 散热率的单位是 MHU

44. 关于部分容积效应的叙述，错误的是
A. 部分容积效应主要有两种现象：部分容积均化和部分容积伪影
B. 部分容积均化影响 CT 值的准确测量
C. 部分容积伪影产生于衰减差别过大的组织
D. 部分容积伪影最常见的现象是，在头颅横断面扫描时，颞部出现条纹状伪影
E. 部分容积伪影与射线硬化作用无关

45. 关于周围间隙现象的叙述，错误的是
A. 同一层厚内，垂直方向同时包含两种密度不同的组织，交界处 CT 值会失真
B. 同一层厚内，垂直方向同时包含两种密度不同的组织，交界处这两种组织变得模糊不清
C. 两种组织差别较大时，密度高的组织边缘 CT 值偏高
D. 密度差别较小的组织相邻时，交界

处密度差别难以辨别

E. 周围间隙实质上也是一种部分容积效应

46. 关于逐层扫描与滑环式扫描的叙述，错误的是

A. 逐层扫描又称序列扫描

B. 逐层扫描每扫描一层，检查床移动一定的距离，然后做下一次扫描，如此循环往复

C. 滑环式扫描可做逐层扫描

D. 螺旋 CT 出现后，逐层扫描方式逐渐被螺旋扫描方式替代

E. 逐层扫描与滑环式扫描在成像的质量方面无区别

47. 在 CT 成像中，错误的是

A. 物体对比度是相邻两个物体之间在图像中的显示能力

B. 物体对比度与物体的大小有关

C. 物体对比度与物体的原子序数有关

D. 物体对比度与物体的密度有关

E. 物体对比度与重建的算法无关

48. 关于空间分辨力与纵向分辨力的叙述，错误的是

A. 空间分辨力主要表示 CT 扫描成像平面上的分辨能力

B. 空间分辨力也称横向分辨力

C. 纵向分辨力的含义是扫描床移动方向或人体长轴方向的图像分辨力

D. 纵向分辨力影响横断面图像质量

E. 目前，64 层螺旋 CT 的纵向分辨力可达 0.4 mm

49. 关于接收器分辨力的叙述，错误的是

A. 接收器分辨力包括图像显示器

B. CT 中的空间分辨力与接收器的分辨力无关

C. 接收器分辨力的优劣不影响 CT 机的空间分辨力

D. 接收器分辨力包括胶片

E. 如果显示器的分辨力低于 CT 机的分辨力，系统分辨力无法在图像上得到体现。

50. CT 的基本概念和术语中，错误的是

A. 动态范围与探测器所采用的物质无关

B. 钨酸钙的吸收转换效率是 99%

C. 零点漂移与探测器余辉时间差异有关

D. 零点漂移与 X 线输出量的变化有关

E. 探测器接收到的空气 CT 值不是 −1000 HU

51. 关于头先进与足先进的叙述，错误的是

A. 头先进，检查床运动时，头朝向扫描机架方向

B. 头先进，检查床运动时，扫描方向朝向头

C. 头先进，检查床运动时，扫描从头方向往下

D. 足先进，检查床运动时，足朝向扫描机架方向

E. 足先进，检查床运动时，扫描从足方向往上

52. 关于扫描覆盖率的叙述，错误的是

A. 扫描覆盖率与多层螺旋扫描方式无关

B. 扫描覆盖率是指机架旋转 1 周扫描覆盖的范围

C. 扫描覆盖率的大小取决于所使用探测器阵列的宽度

D. 扫描覆盖率的大小取决于机架旋转 1 周的速度

E. 在相同扫描时间内，扫描的覆盖范围又称扫描覆盖率

53. 关于灌注参数的叙述，错误的是

A. 灌注参数包括灌注量、组织血流量、组织血容量和平均通过时间

B. 灌注图红色表示高灌注，黑色表示低灌注

C. 组织血流量常以相对血流量表示
D. 组织血容量是绝对值
E. 平均通过时间是时间密度曲线上，对比剂开始注射后至血管内对比剂峰值下降段的平均值

54. 关于单扇区和多扇区的叙述，错误的是
A. 单扇区和多扇区重建是多排螺旋CT检查的专用术语
B. 单扇区重建，指图像的重建采用180°或240°的扫描数据
C. 采用不同心动周期、相同相位两个90°或120°的扫描数据合并重建为1幅图像称为双扇区重建
D. 采用不同心动周期、相同相位的4个60°的扫描数据合并重建为1幅图像称为多扇区重建
E. 多扇区重建的目的主要是为了改善冠状动脉CT检查的时间分辨力

55. 关于螺距的叙述，错误的是
A. 准直螺距和层厚螺距是自2层螺旋CT出现后对螺距的一些不同计算方法
B. 准直螺距不管是单层还是多层螺旋CT，都是准直器打开的宽度除以所使用探测器阵列的总宽度
C. 准直螺距不考虑所使用探测器的排数和宽度
D. 层厚螺距是准直器打开的宽度除以扫描时所使用探测器的宽度
E. 层厚螺距着重体现了扫描时所使用探测器的排数

56. 关于共轭采集与飞焦点采集的叙述，错误的是
A. 共轭采集重建是在扫描时快速地改变探测器的位置
B. 共轭采集重建是在扫描时分别采集180°和360°的扫描数据
C. 共轭采集不能提高扫描图像的纵向分辨力
D. 飞焦点采集重建是在扫描时使焦点在两个点之间快速变换，得到双倍的采样数据并重建图像
E. 飞焦点采集可提高扫描图像的纵向分辨力

57. 关于灰阶的叙述，错误的是
A. 窗口技术是通过窗值调整，更好地显示和适应人眼视觉习惯的处理方法或技术
B. CT值标尺都被设置为2000 HU
C. CT值标尺都被设置为大于2000 HU
D. 显示系统灰阶的设置一般为256个灰阶
E. 人眼识别灰阶的能力一般不超过60个灰阶

58. 关于“各向同性”的叙述，错误的是
A. “各向同性”是无需相位选择的一次性采集
B. “各向同性”扫描覆盖的所有层面都在同一心动周期的相位中
C. “各向同性”主要指心脏冠状动脉的CT扫描
D. “各向同性”只有256层及以上CT能做到
E. “各向同性”双源CT也能做到

59. 单层螺旋CT的非螺旋CT扫描的程序，不包括
A. 球管预热
B. 球管和探测器系统加速
C. X线球管曝光采集扫描数据
D. 球管和探测器系统减速停止
E. 检查床移动到下一个检查层面

60. 非螺旋CT逐层扫描的缺点，不包括
A. 一次检查的时间相对较长
B. 呼吸幅度不一致，有可能遗漏小病灶
C. 多平面重组会产生阶梯状伪影
D. 可影响最佳对比剂显示时机

E. 对设备的要求较高

61. 关于CT容积扫描的一般要求，错误的是
A. 基于滑环技术的扫描架连续旋转运动
B. 检查床双向连续移动
C. 球管冷却性能必须提高
D. 采用螺旋扫描加权图像重建算法
E. 大容量的内存

62. 螺旋扫描方式的概念中，错误的是
A. 层厚与非螺旋扫描方法一致
B. 螺旋扫描采集到的是一个容积采集区段
C. 有效扫描层厚增宽
D. 扫描投影数据产生不一致
E. 不能采用常规标准方法重建

63. 关于单层螺旋CT螺距与扫描数据的关系，不正确的是
A. 螺旋CT扫描螺距等于0时，扫描层厚数据与非螺旋CT相同
B. 螺旋CT扫描螺距等于0.5时，扫描层厚数据采用扫描2周的旋转及扫描
C. 螺旋CT扫描螺距等于1时，扫描层厚数据与非螺旋CT相同
D. 螺旋CT扫描螺距等于2时，扫描层厚数据采用扫描半周的旋转及扫描
E. 如毫安不变，单层螺旋CT扫描的噪声与螺距有关

64. 关于单层螺旋CT扫描层厚的描述，不正确的是
A. 非螺旋CT扫描后，层厚的大小不能改变
B. 单层螺旋CT机扫描结果的层厚不能改变
C. 非螺旋CT扫描后，可改变再次重建后图像的质量属性
D. 多排探测器CT机单层螺旋扫描后，可改变再次重建后图像的质量属性
E. 射线束的宽度决定了单层螺旋CT机扫描的层厚

65. 关于床速和重建间距的描述，错误的是
A. 床速是扫描时检查床移动的速度，与射线束宽度无关
B. 重建间距是被重建图像长轴方向的间距
C. 重建间距可确定被重建图像层面重叠的程度
D. 重建间距大，有漏诊的可能性
E. 重建增量与被重建图像的质量有关

66. 关于CT图像重建的描述，正确的是
A. 传统的横断面非螺旋扫描方式，不必采用1周扫描的全部扫描数据重建图像
B. 非螺旋扫描每层的投影数据是一个完整的圆形闭合环
C. 螺旋扫描每层的投影数据是一个完整的圆形闭合环
D. 螺旋扫描的数据可以用常规方式重建，无运动伪影影响
E. 目前最常用的数据内插方式中线性内插方法只有一种

67. 单层螺旋CT的优点（与非螺旋CT扫描相比），不包括
A. 整个气管或一个部位可在一次屏住呼吸下完成
B. 屏气情况下容积扫描，不会产生病灶的遗漏
C. 无运动伪影
D. 可任意地回顾性重建
E. 提高了多平面成像图像质量

68. 单层螺旋CT的缺点，不包括
A. 层厚敏感曲线增宽
B. 可出现部分容积效应，影响图像质量
C. 对设备的要求较高

D. 扫描球管的输出量高
E. 可任意地回顾性重建

69. 关于多层螺旋 CT 探测器的描述，错误的是
A. 目前，4 层螺旋 CT 的探测器大致可分为两种类型：等宽型和不等宽型探测器阵列
B. 等宽型探测器排列的层厚组合较为灵活
C. 等宽型探测器排列会造成有效信息的丢失
D. 不等宽型探测器会造成有效信息的丢失
E. 不等宽型探测器射线的利用率较高

70. 4 层 CT 扫描时，机架旋转一周检查床移动 30 mm，采用 4 排 5 mm 的探测器阵列，则层厚螺距为
A. 1. 5
B. 2
C. 4
D. 6
E. 8

71. 关于多层螺旋 CT 重建预处理方法，不包括
A. 扫描预处理方法
B. 扫描交迭采样的修正
C. Z 轴滤过长轴内插法
D. 扇形束重建
E. 多层孔束体层重建

72. 16 层和 16 层以上螺旋 CT 的重建预处理方法中，正确的是
A. 自适应多平面重建
B. 扫描交迭采样的修正
C. Z 轴滤过长轴内插法
D. 扇形束重建
E. 多层孔束体层重建

73. 关于心电门控螺旋扫描的描述，错误的是
A. 前瞻性心电门控触发序列的优点是受检者的辐射剂量较小
B. 前瞻性心电门控触发序列的缺点是无法准确选择心率复查、不规则患者的扫描时机
C. 使用前瞻性心电门控触发序列，会遗漏重要的解剖结构
D. 使用前瞻性心电门控触发序列，可做心脏功能的评价检查
E. 前瞻性心电门控触发序列，只在 R-R 间期触发扫描

74. 下列哪项不是多层螺旋 CT 的优点
A. 扫描速度更快
B. 提高图像分辨力
C. CT 透视定位更加准确
D. 提高 X 线的利用率
E. 降低受检者辐射剂量

75. 关于 CT 常规扫描的描述，错误的是
A. CT 常规扫描中可以注射对比剂
B. 准确的定位
C. 必要的记录
D. 四肢检查一般需双侧同时扫描
E. 体位、方向需明确标明

76. 关于增强扫描的描述，错误的是
A. 采用人工的方法将对比剂注入体内并进行 CT 扫描检查
B. 其作用是增强体内需观察组织或物体的对比度
C. 增强扫描的扫描方式基本上和平扫相同
D. 对比剂通过注射及口服均可
E. 正常组织与病变组织之间由于碘浓度差形成密度差

77. 关于定位扫描的描述，错误的是
A. 定位扫描是正式扫描前确定扫描范围的一种扫描方法
B. 扫描机架固定不动
C. 只有检查床做运动
D. 图像的空间分辨力较高
E. 多层螺旋 CT 扫描的定位相中，使

用狭缝扇形束

78. 关于动态扫描的描述，错误的是
A. 动态扫描的扫描方式有动态单层扫描和动态多层扫描
B. 动态单层扫描是在短时间内完成某一预定扫描范围的扫描方法
C. 动态多层扫描在所定的时间序列中做多层的重复扫描
D. 动态多层扫描能得到对比剂-时间增强曲线
E. 有助于某些疾病的诊断

79. 关于目标扫描和放大扫描的描述，错误的是
A. 目标扫描和放大扫描作用大致相同
B. 目标扫描时，对兴趣区采用放大扫描
C. 放大扫描的着重点在于放大欲仔细观察的部位
D. 放大扫描又称为几何放大
E. 放大扫描与后处理中的图像放大不同

80. 在非螺旋扫描方式中，超薄层扫描一般指层厚为
A. 0.5 mm
B. 1 mm
C. 1~2 mm
D. 3~5 mm
E. 5~7 mm

81. 关于重叠扫描的描述，错误的是
A. 重叠扫描指非螺旋序列扫描时，层距的设置小于层厚
B. 重叠扫描相邻的扫描层面有部分重叠
C. 一般不作为常规的检查方法
D. 受检者的辐射剂量不增加
E. 只用于发现病变时局部兴趣区的扫描

82. 关于高分辨力扫描的描述，错误的是
A. 层厚 1 mm
B. 高分辨力图像重建算法
C. 常用于肺部和颞骨岩部
D. 对结节内部结构显示更清晰
E. 对结节边缘显示更清晰

83. 关于 CT 定量测定的描述，错误的是
A. 常用的有定量骨密度测定
B. 常用的有心脏冠状动脉的钙化含量测定
C. 常用的有肺组织密度测量
D. 目前大多数 CT 机所做的骨密度测定都是双能定量 CT
E. 心脏冠状动脉的钙化含量测定是在序列扫描后，利用软件测量、定量功能测量钙化体积的一种扫描检查方法

84. 关于胆系造影 CT 扫描的描述，错误的是
A. 胆系造影 CT 扫描可经静脉注射对比剂
B. 胆系造影 CT 扫描可口服对比剂
C. 胆系造影 CT 扫描可显示胆囊内和胆囊壁的病变
D. 胆系造影 CT 扫描可评价胆囊的功能是否正常
E. 静脉胆囊造影 CT 扫描，注射后立即进行 CT 检查扫描

85. 关于灌注成像的描述，错误的是
A. 经静脉高速率团注对比剂
B. 对比剂通过受检组织的过程中，对选定层面进行快速、连续扫描
C. 利用灌注软件测量
D. 主要用于颅脑
E. 作为早期诊断脑卒中的检查方法

86. 数据采集的时间分辨力是心脏成像的关键，采集速度为
A. 500 ms
B. 400 ms
C. 330 ms
D. 270 ms

E. 60 ms

87. 心脏门控成像，真正决定容积扫描时间分辨力的参数是

A. 扫描螺距

B. 机架转数

C. 心率

D. 探测器宽度

E. 探测器排数

88. 关于CT血管造影（CTA）的描述，错误的是

A. 是通过外周动脉内注射对比剂扫描后，采用三维成像诊断血管性疾病的方法

B. 属于无创或微创检查

C. 在一定范围内可替代常规血管造影

D. 与常规X线血管造影相比，CTA的诊断准确率较高

E. 与常规X线血管造影相比，CTA的时间分辨力仍不如常规X线血管造影

89. 关于CT透视的描述，错误的是

A. CT透视是一种连续扫描成像的CT装置

B. CT透视是在螺旋扫描CT机的基础上发展而来的

C. CT透视是采用连续扫描

D. CT透视是采用快速图像重建和显示

E. CT透视主要被用来做CT引导下的穿刺活检或介入治疗

90. 下列哪项不是电子束CT扫描的触发方式

A. 手动触发

B. 动态触发

C. 定时触发

D. 心电门控触发

E. 呼吸触发

二、多选题

91. CT检查的操作步骤包括

A. 输入被检查者资料

B. 体位的选择

C. 扫描定位像

D. 扫描检查

E. 书写诊断报告

92. 构成X线影像5大要素中，属于物理因素的是

A. 密度

B. 对比度

C. 锐利度

D. 失真度

E. 颗粒度

93. 与平片相比，下列哪一项是CT的优势

A. 密度分辨力高

B. 空间分辨力高

C. 可做定量分析

D. 增强扫描有利于病变定性

E. 可进行多方位重组

94. 颅脑灌注CT检查的参照血管可选择

A. 动动脉

B. 颈静脉

C. 矢状窦

D. 主动脉弓

E. 上腔静脉

95. 高分辨力CT扫描必须要求做到

A. 选择合适的扫描野（FOV）

B. 采用薄层或超薄层扫描

C. 输入保留原始数据的指令

D. 增加扫描条件

E. 选用骨细节数学算法的过滤函数

96. CTA图像后处理采用的方法包括

A. 多重面重组（包括曲面重组）

B. 最大密度投影

C. 表面阴影显示

D. 容积再现技术

E. 现行内插滤过技术

97. 进行胃CT扫描时，应注意内容包括

A. 检查前1天晚饭后开始禁食，检查当天早晨空腹

B. 应先详细询问有无过敏史，必要时

做增强扫描

C. 检查前可肌注山莨菪碱（654－2）10mg

D. 需口服产气剂时，应嘱被检者快速吞下

E. 扫描时被检者不需要屏气

98. 颅脑非螺旋CT扫描把听眉线（EML）作为扫描基线时的优点包括

A. 标志醒目，定位准确

B. EML通过3个颅凹的最低处，扫描范围较理想

C. 采用EML扫描，显示组织结构较清楚，幕下显示第四脑室好，幕上显示基底节好

D. 听眉线（EML）与台面垂直时扫描，被检者的位置较舒服，众多其他位置的扫描都以此线为基准

E. 扫描范围有效避开眼晶体，有利于辐射防护

99. ROC曲线的评价方法属于

A. 主观评价

B. 客观评价

C. 视觉评价

D. 综合评价

E. 物理评价

100. 冠状动脉CTA检查，注射对比剂后加注生理盐水的目的是

A. 预防过敏反应

B. 增加物体对比

C. 减少对比剂用量

D. 降低对比剂黏滞度

E. 避免上腔静脉内高密度对比剂伪影的干扰

全真模拟试卷八答案及解析

一、单选题

1. 答案：A

解析：1972 年 4 月，亨斯菲尔德和安普鲁斯一起，在英国放射学研究院年会宣读了关于 CT 的第一篇论文；同年 11 月，在芝加哥北美放射年会也宣读了他们的论文，并向全世界宣布了 CT 的诞生。

2. 答案：B

解析：CT 检查几乎可包括人体的任何一个部位或器官。

3. 答案：E

解析：做穿刺活检定位引导是 CT 在临床的一个应用，并非其优点。

4. 答案：B

解析：CT 的定位诊断常常容易漏诊 1 cm的病灶。

5. 答案：E

解析：第五代 CT 机又称电子束 CT，没有球管的旋转。

6. 答案：D

解析：20 世纪 80 年代发明了螺旋 CT；CT 的发展通常以“代”称呼，螺旋 CT 出现后，CT 的改进和发展则不再以“代”称呼；CT 的发展历经了第一代到第五代的过程；第一、二代 CT 采用的都是旋转-平移扫描方式。

7. 答案：A

解析：1985 年，滑环技术应用于 CT 设备；1992 年，ELSCINT 公司研制成功双层螺旋 CT；2001 年，16 层螺旋 CT 研制成功；2005 年，西门子推出首台双源和双探测器系统的 CT 扫描仪。

8. 答案：A

解析：单层螺旋 CT 每层扫描的时间虽未缩短，但由于扫描方式的改变，缩短了扫描周期，使单位时间内的受检者检查数量提高。

9. 答案：B

解析：目的是使该装置不仅能做运动器官（如心、肺）的成像，也能做人体其他器官的成像。

10. 答案：B

解析：双源 CT 常用部位的扫描速度为 0. 33 s；扫描机架孔径为 78 cm；各向同性的空间分辨力小于等于 0. 4 mm；两个球管既可同时工作，也可分别工作。

11. 答案：B

解析：对比剂的 CT 值：80 kV 时，

296 HU；140 kV 时，144 HU。

12. 答案：E

解析：CT 机的基本结构包括：X 线发生装置、X 线探测器装置、机械运动装置、计算机设备、图像显示及存储装置。

13. 答案：E

14. 答案：E

解析：阵列处理器/机属于计算机设备。

15. 答案：A

解析：探测器的作用是接收 X 线辐射，并将其转换为可供记录的电信号。

16. 答案：C

解析：灵敏度较高是固体探测器的优点。

17. 答案：A

解析：CT 机械运动装置包括扫描机架、滑环和扫描床，不包括定位光源。

18. 答案：A

解析：以往的 CT 计算机系统属于通用小型计算机，现在很多 CT 机包括多层螺旋 CT 都采用微型计算机作为 CT 的主计算机。

19. 答案：B

解析：普通 X 线摄影利用的是 X 线的穿透作用；普通 X 线摄影空间分辨力高；CT 从不同方向检测射线通过被成像物体后的空间分布量；CT 从所采集的数据中计算无重叠的图像。

20. 答案：B

解析：CT 成像过程利用的是 X 线的基本特征；X 线衰减的强度大小通常与物质的每克电子数、源射线的能量大小、物质的原子序数有关。

21. 答案：C

解析：CT 扫描中，对射线束的要求包括它的形状、大小、运动的路径和方向。

22. 答案：E

解析：探测器将接收到的衰减射线转换为电信号（模拟信号）。

23. 答案：E

解析：重建处理完的图像直接交激光相机打印照片，无需模数转换。

24. 答案：C

解析：CT 值是重建图像中一个像素的数值。

25. 答案：A

解析：CT 值的大小与组织的线性衰减系数有关。

26. 答案：E

解析：CT 扫描一般采用较高的千伏值（120 ~ 140 kVp），减少受检者辐射剂量不是主要原因。

27. 答案：E

解析：根据已知的扫描野和矩阵大小，可以计算出像素的大小。

28. 答案：D

解析：窗宽和窗位的调节属于数字图像处理技术，不能增加图像的信息。

29. 答案：A

解析：C 是窗位，W 是窗宽。

30. 答案：E

解析：体素的大小在 CT 图像上的表现，即为像素。

31. 答案：D

解析：CT 图像重建后显示的矩阵称为显示矩阵，通常，显示矩阵要大于或等于采集矩阵。

32. 答案：E

解析：重组不涉及原始数据，但与横断面的图像质量有关。

33. 答案：B

解析：原始扫描数据经计算机处理，最后得到能用于诊断的 1 幅横断面图像，该处理方法或过程被称为重建。而重组是不涉及原始数据处理的一种图像处理方法，包括多平面重组、三维图像处理等。重组图像的质量与已形成的横断面图像有密切关系，扫描的层厚越薄、图像的数目越多，重组的效果就越好。

34. 答案：E

解析：高分辨力模式能提高分辨力，但图像噪声也相应增加。

35. 答案：B

解析：CT 扫描采集的数据是离散的、不连续的，需要从两个相邻的离散值求得其间的函数值。

36. 答案：E

解析：层厚的误差与扫描所采用的方式和设备的类型无关。

37. 答案：A

38. 答案：E

解析：减少扫描时间除了可缩短受检者的检查时间、提高效率外，还可减少受检者的运动伪影。

39. 答案：D

解析：重建增量减小，图像的质量改善。

40. 答案：A

解析：缩短重建时间可减少受检者的检查时间，但与减少运动伪影无关。

41. 答案：C

解析：在定位相扫描后、正式扫描前，扫描野还可以再次设置。

42. 答案：E

解析：螺旋扫描中，层厚敏感曲线的形状随采用内插算法的不同而改善，如采用 180°线性内插可明显改善曲线的形状，但噪声增加。

43. 答案：E

解析：散热率的单位是 KHU。

44. 答案：E

解析：部分容积伪影最常见和典型的现象是在头颅横断面扫描时颞部出现的条纹状伪影，这种现象也与射线硬化作用有关。

45. 答案：C

解析：两种组织差别较大时，密度高的组织边缘 CT 值偏低。

46. 答案：E

解析：逐层扫描与容积扫描无论是扫描方式上，还是成像的质量方面都有较大的区别。

47. 答案：E

解析：在 CT 成像中，物体对比度与物体的大小、物体的原子序数、物体的密度、重建的算法和窗的设置有关。

48. 答案：D

解析：纵向分辨力的优与劣，其结果主要涉及与人体长轴方向有关的图像质量，例如矢状或冠状位的多平面图像重组。

49. 答案：C

解析：接收器分辨力的优劣也影响 CT 机的空间分辨力。

50. 答案：A

解析：动态范围是指最大的响应值与最小可探测值之间的比值，其响应与转换的效率通常与接收器所采用的物质有关。

51. 答案：B

解析：头先进，检查床运动时，扫描方向往下（朝向足）。

52. 答案：A

解析：扫描覆盖率与多层螺旋扫描方式有关，含义是指机架旋转 1 周扫描覆盖的范围。

53. 答案：D

解析：组织血容量是一个相对量。

54. 答案：A

解析：单扇区和多扇区重建是冠状动脉 CT 检查的专用术语。

55. 答案：A

解析：准直螺距和层厚螺距是自 4 层螺旋 CT 出现后对螺距的一些不同计算方法。

56. 答案：C

解析：共轭采集和飞焦点采集都可提

高扫描图像的纵向分辨力。

57. 答案：B

解析：目前，CT 值标尺都被设置为大于 2000 HU。

58. 答案：E

解析："各向同性"与是否为双源 CT 无关，目前的双源 CT 尚不能达到各向同性。

59. 答案：A

解析：球管预热是日常工作的 CT 机准备工作，并不是扫描的程序。

60. 答案：E

解析：对设备的要求较高是单层螺旋 CT 扫描的主要缺点之一。

61. 答案：B

解析：检查床单向连续移动。

62. 答案：A

解析：螺旋扫描层厚概念变得相对模糊，因此无法按照非螺旋扫描方法来确定层厚。

63. 答案：C

解析：螺旋 CT 扫描螺距等于 0 时与非螺旋 CT 相同。螺旋 CT 扫描螺距等于 1 时，层厚的数据采用扫描架旋转 1 周的扫描。

64. 答案：C

解析：非螺旋 CT 扫描后，层厚的大小不能通过再次重建改变，即图像的质量属性不变。单层螺旋 CT 扫描结果的层厚虽然不能改变，但单层螺旋 CT 扫描可采用小于层厚的重建间距来回顾性重建图像，并因此可改变再次重建后图像的质量属性。

65. 答案：A

解析：床速是扫描时检查床移动的速度，它与射线束宽度（准直宽度）有关，扫描时床移动的速度增加而射线束宽度设置不变，则螺距的比值增加，图像的质量下降。

66. 答案：B

解析：传统的横断面非螺旋扫描方式，必须采用一周扫描的全部扫描数据重建图像。非螺旋扫描每一层的投影数据是一个完整的圆形闭合环。螺旋扫描每一层的圆形闭合环则有偏差。螺旋扫描是在检查床移动中进行，覆盖 360°的数据用常规方式重建会出现运动伪影。目前最常用的数据内插方式中线性内插方法有两种，即 360°线性内插和 180°线性内插。

67. 答案：C

解析：单层螺旋 CT 的优点（与非螺旋 CT 扫描相比）是，受检者运动伪影因扫描速度快而减少，但并非没有。

68. 答案：E

解析：可任意地回顾性重建，无层间隔大小的约束和重建次数的限制，是螺旋扫描的优点，并非缺点。

69. 答案：D

解析：等宽型探测器排列的层厚组合较为灵活，但是外周的 4 排探测器只能组合成一个宽探测器阵列使用，并且过多的探测器排间隔会造成有效信息的丢失。

70. 答案：D

解析：4 层 CT 扫描时，机架旋转一周检查床移动 30 mm，采用 4 排 5 mm 的探测器阵列，则层厚螺距为 6。$30/20 = 1.5$，$1.5 \times 4 = 6$。

71. 答案：A

解析：多层螺旋 CT 重建预处理方法包括：扫描交迭采样的修正、Z 轴滤过长轴内插法、扇形束重建、多层孔束体层重建。

72. 答案：A

解析：16 层和 16 层以上螺旋 CT 的重建与 4 层螺旋 CT 不同，都已将孔束边缘部分射线一起计算。预处理方法有自适应多平面重建、加权超平面重建、Feldkamp 重建算法。其他选项均是 4 层螺旋 CT 的重建预处理方法。

73. 答案：D

解析：使用前瞻性心电门控触发序列，由于心动周期的相位不一致，不能做心脏功能的评价。

74. 答案：E

解析：多层螺旋 CT 的优点：扫描速度更快、提高图像分辨力、CT 透视定位更加准确、提高 X 线的利用率。

75. 答案：A

解析：CT 的常规扫描又称平扫，它的含义是按照定位片所定义的扫描范围、不注射对比剂的扫描。

76. 答案：D

解析：采用人工的方法将对比剂注入体内并进行 CT 扫描检查，称为 CT 增强扫描。通过口服对比剂使脏器增强在狭义上不属于增强扫描范畴。

77. 答案：D

解析：定位扫描得到的是类似普通 X 线摄影的数字化图片，该图像的动态范围较大，但空间分辨力较低，相应的扫描剂量也较低。

78. 答案：A

解析：动态扫描的扫描方式有动态单层扫描、动态序列和动态多层扫描。

79. 答案：B

解析：目标扫描是对兴趣区进行小的层厚、小的螺距扫描，而对兴趣区以外的区域进行大的层厚与大的螺距扫描，目的是为了减少受检者的辐射剂量。放大扫描是目标扫描的特例，放大扫描是对兴趣区进行缩小扫描野扫描，目的是提高微小细节的图像空间分辨力。而电子放大图像是像素的放大，没有空间分辨力的提高。

80. 答案：C

解析：在非螺旋扫描方式中，超薄层扫描一般指层厚为 1 ~ 2 mm 的扫描。

81. 答案：D

解析：重叠扫描由于扫描层面重叠，受检者的辐射剂量增加，一般不作为常规的检查方法，只用于发现病变时局部兴趣区的扫描。

82. 答案：A

解析：高分辨力扫描的含义是采用较薄的扫描层厚（1 ~ 2 mm）和高分辨力图像重建算法所进行的一种扫描方法。常用于肺部和颞骨岩部内耳等某些疾病的诊断，对结节内部结构和边缘形态的显示更清晰。

83. 答案：D

解析：目前大多数 CT 机所做的骨密度测定都是单能定量 CT。

84. 答案：E

解析：静脉胆囊造影 CT 扫描通常注射 40% ~ 50% 的胆影葡胺 20 ~ 30 ml，于注射后 30 ~ 60 min 进行 CT 扫描检查。

85. 答案：B

解析：灌注成像的原理是经静脉高速率团注对比剂后，在对比剂首次通过受检组织的过程中对选定层面进行快速、连续扫描，而后利用灌注软件测量所获得图像像素值的密度变化，并采用灰度或色彩在图像上表示，最终得到人体器官的灌注图像。灌注成像主要用于颅脑，作为早期诊断脑卒中的检查方法。

86. 答案：E

解析：数据采集的时间分辨力是心脏成像的关键，采集速度需小于 60 ms 才能真正“冻结”心脏运动伪影。

87. 答案：D

解析：真正决定容积扫描时间分辨力的参数是探测器宽度。

88. 答案：A

解析：CT 血管造影（CTA）是通过外周静脉内注射对比剂扫描后，采用三维成像诊断血管性疾病的方法。优点是：与常规 X 线血管造影相比，CTA 的诊断准确率较高；属于无创或微创检查，在一定范围内可替代常规血管造影。与常规 X 线血管造影相比，CTA 的时间分辨力仍不如常规

X 线血管造影。

89. 答案：B

解析：CT 透视是一种连续扫描成像 CT 装置，在第三代滑环式扫描 CT 机的基础上，采用连续扫描、快速图像重建和显示，实现实时 CT 扫描成像的目的。

90. 答案：E

解析：电子束 CT 扫描有不同的触发方式：手动触发、动态触发、定时触发、心电门控触发。

二、多选题

91. 答案：ABCD

解析：CT 的扫描检查工作大体可分成以下 5 个步骤：①被检者资料的输入；②被检者体位的处置；③扫描前的定位；④扫描检查；⑤摄影和存储。

92. 答案：ABCE

解析：影像细节的表现主要取决于构成照片影像的 5 大因素：密度、对比度、锐利度、颗粒度及失真度。前 4 者为构成照片影像的物理因素，后者为构成照片影像的几何因素。

93. 答案：ACE

解析：CT 图像的优点：①真正断面图像：与普通 X 线的层面影像比较，CT 得到的横断面图像层厚准确，无层面以外结构的干扰，图像清晰，密度分辨力高。②密度分辨力高：一般情况下，CT 的密度分辨力要比普通 X 线屏 - 片摄影高约 20 倍。③可做定量分析：CT 能够准确地测量各组织的 X 线吸收衰减值，通过各种计算，做定量分析。④可作图像后处理：借助于计算机和某些图像处理软件，可做病灶的形状和结构分析。采用螺旋扫描方式，可获得高质量的三维图像和多平面的断面图像。

94. 答案：AC

解析：血流灌注的参照血管可以选择颈动脉、矢状窦等，也可以健侧的计算值为对比参照。人脑组织的血流灌注因年龄、活动状态、使用的检查仪器和对比剂的不同在数值不会有所改变。所以，临床上往往只能以一个正常值范围作为参考。增强扫描后，应留观 15 ~ 60 min，以观察有无过敏反应。

95. 答案：ABCE

解析：高分辨力 CT 扫描可用于不同部位，如内耳、鼻窦、肺部等，因扫描部位大小不一样，显示野根据扫描部位来调节。A、B、C、E 选项内容，高分辨力扫描时，必须要求做到，才能体现出高分辨力 CT 扫描的特点。

96. 答案：ABCD

解析：CTA 图像处理采用的方法是：多平面重组（包括曲面重组）、最大密度投影、表面阴影显示、容积再现技术和电影显示模式。

97. 答案：ABCD

解析：胃 CT 扫描检查前 1 天晚饭后开始禁食，检查当天早晨空腹。嘱被检者去掉外衣和胸腹部金属饰品，训练被检者扫描时的屏气。在扫描过程中，被检者的体位须保持不动，对不合作的被检者及婴幼儿可采用药物镇静。需做增强扫描者，应先详细询问有无药物过敏史，了解被检者全身情况，心、肝、肾功能不良者慎用。检查前先做药物过敏试验（非离子型对比剂，如优维显、奈可明和碘必乐可不做过敏试验）。检查前 20 min 肌注山莨菪碱 10 mg（青光眼、前列腺肥大、排尿困难者禁用）。需口服产气剂时，应嘱被检者快速吞下。

98. 答案：ABC

解析：听眉线是眉上缘中点与外耳孔的连线。EML 做扫描基线时有以下的优点：①标志醒目，定位准确。②EML 通过 3 个颅凹的最低处，扫描范围较理想。③采用 EML 扫描，显示组织结构较清楚，幕下显示第四脑室好，幕上显示基底节好。

99. 答案：AC

解析：人的视觉在检出、识别过程中，根据心理学规律以心理学水平进行的评价，称为心理学评价，又称主观评价或视觉评价。

100. 答案：CE

解析：对比剂用量和注射速率：采用高压注射器肘静脉给药，对比剂用量为100～120 ml，加0.9%生理盐水30 ml。注射速率为3.0～4.5 ml/s。加用生理盐水的目的是既可减少对比剂用量，也可避免上腔静脉内高密度对比剂伪影对冠状动脉影像的干扰。

第二章　磁共振成像技术

全真模拟试卷一

一、单选题

1. 关于回波链长度的描述，错误的是
   A. 回波链长度，即 ETL
   B. 回波链长度是在一个 TR 周期内出现的回波数
   C. 一般为 4～32 个
   D. 常用于 FSE 序列
   E. 与成像时间成正比
2. 磁共振成像的特点不包括
   A. 多参数成像，可提供丰富的诊断信息
   B. 高对比成像，可得出详尽的解剖图谱
   C. 任意层面断层，可以从三维空间上观察人体成为现实
   D. 可做定量诊断
   E. 不使用对比剂，可观察心脏和血管结构
3. 钆的螯合物聚集会引起一定程度的神经细胞代谢改变，需要谨慎使用的患者是
   A. 心功能不全者
   B. 肺功能不全者
   C. 肝功能不全者
   D. 肾功能不全者
   E. 脾功能不全者
4. 关于 SE 脉冲序列和 T_1 的描述，不正确的是
   A. SE 序列是测量 T_1 值的脉冲序列之一
   B. 选用较短的 TR、较短 TE 可测量 T_1 值
   C. T_1 加权图像主要反映组织 T_1 值的差异
   D. 利用常规 SE 脉冲序列可以测量 T_1 值
   E. TE 选择 150ms，TR 选择 1200ms 可得到 SE 序列的 T_1 加权像
5. 关于短 T_1 反转恢复（STIR）法抑制脂肪的叙述，不正确的是
   A. 无横向磁化为不产生 MR 信号
   B. 先使用了一个 180°射频脉冲
   C. 180°射频脉冲使纵向磁化矢量从正 Z 轴转向负 Z 轴
   D. 选择任何反转时间都可使脂肪信号为零
   E. 当 180°脉冲停止后，纵向磁化开始恢复由负方向恢复至平衡状态

6. 关于磁共振波谱（MRS）的叙述，错误的是
A. 主要测定生物组织化学成分
B. 要求高磁场强度 MR 系统
C. 目前可进行^{1}H、^{3}P、^{13}C 等的磁共振波谱分析
D. 当前研究最多的是脑代谢产物
E. 对主磁场均匀性要求不高

7. 与血流呈低信号无关的原因是
A. 湍流
B. 流空效应
C. 层流造成失相位
D. 扫描层内质子群移动引起信号衰减
E. 矩阵

8. CE－MRA 的临床应用，不适用于
A. 脑部或颈部血管
B. 胸主动脉及肺动脉
C. 肾动脉、肠系膜血管、门静脉
D. 毛细血管
E. 四肢血管

9. 下列需要使用对比剂的检查方法是
A. 3D TOF－MRA
B. 2D TOF－MRA
C. 3D PC－MRA
D. 2D PC－MRA
E. 3D CE－MRA

10. 关于脂肪抑制技术在颈部的应用，叙述错误的是
A. T_1WI 不需选用该技术
B. T_2WI 需加脂肪抑制
C. T_1WI 增强需加脂肪抑制
D. 有脂肪衬托不必选用该技术
E. 解剖复杂，脂肪较多时需选用该技术

11. MR 血管成像时间飞跃法英文全称是
A. time of fluid
B. time of play
C. time of flay
D. time of fly
E. time of flood

12. MRA 利用的流体效应不包括
A. 流空效应
B. 流入性增强效应
C. 相位效应
D. 波动效应
E. 偶回波效应

13. 胰腺扫描技术的叙述中，不正确的是
A. 扫描方位以横断位为主，必要时加冠状位
B. 脉冲序列：SE、FSE、GRE 等
C. 层厚 9mm
D. 使用呼吸门控
E. 矩阵采用：256×182 或 256×256

14. 3D TOF MRA 常用于下列哪项检查
A. 腹主动脉
B. 胸主动脉
C. 肺动脉
D. 肾动脉
E. 脑部动脉

15. 目前临床常采用 EPI 序列进行的检查是
A. SWI
B. DWI
C. MR 波谱
D. MR 动态增强
E. MRA

16. 显示胆囊、胆总管结石最好的脉冲序列是
A. SE 序列横断位 T_2 加权
B. FSE 序列横断位 T_2 加权
C. MRCP 水成像
D. FSPGR 梯度回波
E. 回波平面成像（EPI）

17. MRCP 的优点不包括
A. 无创检查
B. 不需要注射对比剂
C. 不需要屏气

D. 过敏体质也可检查
E. 能达到治疗目的

18. 原子核总以一定的频率绕着自己的轴进行高速旋转，这一特性称为
A. 公转
B. 进动
C. 跃迁
D. 激发
E. 自旋

19. MRI 与 CT 相比，不具有优势的是
A. 中枢神经系统疾病
B. 对纵隔及肺门淋巴结肿大、占位性病变的诊断
C. 肺内病变如钙化及小病灶
D. 半月板损伤
E. 关节软骨的变性与坏死

20. 下列哪项不属于脂肪抑制成像技术
A. 化学位移频率选择饱和技术
B. 化学位移水－脂反相位饱和成像技术
C. 幅度选择饱和法（反转恢复序列法）
D. 化学位移成像技术
E. 水激励技术

21. MRI 化学位移成像的方法不包括
A. Dixon 法
B. 窄带频率选择法
C. 脂肪的选择激发（CHESS 法）
D. 脂肪的选择性饱和
E. 化学反应激发

22. 下列哪项不属于 MR 水成像技术
A. 胆胰管成像（MRCP）
B. MR 尿路成像（MRU）
C. MR 脊髓成像（MRM）
D. MR 尿道成像
E. MR 内耳迷路成像

23. MRI 水成像技术不包括
A. MR 水成像（MRH），又称液体成像
B. 对体内所有含液体的结构成像
C. 在重 T_2WI 上泪水等流动缓慢或相对静止的液体均呈高信号
D. T_2 较短的实质器官及流动血液则表现为低信号
E. 某种程度上可代替诊断性 ERCP、IVP、X 线椎管造影、X 线涎管造影、泪道造影等

24. MR 水成像基本原理是
A. 利用流动液体具有长 T_2 弛豫时间，重 T_1 加权像成像
B. 利用静态液体具有短 T_2 弛豫时间，重 T_2 加权像成像
C. 利用静态液体具有长 T_2 弛豫时间，重 T_2 加权像成像
D. 利用流动液体具有长 T_2 弛豫时间，重 T_2 加权像成像
E. 利用流动液体具有短 T_2 弛豫时间，重 T_2 加权像成像

25. MR 水成像技术（MRH）不包括
A. 高梯度场、高切换率、相控阵线圈
B. 以 FSE 序列为基础，采用 RARE 技术
C. 应用多次激发采集
D. 应用超长回波链（200ms 左右）更好地显示静态液体
E. 获得多层面、多方位图像

26. HASTE 成像序列可用于
A. 泌尿系成像
B. 血管成像
C. 肌肉成像
D. 脑成像
E. 脂肪成像

27. MR 水成像具有的优点不包括
A. 为无创性技术，无需插管，也无操作技术问题
B. 安全，不用对比剂，无对比剂不良反应问题
C. 获得多层面、多方位图像

D. 适应证广
E. 成像时间短

28. MR 水成像所采用的成像序列常为
A. SE
B. FSE/TSE
C. GRE
D. IR
E. EPI

29. 时间飞跃法磁共振血管造影的理论是
A. 基于流体饱和效应中的相位增强效应
B. 基于流体饱和效应中的流入相关增强效应
C. 对比剂的增强效应
D. 组织信号差别的增强效应
E. 拉莫尔频率差的增强效应

30. 关于颅脑 MRA 技术，下列错误的是
A. 可采用 TOF－MRA、PC－MRA 及 CE－MRA 技术
B. 线圈头部正交线圈、头颈联合阵列线圈
C. 3D－TOF－MRA 主要用于慢速血流的血管成像
D. 2D－TOF－MRA：成像序列采用 2D－FLASH 序列
E. 2D－TOF－MRA：主要用于矢状窦、乙状窦的成像

31. 下面对 2D－TOF 与 3D－TOF MRA 的比较叙述错误的是
A. 2D－TOF 流入饱和效应小，对慢流、血流方向一致的血管显示好；流动－静止对比好
B. 3D－TOF 流入饱和效应明显，成像块厚受血管流速制约；信噪比好
C. 2D－TOF 层面厚，空间分辨力差；相位弥散强，弯曲血管信号有丢失
D. 3D－TOF 层厚较薄，空间分辨力高；对复杂弯曲血管的信号丢失少
E. 相同容积 2D－TOF 较 3D－TOF 成像时间长

32. 关于 3D－PC－MRA 的描述错误的是
A. 优点为仅血流呈高信号，背景抑制优于 3D－TOF
B. 可用于分析可疑病变区的细节，检查流量与方向
C. 大量血肿未吸收时，观察被血肿掩盖的血管病变
D. 缺点是在中、低场磁共振成像时间较长
E. 成像容积内信号不均匀

33. 提高 TOF－MRA 流动－静止对比的方法不包括
A. 减少激励角度，使静态组织信号下降
B. 减小激发容积厚度，以减小流入饱和效应
C. 多块容积激发：将一个较大容积分成多个薄块激发
D. 用磁化传递抑制技术（MTS）抑制背景大分子信号
E. 减慢流动速度

34. 对胸腹部及四肢血管的显示最好的成像方式是
A. 2D－TOF
B. 3D－TOF
C. 2D－PC
D. 3D－PC
E. 3D－CE－MRA

35. 2D－PC－MRA 的特点不包括
A. 仅血流呈高信号
B. 采集时间短
C. 可用于显示需极短时间内成像的病变
D. 亦可用于筛选流速成像
E. 多用于动脉系成像

36. 常用于慢流静脉及静脉窦成像的技术是
A. 3D－TOF－MRA

B. 2D－CE－MRA

C. 2D－PC－MRA

D. 3D－PC－MRA

E. 3D－CE－MRA

37. 对比增强磁共振血管造影所采用的序列

A. 极短 TR，长 TE

B. 长 TR，极短 TE

C. 长 TR，长 TE

D. 极短 TR，极短 TE

E. 极长 TR，极长 TE

38. 关于 MRI 灌注加权成像技术的临床应用叙述正确的是

A. 用于脑梗死及肝脏病变的早期诊断、肾功能灌注

B. 对比剂引起的 T_2 增强效应适用于心脏的灌注分析

C. 对比剂引起的 T_2 增强效应适用于肝脏的灌注分析

D. 定量研究不需获得供血动脉内的对比剂浓度变化、Gd－DTPA 的组织与血液的分配系数等

E. 目前，磁共振 Gd－DTPA 灌注成像是定量分析

39. MR 波谱分析的基本原理是

A. 利用时间飞跃进行 MR 波谱扫描，分析生化物质结构及含量的 MR 技术

B. 利用化学位移进行 MR 波谱扫描，分析生化物质结构及含量的 MR 技术

C. 利用预置饱和进行 MR 波谱扫描，分析生化物质结构及含量的 MR 技术

D. 利用相位对比进行 MR 波谱扫描，分析生化物质结构及含量的 MR 技术

E. 利用组织对比增强进行 MR 波谱扫描，分析生化物质结构及含量的 MR 技术

40. 目前（　）是唯一一种能无创探测活体组织化学特性的方法

A. TOF

B. MRH

C. MRS

D. MRA

E. PC

41. 下面与颅脑 MRI 技术无关的是

A. 检查病人是否有禁忌物品

B. 线圈用头部正交线圈

C. 脑梗死、颅内出血和脑的先天畸形等一般只需做平扫

D. 相位编码方向：横断位取前后向

E. 血管性病变常做平扫加血管成像

42. 下列哪项不是颅脑 MRI 检查的适应证

A. 脑白质病变

B. 脑退行性病变

C. 脑室与蛛网膜下腔病变

D. 颅脑先天性发育畸形

E. 短暂性脑血管痉挛

43. 关于颅脑 MRI 技术的叙述，下列错误的是

A. 增强检查，注射对比剂后行 T_2WI 成像

B. 增强扫描常用对比剂为顺磁性对比剂 Gd－DTPA

C. 常规颅脑扫描横断位成像应在正中矢状位像上定位

D. 层厚 4～8mm，层间距取层厚的 10%～50%

E. 血管性病变常做平扫加血管成像

44. 关于颅脑 MRI 检查技术，下列错误的是

A. 注射对比剂后行矢状面、冠状面、横断面 T_1WI 成像

B. 增强扫描常用对比剂为顺磁性对比剂 Gd－DTPA

C. 常规颅脑扫描横断位成像应在冠状

位像上定位
D. 扫描平面一般与前连合－后连合连线平行
E. 增强扫描的层厚、层间距及定位均与平扫一致

45. 鞍区、桥小脑角区的 MRI 检查技术，下列错误的是
A. 适应证为垂体微腺瘤、垂体腺瘤、桥小脑角占位、鞍区脑膜瘤
B. 常规采用高分辨力、薄层矢状面、冠状面扫描
C. 微小病变，如垂体微腺瘤需做动态增强扫描
D. 横断位是观察垂体和海绵窦最好的方位
E. 鉴别鞍区病变的出血或脂肪成分需加做脂肪抑制序列

46. 下列关于颅脑 MRA 技术的叙述错误的是
A. 可采用 TOF－MRA、PC－MRA 及 CE－MRA 技术
B. 线圈用头部正交线圈、头颈联合阵列线圈
C. 3D－TOF－MRA 一般采用多个 3D 块重叠采集
D. 2D－TOF－MRA 成像层面取矢状位或斜矢状位
E. 3D－TOF－MRA 成像序列采用 3D－FISP 或 3D－FLASH 序列

47. 最常用的脑部动脉 MRA 序列是
A. 2D－TOF－MRA
B. 3D－TOF－MRA
C. 2D－PC－MRA
D. 3D－PC－MRA
E. CE－MRA

48. 下面对脊柱与脊髓 MRI 检查技术的叙述不正确的是
A. 相关准备去除身上所有的金属物品
B. 线圈选脊柱表面线圈
C. 颈椎 MRI，对颈左右应加局部饱和
D. 胸椎 MRI，常规在靠近胸椎前加局部饱和
E. 全脊柱扫描应用全脊柱表面线圈，在脊柱前设置预饱和带

49. 下面对颅脑 MRA 技术的叙述错误的是
A. 3D－CE－MRA 主要用于颅脑大面积血管病变
B. 3D－CE－MRA 可在不同期相观察到动脉或静脉病变
C. CE－MRA 需注射顺磁对比剂
D. 2D－PC－MRA 需注射顺磁对比剂
E. 3D－PC－MRA 仅血流呈高信号，背景抑制优于 3D－TOF

50. 下面对眼部 MRI 技术的描述错误的是
A. 患者目视前方后闭目，嘱患者眼球保持不动
B. 线圈用头线圈、头颈联合线圈
C. 眼部常规平扫序列为：横轴位 T_1WI－FSE、T_2WI－FS
D. 沿着视神经的斜矢状位 T_1WI－FS
E. 若怀疑脉络膜黑色素瘤，则 T_1WI－FS，T_2WI－FSE

51. MR 胰胆管造影（MRCP）的描述错误的是
A. 空腹 4 小时以上
B. 检查前 15 分钟，口服枸橼酸铁胺（阴性对比剂）一包，目的是抑制胃肠道内液体信号
C. 斜冠状位 MRCP 扫描层面应根据横轴位上胆管走形定位，垂直于左右胆管的走形
D. MRCP 有三种扫描方式：屏气厚块 MRCP、呼吸触发 2D 无间隔 MRCP 及屏气 3D MRCP
E. 若病人呼吸不理想，可用薄层 SS-FSE（5mm 层厚无间隔）屏气扫描代替呼吸触发 2D 无间隔 MRCP

52. 下面哪项不是 MRI 检查的禁忌证

A. 体内有心脏金属瓣膜
B. 有呼吸机及心电监护设备的危重患者
C. 装有电子耳蜗者
D. 植入避孕环者
E. 妊娠6个月以内的患者

53. MRI检查的禁忌证不包括
A. 装有心脏起搏器者
B. 装有铁磁性或电子耳蜗者
C. 中枢神经系统的金属止血夹
D. 体内有陶瓷置入物
E. 体内有胰岛素泵

54. 不影响MRI图像质量的因素是
A. TE选择
B. 矩阵
C. 层面密度
D. 层面间距
E. 观察野增大

55. 下面不能控制生理性运动伪影的措施是
A. 采用心电门控技术
B. 采用呼吸门控技术
C. 缩短检查时间
D. 预饱和技术
E. 增加对比剂剂量

56. 关于截断伪影的叙述错误的是
A. 截断伪影系因数据采样不足所致
B. 在图像中高、低信号差别大的交界区信号强度失准
C. 颈椎矢状位 T_1WI上这种伪影比较常见
D. 表现为颈髓内出现低信号线影
E. 截断伪影仅发生在频率编码方向上

57. 控制截断伪影的措施不包括
A. 缩小采集矩阵
B. 减小FOV
C. 过滤原始资料
D. 变换相位和频率编码方向
E. 改变图像重建的方法

58. 设备伪影不可能由下面哪种因素引起
A. 机器主磁场强度
B. 磁场均匀度
C. 软件质量
D. 磁体重量
E. 附属设备

59. 下面关于伪影的叙述错误的是
A. 伪影是正常图像以外的有害影像
B. 设备伪影是指机器设备所产生的伪影
C. 有些伪影可以消除
D. 认识伪影与消除伪影没有多大关系
E. 技师在消除伪影中起着重要作用

60. 下面不能影响MR图像对比度的是
A. 脉冲序列
B. 脉冲参数：TR、TE
C. 脉冲参数：TI、翻转角
D. 组织密度
E. 对比剂

61. 与MR图像的信噪比无关的是
A. 磁场强度
B. 像素大小
C. 重复时间
D. 回波时间
E. 病人体形大小

62. 下面对四肢血管MRA技术的叙述错误的是
A. 线圈根据部位选用体部相控阵线圈、矩形表面线圈、柔韧表面线圈、全脊柱线圈、体线圈和全下肢相控阵线圈
B. 2D-TOF法：采用2D-TOF及追踪饱和技术
C. PC法：PC之幅度对比法，常用于肢体静脉血管的检查
D. 3D-CE-MRA：为目前最常用的MR四肢血管成像方法
E. PC法一般需要配合使用心电同步采集技术，才能获得最佳的流动对比

63. MR 尿路造影（MRU）技术叙述错误的是
A. 空腹 8 小时，膀胱中度留尿
B. 检查前 60 分钟口服呋塞米 40mg
C. 扫描前肌注 654－2，剂量 10mg
D. 训练闭气
E. 线圈用体部相控阵线圈、局部表面线圈和体线圈
64. 腹部 MRA 技术的描述错误的是
A. 相关准备检查前高热量饮食可以短暂加速内脏动脉血流，建立静脉通道
B. 线圈：体线圈、体部相控阵体部线圈
C. 扫描技术采用 3D－CE－MRA 技术的超快速三维梯度回波序列 3D－FISP
D. 对比剂 Gd－DTPA 的剂量为 0.5mmol/kg
E. 后处理将原始图像作 MIP 重建
65. 关于 MR 尿路造影技术，叙述错误的是
A. 扫描序列为单次屏气单激发 3D 块重 T_2－FSE，采集时间 2 秒/幅
B. 2D－多层薄层 HASTE 序列
C. 多层薄层 HASTE IR－FS 序列
D. 使用脂肪抑制和空间预饱和技术
E. 图像后处理在多层薄层 HASTE 序列中，取冠状位扫描，所得原始图像经 MPR 重建
66. 膀胱扫描和卵巢所采用扫描序列不合理的是
A. 膀胱扫描采用梯度回波加脂肪饱和 T_1WI 序列
B. 膀胱扫描采用梯度回波加脂肪饱和 T_2WI 序列
C. 观察卵巢病变采用 T_1WI 横断面或冠状面扫描最佳
D. 观察卵巢病变采用 T_2WI 横断面或冠状面扫描最佳
E. 采用高分辨力、多次平均扫描
67. 肾脏及肾上腺 MRI 技术不能选择的序列是
A. T_1WI + FSS（2D－FLASH + FS）序列
B. 重 T_2WI + FS（重 T_2WI－TSE + FS）
C. True－FISP 序列
D. HASTE－T_2WI
E. TIR－T_2WI
68. 下面对胰腺、胃肠和腹膜后 MRI 扫描技术的描述错误的是
A. 胰腺扫描需要薄层、无间隔扫描
B. 肠胃 MRI 常规做轴位 T_1WI 和 T_2WI、矢状位或冠状位 T_1WI 扫描
C. 腹膜后间隙检查需要做脂肪抑制序列
D. 肠胃 MRI 矢状位有助于判断直肠侧壁肿瘤对邻近结构的侵犯
E. 可应用呼吸门控技术
69. 下面对泌尿生殖系统 MRI 扫描技术的描述错误的是
A. 肾脏及肾上腺以 T_1WI－梯度回波－FS 序列突出显示肾及肾上腺的形态学
B. 以重 T_2WI－FS 序列显示肾病变
C. 以多激发或单激发－T_2WI 或快速 T_2WI－FLAIR 序列显示肾上腺病变
D. 生殖系统检查时，膀胱需高度充盈
E. 有金属避孕环者，须先取出后才能做生殖系统 MR 检查
70. 下面对肝胆脾 MRI 扫描技术的描述正确的是
A. 病人俯卧于检查床上，并训练病人屏气
B. 需将呼吸门控感应器置于上胸部正中
C. 腹部增强扫描一般不采用动态增强扫描
D. 增强扫描采用顺磁性对比剂 Gd

-DTPA

E. 成像序列为 2D-FLASH-SE

71. 下面对乳腺 MRI 检查技术叙述正确的是

A. 体位：仰卧，足先进

B. 常规做轴位成像为主，矢状位和冠状位为辅

C. 常规平扫序列推荐：GRE-FS

D. 乳腺疾病通常不用动态增强

E. 注射非离子有机碘对比剂

72. 下面关于磁共振成像心功能分析技术的扫描技术要点叙述错误的是

A. 采用单次屏气 TSE 序列在冠状位定位像上作横断面成像

B. 以显示左右室及室间隔的矢状面图像为定位图，做平行于室间隔的左室长轴位成像

C. 以平行于左室长轴位为定位图，作垂直于左室长轴的短轴位

D. 确定所成短轴位合乎心功能分析所需，采用单次屏气 2D-FLASH 序列，以左室长轴位图为定位图，作垂直于左室长轴的短轴位电影成像

E. 扫描层面必须包括心尖至房室瓣口，保证心功能分析准确无误

73. 下面哪项不是心脏大血管 MRA 技术要点

A. 心脏大血管 MRA 通常采用 CE-MRA

B. 适应证包括先天性心脏病、主动脉瘤、主动脉夹层等

C. 线圈用体线圈或体部相控阵体部线圈

D. 扫描技术一般取矢状面成像

E. 采用 3D-Turbo FLASH 或 3D-FISP 序列

74. 下面哪项不是循环系统 MRI 扫描的适应证

A. 心肌梗死

B. 先天性心脏病

C. 主动脉瘤

D. 心脏肿瘤

E. 早期冠心病

75. 在循环系统 MRI 扫描技术中与心电有关的参数选择正确的是

A. TR：在多时相中一个时间间隔单时相扫描序列为一个或数个 P-P 间期

B. 延迟时间（TD）：选择 longest 或设定于一个 R-T 间期的特定时间

C. 门控不应期：其值选择决定于 TR，门控不应期为（0.7~0.9）×N，N 为 TR 内包含的 R-R 间期个数

D. 心律不应期拒绝窗：设定为 60%~80%

E. 时相数：GRE 序列中设 10~64，SE 序列中设 2~10

76. 下面关于 MRI 心肌灌注成像技术要点的叙述错误的是

A. 适应证为冠心病心肌缺血

B. 线圈用体线圈或体部相控阵体部线圈

C. 高压注射器注射对比剂，训练病人屏气

D. 图像后处理应用动态分析功能

E. 对比剂剂量 0.1mmol/kg，注射速率为 4~6ml/s，100~120 时相

77. 下面哪项不是合理的肺部及纵隔 MRI 扫描技术

A. 相关准备安装心电门控或周围门控

B. 线圈用体部相控阵线圈、体线圈

C. 扫描技术常规做横断位及斜冠状位，必要时做矢状位

D. 多采用快速序列屏气采集，或采用呼吸门控技术采集

E. 使用心电门控或周围门控技术，是为了使除了血管以外的不同种组织之间形成良好对比

78. 颈部 MRA 成像时应注意
A. 显示慢流血管采用 3D – TOF
B. 显示慢流血管可采用 3D – PC
C. 显示快流血管采用 3D – TOF
D. 显示快流血管采用 3D – PC
E. CE – MRA 显示动脉或静脉血管和狭窄区域

79. 颈部 MRA 成像技术应用错误的是
A. 线圈用颈部表面线圈、头颈联合相控阵线圈
B. TOF – MRA 用横断位
C. PC – MRA 用冠状位扫描
D. TOF – MRA 动脉成像，预饱和带设置于扫描范围外的动脉近端
E. 静脉成像预饱和带设置于扫描范围外的静脉近端

80. 关于颈部 MRI 检查技术，下列错误的是
A. 患者仰卧位，头先进
B. 甲状腺病变扫描范围上自甲状软骨上缘，下至胸骨柄上缘
C. 以横断位和冠状位扫描为主
D. T_2WI 要加脂肪抑制
E. MRI 增强扫描对某些肿瘤、肿大淋巴结和正常结构的鉴别价值不大

81. 咽喉部及颈部 MRI 技术应用错误的是
A. 在检查过程中平静呼吸，勿张口及做吞咽动作
B. 线圈用颈部表面线圈或头颈联合相控阵线圈
C. 扫描技术颈部常规序列：冠状位 T_1WI – FS，横断位 T_1WI 和 T_1WI – FS
D. 扫描技术颈部常规序列：冠状位 T_2WI – FS，横断位 T_1WI 和 T_2WI – FS
E. 增强扫描一般采用 T_1WI – FS 序列

82. 眼部 MRI 成像技术正确的是
A. 线圈用头部相控阵线圈
B. 扫描序列为：单次屏气单激发 3D 块重 T_2 – TSE
C. 扫描序列为：横轴位 SE（TSE）– FS – T_1WI，横轴位 T_2WI – FS
D. 扫描序列为：沿着视神经的斜冠状位 T_2WI – FS
E. 扫描序列为：横轴位 SE T_1WI（T_2WI）

83. 下面对鼻窦 MRI 技术叙述错误的是
A. 线圈用头部线圈
B. 线圈中心及定位线对于眉间与鼻尖连线的中点
C. 常规扫描方位：横轴位 T_1WI（T_2WI）；冠状位 T_1WI（T_2WI）或 T_2WI – STIR
D. 增强扫描一般采用 T_2WI – FS 序列
E. 相关准备同颅脑 MRI 技术

84. 关于 MR 脊髓造影（MRM）技术的叙述不正确的是
A. 扫描技术先行脊椎 MRI 常规检查，根据平扫图像，定位做 MRM 检查
B. 扫描序列为单次屏气 2D 块重 T_1WI – TSE，采集时间仅每幅数秒
C. 2D – 多层薄层 HASTE 序列
D. 多层薄层 HASTEIR – FS 序列
E. 后处理作最大强度投影（MIP）重建

85. 下列关于 MRI 检查乳腺病变的作用，哪项描述是错误的
A. 能显示病变的形态和大小
B. 显示病变与周围结构关系
C. 显示对深层组织的侵犯程度
D. 增强扫描有助于良恶性病变鉴别和明确病变实际大小
E. 能显示病变中微小钙化

86. MR 功能成像中扩散加权成像是
A. SWI
B. DWI
C. MRA

D. MRU
E. PWI

87. 关于磁场均匀性的描述错误的是
A. 指在特定容积限度内磁场的同一性
B. 表示方法通常有点对点法、平方根法、容积平方根法
C. 以主磁场的 ppm 为单位定量表示
D. ppm 值越小表明磁场均匀性越差
E. 磁场均匀度是决定影像空间分辨率和信噪比的基本因素

88. 下列哪项不是永磁型磁共振的优点
A. 开放性能好
B. 边缘场小
C. 磁敏感效应及化学位移伪影少
D. 对环境影响小且安装费用少
E. 场强较低

89. 磁体超导低温环境的建立需要经过的三个步骤是
A. 抽真空、磁体预冷、灌满液氦
B. 抽真空、磁体预冷、灌满液氮
C. 抽真空、灌满液氦、励磁
D. 抽真空、磁体预热、失超
E. 磁体预冷、励磁、灌满液氦

90. 关于匀场的描述错误的是
A. 把消除磁场非均匀性的过程称为匀场
B. 匀场是通过机械或电气调节
C. 匀场方法有无源匀场和有源匀场
D. 无源匀场是有源匀场的基础
E. 有源匀场过程中使用小铁片

二、多选题

91. 关于 MRI 梯度系统的描述，正确的是
A. 用于成像体素的空间定位和层面的选择
B. 梯度场强度单位为 mT/m
C. 梯度电流受梯度放大器功率的限制
D. 梯度场强度越高，图像的空间分辨率就越高
E. 梯度切换率是单位长度内梯度磁场的变化率

92. 下列属于 MRI 设备梯度系统组成的部件是
A. 梯度控制器
B. 模数转换器
C. 梯度功率放大器
D. 梯度线圈
E. 梯度冷却系统

93. 关于 MRI 设备梯度放大器的叙述，正确的是
A. 是整个梯度系统的功率输出级
B. 功率大、开关时间短
C. 工作在开关状态的电流放大器
D. 三个梯度线圈电流由同一个电流驱动放大器控制
E. 产生梯度电流

94. MR 高压注射器是可以编程的双针筒系统，针筒 A 不是
A. 冲洗液
B. 对比剂
C. 清水
D. 葡萄糖
E. 混合液

95. 影响 MR 图像质量的内部成像参数包括
A. 弛豫时间
B. 化学位移
C. 质子密度
D. 血液和脑脊液流动
E. TR

96. 关于磁共振成像参数对图像对比度的影响，正确的是
A. 减小 TR 可增加组织的 T_1 对比度
B. 减小 TE 可增加组织的 T_2 对比度
C. 选择 IR 序列可增加组织的 T_1 对比度
D. 小 FA 产生 T_2 加权像，大 FA 组织 T_1 对比度增加
E. 超顺磁性化合物微粒可缩短 T_2 值

97. 磁共振成像参数对图像空间分辨力的

影响，正确的是

A. 层面越薄，空间分辨力越高

B. 相位编码和频率编码的数值决定矩阵大小

C. FOV 一定时，矩阵变大则体素变小

D. FOV 过小会出现图像重叠现象

E. 空间分辨力增加，SNR 增加

98. 下列哪些是运动伪影的控制方法

A. 预饱和技术

B. 呼吸门控技术

C. 屏气扫描及腹带加压

D. 改变相位编码方向

E. 增加接收带宽

99. 关于化学位移伪影的描述正确的是

A. 发生在频率编码方向

B. 增加接收带宽，增加 FOV，可减轻化学位移伪影

C. 改变频率编码方向可消除或减轻肉眼可见化学位移伪影

D. STIR 技术可减少化学位移伪影

E. 表现黑和白条状或月牙状阴影

100. 在 MRI 图像上表现为脂肪与水的界面上出现黑色和白色条状或月牙状阴影，不包括以下哪些

A. 设备伪影

B. 化学位移伪影

C. 卷褶伪影

D. 截断伪影

E. 部分容积效应

全真模拟试卷一答案及解析

一、单选题

1. 答案：E

解析：回波链长度与成像时间成反比，回波链长度越长，则成像时间越短，通常为其1/N。

2. 答案：D

3. 答案：D

解析：磁共振对比剂有可能致使肾源系统性纤维化。

4. 答案：E

解析：通常TR为500ms左右，TE为20ms左右，能获得较好的T_1加权图像。

5. 答案：D

6. 答案：E

解析：MRS对主磁场均匀性要求高，为提高影像质量，建议在做MRS之前先匀场。

7. 答案：E

8. 答案：D

9. 答案：E

10. 答案：D

11. 答案：D

12. 答案：D

13. 答案：C

解析：层厚5~6mm。

14. 答案：E

15. 答案：B

16. 答案：C

解析：磁共振胰胆管成像（MRCP）为水成像，是显示胆囊、胆总管结石最好的脉冲序列。

17. 答案：E

解析：磁共振胰胆管成像（MRCP）不能达到治疗目的，而逆行胰胆管成像（ERCP）可以达到治疗目的。

18. 答案：E

19. 答案：C

解析：MRI对于肺内的病变，以及钙化灶的显示不理想，肺内没有足够的氢质子成像，对比度较低，不能清晰呈现病变部位，而对于钙化灶，不论是T_1WI还是T_2WI，都是低信号。而CT成像是靠密度的对比度，肺内的密度对比度很大，是很好的天然对比，而钙化灶在CT上也是显示为高密度影。

20. 答案：D

解析：化学位移成像技术和脂肪抑制成像技术是两个应用原理不同、并驾齐驱的两个成像技术，化学位移成像技术并不属于脂肪抑制成像技术。

21. 答案：E

解析：MRI 化学位移成像的方法包括 Dixon 法、窄带频率选择法、脂肪的选择激发（CHESS 法）、脂肪的选择性饱和、水的选择激发，化学反应激发不是 MRI 化学位移成像的方法。

22. 答案：D

解析：MR 水成像（MRH），又称液体成像，是指使用重 T_2WI 技术，使实质器官及流动血液呈低信号，而长 T_2 静态或缓慢流动液体呈高信号，犹如直接注入对比剂后的造影像一样，形成鲜明影像对比图像的 MR 成像技术。包括 MR 胆胰管成像（MRCP）、MR 尿路成像（MRU）、MR 脊髓成像（MRM）、MR 内耳迷路成像、MR 涎腺成像和 MR 输卵管成像、MR 泪道造影、MR 脑室系统造影等。

23. 答案：B

解析：MRH 是用重 T_2WI 序列，使实质器官及流动血液呈低信号，而长 T_2 静态或缓慢流动液体呈高信号。

24. 答案：C

解析：MR 水成像技术主要是利用静态液体具有长 T_2 弛豫时间，在重 T_2 加权像上，稀释胆汁、胰液、尿液、脑脊液、内耳淋巴液、唾液、泪水等流动缓慢或相对静止的液体均呈高信号，而 T_2 较短的实质器官及流动血液则表现为低信号，从而使含液体的器官显影。

25. 答案：C

解析：MR 水成像技术（MRH）多采用单次激发快速自旋回波技术或半傅立叶采集单次激发快速自旋回波（HASTE）技术，使得成像时间进一步缩短。

26. 答案：A

27. 答案：E

解析：MR 水成像采集时间要长一点，随着 MR 设备硬件改进，高磁场、高切换率、相控阵线圈以及软件功能的开发，使 MRH 成像序列改进，成像时间进一步缩短，但是对于其他序列来说，水成像时间还是相对比较长。

28. 答案：B

解析：MRH 多采用单次激发快速自旋回波技术或半傅立叶采集单次激发快速自旋回波（HASTE）技术，它们都是以 FSE 为基础，采用 RARE 技术，应用单次激发采集，使得成像速度加快。

29. 答案：B

解析：时间飞跃法 MRA（TOF－MRA）的原理是基于流体饱和效应中的流入相关增强效应，即成像层面的静态组织经过连续多次的短 TR 射频脉冲激发，其纵向磁化处于磁饱和状态。因此，每次激发时静态组织产生的 MR 信号幅度很小；而成像层面以外的流体未受到射频脉冲的反复激发，保持着高幅度的纵向磁化。当流体以一定的流速流入成像层面时（垂直于层面），流体的纵向磁化远远高于静态组织的纵向磁化，在下一次射频脉冲激发产生 MR 信号时，流体的信号远远高于静态组织，这种现象称为流入相关增强（FRE）或时间飞跃（TOF）。每一层具有 TOF 效应的层面的流体（血管）表现为比周围组织更高的信号，将这些具有 TOF 效应的连续层面连接在一起，便可产生血流的整体、连续影像，即为 TOF－MRA。

30. 答案：C

解析：3D－TOF－MRA 主要用于流速较快的动脉血管成像，成像层面取横断位，与多数血管垂直，在颅顶设定饱和带，一般采用多个 3D 块重叠采集，以减小流体的饱和效应，成像序列采用 3D－FISP 或 3D－FLASH 序列，所得原始图像行 MIP 后处理。2D－TOF－MRA 主要用于矢状窦、乙状窦的静脉血管成像，成像层面取冠状位或斜矢状位，与多数血管垂直或成角，在颅底设定饱和带，成像序列采用 2D－FLASH 序列，所得原始图像行 MIP 后处理。

31. 答案：E

解析：2D－TOF－MRA 每次只激发一层，层厚较小，流入饱和效应也小，相同容积 2D－TOF 较 3D－TOF 成像时间短。

32. 答案：E

解析：3D－PC－MRA 的优点：①仅血流呈高信号，背景抑制优于 3D－TOF；②空间分辨率高；③成像容积内信号均匀一致；④对很宽的流速敏感，可显示动脉与静脉；⑤能定量和定性分析。用途：可用于分析可疑病变区的细节，检查流量与方向，大量血肿未吸收时，观察被血肿掩盖的血管病变。缺点：在中、低场磁共振成像时间较长，可根据病情酌情应用。注意流速编码要大于所观测的血流速度。

33. 答案：E

解析：提高 TOF－MRA 流动－静止对比的方法：①减少激励角度，使静态组织信号下降；②减小激发容积厚度，以减小流入饱和效应；③多块容积激发：将一个较大容积分成多个薄块激发，以减小流入饱和效应；④背景信号抑制：用磁化传递抑制技术（MTS）抑制背景大分子信号，突出流体信号；⑤信号等量分配技术：又称倾斜、优化、非饱和激发（TONE），激发角度随流入层面逐渐增加，以减小流入饱和效应的信号下降。

34. 答案：E

解析：对比增强 MRA（contrast enhanced MRA，CE－MRA）不同于其他 MRA 利用 MR 的流动效应显示血管，而是利用静脉内注射的顺磁性对比剂，在血管内产生缩短 T_1 效应，而呈高信号。其适用范围广，实用性强，尤其是对胸腹部及四肢血管的显示极其优越。

35. 答案：E

解析：2D－PC－MRA 具有仅血流呈高信号、采集时间短的特点，因此可用于显示需极短时间内成像的病变，亦可用于筛选流速成像，即用于 3D－PC－MRA 的流速预测，对欲行 3D－PC－MRA 的靶血管作 2D－PC－MRA，预测其大致流速，再行 3D－PC－MRA，多用于静脉系成像。

36. 答案：C

解析：2D－PC－MRA 常用于慢流静脉及静脉窦成像，2D－PC－MRA 能够准确反映流动自旋的流速和方向，结合 ECG 同步技术，常用于流体的流量分析。3D－PC－MRA 的流动背景抑制较好，但其采集时间较 TOF－MRA 约长 1 倍。

37. 答案：D

解析：顺磁性对比剂，在血管内产生缩短 T_1 效应，而呈高信号；在极短 TR＜5ms 与极短 TE＜2ms 的情况下，各种组织的纵向磁化恢复幅度都很少，即使是 T_1 值较短的脂肪组织，其信号强度也很小。

38. 答案：A

解析：对比剂引起的 T_1 增强效应适用于心脏的灌注分析，因为对比剂能够进入组织间隙，而且每次成像所需要的对比剂浓度较少，可以多次重复扫描观察整个心脏的灌注情况。T_2 成像所需要的对比剂量较大（0.4mg/kg）。目前，磁共振 Gd－DTPA 灌注成像是半定量分析，定量研究还需获得供血动脉内的对比剂浓度变化、Gd－DT－PA 的组织与血液的分配系数等。

39. 答案：B

解析：磁共振波谱成像（MRS）是利用化学位移进行 MR 波谱扫描，分析生化物质结构及含量的 MR 成像技术。

40. 答案：C

解析：磁共振波谱成像（MRS）是利用化学位移进行 MR 波谱扫描，分析生化物质结构及含量的 MR 成像技术，可了解、获取体内生化信息，对疾病诊断有一定作用，是唯一一种能无创探测活体组织化学特性的方法。

41. 答案：D

解析：颅脑 MRI 扫描的相位编码方向：横轴位扫描取左右向；矢状位扫描取前后向；冠状位扫描取左右向。

42. 答案：E

解析：短暂性脑血管痉挛是功能性的改变，是脑血管一过性的收缩痉挛导致，在 MR 图像上没有任何改变，发作期间在 MRA 上有所改变。

43. 答案：A

解析：拟增强扫描时，平扫矢状位/冠状位 T_2WI 替换为 T_1WI 序列。

44. 答案：C

解析：常规颅脑扫描横断位成像应在冠状位像和矢状位像上定位。

45. 答案：D

解析：冠状位能显示垂体柄偏歪、垂体对称情况以及海绵窦的情况。

46. 答案：D

解析：2D－TOF－MRA 成像层面取横断面扫描。

47. 答案：B

解析：3D－TOF－MRA 每次采集一个容积，使采集范围增大，其空间分辨力高，可获得各向同性的像素，是最常用的脑部动脉 MRA 序列。3D－TOF－MRA 采用容积采集，其层厚相对较大，在流出端的 TOF 效应较流入端减弱。为了解决这个问题，通常采用多个薄层 3D 块部分重叠方式，这样既扩大了血管的显示范围，又控制了血流的磁化饱和效应，这就是脑部 TOF－MRA 最常用的 MOSTA 技术。

48. 答案：C

解析：在颈椎 MRI 检查中，对颈前加饱和带，使其平行于下颈椎。

49. 答案：D

解析：2D－PC－MRA 具有仅血流高信号、采集时间短的特点，因此可用于显示需极短时间内成像的病变，亦可用于筛选流速成像，只有 CE－MRA 需注射顺磁对比剂，TOF－MRA 和 PC－MRA 均不需要。

50. 答案：D

解析：沿着视神经的斜矢状位选用 T_2WI－FS 序列，一般增强需要用 T_1WI－FS。

51. 答案：C

解析：斜冠状位 MRCP 扫描层面应根据横轴位上胆管走行定位，通常平行于左右胆管的走行。

52. 答案：E

解析：妊娠不足 3 个月的患者是 MRI 检查的禁忌证。

53. 答案：D

解析：体内陶瓷置入物对于磁场是没有干扰的，是 MRI 检查的适应证。

54. 答案：C

解析：影响 MRI 图像质量的因素有层数、层厚、层面系数、层间距、接收带宽、扫描野（FOV）、相位编码和频率编码方向、矩阵、信号平均次数、预饱和技术、门控技术、重复时间（TR）、回波时间（TE）、翻转时间、偏转角、回波次数、回波链、流动补偿技术、呼吸补偿技术、扫描时间等。

55. 答案：E

解析：生理性运动伪影是因为 MR 成像时间较长，在 MR 成像过程中心脏收缩、大血管搏动、呼吸运动、血流以及脑脊液流动等引起的伪影，其与运动方向无关，而影像的模糊程度取决于运动频率、运动幅度、重复时间和激励次数。

56. 答案：E

解析：截断伪影系因数据采样不足所致。在图像中高、低信号差别大的交界区信号强度失准。在颈椎矢状位 T_1WI 上这种伪影比较常见，表现为颈髓内出现低信号线影。其他部位如颅骨与脑交界区、脂肪与肌肉交界区也可出现这种伪影。截断伪影仅发生在相位编码方向上。

57. 答案：A

解析：控制截断伪影的措施：①加大采集矩阵；②减小 FOV；③过滤原始资料；④变换相位和频率编码方向；⑤改变图像重建的方法。

58. 答案：D

解析：装备伪影是指机器设备系统本身产生的伪影，包括机器主磁场强度、磁场均匀度、软件质量、电子元件、电子线路以及机器的附属设备等所产生的伪影。

59. 答案：D

解析：只有正确了解伪影的产生的原因以及各种伪影的图像特征，方能有效的限制、抑制以至消除伪影，提高图像质量。

60. 答案：D

解析：MR 图像的对比度是 MR 图像有别于其他影像的关键，多种因素都可影响其对比度及对比属性，可分为：（1）脉冲序列：自旋回波、反转恢复、梯度回波、流动编码序列等。（2）脉冲参数：TR、TE、TI、翻转角等。（3）对比剂：Gd－DTPA 等。不是组织密度影响 MR 图像的对比度，而是有效质子密度。

61. 答案：E

解析：信噪比是指平均信号强度与平均噪声强度的比值，信噪比是衡量图像质量最重要的指标。它受多种因素影响，如磁场强度、像素大小、重复时间、回波时间、反转时间、层厚、FOV 大小、矩阵以及信号平均次数等。

62. 答案：C

解析：PC 法：PC 之幅度对比法，常用于肢体动脉血管的检查，其优势在于范围大，一般需要配合使用心电同步采集技术，才能获得最佳的流动对比。

63. 答案：B

解析：在 MR 尿路造影（MRU）中，检查前 30 分钟口服呋塞米 40mg 或肌注 654－2（山莨菪碱）10mg。

64. 答案：D

解析：对比剂 Gd－DTPA 的剂量为 0.2～0.4mmol/kg。

65. 答案：E

解析：图像后处理中，所得原始图像经 3D－MIP 重建。

66. 答案：C

解析：卵巢采用 T_1WI 序列只是看卵巢的解剖的结构，小病变是无法和正常组织区分的；观察卵巢病变须采用 T_2WI 横断面或冠状面扫描才能清晰地显示病灶。

67. 答案：A

解析：扫描技术序列选择与胰腺扫描相似，重点以 T_1WI + FS（2D－FLASH + FS）序列突出显示肾及肾上腺的形态学；以重 T_2WI + FS（重 T_2WI－TSE + FS）及 True－FISP 序列显示肾病变；以 HASTE－T_2WI 或 TIR－T_2WI 序列显示肾上腺病变。

68. 答案：D

解析：肠胃 MRI 矢状位有助于判断直肠前壁肿瘤或后壁肿瘤对邻近结构的侵犯。

69. 答案：D

解析：生殖系统检查时，膀胱需中度充盈。高度充盈，则膀胱内信号太高会影响周边组织信号。

70. 答案：D

解析：肝胆脾 MRI 扫描时，受检者仰卧，头先进或脚先进，训练病人屏气；需将呼吸门控感应器绑于或用腹带加压于受检者腹部或者胸部随呼吸动作起伏最明显的部位；腹部增强扫描一般采用动态增强扫描；增强扫描采用顺磁性对比剂 Gd－DTPA；成像序列为 2D－T_1WI－FLASH、3D－T_1WI－LAVA、3D－T_1WI－VIBE。

71. 答案：B

解析：乳腺 MRI 检查中，体位：俯卧于线圈支架上，头或足先进均可；常规做轴位成像为主，矢状位和冠状位为辅；常规平扫序列为 T_2WI－FS、3D－T_1WI－梯度回波序列；乳腺疾病通常用横断面动态增强扫描；增强对比剂为注射用顺磁性对比剂，如 Gd－DTPA 等。

72. 答案：B

解析：扫描技术要点：①采用单次屏气 TSE 序列在冠状位定位像上作横断面成像；②以显示左右室及室间隔的横断面图像为定位图，做平行于室间隔的左室长轴位成像；③以平行于左室长轴位为定位图，作垂直于左室长轴的短轴位；④确定所成短轴位合乎心功能分析所需，采用单次屏气 2D－FLASH 序列，以左室长轴位图为定位图，作垂直于左室长轴的短轴位电影成像，与③所作短轴位一致，即等层厚、等间距，从心底到心尖依次作数层（一般 8～10 层）短轴位电影成像。扫描层面必须包括心尖至房室瓣口，以保证心功能分析准确无误。

73. 答案：D

解析：心脏大血管 MRA 应在常规 MRI 形态学成像的基础上施行，一般取冠状面成像。

74. 答案：E

解析：循环系统 MRI 扫描显示心脏大血管形态和 MR 信号特征，包括心肌、心腔、瓣膜、心包、血管壁、血管腔等结构，而冠状动脉须通过冠状动脉 CTA 才能清晰显示早期冠状动脉有无狭窄。

75. 答案：C

解析：TR：在多时相中一个时间间隔单时相扫描序列为一个或数个 R－R 间期；延迟时间（TD）：选择 shortest 或 minimum 或设定于一个 R－R 间期的特定时间；心律不应期拒绝窗：设定为 50%～70%；时相数：GRE 序列中设 1～64，SE 序列中设 1～8。

76. 答案：E

解析：在 MRI 心肌灌注成像中，对比剂剂量 0.1mmol/kg，注射速率为 4～6ml/s，30～50 时相；短轴位成像标准，亮血信号强度，无呼吸和心脏运动伪影。

77. 答案：E

解析：扫描技术常规做横断位及斜冠状位，必要时做矢状位。多采用快速序列屏气采集，或采用呼吸门控技术采集。使用心电门控或周围门控技术，是为了使血管流空与其他组织形成良好对比。

78. 答案：C

解析：①显示慢流血管采用 2D－TOF 或 2D－PC 技术；②显示快流血管采用 3D－TOF 或 2D－PC 技术，但血管病变可使血流缓慢而显影欠佳；③CE－MRA 技术可不同时相较好地显示动脉或静脉血管和狭窄区域。

79. 答案：D

解析：扫描技术 TOF－MRA 用横断位，PC－MRA 用冠状位扫描，亦可采用 CE－MRA 技术。TOF－MRA 动脉成像，预饱和带设置于扫描范围外的动脉远端，即扫描野的上方；静脉成像预饱和带设置于扫描范围外的静脉近端，即扫描野的下方。

80. 答案：E

解析：MRI 增强扫描对某些肿瘤的诊断、肿大淋巴结和正常结构的鉴别很有价值。

81. 答案：C

解析：颈部 MRI 扫描技术的常规序列：冠状位 T_2WI－FS，横断位 T_1WI 和 T_2WI－FS；先在冠状位上定位病变的位置及范围，再进行横断位的病变扫描；T_2WI 要加脂肪抑制，T_1WI 高信号病变，要注意加脂肪抑制。

82. 答案：C

解析：眼部 MRI 成像使用线圈为头颅专用线圈或 3 英寸环形表面线圈；扫描序列为：横轴位多采取 $T_1WI-TSE$、$T_2WI-FS-TSE$；若怀疑黑色素瘤，则需 $T_1WI-TSE-FS$；沿着视神经应该是斜矢状位。

83. 答案：D

解析：增强扫描一般采用 T_1WI 的所有脉冲序列均加 FS 技术，以去除高信号脂肪对病变增强信号的干扰。

84. 答案：B

解析：扫描序列为单次屏气 3D 块重 $T_2WI-TSE$，采集时间仅每幅数秒。

85. 答案：E

解析：MRI 对软组织有极好的分辨力，能清晰显示病变的形态和大小与周围结构关系，对深层组织的侵犯程度等。而 MRI 增强扫描有助于良恶性病变鉴别和明确病变实际大小，检测微小钙化点是乳腺钼靶 X 线摄影检查的优势之一，并非 MRI 检查。

86. 答案：B

87. 答案：D

解析：ppm 值越小表明磁场均匀性越好。

88. 答案：E

89. 答案：A

解析：磁体超导低温环境的建立需要经过的三个步骤是：抽真空、磁体预冷、灌满液氦。

90. 答案：E

解析：无源匀场是指：在磁体孔洞内壁上贴补专用的小铁片（也称为匀场片），以提高磁场均匀性的方法，又称为被动匀场。

二、多选题

91. 答案：ABCD

解析：梯度切换率：是单位时间内梯度磁场的变化率，定义为梯度场强度除以爬升时间，单位为 mT/m。

92. 答案：ACDE

解析：梯度系统由梯度控制器（GCU）、数模转换器（DAC）、梯度功率放大器（GPA）、梯度线圈和梯度冷却系统等部分组成。

93. 答案：ABCE

解析：梯度放大器是工作在开关状态的电流放大器，为了使三个梯度线圈的工作互不影响，安装三个相同的电流驱动放大器，在各自梯度控制单元控制下，分别输出系统所需的梯度电流。

94. 答案：ACDE

解析：MR 高压注射器的针筒 A 为对比剂，B 为冲洗液。

95. 答案：ABCD

解析：内部成像参数是由组织自身固有特性决定的：如 T_1、T_2、质子密度、化学位移、血液和脑脊液流动、心脏和呼吸运动、分子扩散等。

96. 答案：ACDE

解析：回波时间 TE 控制回波信号产生前自旋质子相位离散的程度，增加 TE 可增加组织的 T_2 对比度。

97. 答案：ABCD

解析：在二维成像中，矩阵大小分别由相位编码和频率编码方向上的数值决定，矩阵变大，体素变小，空间分辨力增加，SNR 减少。

98. 答案：ABCD

99. 答案：ACDE

解析：增加接收带宽，缩小 FOV，可减轻化学位移伪影。

100. 答案：ACDE

解析：在 MRI 图像上表现为脂肪与水的界面上出现黑色和白色条状或月牙状阴影为化学位移伪影，可采用增加接收带宽，缩小 FOV，来减轻化学位移伪影。其他答案均不对。

全真模拟试卷二

一、单选题

1. 人体含量最多的原子是
   A. 氮原子
   B. 氧原子
   C. 氢原子
   D. 碳原子
   E. 钙原子

2. 关于磁矩概念的叙述，错误的是
   A. 磁矩是一个总和概念
   B. 磁矩是一个动态形成的过程
   C. 磁矩在磁场中是随质子进动的不同而变化
   D. 磁矩越大，B_0（外加磁场）方向上的磁矩值就越小
   E. 磁矩有空间方向性

3. 关于磁共振现象的说法，错误的是
   A. 在一定的磁场环境中，进动频率是由磁场强度决定的
   B. 外加射频磁场 B_1 与质子的 Lamor 频率一致才能发生共振
   C. B_1 强度越大，质子进动角度改变越快
   D. 共振是自然界一种普遍现象
   E. B_1 强度越大，质子 Lamor 频率越快

4. MRI 系统主要组成，不包括
   A. 主磁体系统
   B. 图像存储和传输系统（PACS）
   C. 梯度磁场系统
   D. 射频系统
   E. 计算机及图像处理系统

5. 关于磁场强度的描述，错误的是
   A. 磁场强度越高，组织的磁化强度越高，产生的磁共振信号强度越强
   B. 在一定范围内，磁场强度越高，产生的磁共振信号强度越强，影像信噪比越小
   C. 高场强中，化学移位伪影较明显
   D. 高场强中，对运动较敏感而更易产生伪影
   E. 磁场强度单位为特斯拉，1 特斯拉 = 10 000 高斯

6. 关于磁体系统的描述，错误的是
   A. 高场强中，对运动较敏感而更易产生伪影
   B. 磁场强度越高，组织的磁化强度越高，产生的磁共振信号强度越强
   C. 磁体成像区域越大，所能达到的磁场均匀度越低

D. 磁场的强度是衡量磁场稳定性随时间而漂移程度的指标

E. 在磁场的延伸范围内，电子仪器对磁场均匀度及其本身的磁场产生破坏作用

7. 下列哪项不是超导磁体的优点

A. 容易产生高磁场

B. 高稳定性

C. 造价及维护费较低

D. 磁场均匀性高

E. 低耗能

8. 下列哪项不是梯度磁场的功能

A. 产生 MR 梯度回波

B. 施加扩散加权梯度场

C. 进行流动补偿

D. 产生射频信号

E. 进行流动液体的流速相位编码

9. 梯度线圈的主要性能指标是

A. 信号的强度

B. 磁场的均匀度

C. 磁场的强度

D. 梯度场强和切换率

E. 线圈的灵敏度

10. 梯度磁场应具备的条件，不包括

A. 所形成的梯度场在成像范围内具有良好的线性特征

B. 响应时间要短

C. 功率损耗小

D. 最低程度涡流效应

E. 磁场强度要高

11. 关于 Lamor 方程，正确的是

A. $\omega=\gamma\cdot B_0\cdot 2\pi$

B. $\omega=\gamma/B_0/2\pi$

C. $\omega=\gamma/B_0$

D. $\gamma=\omega\cdot B_0/2\pi$

E. $f=\gamma\cdot B_0/2\pi$

12. 关于 Lamor 方程 $\omega=\gamma\cdot B_0$ 字母的意义，正确的是

A. ω 为磁旋比，γ 为进动频率，B_0 为主磁场强度

B. ω 为进动频率，γ 为磁旋比，B_0 为主磁场强度

C. ω 为主磁场强度，γ 为进动频率，B_0 为磁旋比

D. ω 为磁旋比，γ 为弛豫时间，B_0 为主磁场强度

E. ω 为磁旋比，γ 为进动频率，B_0 为射频强度

13. 关于原子核进动频率的说法，正确的是

A. 原子核的进动频率固定不变

B. 原子核的进动频率与射频脉冲呈正比

C. 原子核的进动频率与密度呈正比

D. 原子核的进动频率与主磁场强度呈正比

E. 原子核的进动频率与空间呈正比

14. 关于弛豫概念的叙述，错误的是

A. 弛豫过程是一个能量转变的过程

B. 是从射频脉冲消失开始，高能的原子核恢复至发生磁共振前磁矩状态的过程

C. 弛豫过程是一个吸收能量的过程

D. 纵向弛豫是从零状态恢复到最大的过程

E. 横向弛豫是从最大值恢复到零状态的过程

15. 关于磁共振信号的说法，正确的是

A. MR 信号是主磁场发射的电磁波，它具有一定的相位、频率和强度

B. MR 信号是射频脉冲发射的电磁波，它具有一定的频率和强度，但不具有相位性

C. MR 信号是梯度磁场发射的电磁波，它具有一定的频率和强度，但不具有相位性

D. MRI 信号是 MRI 机中使用的接收线圈探测到的电磁波，它具有一定的

相位、频率和强度

E. MRI 信号是射频脉冲发射的电磁波，它具有一定的相位和频率，但不具有强度的变化

16. 关于梯度切换率的描述，错误的是

A. 梯度切换率是指单位时间及单位长度内的梯度磁场强度变化量

B. 梯度切换率越高表明梯度磁场变化越快

C. 常用每秒每米长度内磁场强度变化的毫特斯拉量表示

D. 梯度切换率越高，表示梯度线圈通电后梯度磁场达到所需时间越长

E. 梯度切换率 = 梯度场预定强度/时间

17. 关于脉冲重复时间的描述，正确的是

A. 脉冲重复时间英文缩写 TE

B. 脉冲重复时间延长，信噪比降低

C. 脉冲重复时间缩短，检查时间延长

D. 脉冲重复时间越长，RF 激发后质子的弛豫恢复越充分

E. 脉冲重复时间延长，可允许扫描的层面减少

18. 关于回波时间的说法，正确的是

A. 回波时间与信号强度成反比

B. 回波时间英文缩写 TR

C. 回波时间延长，信噪比提高

D. 回波时间延长，T_1权重增加

E. 回波时间缩短，信噪比减低

19. 关于 TR 的描述，错误的是

A. TR 英文全称是 time of repetition

B. TR 为相邻时间内重复使用脉冲序列的间隔时间

C. TR 越长，RF 激发后质子的弛豫恢复越充分

D. TR 缩短，检查时间缩短

E. TR 延长，信噪比降低

20. 关于 TE 的说法，错误的是

A. TE 英文全称是 time of echo

B. TE 为每次 RF 激发到回波采集的间隔时间

C. TE 延长，信噪比降低

D. TE 延长，T_1权重增加

E. TE 与信号强度成反比

21. 人体 MRI 信号强度与什么无关

A. 组织弛豫时间

B. 氢质子密度

C. 血液流动

D. 分子重量

E. 化学位移及磁化率

22. 形成 MRI 的氢原子大部分存在于

A. 骨骼

B. 肌肉

C. 神经系统

D. 生物组织的水和脂肪中

E. 结缔组织

23. 正常人体组织中，MRI 信号来源正确的是

A. 20% 来自细胞内，80% 来自细胞外

B. 80% 来自细胞内，20% 来自细胞外

C. 50% 来自细胞内，50% 来自细胞外

D. 100% 来自细胞内

E. 100% 来自细胞外

24. 关于自由水和结合水的描述，错误的是

A. 自由水具有较高的运动频率

B. 结合水运动频率较自由水低

C. 结合水是水分子依附在运动较慢的较大分子上形成的

D. 自由水运动频率明显高于 Larmor 共振频率

E. 自由水 T_1弛豫较快，T_1时间较短

25. 关于结合水的描述，错误的是

A. 结合水是水分子依附在运动较慢的较大分子上形成的

B. 结合水具有相对较高的运动频率

C. 结合水运动频率介于自然水和大分子之间

D. 囊性星形细胞瘤中液体是结合水

E. 脑软化时具有较多的结合水

26. 关于脂肪与骨髓的信号，错误的是
A. 脂肪与骨髓具有较高的质子密度
B. 脂肪与骨髓 T_1信号强度大
C. 脂肪与骨髓 T_1呈高信号
D. 脂肪与骨髓 T_1值非常短
E. 脂肪与骨髓 T_1弛豫时间慢

27. 关于下列组织的信号，错误的是
A. 脂肪组织 T_1WI 呈高信号
B. 骨皮质 T_1WI 呈低信号
C. 气体 T_1WI 呈低信号
D. 韧带和肌腱 T_1WI 呈略高信号
E. 骨髓组织 T_1WI 呈高信号

28. 关于水肿的描述，错误的是
A. 脑水肿分为血管源性水肿、细胞毒性水肿和间质性水肿
B. 血管源性水肿是血脑屏障破坏所致
C. 细胞毒性水肿是由于钠和水进入细胞内造成细胞肿胀、细胞外间隙减少所致
D. 血管源性水肿早期以结合水为主、自由水为辅
E. 间质性水肿是由于脑室压力增高所致

29. 关于出血的磁共振表现，错误的是
A. 出血几小时内 MRI 信号不变
B. 出血 1~3 d 内 T_2加权呈低信号
C. 出血 4~7 d，T_1加权像血肿周围呈低信号
D. 出血后 8~14 d，T_1和 T_2加权像均为高信号
E. 出血 14 d 后血肿外周部出现低信号环

30. 下列哪项不是 MRI 检查的禁忌证
A. 有金属起搏器的患者
B. 手术后动脉夹存留患者
C. 有人工金属心脏瓣膜患者
D. 眼内存有金属异物患者
E. 妊娠后期

31. 下列哪项不是 MRI 检查的适应证
A. 子宫肌瘤
B. 肝硬化
C. 脑肿瘤
D. 妊娠不足 3 个月
E. 骨关节外伤

32. 顺磁性对比剂缩短 T_1或 T_2弛豫时间与下列哪项无关
A. 顺磁性物质的浓度
B. 顺磁性物质的磁矩
C. 射频脉冲强度
D. 顺磁性物质结合水的分子数
E. 磁场强度、环境温度等

33. 关于磁共振对比剂的毒理学，错误的是
A. 自由 Gd 离子化学毒性强
B. Gd-DTPA 进入血液后很快能与血清蛋白结合形成胶体
C. Gd-DTPA 不经肝脏代谢
D. Gd-DTPA 对肾功能不全者慎用
E. Gd-DTPA 发生严重不良反应的概率低

34. 关于磁共振对比剂的临床应用，错误的是
A. 临床广泛应用的是 Gd-DTPA
B. Gd-DTPA 主要经肾脏排泄
C. Gd-DTPA 可以透过细胞膜和血脑屏障
D. Gd-DTPA 行 MR 增强时，利用 T_1效应特性
E. 病变类型与增强效果关系密切

35. 下列哪项不是中枢神经系统 Gd-DTPA 增强扫描解决的主要问题
A. 发现平扫未显示的脑内、脑外等信号病变
B. 发现平扫未显示的钙化性病灶
C. 术后及放疗后随访
D. 区分水肿和病变
E. 显示肿瘤内部情况

36. 动态增强诊断垂体瘤的最佳方位是
A. 矢状位
B. 横断位
C. 冠状位
D. 斜矢状位
E. 斜横断位

37. 关于自旋回波序列的说法，错误的是
A. SE 序列采用 90°和 180°的组合脉冲形式对人体组织进行激发
B. 从 90°RF 脉冲到接收回波信号的时间称回波时间
C. 两个 90°RF 脉冲之间的时间称重复时间
D. 180°脉冲产生聚焦的作用
E. T_2加权为自由感应衰减形成

38. 关于自旋回波序列的说法，错误的是
A. T_1加权图像是反映组织 T_1值差异的 MR 图像
B. T_1 加权采用短 TR、短 TE 的 SE 序列
C. T_2加权图像是反映组织 90°脉冲后纵向 Z 轴上恢复磁矩的大小
D. 180°脉冲产生聚焦的作用
E. 180°脉冲可消除因磁场不均匀导致的横向快速失相位

39. 关于质子密度加权像的叙述，错误的是
A. 一般采用较长 TR 和较短 TE
B. 质子密度是反映单位组织中质子含量的计算值
C. 没有质子的组织不产生 MR 信号
D. 一般采用较长 TR 和 TE
E. 主要反映组织间质子密度的差异

40. 关于磁共振波谱（MRS）的描述，不正确的是
A. 要求高场强 MR 系统
B. 需要良好的磁场均匀性
C. 主要测定生物组织化学成分
D. 当前研究最多的是脑代谢产物
E. 磁共振医学包括影像显示 MRS 及生物代谢分析 MRI

41. 关于永磁型磁体的描述，错误的是
A. 运行维护简单，消耗低
B. 受环境温度影响小
C. 磁场强度较低
D. 磁体庞大、笨重
E. 由具有铁磁性的永磁性材料构成，其磁场强度衰减极慢

42. 关于主磁体类型的说法，错误的是
A. 永磁型磁体由具有铁磁性的永磁性材料构成，其磁场强度衰减极慢
B. 常导型磁体均匀性和稳定性较好，耗电量较小，磁体产生较少热量
C. 超导型磁体磁场稳定而均匀
D. 超导型磁体磁场几乎不受环境温度波动的影响
E. 超导型磁体磁场强度高

43. 关于反转恢复脉冲序列（IR）的描述，错误的是
A. 包括一个 180°反转脉冲、一个 90°激发脉冲与一个 180°复相脉冲
B. TE 为 180°反转脉冲与 90°激发脉冲之间的时间间隔
C. TI 是 IR 序列图像对比的主要决定因素
D. IR 脉冲序列的主要优点是 T_1对比度效果好，SNR 高
E. IR 序列主要反映组织间 T_1值的不同

44. 关于 STIR 脉冲序列的描述，正确的是
A. STIR 脉冲序列是 SE 序列的一种类型
B. STIR 脉冲序列是 GRE 序列的一种类型
C. STIR 脉冲序列是 FSE 序列的一种类型
D. STIR 脉冲序列是 IR 序列的一种类型
E. STIR 脉冲序列是 EPI 序列的一种

类型

45. 关于 STIR 脉冲序列的描述，正确的是
   A. 主要是 T_1 WI 中抑制脂肪的短 T_1 信号
   B. 主要是自由水的抑制
   C. 是 GRE 序列的一种类型
   D. 采用小角度激发脉冲
   E. 使组织中脂肪信号更强
46. 关于 FLAIR 序列的描述，错误的是
   A. 是 IR 序列的一种类型
   B. 是 IR 序列与 FSE 结合序列
   C. 称水抑制序列
   D. 与 FLASH 同属 GRE 序列
   E. 可以提高病变的识别能力
47. 关于 FLAIR 脉冲序列的描述，正确的是
   A. FLAIR 脉冲序列是 SE 序列的一种类型
   B. FLAIR 脉冲序列是 GRE 序列的一种类型
   C. FLAIR 脉冲序列是 IR 序列的一种类型
   D. FLAIR 脉冲序列是 EPI 序列的一种类型
   E. FLAIR 脉冲序列是 FSE 序列的一种类型
48. 关于 GRE 序列的描述，正确的是
   A. GRE 序列是用 90° 射频脉冲所激发的
   B. GRE 序列有较长 TR 时间
   C. GRE 序列使用 180°聚焦脉冲
   D. GRE 序列回波强度按 T_2^* 衰减
   E. GRE 序列对磁场的稳定性和梯度切换要求不高
49. 关于 GRE 序列的说法，错误的是
   A. 使用小角度的射频脉冲激发
   B. 对磁场的稳定性和梯度切换要求更高
   C. 具有较长的成像时间和较低的 SNR
   D. 回波强度按 T_2^* 衰减
   E. 使用反转梯度取代 180°复相脉冲
50. 下列哪项不是 GRE 序列小角度激发的优点
   A. 脉冲的能量小，SAR 值降低
   B. 产生宏观横向磁化矢量的效率高
   C. 组织可以残留较大的纵向磁化矢量，纵向弛豫所需时间明显缩短
   D. 图像具有较高的 SNR
   E. 可以抑制脂肪信号
51. 关于 MR 图像像素的叙述，错误的是
   A. MR 图像的分辨力是通过每个像素表现出来的
   B. 像素是 MR 图像的最小单位
   C. 像素的大小与 FOV 无关，而与矩阵关系密切
   D. 当 FOV 一定时，改变矩阵的行数或列数，像素大小都会发生变化
   E. 像素 = FOV/矩阵
52. 关于体素的描述，正确的是
   A. 层面越厚，体素越大，空间分辨力越低
   B. 当 FOV 确定后，矩阵越大，体素越大
   C. 体素的大小与 FOV 成反比
   D. 体素的大小与层厚成反比
   E. 体素的大小与矩阵成正比
53. 关于信噪比（SNR）的描述，错误的是
   A. SNR 是指感兴趣区内组织信号强度与噪声信号强度的比值
   B. SNR 是衡量图像质量的最主要参数之一
   C. 在一定范围内，SNR 越高越好
   D. SNR 高的图像表现为图像清晰、轮廓鲜明
   E. SNR 是指影像设备对组织细微解剖结构的显示能力
54. MRI 磁体超导环境的建立不包括

A. 对超导磁体内抽真空
B. 将液氮直接导入磁体内部预冷
C. 将液氦直接导入磁体内部无需预冷
D. 磁体内部温度在超导环境建立后恒定在 -268.8℃
E. 最后液氦应灌充到满容量的 95% 左右

55. FLASH 序列是
A. 稳态梯度回波脉冲序列
B. 扰相位梯度回波脉冲序列
C. 快速梯度回波脉冲序列
D. 快速自旋回波脉冲序列
E. 反转恢复脉冲序列

56. FLAIR 序列是
A. 扰相位梯度回波脉冲序列
B. 液体衰减反转恢复脉冲序列
C. 稳态梯度回波脉冲序列
D. 快速梯度回波脉冲序列
E. 快速自旋回波脉冲序列

57. 关于化学位移伪影的描述，正确的是
A. 属于运动伪影
B. 解剖部位的大小超出了观察野所致
C. 脂肪质子群和水分子内氢原子的共振频率的差异产生的位移所致
D. 因数据采集不足所致
E. 心脏大血管的搏动所致

58. 卷褶伪影是
A. 属于运动伪影
B. 解剖部位的大小超出了观察野所致
C. 因数据采集不足所致
D. 脂肪质子群和水分子内氢原子的共振频率的差异产生的位移所致
E. 心脏大血管的搏动所致

59. 化学位移表现为
A. 使观察野范围以外部分的解剖部位的影像位移或卷褶到图像的另一端
B. 在高低信号差别大的两个环境界面出现环形黑白条纹
C. 图像在对角线方向呈对称低信号
D. 信号丢失或几何变形
E. 在沿含水组织和脂肪组织界面处，表现为无信号和高信号或月牙状影像

60. 截断伪影是
A. 因数据采集不足所致
B. 解剖部位的大小超出了观察野所致
C. 脂肪质子群和水分子内氢原子的共振频率的差异产生的位移所致
D. 心脏大血管的搏动所致
E. 属于运动伪影

61. 交叉对称信号伪影是
A. 因磁场的不均匀性引起
B. 因数据采集不足所致
C. 解剖部位的大小超出了观察野所致
D. 脂肪质子群和水分子内氢原子的共振频率的差异产生的位移所致
E. 心脏大血管的搏动所致

62. 交叉对称信号伪影表现为
A. 使观察野范围以外部分的解剖部位的影像位移或卷褶到图像的另一端
B. 在高低信号差别大的两个环境界面出现环形黑白条纹
C. 在沿含水组织和脂肪组织界面处，表现为无信号和高信号或月牙状影像
D. 图像在对角线方向呈对称低信号
E. 信号丢失或几何变形

63. 截断伪影表现为
A. 图像在对角线方向呈对称低信号
B. 在高低信号差别大的两个环境界面出现环形黑白条纹
C. 使观察野范围以外部分的解剖部位的影像位移或卷褶到图像的另一端
D. 信号丢失或几何变形
E. 在沿含水组织和脂肪组织界面处，表现为无信号和高信号或月牙状影像

64. 为消除部分容积效应，可采取

A. 通过增加矩阵来避免
B. 通过选用薄层扫描或改变选层位置得以消除
C. 进行匀场
D. 心电门控
E. 加大观察野

65. 梯度磁场的快速变化对人体产生什么影响
A. 心跳加速
B. 周围神经刺激
C. 恶心、呕吐
D. 血压升高
E. 头晕、头痛

66. 体内有钛合金等材料的患者进行MR检查时，应注意
A. 可造成脱落
B. 会产生金属伪影
C. 时间不能过长，以免灼伤
D. 会产生容积效应
E. 会产生磁敏感伪影

67. 金属伪影主要表现为
A. 使磁场强度加大
B. 质子进动频率加快
C. 回波强度增大
D. 干扰层面梯度定位
E. 干扰主磁场的均匀性，使周围旋进的质子很快丧失相位

68. 下列哪一项不是磁共振成像的特点
A. 无电离辐射
B. 对骨皮质及钙化灶显示效果好
C. 多参数成像
D. 任意平面断层
E. 高对比成像

69. 下列元素中，哪种不能产生磁共振现象
A. 氢原子
B. 碳原子
C. 氧原子
D. 钠原子
E. 磷原子

70. 关于横向弛豫的描述，正确的是
A. 一个从零状态恢复到最大值的过程
B. 一个从最大值恢复至零状态的过程
C. 是T_2时间
D. 是T_1时间
E. 横向弛豫和纵向弛豫不是同时发生

71. 关于纵向弛豫的描述，正确的是
A. 一个从零状态恢复到最大值的过程
B. 一个从最大值恢复至零状态的过程
C. 是T_2时间
D. 是T_1时间
E. 横向弛豫和纵向弛豫不是同时发生

72. 下列哪一项与成像总时间没有直接关系
A. TR时间
B. 重复采集次数
C. 成像层面数
D. 频率编码梯度时间
E. 相位编码梯度时间

73. MR成像空间定位的顺序是
A. 频率编码、相位编码、层面选择
B. 层面选择、频率编码、相位编码
C. 相位编码、频率编码、层面选择
D. 层面选择、相位编码、频率编码
E. 相位编码、层面选择、频率编码

74. T_1值“T”是指
A. turbo
B. time
C. train
D. trigger
E. tomography

75. 顺磁性对比剂浓度低时，对质子弛豫时间的影响为
A. T_1、T_2均延长
B. 主要是T_1缩短
C. 主要是T_2缩短
D. T_1、T_2均缩短
E. T_1延长、T_2缩短

76. 顺磁性对比剂浓度高时，对质子弛豫时间的影响为
A. T_1、T_2均延长
B. 主要是T_1缩短
C. 主要是T_2缩短
D. T_1、T_2均缩短
E. T_1延长，T_2缩短

77. 脑实质中，哪种结构T_1弛豫时间最快
A. 灰质
B. 尾状核
C. 壳核
D. 半卵圆中心白质
E. 胼胝体

78. 脑实质中，哪种结构T_2弛豫时间最长
A. 灰质
B. 尾状核
C. 壳核
D. 半卵圆中心白质
E. 胼胝体

79. 磁共振成像的层厚取决于
A. 射频的带宽
B. 梯度场强的强度
C. 磁场的强度和射频的带宽
D. 磁场的强度和梯度场强的坡度
E. 射频的带宽和梯度场强的强度

80. 层面的系数取决于
A. 层间距和射频的带宽
B. 层面的厚度和梯度场强的坡度
C. 射频的带宽和梯度场强的坡度
D. 层间距和层面的厚度
E. 磁场的强度和层间距

81. 关于层面系数的描述，错误的是
A. 层面系数与层间距成正比
B. 层面系数与层面厚度成反比
C. 当层面厚度固定时，层间距越大，层面系数越大
D. 当层间距固定时，层面厚度越厚，层面系数越小
E. 层面系数与层间距和层面厚度都成正比

82. 关于层间距的描述，错误的是
A. 层间距即为不成像层面
B. 层间距越大，图像信噪比越高
C. 连续切层法，层间距越小，图像信噪比越高
D. 层间距过大，容易漏掉微小病灶
E. 采用间插切层采集法，可克服相邻层面的相互干扰

83. 关于接收带宽的描述，错误的是
A. 是指MRI系统采集MRI信号时，所接收的信号频率范围
B. 断层层面的厚度与接收带宽无关
C. 增加接收带宽可以提高图像信噪化
D. 减少接收带宽可以提高图像信噪比
E. 接收射频带越宽，信号采集范围就越大，噪声也越大

84. 关于扫描野的描述，错误的是
A. 是指扫描时采集数据的范围
B. 取决于频率编码和相位编码梯度强度
C. 采集矩阵不变时，FOV越小，信号强度越高，信噪比越高
D. 检查部位超出FOV时，会产生卷褶伪影
E. 采集矩阵不变时，FOV越小，则空间分辨力越高

85. 关于矩阵的描述，错误的是
A. 包括采集矩阵和显示矩阵
B. 采集矩阵是经过傅立叶变换显示在显示屏上
C. 一般显示矩阵大于采集矩阵
D. 采集矩阵是指频率编码采样数目与相位编码步码数的乘积
E. FOV不变时，矩阵越大，体素越小，图像的分辨力越高

86. 关于矩阵的描述，正确的是
A. 在频率编码方向增加采样点，会增加扫描时间

B. 采集矩阵是经过傅立叶变换显示在显示屏上
C. 一般采集矩阵大于显示矩阵
D. 在相位编码方向增加编码数，而不增加扫描时间
E. FOV不变时，矩阵越大，体素越小，图像的分辨力越高

87. 关于信号平均次数的叙述，错误的是
A. 增加采集次数、重复采样，可抑制运动伪影及流动伪影
B. 增加采集次数、重复采样，会增加扫描时间
C. 指在K空间里一特定行被采样的次数
D. SNR大小与信号平均次数的平方根成正比
E. 信号平均次数增加会增加化学位移伪影

88. 关于预饱和技术的描述，错误的是
A. 可用于各种脉冲序列
B. 可抑制各种运动伪影
C. 饱和带越多，抑制伪影效果越好
D. 饱和带越多，越要减少扫描层数或增加扫描时间
E. 饱和带越窄，越靠近感兴趣区，抑制伪影效果越差

89. 心电门控是以心电图的哪个波作为MRI测量的触发点
A. P波
B. Q波
C. R波
D. S波
E. T波

90. 关于反转时间的描述，错误的是
A. 反转时间为180°反转脉冲与90°激励脉冲之间的时间
B. 短反转时间反转恢复序列（80～120 ms）可以抑制脂肪信号
C. 中反转时间反转恢复序列（200～800 ms）可以使灰白质对比度增高
D. 长反转时间反转恢复序列（1500～2500 ms）与SE结合可以使脑脊液信号全部或大部分为零
E. 长反转时间反转恢复序列（1500～2500 ms）与SE结合形成FLASH序列

二、多选题

91. 磁共振成像的起源和定义包括
A. 穿过人体的X线被探测器接收形成数字影像
B. 利用射频电磁波对置于磁场中的氢质子核进行激发
C. 受激发的氢质子核发生核磁共振
D. 受激发的溴化银离子还原成银原子形成潜影
E. 用感应线圈采集磁共振信号

92. 关于磁共振的叙述，正确的是
A. 1964年由美国人Lauterbur发现
B. 斯坦福大学Bloch和哈佛大学的Purcell教授同时发现
C. 1972年由Houndsfield和Ambrose共同发现
D. 1980年全身MRI研制成功
E. 1895年伦琴发现

93. 磁共振成像的特点有
A. 多参数成像，可提供丰富的诊断信息
B. 高对比度成像，可清晰分辨钙化和骨质病变
C. 不使用对比剂，可观察心脏和大血管结构
D. 可进行很好的定量诊断
E. 任意层面断层，可以从三维空间上观察人体

94. 磁共振成像的局限性有
A. 无电离辐射，一定条件下可进行介入治疗
B. 成像速度慢
C. 图像容易受多种伪影影响
D. 禁忌证多

E. 不使用对比剂，可观察心脏和大血管结构

95. 磁共振成像使用氢质子的主要原因是
A. 氢原子是人体内含量最多的原子
B. 人体内最多的分子是水
C. 水约占人体重量的65%
D. 氢原子最轻
E. 氢元素位于化学周期表第1位

96. 关于质子角动量的描述，正确的是
A. 质子和中子不成对，将使质子在自旋中产生角动量
B. 一个质子的角动量约为 1.4×10^{-26}Tesla
C. 质子和中子成对时，才能进行磁共振的信号采集
D. 磁共振信号采集就是要利用质子角动量的物理特性进行的
E. 氢质子角动量只在磁共振射频脉冲激发时产生

97. 原子核在磁场外的状态为
A. 原子核在自旋
B. 自旋的原子核产生自旋磁矩
C. 自旋中的原子核磁矩方向是一致的
D. 可以看到宏观的核磁共振现象
E. 质子和中子不成对时，质子在自旋中将产生角动量

98. 根据电磁原理，质子自旋产生角动量的空间方向
A. 总是与自旋的平面垂直
B. 总是与自旋的平面平行
C. 总是与自旋的方向相反
D. 质子自旋方向发生变化，角动量的方向也跟着变
E. 质子自旋方向是杂乱无章的，而角动量方向是一致的

99. 当人体处于强大的外加磁场（B_0）中，体内的质子将发生
A. 质子角动量的方向将受到外加磁场的影响
B. 质子角动量方向趋于与外加主磁场平行的方向
C. 角动量方向与外加磁场同方向时处于低能级状态
D. 角动量方向与外加磁场方向相反时处于高能级状态
E. 经过一定的时间后，终将达到相对稳定的状态

100. 关于角动量总的净值的概念是指
A. 方向一致与方向相反的质子的角动量总和之差
B. 净值是所有质子的一个总体概念
C. 是指单个质子的角动量方向
D. 净值的方向总是与外加磁场（B_0）的方向一致
E. 净值的方向总是与外加磁场（B_0）的方向相反

全真模拟试卷二答案及解析

一、单选题

1. 答案：C

解析：人体内最多的分子是水，水约占人体重量的65%，氢原子是人体中含量最多的原子。

2. 答案：D

解析：磁矩越大，B_0（外加磁场）方向上的磁矩值就越大。

3. 答案：E

解析：B_1 强度不会改变质子 Lamor 频率。

4. 答案：B

5. 答案：B

解析：在一定范围内，磁场强度越高，产生的磁共振信号强度越强，影像信噪比越大。

6. 答案：D

解析：磁场稳定性是衡量磁场的强度随时间而漂移程度的指标。

7. 答案：C

解析：超导磁体工艺复杂，造价昂贵，维持运行费用较高。

8. 答案：D

解析：射频线圈产生射频信号。

9. 答案：D

解析：梯度线圈产生梯度场会使受检体形成不同共振频率的空间分布坐标，切换率是指单位时间及单位长度内的梯度磁场强度的变化量，切换率越高表明梯度磁场变化越快。

10. 答案：E

解析：静磁场的轻微变化必然使受检组织的共振频率随之产生变化，所以梯度磁场场强不需太强，其产生的梯度场会使受检体形成不同共振频率的空间分布坐标。

11. 答案：E

解析：通常 Lamor 方程，$\omega = \gamma \cdot B_0$ 或 $f = \omega/2\pi = \gamma \cdot B_0/2\pi$。

12. 答案：B

13. 答案：D

解析：根据 Lamor 方程 $\omega = \gamma \cdot B_0$ 可以得出：原子核的进动频率与主磁场强度呈正比。

14. 答案：C

解析：从外加的 B_1 消失开始，到恢复至发生磁共振前的磁矩状态为止，整个变化过程就叫弛豫过程，是能量释放过程。

15. 答案：D

解析：MR 信号是在弛豫过程中由人体发出的微弱电磁波，具有一定的相位、频率和强度。

16. 答案：D

解析：梯度切换率越高表示梯度线圈通电后梯度磁场达到所需时间越短。

17. 答案：D

解析：相邻时间内重复使用脉冲序列的间隔时间，称为脉冲重复时间，所以脉冲重复时间越长，RF 激发后质子的弛豫恢复越充分。

18. 答案：A

解析：每次 RF 激发到回波采集的间隔时间称回波时间，RF 结束后开始弛豫过程，所以回波时间与信号强度成反比。

19. 答案：E

解析：TR 越长，弛豫越充分，信噪比越高。

20. 答案：D

解析：TE 过长，组织充分弛豫，180°脉冲后，横向磁矩就小，所测得信号就小，T_1权重减少。

21. 答案：D

解析：人体 MRI 信号是与氢质子有关，与分子重量无关。

22. 答案：D

23. 答案：B

24. 答案：E

解析：自由水 T_1弛豫缓慢，T_1时间长。

25. 答案：B

解析：结合水具有相对较低的运动频率。

26. 答案：E

解析：脂肪与骨髓组织具有较高的质子密度和非常短的 T_1值，信号强度大。

27. 答案：D

解析：韧带和肌腱氢质子少，所以呈低信号。

28. 答案：D

解析：血管源性水肿是血脑屏障破坏所致，早期以结合水为辅、自由水为主。

29. 答案：C

解析：出血 4 ~ 7 d，从周边开始形成正铁血红蛋白，有很强的顺磁性，T_1加权像血肿周围呈高信号。

30. 答案：E

解析：妊娠不足 3 个月是禁忌证。

31. 答案：D

32. 答案：C

33. 答案：B

解析：Gd 离子进入血液后很快能与血清蛋白结合形成胶体，而不是 Gd-DTPA。

34. 答案：C

解析：Gd-DTPA 不能透过细胞膜和血脑屏障。

35. 答案：B

解析：钙化性病灶氢质子少、无血供。

36. 答案：C

37. 答案：E

解析：SE 序列 T_2加权为 180°脉冲去除磁场不均后所得到的，T_2^*加权为自由感应衰减形成。

38. 答案：C

解析：T_1加权图像是反映组织 90°脉冲后纵向 Z 轴上恢复磁矩的大小。

39. 答案：D

解析：较长 TR 和 TE 得到的是 T_2加权像。

40. 答案：E

解析：磁共振波谱（MRS）要求高场强 MR 系统，需要良好的磁场均匀性，主要测定生物组织化学成分，当前研究最多的是脑代谢产物。

41. 答案：B

解析：受环境温度影响大。

42. 答案：B

解析：常导型磁体均匀性和稳定性较差，耗电量较大，磁体产生较多热量。

43. 答案：B

解析：TI 为 180°反转脉冲与 90°激发脉冲之间的时间间隔。

44. 答案：D

解析：STIR 是短 TI 反转恢复脉冲序列，用于抑制脂肪的短 T_1 高信号，属于 IR 反转恢复序列的一个类型。

45. 答案：A

解析：STIR 是短 TI 反转恢复脉冲序列。

46. 答案：D

解析：FLAIR 是 IR 序列的一种类型，FLASH 属 GRE 序列。

47. 答案：C

解析：FLAIR 属于 IR 反转恢复脉冲序列的一个类型，可进行水抑制。

48. 答案：D

解析：GRE 是梯度回波序列，是小角度射频脉冲激发，采用反转梯度场取代 180°聚焦脉冲的快速扫描序列，回波强度按 T_2^* 衰减。

49. 答案：C

50. 答案：E

51. 答案：C

解析：像素 = FOV/矩阵，像素大小与 FOV 成正比。

52. 答案：A

解析：体素的大小 = FOV × 层面厚度/矩阵。

53. 答案：E

解析：信噪比（SNR）是指感兴趣区内组织信号强度与噪声信号强度的比值，E 指的是空间分辨力。

54. 答案：C

解析：MRI 超导环境的建立一般经历 3 个步骤：第一步，抽真空，使磁体内的真空度达到 10^{-6}~10^{-7} mbar。第二步，磁体预冷。先将价格相对便宜的液氮直接导入磁体内部预冷至 77 K（－196℃），然后再导入价格相对昂贵的液氦使磁体内部温度进一步降到 4.2 K（－268.8℃）。第三步，灌满液氦，一般灌充到满容量的 95% 左右。

55. 答案：B

56. 答案：B

57. 答案：C

解析：化学位移伪影表现为在沿含水组织和脂肪组织界面处，无信号和高信号的白色状或月牙状影像。

58. 答案：B

解析：卷褶伪影是解剖部位的大小超出了观察野所致，而使观察野范围以外部分的解剖影像位移或卷褶到图像的另一端。

59. 答案：E

60. 答案：A

解析：截断伪影是因数据采集不足所致，在图像中，高低信号差别大的两个环境的界面出现环状黑白条纹。

61. 答案：A

解析：交叉对称信号伪影是因磁场的不均匀性引起，图像在对角线方向呈对称低信号。

62. 答案：D

63. 答案：B

解析：截断伪影是因数据采集不足所致。

64. 答案：B

解析：当选择的扫描层面较厚或病变较小且又骑跨于扫描切层之间时，周围高信号组织掩盖小的病变或出现假影，这种现象为部分容积效应。

65. 答案：B

解析：梯度磁场的剧烈变化对人体造成一定的影响，特别是引起周围神经刺激。

66. 答案：C

67. 答案：E

解析：金属伪影主要表现为干扰主磁场的均匀性，使周围旋进的质子很快丧失相位。

68. 答案：B

解析：骨皮质及钙化灶内氢质子少，所以成像不够敏感。

69. 答案：C

解析：只要存在质子、中子不成对，都可以用作磁共振成像。

70. 答案：B

解析：横向弛豫是横向磁化矢量从最大值恢复至零状态的过程，将横向磁矩减少至最大值的37%时，所需的时间为一个单位 T_2 时间。

71. 答案：A

解析：纵向弛豫是纵向磁化矢量从零状态恢复到最大值的过程，将纵向磁矩恢复至原来的63%时，所需的时间为一个单位 T_1 时间。

72. 答案：D

解析：一次RF激发是对某一层面中的某一排像素的同时激发。激发停止后，立即在这一排像素所在方向上再施加频率编码梯度磁场，而且要间隔一个TR时间后再进行该层面下一排像素的第二次激发，所以频率编码与成像总时间没有直接关系。

73. 答案：D

解析：MR成像空间定位的顺序是：层面选择、相位编码、频率编码。

74. 答案：B

解析：T是time缩写，是指时间。

75. 答案：B

76. 答案：C

77. 答案：A

78. 答案：A

79. 答案：E

解析：磁共振成像层厚取决于射频的带宽和梯度场强的强度。

80. 答案：D

解析：层面系数 = 层间距/层面厚度 ×100%。

81. 答案：E

82. 答案：C

解析：连续切层法，层间距越小，相邻层面之间的干扰越大，图像信噪比越低。

83. 答案：C

解析：接收带宽是信号频率范围，而不是脉冲的长短。

84. 答案：C

解析：采集矩阵不变时，FOV越小，信号强度减低，信噪比越低，空间分辨力越高。

85. 答案：B

解析：显示矩阵是经过傅立叶变换显示在显示屏上。

86. 答案：E

解析：显示矩阵是经过傅立叶变换显示在显示屏上，采集矩阵是指频率编码采样数目与相位编码步码数的乘积，一般显示矩阵大于采集矩阵。

87. 答案：E

解析：化学位移伪影是脂肪质子群和水分子内氢原子的共振频率的差异产生的位移所致。

88. 答案：E

解析：预饱和技术可以抑制各种运动伪影，饱和带越窄，越靠近感兴趣区，抑制伪影效果越好。

89. 答案：C

90. 答案：E

解析：长反转时间反转恢复序列（1500～2500 ms）与SE结合形成FLAIR序列。

二、多选题

91. 答案：BCE

解析：本题考查知识点为：磁共振成像物质是氢原子核，而不是X线。A为X线数字成像，D为X线感光胶片成像原理。

92. 答案：BD

解析：1946年由美国斯坦福大学

Bloch 和哈佛大学的 Purcell 教授同时发现核磁共振现象。1980 年全身 MRI 研制成功。1972 年由 Houndsfield 和 Ambrose 共同宣布 CT 的诞生。1895 年伦琴发现 X 线。

93. 答案：ACE

解析：A、C、E 是磁共振成像的优势；B 是 CT 的优势；D 是磁共振的局限性。

94. 答案：BCD

解析：B、C、D 是磁共振的局限性；A、E 恰是磁共振的优势。

95. 答案：ABC

解析：A、B、C 均是磁共振成像采用氢质子成像的主要原因；D、E 所述氢原子最轻及氢元素位于化学周期表第 1 位，但却不是磁共振成像采用氢质子成像的原因。

96. 答案：ABD

解析：质子和中子相等成对时，质子的自旋运动在质量平衡的条件下做任何空间方向的快速均匀分布，总的角动量保持为零。质子和中子不成对时，将使质子在自旋中产生角动量。只有质子角动量不为零时，才能进行磁共振信号的采集和成像。质子的角动量与磁共振射频脉冲无关。因此 C、E 是错误的。

97. 答案：ABE

解析：自旋是原子核的固有特性，自旋的原子核具有磁矩，在没有磁场的情况下，自旋中的磁矩方向是杂乱无章的，从宏观上不能看到任何宏观的核磁共振现象。因此 C、D 是错误的。

98. 答案：AD

解析：根据电磁原理，质子自旋产生角动量的空间方向总是与自旋的平面垂直。质子自旋方向发生变化，角动量的方向也跟着变。因此 B、C、E 是错误的。

99. 答案：ABCDE

100. 答案：ABD

解析：方向一致与方向相反的质子的角动量总和之差就出现了角动量总的净值。这个净值是所有质子的一个总体概念，不是指单个质子的角动量方向，它的方向总是与外加磁场（B_0）的方向一致。因此 C、E 是错误的。

全真模拟试卷三

一、单选题

1. 核磁共振现象是在哪一年被发现的
   A. 1937 年
   B. 1946 年
   C. 1952 年
   D. 1978 年
   E. 1981 年
2. 人体中，不可用于磁共振成像的原子核是
   A. 氢原子核
   B. 碳原子核
   C. 磷原子核
   D. 钠原子核
   E. 钙原子核
3. 下列哪项不属于磁共振检查的优点
   A. 多参数成像，可提供丰富的诊断信息
   B. 无需对比剂，即可观察心脏和血管结构
   C. 图像受外界干扰较少
   D. 无电离辐射，可进行介入磁共振治疗
   E. 可进行功能成像，提供血流动力学方面的信息
4. 关于磁矩的描述，正确的是
   A. 磁矩的方向总是与外加静磁场的方向一致
   B. 磁矩的方向大多数与外加静磁场的方向一致
   C. 磁矩的方向大多数与外加静磁场的方向相反
   D. 磁矩的方向少部分与外加静磁场的方向相反
   E. 磁矩的方向是杂乱无章的
5. 氢质子在 3 T 的静磁场中，旋磁比为
   A. 21.29 MHz
   B. 63.87 MHz
   C. 100 MHz
   D. 127.8 MHz
   E. 42.58 MHz
6. 关于弛豫的描述，错误的是
   A. 外加磁场消失后，组织恢复至发生磁共振前的磁矩状态，此变化过程即为弛豫过程
   B. 弛豫过程分纵向弛豫和横向弛豫
   C. 弛豫过程是能量变化的过程
   D. 横向弛豫和纵向弛豫同时发生
   E. 横向弛豫在先，纵向弛豫在后

7. 不同组织在 MRI 图像上的信号明暗不同，这与什么因素无关
   A. 组织间密度差异
   B. 组织的 T_1 值
   C. 组织的 T_2 值
   D. 组织间质子密度差异
   E. 组织的磁敏感性
8. 磁共振成像的空间定位依赖于
   A. 主磁场
   B. 梯度磁场
   C. 射频磁场
   D. 组织的质子密度
   E. 组织的弛豫时间
9. 关于 K 空间的描述，错误的是
   A. K 空间是实际存在的空间，与 MR 信号的空间定位一一对应
   B. K 空间是计算机根据相位和频率的不同而给予的暂时识别定位
   C. K 空间中心位置的作用与 K 空间周边位置的作用不同
   D. K 空间的填充方式多种多样
   E. 傅立叶变换可以解析 K 空间信息
10. 重复时间是指
   A. 脉冲序列的一个周期所需要的时间
   B. 激发脉冲与产生回波之间的时间
   C. 在 SE 序列中，90°脉冲与 180°脉冲之间的时间
   D. 在 SE 序列中，2 个 180°脉冲之间的时间
   E. 完成 1 个脉冲序列所需的检查时间
11. 延长重复时间可使
   A. 信噪比降低
   B. T_2 权重增加
   C. T_1 权重增加
   D. 扫描时间缩短
   E. 允许的扫描层数减少
12. 回波时间是指
   A. 一个回波与下一个回波之间的时间
   B. 激发脉冲与下一个激发脉冲之间的时间
   C. 激发脉冲与产生回波之间的时间
   D. 90°脉冲与 180°脉冲之间的时间
   E. 180°脉冲与 90°脉冲之间的时间
13. 关于矩阵的描述，不正确的是
   A. 矩阵 = 频率编码数 × 相位编码数
   B. 调整图像采集矩阵可以改变图像的信噪比
   C. 增加相位方向编码数会增加扫描时间
   D. 增加频率方向编码数不增加扫描时间
   E. 当扫描野不变时，矩阵越大，图像的分辨力越低
14. 关于自旋回波脉冲序列的构成，正确的是
   A. 小角度激发脉冲，多个 180°复相脉冲
   B. 90°激发脉冲，多个 180°复相脉冲
   C. 180°反转脉冲，90 度激发脉冲，180°复相脉冲
   D. 90°激发脉冲，一个 180°复相脉冲
   E. 多个 90°脉冲，一个 180°复相脉冲
15. 下列描述错误的是
   A. 短 TR 短 TE 时，可获得 T_1 加权图像
   B. 长 TR 长 TE 时，可获得 T_2 加权图像
   C. 短 TR 长 TE 时，可获得质子密度加权图像
   D. 长 TR 短 TE 时，可获得质子密度加权图像
   E. 一个序列中，可同时选择两个回波时间，即双回波序列
16. 反转恢复脉冲序列的构成是
   A. 小角度激发脉冲，多个 180°复相脉冲
   B. 90°激发脉冲，多个 180°复相脉冲
   C. 180°反转脉冲，90°激发脉冲，180°复相脉冲
   D. 90°激发脉冲，一个 180°复相脉冲

E. 多个90°脉冲，一个180°复相脉冲

17. 关于反转恢复脉冲序列的描述，错误的是

A. TI时间的选择，决定了磁共振图像的对比

B. TI值决定于该组织的 T_1 值，T_1 越长，TI值越大

C. 短TI反转恢复脉冲序列常用于抑脂序列

D. 长TI反转恢复脉冲序列常用于抑水序列

E. STIR和FLAIR序列均可以进行水抑制

18. GRE序列与SE序列比较，优点有

A. 小角度脉冲激发可明显缩短采集时间

B. 脉冲能量较大，SAR值较大

C. 用180°复相位脉冲取代反转梯度脉冲

D. 可获得理想的 T_2 加权像

E. 图像信噪比明显降低

19. FISP是什么序列的缩写

A. 半傅立叶采集快速自旋回波序列

B. 稳态自由进动快速成像

C. 反转恢复快速梯度回波序列

D. 扰相位梯度回波序列

E. 快速梯度回波序列

20. 关于快速自旋回波序列的说法，错误的是

A. 90°脉冲后，多个180°复相位脉冲

B. 射频能量积累高于普通的SE序列

C. 明显缩短扫描时间，运动伪影可减少

D. 多个180°复相脉冲，可以产生多个回波信号，每个回波信号强度均匀一致

E. 回波链的长度不可以无限多

21. 在FSE序列中，扫描时间的长短

A. 与TR时间成正比

B. 与TE时间成正比

C. 与TI时间成正比

D. 与回波链长度成正比

E. 与相位编码数成反比

22. 不属于HASTE序列优点的是

A. 仅需一次激发就可以完成采集，运动伪影明显减少

B. 该序列主要应用于 T_2 加权成像

C. 采集方式与其他序列不同，仅采集部分相位编码行，扫描时间降低近一半

D. 以放射线方式填充K空间

E. 可用于内耳、胆道、椎管等部位的水成像检查

23. SS-EPI与MS-EPI相比较，最大优势在于

A. 信号强度高

B. 空间分辨力高

C. 扫描时间短

D. 磁敏感伪影减少

E. 扫描野不受限制

24. 下列哪项不含脂肪抑制技术

A. 频率饱和法

B. 短时反转恢复序列

C. 化学位移饱和成像

D. STIR序列

E. FLAIR序列

25. 下列哪项不属于利用磁化传递技术检查

A. MR血管成像

B. 骨关节检查，特别是关节软骨的显示

C. MR增强检查

D. 扩散加权成像

E. 多发硬化病变的检查

26. 关于化学位移成像的叙述，错误的是

A. 化学位移与磁场强度无关

B. MRS的成像基础是化学位移

C. 可利用化学位移来实现抑制脂肪成像

D. 可利用化学位移来实现抑制水成像
E. 化学位移会导致化学位移伪影

27. 关于化学位移成像的叙述，正确的是
A. 在相同的磁场强度中，不同分子中的同一种原子，其共振频率相同
B. 化学位移伪影无法被抑制
C. 磁场强度越大，化学位移伪影越严重
D. 在水脂同反相位成像中，同相位成像时，水脂信号相减；反相位时，水脂信号相加
E. STIR 序列利用的就是化学位移成像技术

28. 为缩短采集时间，错误的是
A. 减少 TR
B. 采用并行采集技术
C. 减少相位编码数
D. 减少扫描层数
E. 减少 TE

29. 下列说法错误的是
A. 磁共振成像设备被列为甲类大型医用影像设备
B. 医院购买磁共振成像设备需要特别申请配置许可证
C. 磁共振设备要放置在严格磁屏蔽的房间内
D. 磁共振成像设备被列为乙类大型医用影像设备
E. 操作磁共振设备的工作人员应持证上岗

30. 下列哪项不是反映磁体性能指标
A. 磁场强度
B. 磁场均匀度
C. 磁场稳定性
D. 磁体重量
E. 扫描孔径大小

31. 关于主磁场的说法，错误的是
A. 在一定范围内，主磁场强度越高，图像信噪比越高
B. 主磁场强度大小就是常说的静磁场的大小
C. 场强较高的磁共振设备，化学位移伪影较小
D. 磁场强度越大，设备造价越高
E. 提高主磁场强度的唯一途径就是采用超导磁体

32. 关于磁场均匀度的说法，正确的是
A. 磁场均匀度与测量所用的球体大小成正比
B. 磁体的成像区域越大，其磁场均匀度越低
C. 磁场均匀度的单位为：mT/cm^2
D. 磁场均匀度与成像质量无关
E. 在测量所用球体大小相同的情况下，ppm 值越高，说明磁场均匀度越好

33. 关于磁场均匀度的说法，错误的是
A. 磁场均匀度的单位为 ppm
B. 测量磁场均匀度时，一定要将球形空间的中心与磁体中心同心
C. 对于同一台设备，其磁场均匀度的大小是一个恒定的数值，与测量所用球体的大小无关
D. 磁场均匀度越好，图像信噪比越高
E. 磁场均匀度会随着周围环境的变化而变化

34. 关于永磁型磁体的特点，错误的是
A. 无需磁场电源，电能消耗少
B. 磁体自重很大
C. 磁场强度较低
D. 磁场方向为水平方向
E. 扫描孔开放程度高

35. 常导型和永磁型磁体的相同点是
A. 磁场方向
B. 需要高质量的稳定电源，且电能消耗大
C. 不需要液氦作为制冷剂
D. 磁场均匀性很高
E. 可制成高场强磁共振设备

36. 绝对零度是
A. 0℃
B. －273℃
C. －173℃
D. －246℃
E. －146℃

37. 关于超导型磁体的说法，错误的是
A. 超导型磁体既适用于低场磁共振设备，也可用于高场及超高场的磁共振设备
B. 超导型磁体的磁共振设备，其磁场方向既可以是水平方向的，也可以是垂直方向的
C. 超导型磁体的磁场均匀性很高
D. 超导型磁体需要液氦作为制冷剂
E. 超导型磁体的磁共振设备造价相当昂贵

38. 下列属于磁屏蔽操作的是
A. 在磁体中额外放置一个线圈，其内通以与静磁场线圈电流方向相反的电流
B. 在磁体间的四壁及天花板嵌入吸音材料板
C. 磁体中的失超管设计技术
D. 磁体间的氧气监测器
E. 在磁体内壁上的不同位置，放置一定形状和尺寸的专用小铁片

39. 关于匀场的描述，错误的是
A. 匀场的操作必须在励磁结束后才能进行
B. 主动匀场就是利用匀场线圈通以电流，产生小磁场，通过调节电流强度来提高磁场均匀性
C. 被动匀场就是在磁体内壁上的不同位置，放置一定形状和尺寸的专用小铁片来提高磁场均匀性
D. 匀场时，一般先进行主动匀场，再进行被动匀场
E. 匀场时，一般先进行被动匀场，再进行主动匀场

40. 关于梯度系统的描述，正确的是
A. 在梯度系统中，梯度放大器输出梯度电流，梯度电流激励梯度线圈产生梯度磁场
B. 梯度放大器无需冷却装置
C. 梯度线圈无需冷却装置
D. 梯度线圈有 X、Y、Z 三个方向，每个方向有一个线圈形成梯度场
E. 梯度线圈必须浸在液氦中

41. 50 mT/m 表示的意义是
A. 磁共振设备的梯度场线性值
B. 磁共振设备的梯度场强值
C. 磁共振设备的梯度场切换率
D. 磁共振设备的磁场均匀性
E. 磁共振设备的磁场强度

42. 关于梯度磁场的说法，错误的是
A. 没有梯度磁场，就无法进行空间定位，也就无法形成 MR 图像
B. 梯度磁场的大小决定了图像的最薄层厚
C. 梯度场切换率决定成像速度快慢
D. 梯度场强越高，图像的空间分辨力越高
E. 梯度场切换率越快，人耳听到的噪音越小

43. 关于射频脉冲的描述，正确的是
A. 射频脉冲的角度可以在 0～180°之间，根据序列要求来选择
B. 在二维傅立叶变换中，通常用选择性激发射频脉冲
C. 在三维傅立叶变换中，通常用选择性激发射频脉冲
D. 射频脉冲的宽度决定激发后的翻转角度
E. 射频脉冲的幅度决定激发的频率范围

44. 射频线圈的作用是
A. 只能用来发射射频脉冲

B. 不能用来接收磁共振信号
C. 既可以发射射频脉冲，也可以用来接收磁共振信号
D. 进行空间定位
E. 维持稳定的静磁场

45. 为得到高信噪比的图像，应选择
A. 覆盖范围较大的线圈
B. 鸟笼式线圈
C. 大体线圈
D. 表面线圈
E. 根据检查部位的形状和大小来选择线圈

46. 下列操作不属于射频屏蔽的是
A. 磁体间的天花板和四壁及地板用铜板或不锈钢板密封安装
B. 操作间与磁体间的观察窗口要用铜网做屏蔽体
C. 所有进出磁体间的管道、电源线、信号线等，必须通过波导板或波导管
D. 在磁体中额外放置一个线圈，其内通以与静磁场线圈电流方向相反的电流
E. 磁体间的门与墙壁的屏蔽体要密切贴合

47. 关于空间分辨力的叙述，正确的是
A. 空间分辨力与 FOV 成正比
B. 空间分辨力与矩阵成反比
C. 空间分辨力与扫描层厚成正比
D. 空间分辨力与 MR 设备的磁场强度无关
E. 空间分辨力与体素大小成反比

48. 当 FOV 的大小确定后，下列叙述正确的是
A. 矩阵数目相同时，扫描层厚越薄，空间分辨力越高
B. 矩阵数目相同时，扫描层厚越厚，空间分辨力越高
C. 扫描层厚相同时，矩阵越大，空间分辨力越低
D. 扫描层厚相同时，矩阵越小，空间分辨力越高
E. 空间分辨力的大小也就确定了

49. 关于信噪比的说法，正确的是
A. 兴趣区内，最高信号与最低信号的差值与背景噪声的比值
B. 信噪比越高越好
C. 信噪比与体素大小直接相关，与设备的场强大小无关
D. 成像的体素越大，信噪比越高；体素越小，信噪比越低
E. 信噪比与射频线圈类型无关

50. 关于信噪比的说法，错误的是
A. TR 时间延长，信噪比增加
B. TE 时间延长，信噪比下降
C. 翻转角增加，信噪比增加
D. 层间距与信噪比无关
E. 减少接收带宽，信噪比增加

51. 下列不属于化学位移伪影特点的是
A. 化学位移伪影出现在脂肪组织与其他组织交界的界面上
B. 随着磁场强度的升高，化学位移伪影将明显改善
C. 脂肪组织的信号向频率编码梯度场较低的一侧移动
D. 化学位移伪影既可以出现在频率编码方向上，也可以出现在相位编码方向上
E. 化学位移伪影常出现在含水组织和脂肪组织交界处

52. 下列技术不能有效地改善化学位移伪影的是
A. 施加脂肪抑制技术
B. 改变频率编码方向
C. 减少频率编码方向的采样带宽
D. 增加频率编码方向的采样带宽
E. 用主磁场强度较低的设备进行扫描

53. 关于卷褶伪影的说法，正确的是

A. 卷褶伪影是由于 FOV 过大造成的
B. 卷褶伪影在 2D 采集中经常出现，在 3D 采集中不会出现
C. 卷褶伪影出现在频率编码方向
D. 卷褶伪影出现在相位编码方向
E. 卷褶伪影既可以出现在相位编码方向上，也可以出现在频率编码方向上

54. 下列不能克服卷褶伪影的是
A. 将扫描层面中径线较短的方向设置为相位编码方向
B. 相位编码方向过采样
C. 增大 FOV
D. 施加空间预饱和带
E. 将扫描层面中径线较长的方向设置为相位编码方向

55. 关于运动伪影的叙述，错误的是
A. 运动伪影包括生理性运动伪影和自主性运动伪影
B. 生理性运动是无法靠外力控制的，所以，伪影也无法改善
C. 生理性运动伪影可以通过磁共振设备和扫描技术的进步不断地改善
D. 自主性运动伪影可以通过改变扫描参数、缩短扫描时间加以改善
E. 自主性运动伪影可以通过人为地外加固定装置等方法加以改善

56. 在二维采集时，脉冲重复期间允许采集的最多层数与哪项无关
A. 重复时间
B. 最大回波时间
C. 应用脂肪饱和技术
D. 特殊吸收率
E. 扫描野

57. 关于扫描层厚的设置，不正确的是
A. 扫描层厚越薄，空间分辨力越高，信噪比也相应地增加
B. 最薄层厚与设备的梯度场强大小相关
C. 应根据不同的解剖部位来设置扫描层厚
D. 扫描层厚过厚，易产生容积效应
E. 要根据病变大小来选择扫描层厚

58. 为观察肝脏左叶的病变，应如何设置相位编码方向
A. 随意设置，影响都不大
B. 应设置为前后方向
C. 应设置为左右方向
D. 应设置为上下方向
E. 应设置为下上方向

59. 以下哪一项操作不会增加扫描时间
A. 增加采集次数
B. 增加相位编码数
C. 增加饱和带
D. 增加频率编码数
E. 增加重复时间

60. 要产生 T_1 加权图像，应选择
A. TR：2500 ms；TE：100 ms
B. TR：2500 ms；TE：25 ms
C. TR：450 ms；TE：15 ms
D. TR：450 ms；TE：100 ms
E. TR：5000 ms；TE：120 ms

61. 要产生 T_2 加权图像，应选择
A. TR：2500 ms；TE：100 ms
B. TR：2500 ms；TE：25 ms
C. TR：450 ms；TE：15 ms
D. TR：450 ms；TE：100 ms
E. TR：5000 ms；TE：120 ms

62. 要产生质子密度加权图像，应选择
A. TR：2500 ms；TE：100 ms
B. TR：2500 ms；TE：25 ms
C. TR：450 ms；TE：15 ms
D. TR：450 ms；TE：100 ms
E. TR：5000 ms；TE：120 ms

63. 要产生重 T_2 加权图像，应选择
A. TR：2500 ms；TE：100 ms
B. TR：2500 ms；TE：25 ms
C. TR：450 ms；TE：15 ms

D. TR：450 ms；TE：100 ms

E. TR：5000 ms；TE：120 ms

64. 在梯度回波序列中，为得到倾向于 T_2 加权的图像，应选择

A. 翻转角为15°的射频脉冲

B. 翻转角为45°的射频脉冲

C. 翻转角为80°的射频脉冲

D. 翻转角为90°的射频脉冲

E. 翻转角为180°的射频脉冲

65. 目前，应用于临床人体成像的磁共振设备，其场强限制在

A. 1 T

B. 3 T

C. 4 T

D. 7 T

E. 9 T

66. 受检者进行磁共振检查时，体温的变化主要是由于

A. 静磁场的生物效应造成的

B. 射频场的生物效应造成的

C. 层面选择梯度场的生物效应造成的

D. 相位编码梯度场的生物效应造成的

E. 频率编码梯度场的生物效应造成的

67. 医用射频场SAR值的安全标准为

A. 全身平均SAR值≤0.4 W/kg

B. 全身平均SAR值≤1.4 W/kg

C. 全身平均SAR值≤2.4 W/kg

D. 全身平均SAR值≤3.4 W/kg

E. 全身平均SAR值≤4.4 W/kg

68. 受检者进行磁共振检查过程中，所听到的噪音主要是由

A. 静磁场造成的

B. 射频场造成的

C. 梯度场造成的

D. 脉冲序列翻转角度不同造成的

E. 回波链长度造成的

69. 关于磁共振设备对受检者体内铁磁性置入物的影响，错误的是

A. 置入物的位置发生变化

B. 置入物发生功能紊乱

C. 置入物的热效应

D. 置入物周围组织的灼伤

E. 不会有任何反应

70. 在 T_1 和 T_2 加权像上，均呈较高信号的是

A. 脂肪组织

B. 肌肉组织

C. 骨骼

D. 气体

E. 水

71. 在 T_1 和 T_2 加权像上，均呈黑色无信号的是

A. 脂肪组织

B. 肌肉组织

C. 骨骼

D. 气体

E. 水

72. 关于出血的MR表现，正确的是

A. 在 T_1 加权像上高信号，在 T_2 加权像上也是高信号

B. 在 T_1 加权像上高信号，在 T_2 加权像上是低信号

C. 在 T_1 加权像上低信号，在 T_2 加权像上是高信号

D. 在 T_1 加权像上低信号，在 T_2 加权像上也是低信号

E. 出血部位的MR信号强度与血红蛋白含氧量和红细胞的完整性有关

73. 急性期脑梗死的MR表现是

A. 在 T_1 加权像上高信号，在 T_2 加权像上是高信号，在DWI上是高信号

B. 在 T_1 加权像上高信号，在 T_2 加权像上是低信号，在DWI上是高信号

C. 在 T_1 加权像上低信号，在 T_2 加权像上是低信号，在DWI上是低信号

D. 在 T_1 加权像上低信号，在 T_2 加权像上是高信号，在DWI上是高信号

E. 在 T_1 加权像上低信号，在 T_2 加权像

上是低信号，在DWI上是低信号

74. 脑部软化灶的MR表现是
 A. 在T_1加权像上高信号，在T_2加权像上是高信号，在DWI上是高信号
 B. 在T_1加权像上高信号，在T_2加权像上是低信号，在DWI上是高信号
 C. 在T_1加权像上低信号，在T_2加权像上是高信号，在DWI上是低信号
 D. 在T_1加权像上低信号，在T_2加权像上是高信号，在DWI上是高信号
 E. 在T_1加权像上低信号，在T_2加权像上是低信号，在DWI上是低信号

75. 下列疾病中不适合做MR检查的是
 A. 肝癌
 B. 颈部软组织疾患
 C. 肺部支气管扩张
 D. 脑部疾患
 E. 骨关节系统疾患

76. 下列哪一项不能使脂肪组织的信号下降
 A. 化学饱和法
 B. 频率饱和法
 C. 短TI的反转恢复序列
 D. 化学位移成像中的反相位成像
 E. 自旋回波脉冲序列

77. 磁共振对比剂钆喷酸葡胺（马根维显）的增强机制是
 A. 明显延长组织的T_1弛豫时间
 B. 明显延长组织的T_2弛豫时间
 C. 明显缩短组织的T_1弛豫时间
 D. 明显缩短组织的T_2弛豫时间
 E. 改变质子密度的分布态势

78. 关于MR对比剂的描述，错误的是
 A. MR对比剂一般无需做过敏试验
 B. MR对比剂非常安全，没有任何不宜使用的人群
 C. 哺乳期妇女在用药24 h后方可哺乳
 D. MR对比剂的用量为0.1 mmol/kg
 E. MR对比剂的用量为0.2 ml/kg

79. 关于头颅MR扫描时相位编码方向的描述，不正确的是
 A. 横轴位扫描时，相位编码方向为左右方向
 B. 冠状位扫描时，相位编码方向为上下方向
 C. 冠状位扫描时，相位编码方向为左右方向
 D. 矢状位扫描时，相位编码方向为前后方向
 E. 横轴位弥散扫描时，相位编码方向为前后方向

80. 下列哪个选项最有利于观察颅脑多发性硬化病的“垂直征”
 A. 横轴位T_1
 B. 横轴位T_2
 C. 冠状位T_1
 D. 矢状位T_1
 E. 矢状位T_2

81. 脑干由哪几部分组成
 A. 延髓、脑桥、中脑
 B. 脑桥、中脑、间脑
 C. 延髓、中脑、间脑
 D. 脑桥、中脑、丘脑
 E. 中脑、间脑、丘脑

82. 关于垂体的解剖，正确的是
 A. 垂体分为左右两叶，左侧为腺垂体，右侧为神经垂体
 B. 正常垂体柄的直径应≤4 mm
 C. 垂体窝两侧为海绵窦，其内有静脉窦、颈内动脉及第Ⅴ~Ⅵ对颅神经的海绵窦段
 D. 微腺瘤的直径 >1 cm
 E. 大腺瘤的直径 <1 cm

83. 鉴别鞍区病变是出血还是脂肪时，需做哪个序列
 A. T_1脂肪抑制序列
 B. T_1水抑制序列
 C. T_2脂肪抑制序列
 D. T_2水抑制序列

E. 弥散加权序列

84. 关于垂体动态增强扫描的描述，错误的是
A. 垂体部位的肿瘤应常规行垂体动态增强扫描
B. 怀疑有垂体微腺瘤时，应行垂体动态增强扫描
C. 垂体动态增强扫描用半量对比剂（6～7 ml）就可以
D. 垂体扫描时，必须用薄层（2～3 mm）
E. 在垂体动态增强扫描图像上，正常垂体增强明显

85. 脉络膜黑色素瘤，应选择
A. T_1抑脂，T_2不抑脂
B. T_1不抑脂，T_2抑脂
C. T_1不抑脂，T_2不抑脂
D. T_1抑脂，T_2抑脂
E. T_1、T_2抑脂不抑脂均可

86. 在眼眶的MR检查中，能显示视神经全长的位置是
A. 横轴位和冠状位
B. 横轴位和斜矢状位
C. 冠状位和斜矢状位
D. 冠状位和正矢状位
E. 横轴位和正矢状位

87. 关于鼻咽部MR扫描方法的描述，不正确的是
A. 横轴位的定位范围为上自硬腭，下至第5颈椎下缘
B. 冠状位的定位方法是选正中矢状位为定位图像，定位线与喉、气管平行，覆盖整个鼻咽部
C. 矢状位的定位方法是选横轴位和冠状位为定位像，定位线与大脑纵裂平行
D. 鼻咽部的T_2加权像一定要加抑脂技术
E. 怀疑有病变时，一定要做三个方向的增强扫描，并且都要加抑脂技术

88. 自由感应衰减信号产生于射频脉冲激励自旋质子
A. 之前
B. 之中
C. 之后
D. 任何时刻
E. 无法确定

89. 喉部的横轴位扫描定位范围在
A. 第2～4颈椎水平
B. 第2～5颈椎水平
C. 第3～5颈椎水平
D. 第3～6颈椎水平
E. 第5～7颈椎水平

90. 关于腰椎部正常解剖的描述，错误的是
A. 腰椎椎体的横径大于前后径
B. 腰椎间盘由软骨板、纤维环及髓核三部分构成
C. 脊髓在腰椎1～2水平移行为终丝
D. 随着年龄的增加，椎体骨髓腔内的脂肪成分逐渐减少
E. 椎管由前面的椎体、侧面的椎弓及后面的椎板、棘突组成

二、多选题

91. 关于磁矩特性的描述，正确的是
A. 磁矩是一个总和的概念
B. 磁矩的方向与外加磁场一致时，表明所有质子角动量的方向与B_0方向一致
C. 磁矩是一个动态形成的过程
D. 磁矩在磁场中随质子进动的不同而变化
E. 当磁矩受到破坏后，其恢复也需要一定的时间

92. 关于质子进动的概念，正确的是
A. 原子核在静磁场中自旋称为进动
B. 原子核自身旋转的同时又以B_0为轴做旋转运动称为进动
C. 进动是一种围绕B_0轴心的圆周运动
D. B_0的轴心就是B_0的方向轴

E. 主磁场的大小决定了质子进动的频率

93. 关于质子进动与磁场的关系，正确的是

A. 进动是在外加磁场（B_0）存在时出现的

B. 进动是人体位于外加磁场外时存在的自然现象

C. 外加磁场的大小决定着进动的频率高低

D. B_0越大，进动频率越高

E. B_0越小，进动频率越高

94. Lamor（拉莫）频率是指

A. 与B_0相对应的频率

B. 与B_0无关，是一个固定值

C. 无论外加磁场多大，Lamor 频率均为 42.58 MHz

D. B_0 = 1.5 Tesla 时，氢质子的进动频率为 63.87 MHz

E. 质子的进动频率与主磁场成反比

95. 关于共振原理的描述，正确的是

A. 共振是自然界不存在的，只有在人为条件下才能发生

B. 共振是自然界普遍存在的物理现象

C. 当具有固有频率的外力与物体自身运动频率相同时，有可能发生共振现象

D. 当B_1的频率与 Lamor 频率一致，方向与B_0垂直时，可发生共振现象

E. B_1强度越大，质子进动角度改变越快，但频率不会改变

96. 人体进入主磁场中，要使氢原子核发生共振需施加

A. 强度与主磁场相同的梯度场

B. 强度与主磁场不同的梯度场

C. 频率与氢质子进动频率相同的射频脉冲

D. 频率氢质子进动频率不同的射频脉冲

E. 方向与B_0垂直的射频脉冲

97. 关于弛豫的描述，正确的是

A. 弛豫过程是一个能量传递的过程，需要一定的时间

B. 弛豫开始后，磁矩的能量状态随时间的延长而改变

C. 弛豫有纵向弛豫和横向弛豫

D. 纵向弛豫是一个从最大值恢复到零的过程

E. 横向弛豫是一个从零恢复到最大值的过程

98. 关于纵向弛豫的描述，正确的是

A. 纵向弛豫是一个从零状态恢复到最大值的过程

B. 纵向弛豫是一个从最大值恢复至零状态的过程

C. T_1值是纵向弛豫从零恢复至 63% 的时间值

D. 纵向弛豫时间是一个从零恢复到 63% 的时间值

E. 人体组织成分不同，T_1值也不同

99. 关于横向弛豫的描述，正确的是

A. 横向弛豫是一个从零状态恢复到最大值的过程

B. 横向弛豫是一个从最大值恢复至零状态的过程

C. T_2值是横向弛豫减少至最大时的 37% 的时间值

D. 横向弛豫时间是一个从零恢复到 63% 所需的时间

E. 人体组织成分不同，T_2值也不同

100. 关于弛豫的叙述，正确的是

A. 先进行纵向弛豫，再开始横向弛豫

B. 先开始横向弛豫，再进行纵向弛豫

C. 纵向弛豫与横向弛豫是同时发生的

D. 纵向弛豫是一个从零状态恢复到最大值的过程

E. 横向弛豫是一个从最大值恢复至零状态的过程

全真模拟试卷三答案及解析

一、单选题

1. 答案：B

解析：1946 年，美国物理学家 Bloch 和 Purcell 教授几乎同时发现了核磁共振现象，2 人于 1952 年获得诺贝尔物理学奖。

2. 答案：E

解析：原子核中的质子数和中子数如不成对，将使质子在旋转中产生角动量，磁共振就是利用角动量的物理特性来进行激发、信号采集和成像的。

3. 答案：C

解析：磁共振成像容易受外界的干扰，易产生各种伪影。

4. 答案：A

解析：要明确角动量和磁矩的概念不同，人体进入静磁场后，氢质子的角动量总和之差形成了角动量总的净值，称之为磁矩。磁矩的方向总是与外加静磁场的方向一致。

5. 答案：D

解析：外加主磁场的大小决定了原子的进动频率，这个进动频率也称为该原子的旋磁比。氢质子在 1 T 的磁场中的旋磁比为 42.58 MHz，在 3 T 的磁场中的旋磁比为127.8 MHz。

6. 答案：E

解析：外加磁场消失后，组织要恢复至发生磁共振前的磁矩状态，此变化过程即为弛豫过程。组织的横向弛豫和纵向弛豫是同时发生的。

7. 答案：A

解析：不同的组织在 MRI 图像上的信号明暗程度取决于组织本身的质子密度、T_1 与 T_2 值、运动状态及磁敏感性，成像时采用不同的参数，不同的脉冲组合序列，就是为了显示组织特性。组织间密度的差异形成组织间对 X 线吸收系数不同，是形成 X 线影像的基础。

8. 答案：B

解析：MRI 图像的空间定位主要由梯度磁场来完成，梯度场又分为层面选择梯度场、相位编码梯度场和频率编码梯度场。

9. 答案：A

解析：K 空间并不是实际存在的，而是一个虚拟空间。K 空间的原始数据包含了相位、频率和强度信息，经傅立叶转换形成一幅 MRI 图像。

10. 答案：A

解析：重复时间是指脉冲序列的一个周期所需要的时间，即从第一个射频脉冲出现到下一周期同一脉冲出现所经历的时间间隔。

11. 答案：B

解析：重复时间影响被射频激发后的质子弛豫恢复情况，重复时间越长，恢复越好，故延长重复时间可使信噪比提高，T_2权重增加，T_1权重减少，扫描时间延长，允许的扫描层数增加。

12. 答案：C

解析：回波时间是指激发脉冲与产生回波之间的时间。

13. 答案：E

解析：图像采集矩阵 = 频率编码数 × 相位编码数，当扫描野不变时，矩阵越大，图像的分辨力越高，信噪比下降。

14. 答案：D

解析：自旋回波脉冲序列的过程是先发射一个 90°射频激发脉冲，待回波时间的一半时再发射一个 180°复相脉冲，到回波时间采集回波信号。

15. 答案：C

解析：长 TR 短 TE 时，可获得质子密度加权图像。

16. 答案：C

解析：反转恢复脉冲序列是由 180°反转脉冲、90°激发脉冲、180°复相脉冲构成的。

17. 答案：E

解析：TI 是 IR 序列图像对比的主要决定因素，短 TI 反转恢复脉冲序列常用于抑脂序列，长 TI 反转恢复脉冲序列常用于抑水序列。

18. 答案：A

解析：GRE 序列与 SE 序列比较，主要有两点区别：用小于 90°的射频脉冲激发，并可采用较短的 TR 时间；用反转梯度取代 180°复相脉冲。所以，GRE 序列可获得 T_2^* 加权像，且脉冲能量较小，SAR 值降低；采集时间明显缩短；小角度脉冲的 Mz 变化较小，可形成较大稳态 Mz，故图像具有较高的信噪比。

19. 答案：B

解析：FISP：fast imaging with steady-state precession，是稳态自由进动快速成像的缩写。

20. 答案：D

解析：在 FSE 中，一个 90° 脉冲后，多个 180°复相位脉冲，然后采集信号，那么，每个 180°后的回波信号都是不一样的。

21. 答案：A

解析：FSE 序列的扫描时间公式表明，它与 TR、相位编码数成正比，与回波链长度成反比。

22. 答案：D

解析：HASTE 序列仅采集正相位编码行、零相位编码行及少数负相位编码行的数据，再利用 K 空间的数学对称原理对正相位编码数据进行复制，最终由采集数据和复制数据一起重建成一幅完整图像。

23. 答案：C

解析：单次激发 EPI 序列是目前采集速度最快的 MR 成像序列，即 SS-EPI。SS-EPI 存在信号强度低、空间分辨力差、视野受限及磁敏感伪影明显等缺点。

24. 答案：E

解析：抑脂技术可采用频率饱和法、短时反转恢复法，同反相位中的反向位图也可以使含有脂肪的组织信号降低。FLAIR 序列主要用于抑制自由水信号。

25. 答案：D

解析：磁化传递技术的应用主要包括：MRA、MRI 增强、多发性硬化及骨关节的检查。

26. 答案：A

解析：原子核的共振频率与磁场强度成正比，所以，不同原子核的化学位移与磁场强度成正比。

27. 答案：C

解析：原子核的共振频率与磁场强度成正比，所以，不同原子核的化学位移与磁场强度成正比，因而，磁场强度越大，化学位移伪影越严重。

28. 答案：E

解析：根据采集时间公式可知，采集时间与重复时间、相位编码数、采集层数成正比，与回波链长短成反比。另外，利用并行采集技术也可以大大缩短采集时间。

29. 答案：A

解析：磁共振成像设备被列为乙类大型医用影像设备，需要特别申请配置许可证，操作人员应持证上岗。

30. 答案：D

解析：磁场强度、磁场均匀度、磁场稳定性、扫描孔径大小，这些指标直接关系到整个磁场的工作性能，直接影响图像的信噪比和成像质量。

31. 答案：C

解析：高场强中的化学位移伪影一般较低场强中的伪影更加明显。

32. 答案：B

解析：测量磁场均匀度时，通常选择一个球形空间，一般说来，球形空间越大，其磁场均匀度越低。均匀度越好，图像的质量越高。均匀度的单位为 ppm，ppm 值越低，说明磁场均匀度越好。

33. 答案：C

解析：磁场均匀度会随着周围环境的变化而变化。

34. 答案：D

解析：永磁型磁体的磁共振设备，其磁场方向为垂直方向。

35. 答案：C

解析：常导型和永磁型磁体的相同点是都不需要液氦作为制冷剂。

36. 答案：B

解析：绝对零度即 -273℃。

37. 答案：B

解析：超导型磁体的磁共振设备，其磁场方向是水平的。

38. 答案：A

解析：安装磁共振设备，必须要有严格的磁屏蔽，否则 MRI 的强大磁场会明显影响到周围环境。同时，磁体间外的铁磁性物质也会影响到磁场的均匀性，所以要进行严格的磁屏蔽。磁屏蔽分为有源屏蔽和无源屏蔽。有源屏蔽就是在磁体中额外放置一个线圈（磁屏蔽线圈），其内通以与静磁场线圈电流方向相反的电流，以消除工作磁场的杂散磁场。

39. 答案：D

解析：匀场操作必须在磁体励磁后才能进行，被动匀场（无源匀场）是匀场的初步手段，主动匀场（有源匀场）是对磁体进行精细调节的方法。

40. 答案：A

解析：梯度系统是大功率、高能耗系统，由于梯度线圈紧密放置在磁体孔径内，故散热冷却问题必须保证，一般梯度线圈采用水冷的冷却方式，梯度放大器采用水冷或风冷均可以。

41. 答案：B

解析：梯度场强度指梯度磁场强度能够达到的最大值，用单位长度内梯度磁场强度的最大差别来表示，即 mT/m（毫特斯拉/米）。

42. 答案：E

解析：人在磁共振检查过程中能听到噪音，其主要是由于梯度场强的不同和梯度场切换率的快慢不同造成的，梯度场强越高、梯度场切换率越快，噪音越大。故设备的梯度场强和梯度场切换率并不是越高越好，是有一定限制的。

43. 答案：B

解析：射频脉冲的角度不能为零。射

频激发分为选择性激发和非选择性激发，在二维傅立叶变换中，通常用选择性激发射频脉冲，在三维傅立叶变换中，通常用非选择性激发射频脉冲。在 MRI 设备中，射频脉冲的宽度决定激发的频率范围，射频脉冲的幅度决定激发后的翻转角度。

44. 答案：C

解析：射频线圈按照功能可分为两种，一种是既可以发射射频脉冲也可以接收磁共振信号的两用线圈，另一种是只负责接收磁共振信号的线圈。

45. 答案：E

解析：射频线圈的敏感容积及其与被检组织的距离直接决定图像的成像质量，线圈敏感容积越大，信噪比越差，噪声越大，反之，信噪比越高，噪声减少。所以，为了兼顾信噪比和成像容积，应根据检查部位的形状和大小，选择最适合的线圈。

46. 答案：D

解析：在磁体中额外放置一个线圈，其内通以与静磁场线圈电流方向相反的电流。这个操作不属于射频屏蔽，是主磁场的磁屏蔽。

47. 答案：E

解析：空间分辨力指的是对组织细微解剖结构的显示能力，空间分辨力大小除了与 MRI 系统的磁场强度、梯度磁场等有关以外，人为的因素由选择的体素大小决定。体素越小，空间分辨力越高；体素越大，空间分辨力越低。

48. 答案：A

解析：空间分辨力与体素大小相关，FOV 相同、矩阵相同时，层厚越薄，体素越小，分辨力越高。FOV 相同、层厚相同时，矩阵越大，体素越小，分辨力越高。

49. 答案：D

解析：信噪比是兴趣区内信号的平均值与背景噪声的比值，在一定范围内，信噪比越高越好。MR 设备的场强越高，信噪比越高。线圈的大小、敏感度、形状等，均可以影响图像的信噪比。

50. 答案：D

解析：扫描时所选择的层间距越大，信噪比越高。

51. 答案：B

解析：化学位移伪影常出现在频率编码方向上，在 EPI 序列中，也可以出现在相位编码方向上。在其他条件不变的情况下，磁场强度越高，化学位移伪影越明显。

52. 答案：C

解析：增加频率编码方向的采样带宽，可以减少化学位移伪影。

53. 答案：E

解析：当 FOV 小于被检查的解剖部位时，会出现卷褶伪影。卷褶伪影既可以出现在相位编码方向上，也可以出现在频率编码方向上；既可以在 2D 采集中出现，也可以在 3D 采集中出现。

54. 答案：E

55. 答案：B

解析：生理性运动包括心脏运动、大血管搏动、呼吸运动、血流、脑脊液流动等，这些运动均会产生不同的伪影。随着设备和技术的不断进步，这些伪影可以通过呼吸门控、心电门控、预饱和技术、流动补偿技术等得到明显改善。

56. 答案：E

57. 答案：A

解析：扫描层厚越薄，空间分辨力越高，但信噪比会相应地降低。

58. 答案：C

解析：设置相位编码方向时，应尽量选择在扫描平面的最小径线方向，这样不仅可以节约扫描时间，还可以避免产生卷褶伪影。但是对于要观察肝脏左叶的病变，为了避免主动脉搏动伪影对肝脏左叶的影响，应选择将相位编码方向设置为左右方向。

59. 答案：D

解析：增加频率编码数可以提高空间分辨力，不增加扫描时间。

60. 答案：C

解析：短 TR、短 TE 可以产生 T_1 加权像。

61. 答案：A

解析：长 TR、长 TE 可以产生 T_2 加权像。

62. 答案：B

解析：长 TR、短 TE 可以产生质子密度加权像。

63. 答案：E

解析：很长 TR、长 TE 可以产生中 T_2 加权像。

64. 答案：A

解析：在梯度回波序列中，一般使用小角度脉冲激励。当激励角度小于 20°时，可以得到倾向于 T_2 加权的图像；当激励角度大于 80°时，可以得到倾向于 T_1 加权的图像。

65. 答案：B

66. 答案：B

解析：静磁场不影响人体的体温；射频场的生物效应主要表现为人体体温的变化。

67. 答案：A

解析：脉冲序列的制定应严格控制 SAR 值，美国 FDA 制定的医疗用途 RF 电磁场安全标准为：全身平均 SAR 值≤0.4 W/kg。

68. 答案：C

解析：梯度线圈工作时，梯度磁场不断地开启和关闭，在主磁场的共同作用下，梯度线圈产生很强的洛伦兹力，使梯度线圈的载体在梯度场切换期间发生剧烈的机械振动，从而产生特殊的噪声。

69. 答案：E

解析：ABCD 所描述的都是磁场对铁磁性置入物的影响，因此，对体内有置入物的受检者一定要问清病史，明确置入物的材质，否则可能会造成严重的后果。

70. 答案：A

解析：脂肪组织具有短 T_1 值和较长 T_2 值，所以在 T_1 像上是高信号，在 T_2 像是较高信号。

71. 答案：D

解析：气体的质子密度趋于零，因此在任何脉冲序列，气体均表现为无信号的黑色区域。

72. 答案：E

解析：出血部位的 MR 表现取决于出血时间，出血部位的 MR 信号强度与血红蛋白含氧量和红细胞的完整性有关。MR 信号强度实际上反映了血红蛋白内的铁的演变过程。

73. 答案：D

解析：脑梗死急性期是细胞毒性水肿，T_1 和 T_2 均延长，所以在 T_1 加权像上低信号，在 T_2 加权像上是高信号，在 DWI 上是高信号。

74. 答案：C

解析：脑梗死发生几个月后会液化坏死，坏死组织的自由水和结合水都有增加，T_1 和 T_2 均延长，所以在 T_1 加权像上低信号，在 T_2 加权像上是高信号，在 DWI 上是低信号。

75. 答案：C

解析：肺内含大量气体，气体的质子密度几乎为零，所以肺部支气管扩张症不适合做 MR 检查。

76. 答案：E

解析：ABC 三种方法可以抑制脂肪组织的信号；化学位移成像中的反相位成像可以使水脂交界处的脂肪信号下降。

77. 答案：C

解析：钆喷酸葡胺（马根维显）是目前使用比较广泛的一种 MRI 对比剂，它的增强机制是使组织的 T_1 弛豫率明显缩短。

78. 答案：B

解析：尽管 MR 对比剂非常安全，但在使用时，也要注意它的安全性和不良反应的发生。对于肾功能不全、癫痫、昏迷的患者及孕妇，都应严格限制。

79. 答案：B

解析：扫描定位时，一般会选择相位编码方向为扫描平面径线较短的方向，但在弥散横轴位扫描时，应将相位编码方向定为前后方向。

80. 答案：E

解析：矢状位和冠状位的 T_2 显示多发性硬化的斑块分布和"垂直征"比较好。

81. 答案：A

82. 答案：B

解析：垂体分为前后两叶，前叶为腺垂体，后叶为神经垂体。垂体柄的直径应 ≤4 mm。垂体窝两侧为海绵窦，其内有静脉窦、颈内动脉及第Ⅲ~Ⅵ对颅神经的海绵窦段。垂体大腺瘤的直径 >1 cm，垂体微腺瘤的直径 <1 cm。

83. 答案：A

84. 答案：A

解析：当临床怀疑有垂体微腺瘤时，应行垂体动态增强扫描，增强扫描后，做时间-信号强度曲线，正常垂体增强明显，微腺瘤早期增强幅度低，在高信号的对比下，低信号的微腺瘤显示非常清楚。

85. 答案：A

解析：黑色素瘤细胞内有较多的顺磁性物质，使肿瘤的 T_1 和 T_2 值缩短，因此，黑色素瘤在 T_1 上呈现高信号，在 T_2 上呈现低信号。所以，当怀疑黑色素瘤时，应选择 T_1 抑脂，T_2 不抑脂。

86. 答案：B

解析：平行于视神经的横轴位和斜矢状位可显示视神经全长。

87. 答案：A

解析：鼻咽部横轴位的扫描范围应该是上自垂体，下至软腭下缘。

88. 答案：C

解析：自由感应衰减信号产生于射频脉冲激励自旋质子之后。

89. 答案：D

解析：喉部在舌骨的下方，上通口咽，下接气管，平对第4~6颈椎水平。横轴位扫描时，采用冠状位及矢状位定位，定位线垂直于气管，范围为第3~6颈椎水平。

90. 答案：D

解析：随着年龄的增加，椎体骨髓腔内的脂肪成分逐渐增加，因此，T_1 加权像上呈弥漫性及斑点状高信号。

二、多选题

91. 答案：ACDE

解析：磁矩的特性有：第一，磁矩是一个总和的概念。磁矩的方向与外加磁场一致，并不代表所有质子的角动量方向与 B_0 方向一致。第二，磁矩是一个动态形成过程，平衡状态的形成需要一定的时间。当磁矩受到破坏后，其恢复也需要一定的时间。第三，磁矩在磁场中是随质子进动的不同而变化的。因此，B 是错误的。

92. 答案：BCDE

解析：位于主磁场中的原子核在自身旋转的同时又以 B_0 为轴做旋转运动称为进动。进动是一种围绕 B_0 轴心的圆周运动，这个轴心就是 B_0 的方向轴。主磁场的大小决定了质子进动的频率。因此 A 是错误的。

93. 答案：ACD

解析：进动是在外加磁场（B_0）存在时出现的，所以进动与 B_0 密切相关。外加磁场的大小决定着进动频率的高低，B_0 越大，进动频率越高。因此，BE 是错误的。

94. 答案：AD

解析：与 B_0 强度相对应的频率叫 Lamor（拉莫）频率，氢原子的旋磁比为42. 58

MHz，主磁场的大小决定了进动频率，B_0越强大，进动频率越高。B_0等于1.5 Tesla时，氢质子的进动频率为63.87 MHz。因此，BCE是错误的。

95. 答案：BCDE

解析：共振是自然界普遍存在的物理现象。物质是永恒运动着的，当外力反复作用，并具有固有频率又恰好与物体自身运动频率相同时，物体吸收外力将其转变成自身运动能量就发生共振现象。位于B_0中的质子，当B_1的频率与Lamor频率一致，方向与B_0垂直时，可发生共振现象。B_1强度越大，质子进动角度改变越快，但频率不会改变。因此，A是错误的。

96. 答案：CE

解析：如果外力施加的频率恰好与物体自身运动频率相同，能量被不断吸收导致物体的颠覆过程叫共振。位于B_0中的质子，当B_1的频率与Lamor频率一致，方向与B_0垂直时，可发生共振现象。梯度场主要用于选层和编码。因此，ABD是错误的。

97. 答案：ABC

解析：弛豫过程是一个能量传递的过程，需要一定的时间，磁矩的能量状态随时间的延长而改变。弛豫有纵向弛豫和横向弛豫。纵向弛豫是一个从零恢复到最大值的过程。横向弛豫是一个从最大值恢复到零的过程。因此，DE是错误的。

98. 答案：ACE

解析：纵向弛豫是一个从零恢复到最大值的过程。T_1值是纵向磁矩从零恢复到原来的63%时所需要的时间。纵向弛豫时间是纵向磁矩从零恢复到与激发前完全一样的平衡态时间，有时是一个无穷数。因此，BD是错误的。

99. 答案：BCE

解析：横向弛豫是一个从最大值恢复到零状态的过程。T_2值是横向磁矩减少至最大时的37%时所需要的时间。横向弛豫时间是横向磁矩最大值减少到零与激发前完全一样的零状态的时间。因此，AD是错误的。

100. 答案：CDE

解析：纵向弛豫是一个从零状态恢复到最大值的过程。横向弛豫是一个从最大值恢复至零状态的过程。纵向弛豫与横向弛豫是同时发生的。因此，AB是错误的。

全真模拟试卷四

一、单选题

1. 下述哪项不是磁共振成像的特点
   A. 多参数成像
   B. 任意层面断层成像
   C. 对骨皮质和钙化敏感
   D. 无电离辐射
   E. 对后颅凹病变显示清晰
2. 磁共振成像的特点是
   A. X 线穿过人体后形成对比度成像
   B. 人体组织密度越大，透过的射线量越少
   C. 含气的组织器官密度小，显示为高信号
   D. 钙化灶密度高，信号也高
   E. 无气体和骨伪影干扰，后颅凹病变清晰可见
3. 可行任意方位断层成像的影像方法是
   A. 螺旋 CT
   B. X 线体层摄影
   C. MRI
   D. SPECT
   E. PET
4. 对人体辐射损伤最小的影像学检查是
   A. 普通 X 线
   B. CT
   C. DSA
   D. MRI
   E. 核医学
5. 磁共振成像的特点是
   A. 螺旋扫描，连续扫描
   B. 探测器数目可达几百个，使扫描时间缩短
   C. 扫描数据采集部分采用了滑环结构
   D. 无电离辐射
   E. 球管热容量大于 X 线机球管
6. 临床将^{1}H 作为磁共振成像的元素，其主要原因是
   A. ^{1}H 位于元素周期表第一位
   B. 对^{1}H 的研究最透彻
   C. ^{1}H 在磁场中可发生共振
   D. ^{1}H 在人体中含量最多，磁化率高
   E. ^{1}H 只含有一个外层电子
7. 下列描述正确的是
   A. 质子角动量的方向与外加磁场同方向时处于低能级状态
   B. 质子角动量的方向与外加磁场同方向时处于高能级状态
   C. 质子角动量的方向与外加磁场反方

向时处于低能级状态
D. 质子角动量的方向与外加磁场垂直时处于低能级状态
E. 质子角动量的方向与外加磁场垂直时处于高能级状态

8. 1.5 特斯拉场强下氢质子的进动频率是
A. 21.29 MHz
B. 42.58 MHz
C. 63.87 MHz
D. 127.74 MHz
E. 298.06 MHz

9. 人体进入静磁场，体内氢质子群磁矩变化为
A. 氢质子群自然无规律排列
B. 所有氢质子重新排列定向，磁矩指向 N 或 S 极
C. 氢质子群呈布朗运动
D. 氢质子群吸收能量倒向 XY 平面
E. 所有氢质子群发射 MR 信号

10. 人体未进入静磁场，体内氢质子群磁矩变化为
A. 自旋中磁矩的方向杂乱无章
B. 所有氢质子重新排列定向，磁矩指向 N 或 S 极
C. 氢质子群呈 Lamor 运动
D. 氢质子群吸收能量倒向 XY 平面
E. 所有氢质子群发射 MR 信号

11. 人体在强磁场内，宏观质子角动量的方向是
A. 与外加主磁场方向无关，自然无规律排列
B. 与外加主磁场方向相垂直
C. 与外加主磁场方向相反
D. 质子角动量为零，是磁共振成像的主要元素
E. 与外加主磁场同方向

12. 人体进入主磁场中，氢原子发生核共振需施加
A. 强度相同的梯度场
B. 强度不同的梯度场
C. 频率相同的射频脉冲
D. 频率不同的射频脉冲
E. 带宽相同的表面线圈

13. 下列描述正确的是
A. 纵向弛豫是一个从零恢复到最大值的过程
B. 纵向弛豫是一个从最大值恢复至零的过程
C. 纵向弛豫是一个从最大值恢复至 63% 的时间值
D. 纵向弛豫是一个从零恢复到 63% 的时间值
E. 纵向弛豫也叫自旋-自旋弛豫

14. 纵向磁矩恢复到原来的多少，所需的时间为一个单位的 T_1 时间，也叫 T_1 值
A. 37%
B. 73%
C. 45%
D. 63%
E. 65%

15. 纵向弛豫是指 90° 射频脉冲结束后，宏观磁化矢量
A. Mxy 由小变大的过程
B. Mxy 由大变为零的过程
C. Mz 由大变小的过程
D. Mz 由零逐渐恢复到平衡状态的过程
E. Mxy 由零逐渐恢复到平衡状态的过程

16. 下列描述正确的是
A. 横向弛豫是一个从零状态恢复到最大值的过程
B. 横向弛豫是一个从最大值恢复至零状态的过程
C. 横向弛豫是一个从最大值恢复至 37% 的时间值
D. 横向弛豫是一个从零状态恢复到 63% 的时间值
E. 横向弛豫也叫自旋-晶格弛豫

17. 横向磁矩减少至最大值的多少时，所需的时间为一个单位 T_2 时间，也叫 T_2 值
A. 37%
B. 73%
C. 45%
D. 63%
E. 65%

18. MRI 空间定位共有多少个梯度场
A. 3 个
B. 4 个
C. 5 个
D. 7 个
E. 9 个

19. 与空间定位无关的是
A. Gx
B. Gy
C. Gz
D. K 空间填充技术
E. B_0

20. 施加梯度磁场的主要目的是
A. 提高 MR 图像的对比度
B. 增加主磁场的均匀度
C. 实现 MRI 的空间定位
D. 提高 MR 图像信噪比
E. 增加主磁场强度

21. 对于非 open 磁体，MR 冠状位扫描，对层面选择起决定作用的是
A. 特殊的射频脉冲
B. 特殊的接收线圈
C. Gz 梯度磁场
D. Gx 梯度磁场
E. Gy 梯度磁场

22. 对于非 open 磁体，MR 矢状位扫描，对层面选择起决定作用的是
A. 特殊的射频脉冲
B. 特殊的接收线圈
C. Gz 梯度磁场
D. Gx 梯度磁场
E. Gy 梯度磁场

23. 对于非 open 磁体，MR 横轴位扫描，对层面选择起决定作用的是
A. 特殊的射频脉冲
B. 特殊的接收线圈
C. Gz 梯度磁场
D. Gx 梯度磁场
E. Gy 梯度磁场

24. 对于非 open 磁体，脑横轴位 MRI，区分左右方向质子群位置的是
A. 特殊的射频脉冲
B. 特殊的接收线圈
C. Gz 梯度磁场
D. Gx 梯度磁场
E. Gy 梯度磁场

25. SE 序列中 TR 与 T_2 的关系为
A. TR 延长，信噪比提高，T_2 权重增加
B. TR 延长，信噪比提高，T_2 权重减少
C. TR 缩短，信噪比提高，T_2 权重增加
D. TR 缩短，信噪比降低，T_2 权重增加
E. TR 与 T_2 权重无关

26. SE 序列中 TR 与 T_1 的关系为
A. TR 延长，信噪比提高，T_1 权重增加
B. TR 延长，信噪比减少，T_1 权重减少
C. TR 缩短，信噪比提高，T_1 权重减少
D. TR 缩短，信噪比降低，T_1 权重增加
E. TR 与 T_1 权重无关

27. 图像显示的信号强度主要反映组织的 T_2 值的差异，称为
A. 质子加权像
B. T_1 加权像
C. T_2 加权像
D. 水抑制加权像
E. 脂肪抑制加权像

28. 图像显示的信号强度主要反映组织的 T_1 值的差异，称为
A. 质子加权像
B. T_1 加权像
C. T_2 加权像

D. 水抑制加权像
E. 脂肪抑制加权像

29. SE 序列 T_1 加权像 TE 通常为
A. 20 ms
B. 60 ms
C. 90 ms
D. 100 ms
E. 250 ms

30. SE 序列 T_1 加权像 TR 通常为
A. 20 ms
B. 100 ms
C. 500 ms
D. 1000 ms
E. 2500 ms

31. SE 序列 T_2 加权像 TR 通常为
A. 20 ms
B. 100 ms
C. 500 ms
D. 1000 ms
E. 2500 ms

32. SE 序列 T_2 加权像 TE 通常为
A. 20 ms
B. 40 ms
C. 60 ms
D. 100 ms
E. 250 ms

33. SE 序列质子密度加权像 TE 通常为
A. 20 ms
B. 100 ms
C. 500 ms
D. 1000 ms
E. 2500 ms

34. SE 序列质子密度加权像 TR 通常为
A. 20 ms
B. 100 ms
C. 500 ms
D. 1000 ms
E. 2500 ms

35. SE 序列中 TE 是指
A. 回波时间
B. 重复时间
C. 翻转角
D. 信号激励次数
E. 回波链长度

36. SE 序列中 TR 是指
A. 回波时间
B. 重复时间
C. 翻转角
D. 信号激励次数
E. 回波链长度

37. SE 序列中 TR 是指
A. 90°RF 脉冲至 180°RF 脉冲的时间
B. 两个 90°RF 脉冲之间的时间
C. 翻转角
D. 信号激励次数
E. 回波链长度

38. SE 序列中 TE 是指
A. 90°RF 脉冲至 180°RF 脉冲的时间
B. 两个 90°RF 脉冲之间的时间
C. 翻转角
D. 信号激励次数
E. 从 90° RF 脉冲到接收回波信号的时间

39. SE 序列相位重聚是指
A. 90°脉冲激励时
B. 90°脉冲激励后
C. 180°脉冲激励时
D. 使离散相位又一致
E. TR 时间

40. 自旋回波脉冲序列中，射频脉冲激发的特征是
A. $\alpha < 90°$
B. $\alpha > 90°$
C. $\alpha = 90°$
D. $\alpha = 180°$
E. $\alpha > 180°$

41. 自旋回波脉冲序列 90°射频脉冲激发的目的是

A. 使纵向磁化矢量翻转到 XY 平面
B. 使 XY 平面上的磁矢量翻转 180°
C. 使 XY 平面上分散的磁矩重聚焦
D. 使纵向磁化矢量翻转到 Z 轴反方向
E. 接受 MR 信号

42. SE 脉冲序列发射 180°射频脉冲的目的是
A. 使纵向磁化矢量翻转到 XY 平面
B. 使 XY 平面上的磁矢量翻转 180°
C. 使进动的磁矩在 Z 轴上重聚相
D. 使纵向磁化矢量翻转到 Z 轴反方向
E. 接受 MR 信号

43. 反转恢复脉冲序列施加的第一个脉冲是
A. 25°
B. 50°
C. 90°
D. 180°
E. 270°

44. 反转恢复脉冲序列 180°反转脉冲的目的是
A. 使纵向磁化矢量翻转到 XY 平面
B. 使 XY 平面上的磁矢量翻转 180°
C. 使 XY 平面上分散的磁矩重聚相
D. 使纵向磁化矢量翻转到 Z 轴反方向
E. 接受 MR 信号

45. IR 脉冲序列发射 90°射频脉冲的目的是
A. 使纵向磁化矢量翻转到 XY 平面
B. 使 XY 平面上的磁矢量翻转 180°
C. 使进动的磁矩在 Z 轴上重相
D. 使纵向磁化矢量翻转到 Z 轴反方向
E. 接受 MR 信号

46. STIR 脉冲序列中，反转射频脉冲激发的特征是
A. $\alpha < 90°$
B. $\alpha > 90°$
C. $\alpha = 90°$
D. $\alpha = 180°$
E. $\alpha > 180°$

47. FLAIR 脉冲序列中，反转射频脉冲激发的特征是
A. $\alpha < 90°$
B. $\alpha > 90°$
C. $\alpha = 90°$
D. $\alpha = 180°$
E. $\alpha > 180°$

48. 短 TI 反转恢复脉冲序列主要用于
A. T_2 加权成像
B. T_1 加权成像
C. 质子密度加权成像
D. 脂肪抑制成像
E. 水抑制成像

49. FLAIR 序列主要用于
A. 抑制游离水信号
B. 抑制结合水信号
C. 抑制脑白质信号
D. 抑制脑灰质信号
E. 抑制脂肪信号

50. 下列哪项不是梯度回波脉冲序列具有的特点
A. 扫描时间缩短
B. 使用小于 90°的射频脉冲激发
C. 使用反转梯度取代 180°复相脉冲
D. 获得的 T_2 加权像与 SE 序列 T_2 加权像相同
E. 采用较短的 TR 时间

51. 下列哪项是梯度回波脉冲序列所具有的
A. 扫描时间较长
B. 使用 90°的射频脉冲激发
C. 使用反转梯度取代 180°复相脉冲
D. 获得的是 T_2 加权像
E. TR 通常为 2500 ms 左右

52. 在梯度回波脉冲序列中，射频脉冲激发的特征是
A. $\alpha < 90°$
B. $\alpha > 90°$
C. $\alpha = 90°$

D. $\alpha = 180°$
E. $\alpha > 180°$

53. 在 FISP 脉冲序列中，射频脉冲激发的特征是
A. $\alpha < 90°$
B. $\alpha > 90°$
C. $\alpha = 90°$
D. $\alpha = 180°$
E. $\alpha > 180°$

54. 在 FLASH 脉冲序列中，射频脉冲激发的特征是
A. $\alpha < 90°$
B. $\alpha > 90°$
C. $\alpha = 90°$
D. $\alpha = 180°$
E. $\alpha > 180°$

55. 在 FSE 脉冲序列中，射频脉冲激发的特征是
A. $\alpha < 90°$
B. $\alpha > 90°$
C. $\alpha = 90°$
D. $\alpha = 180°$
E. $\alpha > 180°$

56. 在 TSE 脉冲序列中，射频脉冲激发的特征是
A. $\alpha < 90°$
B. $\alpha > 90°$
C. $\alpha = 90°$
D. $\alpha = 180°$
E. $\alpha > 180°$

57. 在快速梯度回波脉冲序列中，射频脉冲激发的特征是
A. $\alpha < 90°$
B. $\alpha > 90°$
C. $\alpha = 90°$
D. $\alpha = 180°$
E. $\alpha > 180°$

58. 下列哪项不是稳态梯度回波脉冲序列（FISP）所具有的
A. 获得的图像为质子密度加权图像
B. 血液为低信号呈流空现象
C. 扫描速度快
D. 适合心脏电影成像
E. 可用于 MRA 成像

59. 下列哪项是评价 MR 图像质量的主要因素之一
A. 设备基准性能的建立
B. 确定扫描方法及其质量控制程序
C. 记录的信息得到正确的解释
D. 空间分辨力
E. 图像后处理，图像质量审查，归档保存

60. 场强为 1.5 T 的 MR 设备，做肝脏增强检查时，肝动脉期的延迟时间为
A. 10～12 s
B. 12～15 s
C. 23～25 s
D. 25～30 s
E. 30～34 s

61. 关于影响 MRI 信噪比的主要因素，不正确的是
A. 信号采集次数
B. 扫描矩阵
C. 接收带宽
D. 层间距
E. 图像后处理，归档保存

62. 下列哪项不是 MR 质量控制的主要步骤
A. 验收检测
B. 设备基准性能的建立
C. 发现并排查设备性能上的改变，以免在图像上产生影响
D. 设备性能产生异常、恶化原因以及校正的核实
E. 图像存贮

63. 下列哪项不是影响 MRI 空间分辨力的因素
A. 体素
B. 层厚

C. FOV
D. 扫描矩阵
E. 层间距

64. 影响 MRI 空间分辨力的主要因素是
A. 层间距
B. 接收带宽
C. 信号采集次数
D. 体素
E. TR

65. MR 扫描体素与空间分辨力的关系为
A. 体素越大，空间分辨力越高
B. 体素越小，空间分辨力越高
C. 体素越小，空间分辨力越低
D. FOV 确定时，矩阵越小，空间分辨力越高
E. 矩阵确定时，FOV 越小，空间分辨力越低

66. 下列说法不正确的是
A. 感兴趣区内组织信号强度与噪声强度的比值叫信噪比
B. 信噪比是衡量 MR 图像质量最重要的参数之一
C. 努力提高噪声强度是改善图像质量的关键
D. 信噪比高的图像清晰，轮廓鲜明
E. 信噪比与扫描参数有关

67. 下列哪项不是影响 MRI 信噪比的主要因素
A. 组织的质子密度
B. 磁场强度
C. 射频线圈的性能
D. 体素
E. 层间距

68. 人体组织特性与 MRI 信噪比的关系为
A. 组织质子密度高，MR 信号强，信噪比高
B. 组织质子密度高，MR 信号弱，信噪比高
C. 组织质子密度低，MR 信号强，信噪比低
D. 组织质子密度低，MR 信号弱，信噪比高
E. 组织质子密度与信噪比无关

69. 磁场强度与 MRI 信噪比的关系为
A. 磁场强度越高，MR 信号强，信噪比高
B. 磁场强度越高，MR 信号弱，信噪比高
C. 磁场强度越低，MR 信号强，信噪比低
D. 磁场强度越低，MR 信号弱，信噪比高
E. 磁场强度与信噪比无关

70. 关于 MR 射频线圈对 SNR 的影响，不正确的是
A. 射频线圈的类型影响着 SNR
B. 线圈的形状、大小对 SNR 有影响
C. 体线圈包含的组织体积大，SNR 也高
D. 表面线圈能最大限度地接收 MR 信号
E. 检查部位与线圈的距离对 SNR 有影响

71. 肝脏强化图像中，肝动脉强化明显，脾脏呈花斑样强化，该期相是
A. 肝动脉期
B. 肝门脉期
C. 肝平衡期
D. 肝细胞期
E. 肝静脉期

72. 关于对比度噪声比的说法，正确的是
A. 对比度噪声比的简写为 SNR
B. 对比度噪声比是指两种组织信号强度与背景噪声强度之比
C. 对比度噪声比是指两种组织信号强度差值与背景噪声的标准差之比
D. 对比度噪声比是指两种组织信号强度差值与背景噪声强度之比

E. 对比度噪声比是指两种组织信号强度的差值

73. MR 图像均匀度是指
A. 图像扫描矩阵的大小
B. 扫描体素的大小
C. 图像重建矩阵的大小
D. 均匀度是指图像上均匀物质信号强度的偏差
E. 相邻组织信号强度均匀一致无差别

74. 下列与 MR 图像对比度无关的因素是
A. 人体组织中有效的质子密度
B. 不同的扫描脉冲序列
C. TR、TE 的选择
D. 兴趣区组织固有的 T_1、T_2值
E. 静磁场强度

75. 在 SE 序列中，TR 对 T_1对比度的影响，正确的是
A. 对于 T_1对比度，TR 的选择应长于 T_1
B. 对于 T_1对比度，TR 的选择应短于 T_1
C. 磁场强度提高，TR 与 T_1的比值亦应提高
D. 磁场强度降低，TR 与 T_1的比值亦应提高
E. 人体组织的 T_1值约为 1500 ms

76. 为获得良好的 MR T_1加权图像，TR 与 T_1的比值应选
A. 0.3~0.6 之间
B. 0.5~1.5 之间
C. 1.5~2.5 之间
D. 0.6~2.5 之间
E. 0.25~2.5 之间

77. TR 对 T_2对比度的影响，正确的是
A. TR 值较长时可获得 T_2加权像
B. 对于 T_2对比度，TR 的选择应短于组织的 T_1值
C. 质子密度对 T_2对比度影响不大
D. T_2对比度仅与组织的 T_1值有关
E. 人体组织的 T_2值约为 500 ms

78. TE 对图像对比度影响的描述，正确的是
A. 长 TR 时，TE 主要影响图像的 T_2对比度
B. 长 TR 时，TE 主要影响图像的 T_1对比度
C. 长 TR 时，TE 越长，信号衰减越严重，T_2对比度越差
D. 短 TR 时，TE 越短，越突出组织的 T_2对比度
E. 为获取 T_2加权像，应选择尽可能短的 TE 值

79. 目前唯一能够检查活体组织水分子扩散运动的无创性方法是
A. DWI
B. PWI
C. MRS
D. MRA
E. SWI

80. IR 序列中，关于 TI 的选择，正确的是
A. TI 时间决定横向磁化矢量恢复的多少
B. 长 TI 值，获得脂肪抑制像
C. 短 TI 值，获得脂肪抑制像
D. 短 TI 值，获得水抑制像
E. 图像对比度与 TI 的选择无关

81. 下列哪项与 MRI 质量无关
A. 主磁场的强度
B. 主磁场的均匀性
C. 梯度线圈
D. 射频线圈
E. 磁体孔径大小

82. 梯度回波序列中翻转角与对比度的关系，正确的是
A. 翻转角的大小决定了激励后纵向磁化矢量的大小
B. 翻转角大，横向磁化矢量相对大，从而获得 T_2^*图像对比

C. 翻转角小，横向磁化矢量相对大，从而获得 T_2^* 图像对比
D. 大翻转角使短 T_1 组织弛豫，产生 T_1 加权像
E. 小翻转角使短 T_1 组织弛豫，产生 T_1 加权像

83. 下列描述不正确的是
A. 磁场的均匀度是 MR 图像质量控制的评价因素
B. 磁场强度在磁体两端最均匀
C. 磁场均匀度越高，图像质量越好
D. 越远离磁体中心，磁场均匀度越差
E. 扫描时应将被检查部位的中心放在主磁场的中心区

84. 减轻 MR 图像化学位移伪影的对策，不正确的是
A. 增加频率编码的带宽
B. 选用低场 MR 设备扫描
C. 改变频率编码的方向
D. 施加水抑制技术
E. 施加脂肪抑制技术

85. 消除 MR 图像卷褶伪影的对策，不正确的是
A. 增大 FOV
B. 相位编码方向过采样
C. 频率编码与相位编码方向互换
D. 施加空间预饱和带
E. 缩小 FOV

86. 关于部分容积效应的描述，正确的是
A. 病变较小，且骑跨于扫描切层之间
B. 病变较大，充满整个扫描切层
C. FOV 一定时，缩小扫描矩阵可以消除部分容积效应
D. 扫描矩阵一定时，增大 FOV 可消除部分容积效应
E. 增加扫描层厚可以消除部分容积效应

87. 下列哪项不是消除层间干扰的对策
A. 设置一定的层间距
B. 采用间隔采集方式激发层面
C. 通常先激发奇数层面，再激发偶数层面
D. 采用三维采集技术
E. 缩小层间距

88. 关于磁敏感性伪影的叙述，不正确的是
A. 场强越均匀，磁敏感性伪影越重
B. 自旋回波序列磁敏感性伪影较轻
C. 梯度回波序列磁敏感性伪影较重
D. 平面回波序列磁敏感性伪影最重
E. 磁敏感性伪影常出现在空气和骨组织交界处

89. MR 扫描时，控制心脏、大血管搏动伪影常用的方法是
A. 对受检者进行屏气训练
B. 施加心电门控
C. 对躁动患者给予镇静剂
D. 固定受检者检查部位
E. 嘱受检者除去金属饰物

90. 腹部 MR 扫描时，控制受检者呼吸运动伪影常用的方法是
A. 使用呼吸门控
B. 施加心电门控
C. 对躁动患者给予镇静剂
D. 固定受检者检查部位
E. 嘱受检者除去金属饰物

二、多选题

91. 关于射频脉冲与弛豫的关系，正确的是
A. RF 射频脉冲开始时，纵向弛豫开始
B. RF 射频脉冲开始时，横向弛豫开始
C. RF 射频脉终止后，纵向弛豫开始
D. RF 射频脉终止后，横向弛豫开始
E. RF 射频脉终止后，纵向弛豫与横向弛豫同时开始，但不同步

92. 磁共振成像接受的磁共振信号是

A. MRI 机中使用的接收线圈探测到的电磁波
B. 具有一定的相位、频率和强度
C. 可以用计算机进行处理
D. 可进行空间定位处理和信号强度数字化计算及表达
E. 可在 MR 图像上反映出不同组织的亮暗特性

93. 下列说法正确的是
A. 不同组织在受到同一个脉冲激发后产生的回波各不相同
B. 相同的组织在受到不同的脉冲激发后回波的特点也不一样
C. 组织的结构不同，T_1值、T_2值不同
D. 磁共振中的回波信号，实质上是 γ 射线
E. 磁共振中的回波信号具有频率和强度的特点

94. 影响自由感应衰减信号的因素有
A. 组织的质子密度
B. 组织的 T_1 值
C. 组织的 T_2 值
D. 组织的磁敏感性
E. MR 显示器

95. 梯度磁场有
A. 横轴位（G_z）
B. 矢状位（G_x）
C. 冠状位（G_y）
D. RF 射频脉冲（B_1）
E. 主磁场（B_0）

96. 磁共振的扫描时间与下列哪些因素有关
A. 相位编码数
B. 频率编码数
C. TR
D. 层数
E. 像素数

97. 关于 K 空间的描述，正确的是
A. K 空间实际上是 MR 信号的定位空间
B. 在 K 空间中，相位编码是上下、左右对称的
C. 从零逐渐变化到最大值
D. 中心部位是相位处于中心点的最大值位置
E. 不同层面中的多次激发产生的 MR 信号被记录到不同的 K 空间位置上

98. 关于 K 空间零填充技术扫描正确的是
A. K 空间中心区域的各个数值对图像重建所起的作用比周边区域大
B. K 空间周边区域的各个数值对图像重建所起的作用比中心区域大
C. 为节约时间，可将中心区域的 K 空间全部作零处理
D. 零填充将导致小于 10% 的图像信噪比损失
E. 主要用于弥散和灌注 MR 成像

99. 二维傅立叶图像重建法是指
A. 质子自由进动感应产生的自由感应衰减信号
B. 是 MRI 最常用的图像重建方法
C. 二维傅立叶变换可分频率和相位两个部分
D. 通过频率编码和相位编码得出该层面每个体素的信号
E. 计算每个体素的灰阶值就形成 1 幅 MR 图像

100. MR 图像的信号强度主要取决于
A. 射频脉冲的发射方式
B. 梯度磁场的引入方式
C. MR 信号的读取方式
D. MR 打印胶片的型号
E. MR 显示器的质量

全真模拟试卷四答案及解析

一、单选题

1. 答案：C

解析：磁共振原理基于^1H质子，骨皮质和钙化几乎不含有^1H质子，因此磁共振成像对骨皮质和钙化是不敏感的。

2. 答案：E

解析：由于磁共振原理基于^1H质子，而骨质几乎不含有^1H质子，因此骨质几乎无磁共振信号产生，无骨伪影干扰。

3. 答案：C

解析：由于磁共振具有X、Y、Z轴梯度磁场，可行任意方向的切层成像。

4. 答案：D

解析：MRI成像原理基于氢质子，无辐射。而普通X线、CT、DSA均为X线，核医学亦具有辐射源，均对人体有辐射损伤。

5. 答案：D

6. 答案：D

解析：人体重量65%是水，氢原子是人体中含量最多的原子。

7. 答案：A

解析：质子自旋产生的角动量受到外加磁场的影响，与外加磁场同方向时处于低能级状态。

8. 答案：C

解析：氢原子的旋磁比为42.58 MHz，Lamor方程：$\omega = \gamma \cdot B_0$。$42.58 \times 1.5 = 63.87$ MHz。

9. 答案：B

10. 答案：A

解析：没有磁场的情况下，自旋中磁矩的方向是杂乱无章的。

11. 答案：E

解析：人体处于磁场中，质子角动量的方向与外加主磁场方向相同。

12. 答案：C

解析：如果外力施加的频率恰好与物体自身运动频率相同，能产生磁共振现象。

13. 答案：A

解析：纵向弛豫是一个从零恢复到最大值的过程。

14. 答案：D

解析：人为地把纵向磁矩恢复到原来的63%时所需的时间定为一个单位T_1时间，也叫T_1值。

15. 答案：D

解析：纵向弛豫是一个从零状态恢复

到最大值的过程，Mz 由零逐渐恢复到平衡状态的过程。

16. 答案：B

解析：横向弛豫是一个从最大值恢复到零状态的过程。

17. 答案：A

解析：将横向磁矩减少至最大值的37% 时所需的时间，定为一个单位 T_2 时间，也叫 T_2 值。

18. 答案：A

解析：MRI 的空间定位共有三个梯度场：Gz、Gx、Gy，分别是层面选择梯度场、相位编码梯度场和频率选择梯度场。

19. 答案：E

解析：B_0 为静磁场，磁场强度均匀一致，与 MR 空间定位关系不大。

20. 答案：C

21. 答案：E

解析：Gy 梯度磁场将人体分为前后两部分，即冠状位。

22. 答案：D

23. 答案：C

24. 答案：D

解析：Gx 梯度磁场将人体从左（右）至右（左）区分。

25. 答案：A

解析：TR 时间影响被 RF 激发后质子的弛豫恢复情况，TR 延长，信噪比提高，T_2 权重增加。

26. 答案：D

解析：TR 时间影响被 RF 激发后质子的弛豫恢复情况，TR 缩短，信噪比降低，T_1 权重增加。

27. 答案：C

解析：主要反映组织 T_2 值不同的 MRI 图像，称为 T_2WI。

28. 答案：B

解析：主要反映组织的 T_1 值差异，称为 T_1WI。

29. 答案：A

解析：SE 序列 T_1 加权像要选择较短的 TE 值，一般 TE 为 20 ms 左右。

30. 答案：C

解析：SE 序列 T_1 加权像要选择较短的 TR 值，一般 TR 为 500 ms 左右。

31. 答案：E

解析：在 SE 序列中，T_2 加权像要选择长 TR 值，一般 TR 为 2500 ms 左右。

32. 答案：D

解析：在 SE 序列中，T_2 加权像要选择长 TE 值，一般 TE 为 100 ms 左右。

33. 答案：A

解析：在 SE 序列中，一般采用较长 TR 和较短 TE 可获得质子密度加权像。一般 TE 为 20 ms 左右。

34. 答案：E

解析：在 SE 序列中，一般采用较长 TR 和较短 TE 可获得质子密度加权像。一般 TR 为 2500 ms 左右。

35. 答案：A

解析：TE 为 echo time 的缩写，是回波时间。

36. 答案：B

解析：TR 是 repetition time 的缩写，为重复时间。

37. 答案：B

解析：SE 序列 RF 脉冲翻转角为 90°，从第一个 RF 激发脉冲出现到下一周期同一脉冲出现时所经历的时间间隔为重复时间 TR。

38. 答案：E

解析：SE 序列 RF 脉冲翻转角为 90°，回波时间 TE 是指从激发脉冲到产生回波的间隔时间。

39. 答案：D

解析：SE 序列中，180° RF 脉冲可使 XY 平面上的磁矩翻转 180°，产生重聚焦的作用。

40. 答案：C

解析：SE 序列 RF 脉冲翻转角为 90°。

41. 答案：A

解析：SE 序列 90°RF 脉冲，Z 轴上的纵向磁化矢量 M_0 被翻转到 XY 平面上。

42. 答案：B

解析：SE 序列中，180°RF 脉冲可使 XY 平面上的磁矩翻转 180°，产生重聚焦的作用。

43. 答案：D

解析：反转恢复脉冲序列第一个 180° 脉冲的作用是使质子群的纵向磁化矢量 M_0 由 Z 轴翻转至负 Z 轴。

44. 答案：D

解析：反转恢复脉冲序列第一个 180° 脉冲激发质子，使质子群的纵向磁化矢量 M_0 由 Z 轴翻转至负 Z 轴。

45. 答案：A

解析：IR 脉冲序列中，使用一个 90° 脉冲对纵向磁矩进行 90°翻转到 XY 平面。

46. 答案：D

解析：短 TI 反转恢复脉冲序列（STIR）第一个 180°脉冲激发质子，使质子群的纵向磁化矢量 M_0 由 Z 轴翻转至负 Z 轴。

47. 答案：D

解析：液体衰减反转恢复脉冲序列（FLAIR）第一个 180°脉冲激发质子，使质子群的纵向磁化矢量 M_0 由 Z 轴翻转至负 Z 轴。

48. 答案：D

解析：脂肪组织的 T_1 值非常短，一般采用短的 TI 值抑制脂肪的信号，该序列称为短 TI 反转恢复脉冲序列。

49. 答案：A

解析：选择较长的 TI 时间，可使 TI 较长的游离水达到选择性抑制作用。

50. 答案：D

解析：梯度回波的强度是按 T_2^* 衰减的，相对于使用 180°脉冲的 SE 序列的 T_2 加权像，GRE 序列获得的图像是 T_2^* 加权像。

51. 答案：C

解析：与 SE 序列的区别之一是使用反转梯度取代 180°复相脉冲。

52. 答案：A

解析：梯度回波序列是使用小于 90°（α 角度）的射频脉冲激发。

53. 答案：A

解析：在 GRE 小翻转角和短 TR 成像时，纵向磁矩在数次脉冲后出现稳定值，这种特殊的稳定状态下的梯度回波成像就被称为稳态梯度回波序列（FISP）。而梯度回波序列是使用小于 90°（α 角度）的射频脉冲激发。

54. 答案：A

解析：FLASH 脉冲序列即扰相位梯度回波脉冲序列，而梯度回波序列是使用小于 90°（α 角度）的射频脉冲激发。

55. 答案：C

解析：在 FSE 脉冲序列中，在第一个 90°脉冲激发后，相继给予多个 180°脉冲，获得多个回波。

56. 答案：C

解析：在 TSE 脉冲序列中，在第一个 90°脉冲激发后，相继给予多个 180°脉冲，获得多个回波。

57. 答案：A

解析：快速梯度回波脉冲序列属于梯度回波序列，而梯度回波序列是使用小于 90°（α 角度）的射频脉冲激发。

58. 答案：B

解析：血液流空现象多见于 TR、TE 均较长的 SE 序列。

59. 答案：D

解析：评价 MR 图像质量的主要因素有：信号噪声比、空间分辨力和图像对比度及对比噪声比。

60. 答案：C

解析：在正常的循环状态下，肝脏动脉期扫描时，应把K空间的中心数据采集时间置于开始注射对比剂后的23～25 s。

61. 答案：E

解析：图像后处理、归档保存与MRI图像信号噪声比无关。

62. 答案：E

解析：MR质量控制包括4个步骤：①验收检测。②设备基准性能的建立。③发现并排查设备性能上的改变，以免在图像上产生影响。④设备性能产生异常、恶化原因以及校正的核实。

63. 答案：E

解析：体素、扫描矩阵、FOV三者紧密相关，决定了体素的大小，进而影响空间分辨力。

64. 答案：D

65. 答案：B

解析：体素越小，空间分辨力越高。体素大小与FOV成正比，与矩阵成反比。

66. 答案：C

解析：噪声增大，图像质量降低。努力提高组织信号强度和最大限度地降低噪声强度是改善图像质量的关键。

67. 答案：E

解析：组织的质子密度、磁场强度、射频线圈的性能、体素的大小均是影响MRI信号噪声比的主要因素。

68. 答案：A

解析：组织质子密度高，MRI信号强，图像的信噪比高。

69. 答案：A

解析：磁场强度与MR信号成正比，磁场强度越高，MR信号越强，信噪比高。

70. 答案：C

解析：体线圈包含的组织体积大，产生的噪声量也大，因此SNR低。

71. 答案：A

解析：肝动脉期的判断标准是：肝动脉信号强度达到最高，门静脉主干轻微显影，脾脏呈花斑样强化，肾皮质增强，正常肝实质可有轻度强化。

72. 答案：C

73. 答案：D

解析：均匀度是指图像上均匀物质信号强度的偏差，偏差越大说明均匀度越低。

74. 答案：E

解析：人体组织中有效的质子密度、各种扫描脉冲序列，TR、TE的选择，兴趣区组织固有的T_1、T_2值均影响图像对比度。

75. 答案：B

解析：TR的选择应短于T_1，可获得T_1的图像对比。

76. 答案：D

77. 答案：A

解析：TR值较长时可获得T_2加权像。SE序列TR值在2500 ms可获得T_2加权像。

78. 答案：A

解析：组织间的T_2对比度随TE的延长而增加。因此长TR时，TE主要影响图像的T_2对比度。

79. 答案：A

解析：DWI是目前唯一能够检查活体组织水分子扩散运动的无创性方法。

80. 答案：C

解析：短TI反转恢复序列即STIR序列，是最常用的脂肪抑制序列。

81. 答案：E

解析：影响MRI质量的因素主要有主磁场的强度、主磁场的均匀性、梯度线圈及射频线圈等，而磁体孔径大小属于磁体的性能指标，一般不会影响MRI质量。

82. 答案：D

解析：在梯度回波序列中，翻转角的大小决定了射频脉冲激励后横向磁化矢量的大小。大翻转角使短T_1组织弛豫，产生

T_1加权像。

83. 答案：B

解析：磁场强度在主磁场的磁体中心直径 50 cm 的球体内最均匀。

84. 答案：D

解析：由于脂质子的进动频率低于水质子的进动频率，且在 T_1 WI、T_2 WI 均呈高信号，因此，应施加脂肪抑制技术以抑制脂肪组织的高信号影。

85. 答案：E

解析：增大 FOV、相位编码方向过采样、频率编码与相位编码方向互换、施加空间预饱和带均可消除 MRI 卷褶伪影。

86. 答案：A

解析：只因病变较小，使一个体素块内含有至少两种组织成分，获得的 MRI 信号为该体素块内所有组织信号的均值，形成伪影，称为部分容积效应。

87. 答案：E

解析：设置一定的层间距，采用间隔采集方式激发层面，通常先激发奇数层面再激发偶数层面，采用三维采集技术，均是消除层间干扰的对策。

88. 答案：A

解析：场强越均匀，磁化率伪影越轻，磁敏感性伪影亦越轻。

89. 答案：B

解析：心电门控通过心电图的 R 波控制 MR 扫描系统，达到触发扫描期相相同的、相对静止的图像。

90. 答案：A

解析：使用呼吸门控技术，获得扫描期相相同的、相对静止的图像。

二、多选题

91. 答案：CDE

解析：纵向弛豫与横向弛豫同时发生在 RF 射频脉终止后，但不同步。因此 AB 是错误的。

92. 答案：ABCDE

解析：MRI 机中使用的接收线圈探测到电磁波。它具有一定的相位、频率和强度。根据 MR 信号的特征，结合它出现的时间先后次序，可以用计算机进行空间定位处理和信号强度数字化计算及表达，在 MR 图像上反映出不同组织的亮暗特性。

93. 答案：ABCE

解析：磁共振中的回波信号，实质上是射频信号，具有频率和强度的特点。在磁共振成像过程中，不同组织在受到同一个脉冲激发后产生的回波各不相同，相同的组织在受到不同的脉冲激发后回波的特点也不一样。这是因为组织的结构不同导致的磁共振特性（主要指 T_1 值、T_2 值）不同所致。因此，D 是错误的。

94. 答案：ABCD

解析：FID 信号的表现特点要受到组织本身的质子密度、T_1 值、T_2 值、磁敏感性等因素影响。与 MR 显示器无关。因此，E 是错误的。

95. 答案：ABC

解析：梯度磁场是在主磁场基础上外加的一种磁场，MRI 的空间定位主要是由梯度磁场来完成的。梯度磁场共有 3 种：横轴位（G_z）、矢状位（G_x）、冠状位（G_y）。而 RF 射频脉冲（B_1）、主磁场（B_0）不是梯度磁场。因此 DE 是错误的。

96. 答案：ACDE

解析：磁共振成像时间与频率编码没有直接关系，与相位编码数、TR、层数、像素数有关。

97. 答案：ABE

解析：K 空间实际上是 MR 信号的定位空间。在 K 空间中，相位编码是上下、左右对称的，从正值最大逐渐变化到负值最大，中心部位是相位处于中心点的零位置，而不同层面中的多次激发产生的 MR 信号被记录到不同的 K 空间位置上。因此，CD 是错误的。

98. 答案：ADE

解析：K空间中心区域的各个数值对图像重建所起的作用比周边区域大，所以为节约时间，可将周边区域的K空间全部作零处理，节约一半时间，可能导致10%的图像信噪比损失，常用于弥散和灌注成像和心脏MR成像。因此，BC是错误的。

99. 答案：BCDE

解析：二维傅立叶图像重建法是MRI最常用的图像重建方法，二维傅立叶变换可分频率和相位两个部分，通过频率编码和相位编码得出该层面每个体素的信号，计算每个体素的灰阶值就形成1幅MR图像。而质子自由进动感应产生的自由感应衰减信号与二维傅立叶图像重建法是两个不同的概念。因此，A是错误的。

100. 答案：ABC

解析：MR图像的信号强度主要取决于射频脉冲的发射方式、梯度磁场的引入方式、MR信号的读取方式。与MR打印胶片的型号、MR显示器的质量无直接关系。因此，DE是错误的。

全真模拟试卷五

一、单选题

1. 脂肪与骨髓组织在 MRI 信号上，表现为共同点的是
   A. T_1WI 表现为较低信号
   B. T_2WI 表现为低信号
   C. STIR 表现为低信号
   D. STIR 表现为较高信号
   E. STIR 表现为高信号
2. 脑出血的超急性期是指
   A. 出血发生 12 h 内
   B. 出血发生 24 h 内
   C. 出血发生 1～3 d 内
   D. 出血发生 4～7 d 内
   E. 出血发生 8～14 d 内
3. 脑出血的慢性期是指
   A. 出血发生 12 h 内
   B. 出血发生 24 h 内
   C. 出血发生 1～3 d 内
   D. 出血发生 4～7 d 内
   E. 出血发生 8～14 d 内
4. 可以显示 6 h 内急性脑梗死的序列是
   A. T_1WI
   B. T_2WI
   C. STIR
   D. DWI
   E. DTI
5. 诊断中枢神经系统病变的最佳选择是
   A. X 线
   B. CT
   C. MR
   D. 核医学
   E. 超声检查
6. 关于 MR 检查禁忌证的描述，不正确的是
   A. 有心脏起搏器的患者不能行 MR 检查
   B. 有人工金属心脏瓣膜的患者不能行 MR 检查
   C. 有金属假肢、金属关节的患者不能行 MR 检查
   D. 体内置有胰岛素泵或神经刺激器的患者不能行 MR 检查
   E. 孕妇可以进行 MR 检查
7. Gd-DTPA 常规使用剂量为
   A. 0. 05 mmol/kg
   B. 0. 1 mmol/kg
   C. 0. 15 mmol/kg
   D. 0. 2 mmol/kg

E. 0.25 mmol/kg

8. Gd-DTPA 常规使用剂量为
A. 0.1 ml/kg
B. 0.2 ml/kg
C. 0.3 ml/kg
D. 0.4 ml/kg
E. 0.5 ml/kg

9. 检查垂体和海绵窦病变的最佳方位是
A. 横轴位
B. 矢状位
C. 冠状位
D. 斜矢状位
E. 斜冠状位

10. 眼眶对比颅脑常规扫描，需增加扫描的方位是
A. 横轴位
B. 矢状位
C. 冠状位
D. 斜矢状位
E. 斜冠状位

11. 颞颌关节常规扫描最重要的成像方位是
A. 横轴位
B. 矢状位
C. 冠状位
D. 斜矢状位
E. 斜冠状位

12. 颞颌关节扫描的采集中心是
A. 两眼连线的中点
B. 两外耳孔连线的中点
C. 两耳连线的中点
D. 眼眶下缘之中点
E. 口唇中心

13. 鼻咽部扫描的采集中心是
A. 两眼连线的中点
B. 两外耳孔连线的中点
C. 两耳连线的中点
D. 眼眶下缘之中点
E. 口唇中心

14. 内耳水成像横轴位扫描定位时，应
A. 在矢状位图像上定位线向前下倾斜15°
B. 在矢状位图像上定位线向后下倾斜15°
C. 在矢状位图像上定位线向前上倾斜15°
D. 在矢状位图像上定位线向后上倾斜15°
E. 在矢状位图像上定位线不倾斜

15. 臂丛神经扫描范围包括
A. C_3 椎体上缘~T_1 椎体下缘
B. C_3 椎体下缘~T_1 椎体上缘
C. C_3 椎体上缘~T_2 椎体下缘
D. C_4 椎体上缘~T_2 椎体下缘
E. C_4 椎体上缘~T_2 椎体上缘

16. 观察臂丛神经前神经根较理想的方位是
A. 横轴位
B. 矢状位
C. 冠状位
D. 斜矢状位
E. 斜冠状位

17. 观察臂丛神经后神经根较理想的方位是
A. 横轴位
B. 矢状位
C. 冠状位
D. 斜矢状位
E. 斜冠状位

18. 关于心电门控安放的描述，正确的是
A. 左锁骨中线第 2 肋间隙安装红色电极
B. 胸骨左缘第 2 肋间隙安装绿色电极
C. 胸骨左缘第 5 肋间隙安装白色电极
D. 左锁骨中线第 7 肋间隙安装黑色电极
E. 左锁骨中线第 7 肋间隙安装红色电极

19. 心脏扫描的轴线是指
A. 二尖瓣到右心室的连线
B. 二尖瓣到左心室心尖的连线
C. 三尖瓣到右心室的连线
D. 三尖瓣到左心室心尖的连线
E. 室间隔

20. 两腔心位是指
A. 平行于室间隔的心脏长轴位
B. 垂直于室间隔的心脏长轴位
C. 心脏短轴位
D. 主动脉弓位
E. 心脏横轴位

21. 四腔心位是指
A. 平行于室间隔的心脏长轴位
B. 垂直于室间隔的心脏长轴位
C. 心脏短轴位
D. 主动脉弓位
E. 心脏横轴位

22. 关于乳腺动态增强曲线的描述，正确的是
A. Ⅰ型为增长型，多为恶性病灶
B. Ⅱ型为平台型，多为良性病灶
C. Ⅲ型为下降型，多为可疑病灶
D. Ⅱ型为增长型，多为恶性病灶
E. Ⅰ型为增长型，多为良性病灶

23. 肝、胆、脾常规扫描时，呼吸门控应安放在
A. 肋缘下
B. 剑突下 3 cm
C. 线圈中心
D. 剑突与肚脐连线的中点
E. 肚脐

24. 关于肝、胆常规扫描方位的描述，正确的是
A. 冠状位 T_2WI、T_1WI，矢状位 T_2WI
B. 冠状位 T_2WI、T_1WI，横轴位 T_1WI
C. 横轴位 T_2WI、T_1WI，矢状位 T_1WI
D. 横轴位 T_2WI、T_1WI，冠状位 T_2WI
E. 矢状位 T_2WI、T_1WI，横轴位 T_2WI

25. 肝脏动态增强扫描首选序列是
A. FSE T_2WI
B. 2D GRE T_1WI
C. SE T_1WI
D. 3D LAVA
E. STIR T_2WI

26. DWI 在肝脏扫描时，常用 B 值为
A. 600 s/mm^2
B. 800 s/mm^2
C. 1000 s/mm^2
D. 1500 s/mm^2
E. 3000 s/mm^2

27. 肝脏 MR 检查前，受检者需禁食水
A. 2 h
B. 4 h
C. 6 h
D. 8 h
E. 10 h

28. 发现胰腺病变最重要的序列是
A. T_1WI
B. T_2WI
C. STIR
D. 3D LAVA
E. FLAIR

29. 疑有肾上腺腺瘤时，需加扫
A. T_2抑制脂肪序列
B. 3D LAVA 序列
C. 同相/反相 FSPCR 序列
D. 3D SPGR 序列
E. 扰相位 GRE T_1WI 序列

30. 磁共振胰胆管成像技术简称
A. MRA
B. MRV
C. MRU
D. MRS
E. MRCP

31. 关于 MRCP 与 ERCP 的比较，错误的是
A. MRCP 为无创检查，而 ERCP 为有创检查

B. 对碘剂过敏者可做 ERCP
C. 胆道感染者选择 MRCP
D. ERCP 能达到治疗目的
E. MRCP 不需注射对比剂

32. 鉴别鞍区病变是出血还是脂肪成分时，需加扫
A. T_1WI
B. T_2WI
C. T_1WI 加脂肪抑制序列
D. T_2WI 加脂肪抑制序列
E. FLAIR

33. 若疑为脉络膜黑色素瘤需加扫
A. T_1WI
B. T_2WI
C. T_1WI 加脂肪抑制序列
D. T_2WI 加脂肪抑制序列
E. FLAIR

34. 关于鼻咽部扫描的注意事项，错误的是
A. 鼻咽部病变 T_2WI 要加脂肪抑制技术
B. 鼻咽部病变必须做增强扫描
C. 增强扫描时，要做 3 个方位
D. 增强扫描时，不加脂肪抑制
E. 有一侧咽隐窝变浅时，必须做增强扫描

35. 关于骶髂关节病变 MRI 检查的描述，不正确的是
A. 需做横轴位 T_1WI、T_2WI 扫描
B. 冠状位 T_2WI 扫描
C. 冠状位定位线垂直于骶骨长轴
D. 横轴位定位线垂直于骶骨长轴
E. T_2WI 加脂肪抑制技术

36. MRI 在胸部成像显示较清楚的是
A. 肺
B. 纵隔
C. 心脏
D. 大血管
E. 胸壁

37. 关于前列腺 MRI 检查的描述，不正确的是
A. 前列腺扫横轴位 T_2WI 加脂肪抑制可增加病灶检出率
B. 前列腺扫横轴位 T_2WI 加脂肪抑制对前列腺包膜显示好
C. 冠状位 T_2WI 显示前列腺尖部和底部的病灶好
D. 一般冠状位及矢状位扫描中首选冠状位 T_2WI 加脂肪抑制
E. 矢状位 T_2WI 显示前列腺尖部和底部的病灶好

38. MRI 检查显示宫颈最理想的是
A. 横轴位
B. 矢状位
C. 冠状位
D. 斜矢状位
E. 斜冠状位

39. 髋关节 MRI 检查主要扫描方位是
A. 横轴位
B. 矢状位
C. 冠状位
D. 斜矢状位
E. 斜冠状位

40. 膝关节 MRI 主要扫描方位是
A. 横轴位
B. 矢状位
C. 冠状位
D. 斜矢状位
E. 斜冠状位

41. 关于 MRI 膝关节定位的描述，不正确的是
A. 矢状位垂直于髁间窝底水平线
B. 矢状位垂直于内、外髁后缘的连线
C. 冠状位平行于髁间窝底水平线
D. 冠状位平行于内、外髁后缘的连线
E. 冠状位垂直于内、外髁后缘的连线

42. MRI 评价髌骨后缘软骨的最佳方位是
A. 横轴位

B. 矢状位
C. 冠状位
D. 斜矢状位
E. 斜冠状位

43. 多时相动态扫描要求 MR 成像设备的场强最好在
A. 0.3 T 以上
B. 0.5 T 以上
C. 1.0 T 以上
D. 1.5 T 以上
E. 3.0 T

44. 因腹部动态增强扫描时需屏气，脉冲序列的扫描时间最长不能超过
A. 15 s
B. 18 s
C. 20 s
D. 25 s
E. 30 s

45. 下列哪项对血流的信号无影响
A. 血流形式
B. 血流的方向
C. 血流的速度
D. 血管的长度
E. 脉冲序列及其参数

46. 血流雷诺数与下列哪一项无关
A. 血液密度
B. 血管直径
C. 血管长度
D. 血流平均速度
E. 血液粘滞度

47. 自旋回波脉冲序列，T_1WI 像为
A. 长 TR、长 TE 所形成的图像
B. 长 TR、短 TE 所形成的图像
C. 短 TR、长 TE 所形成的图像
D. 短 TR、短 TE 所形成的图像
E. 与 TR、TE 长短无关

48. 自旋回波脉冲序列，T_2WI 像为
A. 长 TR、长 TE 所形成的图像
B. 长 TR、短 TE 所形成的图像
C. 短 TR、长 TE 所形成的图像
D. 短 TR、短 TE 所形成的图像
E. 与 TR、TE 长短无关

49. 自旋回波脉冲序列，质子密度加权像为
A. 长 TR、长 TE 所形成的图像
B. 长 TR、短 TE 所形成的图像
C. 短 TR、长 TE 所形成的图像
D. 短 TR、短 TE 所形成的图像
E. 与 TR、TE 长短无关

50. 自旋回波脉冲序列，英文简称
A. IR
B. GRE
C. SE
D. FSE
E. EPI

51. STIR 和 FLAIR 属于下列哪个序列
A. IR
B. GRE
C. SE
D. FSE
E. EPI

52. EPI 按一幅图像需要进行射频脉冲激发的次数分为
A. STIR、FLAIR
B. MS-EPI、SS-EPI
C. FLSP、FLASH
D. GRE-EPI、IR-EPI
E. SE-EPI、IR-EPI

53. 下列哪项不是二维 TOF MRA 的特点
A. 成像范围大，采集时间短
B. 采用较短的 TR 和较大的反转角，因此背景组织抑制好
C. 单层采集层面内血流的饱和现象较轻，有利于静脉慢血流显示
D. 空间分辨力相对较高，后处理重建的效果较三维成像好
E. 扫描速度较快

54. 下列哪项不是三维 TOF MRA 较二维

TOF MRA 的优点
A. 空间分辨力更高
B. 静脉慢血流显示好
C. 流动失相位较轻
D. 受湍流的影响相对较小
E. 后处理重建的图像质量较好

55. 关于 FLAIR 的描述，错误的是
A. 是液体衰减反转恢复脉冲序列的简称
B. 是一种以 IR 序列为基础发展而来的脉冲序列
C. 该序列采用长 TI 和长 TE，产生液体信号为零的 T_2WI
D. 是 IR 序列和 EPI 结合的组合序列
E. 是一种水抑制的成像方法

56. 关于 STIR 的描述，错误的是
A. 短 TI 反转恢复脉冲序列
B. 是 IR 脉冲序列的一个类型
C. STIR 会减低运动伪影
D. 是在 T_1WI 中抑制脂肪的短 T_1 高信号
E. 可以很好地抑制水的信号

57. 关于 DWI 的描述，错误的是
A. 是 EPI 和自旋回波序列结合
B. 把自旋回波填充在 K 空间中心，把 EPI 回波链填充在空间其他区域
C. 该序列反映组织的水分子扩散特性
D. 图像的清晰度高
E. 早期主要用于超急性脑梗死的诊断和鉴别诊断

58. EPI 是在什么基础上发展而来的一种超快成像方法
A. 自旋回波脉冲序列
B. 梯度回波脉冲序列
C. 反转恢复脉冲序列
D. 快速自旋回旋脉冲序列
E. 饱和恢复脉冲序列

59. 在高磁场中对哪种伪影影响更明显
A. 化学位移伪影
B. 卷褶伪影
C. 截断伪影
D. 交叉对称信号伪影
E. 磁敏感性伪影

60. 下列哪种序列对磁场的不均匀性更加敏感，更容易产生磁敏感性伪影
A. SE
B. IR
C. GRE
D. FSE
E. EPI

61. 消除磁敏感伪影的方法是
A. 增加扫描层数
B. 增加射频的带宽和梯度场强的坡度
C. 增加层间距
D. 加大扫描野
E. 进行匀场

62. 除了 MR 系统设备性能和工作环境外，下列哪项不是影响信噪比的因素
A. 被检组织的特性
B. 体素大小
C. 窗口技术的调解
D. 扫描参数
E. 射频线圈

63. 关于扫描野的描述，错误的是
A. 扫描野英文简称 FOV
B. 是指扫描时采集数据的范围
C. 取决于频率编码和相位编码梯度强度
D. 检查部分超出 FOV 时，会产生卷褶伪影
E. 采集矩阵不变时，扫描野越小，体素越大，空间分辨力越低

64. 超导线圈（铌-钛合金）产生电阻的临界温度是
A. 0 K
B. 4. 2 K
C. 9. 3 K
D. 10 K

E. 77 K

65. 颅脑 MR 扫描 DWI 呈现高信号的病变有
A. 急性脑梗死
B. 胆脂瘤
C. 脑脓肿
D. 原发性中枢神经系统淋巴瘤
E. 以上均是

66. 关于囊变内容物的描述，错误的是
A. 分为自由水和蛋白结合水
B. 自由水 T_1WI 呈低信号，T_2WI 呈高信号
C. 蛋白结合水 T_1WI 呈中等信号，T_2WI 呈高信号
D. 在 FLAIR 序列中，自由水呈低信号
E. 在 FLAIR 序列中，自由水呈高信号

67. 亚急性期脑梗死的特征性表现是
A. DWI 呈高信号
B. 局部脑萎缩
C. 脑软化灶形成
D. 增强扫描脑回样强化
E. 长 T_1、长 T_2信号

68. 慢性期血肿表现为
A. 等信号
B. T_2呈低信号
C. 含铁血黄素形成
D. T_1呈高信号
E. T_1和 T_2加权均为高信号

69. 肩关节的 MR 扫描，以下说法不正确的是
A. 体位设计时，应尽量将患侧贴近床面，并置于床中心
B. 横轴位的定位范围应上自肩锁关节，下至肱骨外髁颈下缘
C. 斜冠状位的定位应以轴位像为基础，定位线垂直于关节盂
D. 肩关节的呼吸运动伪影比较重，可以通过屏气扫描得以改善
E. 斜矢状位的定位应以轴位像为基础，定位线平行于关节盂

70. 关于匀场线圈的功能，正确的是
A. 是补偿射频线圈的强度，使磁场更均匀
B. 是补偿主磁场的非均匀性和缺陷，使磁场更均匀
C. 是补偿梯度磁场的非均匀性和缺陷，使磁场更均匀
D. 是补偿相位编码梯度磁场的非均匀性和缺陷，使磁场更均匀
E. 是补偿频率编码梯度磁场的非均匀性和缺陷，使磁场更均匀

71. 卷褶伪影可以通过下列哪种方法抑制
A. 进行匀场
B. 加大观察野
C. 薄层扫描
D. 改变相位和频率编码方向
E. 增加平均次数

72. 截断伪影可以通过下列哪种方法抑制
A. 进行匀场
B. 加大观察野
C. 增加矩阵
D. 薄层扫描
E. 改变相位和频率编码方向

73. 部分容积效应可以通过哪种方法抑制
A. 薄层扫描
B. 加大观察野
C. 增加矩阵
D. 改变相位和频率编码方向
E. 进行匀场

74. 关于射频线圈影响 SNR 的描述，错误的是
A. 射频线圈的类型影响 SNR，尽量选择合适的表面线圈以提高 SNR
B. 检查部位与线圈间的距离越大，SNR 越低
C. 表面线圈距离检查部位近，能最大限度地接收 MRI 信号，所以其 SNR 高

D. 线圈的形状、大小、敏感性均能影响 SNR
E. 体线圈的 SNR 最低，因为它包含的组织体积大，产生的噪声量小

75. 关于 SE 序列和 GRE 序列的描述，不正确的是
A. SE 序列使用 90°脉冲，GRE 序列使用小角度脉冲
B. SE 序列使纵向磁化均转变为横向磁化，GRE 序列使部分纵向磁化转变为横向磁化
C. SE 序列使用 180°射频脉冲使相位重叠，GRE 序列使用梯度翻转产生相位重聚
D. SE 序列成像速度较 GRE 序列成像速度更快
E. SE 序列较 GRE 信号更高，SNR 更高

76. 关于磁场均匀度的描述，错误的是
A. 磁场的均匀度越高，图像的质量越好
B. 磁场的均匀度越高，成像速度越快
C. 磁共振频谱或脂肪抑制之前必须对主磁场进行匀场
D. 越远离磁场中心，磁场的均匀度越差
E. 磁场均匀度是质量控制的评价因素

77. 关于信噪比的描述，错误的是
A. 在一定范围内，SNR 越高越好
B. SNR 高的图像清晰，轮廓鲜明
C. 当运动伪影被抑制后，MRI 系统场强越高，产生的 SNR 越高
D. 质子密度高的组织，SNR 低
E. 体素越大，SNR 越高

78. 关于射频脉冲的描述，错误的是
A. 射频脉冲为一宽带脉冲
B. 具有精确的时相及复杂准确的波形
C. 射频脉冲的大小决定回波时间的长短
D. 射频脉冲使磁化的质子吸收能量并产生共振
E. 其频带范围在 Larmor 频率上下波动

79. IR 序列图像对比的主要决定因素是
A. 磁共振场强
B. 射频脉冲的强度
C. TI
D. TE
E. TR

80. 关于质子密度的描述，错误的是
A. 质子密度加权像采用较长 TR 和较短 TE
B. 质子密度反映组织中的质子含量多少
C. 质子密度高的组织不一定重量大
D. 质子密度高的组织在 MRI 上一般为低信号的黑影
E. 骨组织和空气质子密度很低

81. 关于傅立叶变换，正确的是
A. 傅立叶变换就是将信号强度变换成时间函数的方法
B. 傅立叶变换就是将频率函数变换成时间函数的方法
C. 傅立叶变换就是时间函数变换成信号强度的方法
D. 傅立叶变换就是将时间函数变换成频率函数的方法
E. 傅立叶变换就是将信号强度变换成频率函数的方法

82. 射频系统不包括
A. 发射器
B. 功率放大器
C. 发射线圈
D. 梯度线圈
E. 接收线圈

83. 生理性运动伪影与下列哪项无关
A. 运动方向
B. 运动频率
C. 运动幅度

D. 重复时间
E. 激励次数

84. 脉搏门控通过传感器控制下列哪项触发，可有效地控制伪影产生
A. 磁场强度
B. 磁场均匀度
C. 梯度磁场切换率
D. 表面线圈
E. 射频脉冲

85. 引起动脉血流伪影的主要因素是
A. 血流速度
B. TR、TE 参数
C. 血管管径
D. 血管搏动
E. 血液黏滞度

86. 消除扫描层上下血流搏动伪影的方法是
A. 呼吸门控
B. 匀场
C. 血流补偿技术
D. 预饱和技术
E. 增加 FOV

87. 关于垂体微腺瘤动态增强的叙述，正确的是
A. 垂体微腺瘤早期增强幅度低，正常垂体增强明显
B. 垂体微腺瘤早期增强明显，正常垂体增强不明显
C. 垂体微腺瘤及正常垂体早期增强均明显
D. 垂体微腺瘤及正常垂体早期增强均不明显
E. 因有血脑屏障阻挡，垂体微腺瘤及正常垂体均不增强

88. 视神经病变 MR 扫描时，斜矢状位扫描线应
A. 垂直于视神经
B. 平行于视神经
C. 平行于大脑正中矢状面
D. 垂直于鞍底
E. 平行于前颅凹底

89. 眼眶内脂肪丰富，为消除其干扰应采用
A. T_2WI 序列
B. T_1WI 序列
C. T_2脂肪抑制序列
D. T_1FLAIR
E. T_2FLAIR

90. 眼黑色素瘤 MRI 表现为
A. T_1WI 呈高信号
B. T_1WI 呈低信号
C. T_2WI 呈高信号
D. T_2 FLAIR 呈高信号
E. T_1脂肪抑制像呈低信号

二、多选题

91. 脉冲序列的一个周期包括
A. 射频脉冲
B. 梯度脉冲
C. MR 信号采集
D. FOV
E. K 空间填充技术

92. 下列哪些是射频脉冲
A. 主磁场 B_0
B. 重复时间 TR
C. 激发脉冲
D. 复相脉冲
E. 回波时间 TE

93. 关于重复时间的描述，正确的是
A. 重复时间就是反转时间（TI）
B. 重复时间是指脉冲序列的一个周期所需要的时间
C. 是从第一个 RF 激发脉冲出现到下一个周期同一脉冲出现时所经历的时间间隔
D. 重复时间是指激发脉冲与产生回波之间的间隔时间
E. 重复时间就是受检者进行 MR 检查的总时间

94. 关于重复时间（TR）的叙述，正确的是
A. TR长，被RF激发后质子的弛豫恢复好
B. TR延长，信噪比提高
C. TR长，可允许扫描的层数增多
D. TR长，检查时间缩短
E. TR长，T_1权重增加

95. 关于回波时间TE的描述，正确的是
A. 回波时间是指脉冲序列的一个周期所需的时间
B. 回波时间是指从激发脉冲到产生回波之间的间隔时间
C. 回波时间与信号强度成反相关
D. TE延长，信噪比增加，T_2权重减少
E. TE缩短，T_1权重增加

96. 关于反转时间（TI）的描述，错误的是
A. TI是指从激发脉冲到产生回波之间的间隔时间
B. 反转时间是指反转恢复类序列中，180°反转脉冲与90°激励脉冲之间的时间间隔
C. TI是指脉冲序列的一个周期所需的时间
D. TI是指在射频脉冲激发下，质子磁化矢量方向发生偏离的角度
E. TI是指纵向弛豫从零状态恢复到最大值的过程

97. 关于翻转角（FA）的描述，正确的是
A. 在射频脉冲的激发下，质子磁化矢量发生偏转的角度为翻转角
B. 翻转角的大小是由RF能量所决定的
C. 常用的翻转角有90°和180°两种
D. 快速成像序列常采用小角度激励技术，其翻转角大于90°
E. 使翻转角呈90°的射频脉冲称为90°射频脉冲

98. 磁共振成像信号的激励次数（NEX）是指
A. 在射频脉冲的激发下，质子磁化矢量发生偏转的角度
B. 信号激励次数也称信号采集次数（NA）
C. 每一个相位编码步级采集信号的重复次数
D. 脉冲序列的一个周期所需的时间
E. 纵向弛豫时质子从零状态恢复到最大值的过程

99. 关于回波链长度（ETL）的描述，正确的是
A. 回波链长度是指每个TR时间内用不同的相位编码来采样的回波数
B. ETL是快速成像序列的专用参数
C. 在快速序列中，每个TR时间内可进行多次相位编码
D. 增大ETL数值，可使数据采集速度成倍提高
E. 对于传统序列，每个TR中仅有一次相位编码

100. 关于回波间隔时间（ES）的描述，不正确的是
A. 是指脉冲序列的一个周期所需的时间
B. 是指每一个相位编码步级采集信号的重复次数
C. 是指从激发脉冲到产生回波之间的间隔时间
D. 是指快速成像序列回波链中相邻两个回波之间的时间间隔
E. 是从第一个RF激发脉冲出现到下一个周期同一脉冲出现时所经历的时间间隔

全真模拟试卷五答案及解析

一、单选题

1. 答案：C

解析：脂肪与骨髓组织在 MRI 信号表现有很多共同点，T_1WI 表现为高信号，T_2WI 表现为较高信号，STIR 表现为低信号。

2. 答案：B

3. 答案：E

解析：依据脑出血所处的不同时期，MR 表现分为 4 期：超急性期是指出血发生 24 h 内，急性期是指出血发生 1～3 d 内，亚急性期是指出血发生 4～7 d 内，慢性期是指出血发生 8～14 d 内。

4. 答案：D

5. 答案：C

6. 答案：E

解析：MR 检查禁忌证包括：有心脏起搏器的患者，有人工金属心脏瓣膜的患者，有金属假肢、金属关节的患者，体内置有胰岛素泵或神经刺激器的患者，手术后动脉夹存留患者，体内有铁磁性异物患者，妊娠不足 3 个月的患者。

7. 答案：B

解析：Gd-DTPA 常规使用剂量为 0.1 mmol/kg或 0.2 ml/kg。

8. 答案：B

9. 答案：C

解析：冠状位能最好地反映垂体大小、对称情况和病变向周围侵犯情况。

10. 答案：D

解析：颅脑常规扫描横轴位、矢状位、冠状位。眼眶常规扫描横轴位、冠状位、斜矢状位。

11. 答案：D

解析：颞颌关节常规扫描最重要的成像方位是斜矢状位，是显示颞下颌关节盘的主要方位。

12. 答案：B

13. 答案：D

14. 答案：A

15. 答案：D

16. 答案：A

17. 答案：C

18. 答案：E

解析：心电门控安放 4 个电极，包括左锁骨中线第 2 肋间隙安装黑色电极，胸骨左缘第 2 肋间隙安装白色电极，胸骨左缘第 5 肋间隙安装绿色电极，左锁骨中线第 7 肋间隙安装红色电极。

19. 答案：B

20. 答案：A

21. 答案：B

22. 答案：E

解析：乳腺动态增强曲线，Ⅰ型为增长型，多为良性病灶；Ⅱ型为平台型，多为可疑病灶；Ⅲ型为下降型，多为恶性病灶。

23. 答案：A

解析：肝、胆、脾常规扫描时，呼吸门控应安放在肋缘下。

24. 答案：D

25. 答案：D

解析：肝脏动态增强扫描首选序列是三维容积内插快速扰相 GRE T_1WI 序列(3D LAVA)。

26. 答案：A

27. 答案：B

解析：肝脏、脾脏检查前受检者应空腹，禁食、禁水 4 h 以上。

28. 答案：A

29. 答案：C

30. 答案：E

31. 答案：B

解析：MRCP 与 ERCP 比较，MRCP 为无创检查，而 ERCP 为有创检查；对碘剂过敏者不能做 ERCP，但能行 MRCP 检查；胆道感染者优先选择 MRCP；ERCP 能达到治疗目的，而 MRCP 不能；MRCP 不需注射对比剂，而 ERCP 需注射对比剂。

32. 答案：C

33. 答案：C

解析：若疑为脉络膜黑色素瘤需加扫 T_1WI 加脂肪抑制序列，因脉络膜黑色素瘤 T_1WI 为高信号，T_2WI 为低信号。

34. 答案：D

解析：鼻咽部扫描的注意事项：鼻咽部病变 T_2WI 要加脂肪抑制技术；鼻咽部病变必须做增强扫描；增强扫描时，要做 3 个方位，加脂肪抑制；有一侧咽隐窝变浅时，必须做增强扫描。

35. 答案：C

解析：骶髂关节病变做 MRI 检查时，需做横轴位 T_1WI、T_2WI 扫描，T_2WI 加脂肪抑制技术；冠状位定位线平行于骶骨长轴；横轴位定位线垂直于骶骨长轴。

36. 答案：B

解析：MRI 在胸部成像有一定局限性，其显示较清楚的是纵隔。

37. 答案：B

解析：前列腺扫横轴位 T_2WI 加脂肪抑制可增加病灶检出率，不加脂肪抑制对前列腺包膜显示好。

38. 答案：B

39. 答案：C

40. 答案：B

41. 答案：E

解析：矢状位垂直于髁间窝底水平线或垂直于内、外髁后缘的连线，冠状位平行髁间窝底水平线或平行于内、外髁后缘的连线。

42. 答案：A

43. 答案：B

44. 答案：D

45. 答案：D

46. 答案：C

解析：血流雷诺数：$N_R = \rho DV/\eta$，N_R 为雷诺数，ρ 为血液密度，D 为血管直径，V 为血流平均速度，η 为血液粘滞度。

47. 答案：D

48. 答案：A

49. 答案：B

50. 答案：C

解析：spin echo 简称 SE，inversion recovery 简称 IR，gradient echo 简称 GRE，fast spin echo 简称 FSE，echo planar imaging 简称 EPI。

51. 答案：A

52. 答案：B

解析：MS-EPI 为多次激发 EPI，SS-EPI 为单次激发 EPI。

53. 答案：D

解析：二维 TOF 对整个被扫描区域以连续多个单层面的方式采集数据并进行图像重建，空间分辨力相对较低，后处理重建的效果不如三维成像。

54. 答案：B

解析：三维 TOF 是针对整个容积进行激发和采集的，容积内血流的饱和较为明显，不利于静脉慢血流的显示。

55. 答案：D

56. 答案：E

解析：STIR 可以抑制脂肪信号。

57. 答案：D

解析：DWI 是水分子扩散加权成像，成像速度快，伪影较明显。

58. 答案：B

解析：EPI 可以理解为一次射频脉冲激发后，利用读出梯度场的连续正反向切换，每次切换产生一个梯度回波，因而将产生多个梯度回波。

59. 答案：A

解析：高磁场组织的磁化强度高，产生的磁共振信号强度强，所以化学位移伪影明显。

60. 答案：E

解析：EPI 使用强梯度场，所以对磁场的不均匀性更加敏感。

61. 答案：E

解析：消除磁敏感伪影的方法是进行匀场，改变参数。

62. 答案：C

63. 答案：E

解析：采集矩阵不变时，扫描野越小，体素越小，空间分辨力越高。

64. 答案：C

解析：铌-钛合金的构成具有超导电性和可加工性能，其临界温度为 9.3 K。实际上超导磁共振里的超导线圈是以铜为基体的多芯复合铌-钛与铜的超导线材，其临界温度为4.2 K。

65. 答案：E

解析：急性脑梗死、胆脂瘤、脑脓肿、原发性中枢神经系统淋巴瘤均可导致水分子活动受限，因此 DWI 呈现高信号。

66. 答案：E

解析：FLAIR 序列是一种水抑制的成像方法，所以自由水呈低信号。

67. 答案：D

解析：增强扫描脑回样强化是亚急性期脑梗死的特征性表现。

68. 答案：C

解析：慢性期血肿外周红细胞内有含铁血黄素形成（有短 T_1 作用）。

69. 答案：D

解析：肩关节的呼吸运动伪影比较重，可以通过改变相位编码方向和预饱和技术得以改善。

70. 答案：B

解析：任何磁体都不会产生绝对均匀的磁场，所以匀场线圈是补偿主磁场的非均匀性和缺陷，使磁场更均匀。

71. 答案：B

解析：卷褶伪影是由于被检查部位的大小超出了观察野范围造成的。

72. 答案：C

解析：截断伪影是由于数据采集不足所致，增加矩阵可以弥补。

73. 答案：A

74. 答案：E

解析：体线圈的 SNR 最低，因为它包含的组织体积大，产生的噪声量大。

75. 答案：D

解析：SE 序列成像速度较 GRE 序列成像速度慢。

76. 答案：B

解析：磁场的均匀度与成像速度无明显关系。

77. 答案：D

解析：质子密度高的组织能产生较高的信号，所以 SNR 高。

78. 答案：C

解析：每次 RF 激发到回波采集的间隔时间叫回波时间，与射频脉冲的大小无关。

79. 答案：C

解析：TI 是反转时间，为初始 180°RF 脉冲与 90°脉冲之间的间隔，决定 IR 序列的图像对比。

80. 答案：D

解析：组织的质子密度与 MRI 的信号有直接的关系，质子密度低的组织在 MRI 中一般为低信号的黑影。

81. 答案：D

82. 答案：D

解析：射频系统是发射和接收信号，梯度线圈是对 MRI 信号进行空间编码。

83. 答案：A

84. 答案：E

85. 答案：D

86. 答案：D

解析：预饱和技术首先用预饱和 90°脉冲将运动组织的质子纵向磁化矢量打到 90°，等静态组织 90°脉冲到达时，该矢量再次翻转 90°，与采集平面垂直，此时信号为零（饱和带区域无信号），而静态组织质子磁化矢量 90°处在采集平面呈高信号。可以抑制各种运动伪影。

87. 答案：A

解析：垂体微腺瘤早期增强幅度低，正常垂体增强明显，在高信号对比下微腺瘤（低信号）显示非常清楚。

88. 答案：B

89. 答案：C

解析：眼眶内脂肪丰富，T_2WI 脂肪组织呈高信号，而病变多为高信号，两者易混淆。因此 T_2WI 要加脂肪抑制技术，用以抑制高信号的脂肪。

90. 答案：A

解析：黑色素瘤在 T_1WI 呈高信号，T_2WI 呈低信号。这是由于黑色素瘤细胞内有较多顺磁性物质，使肿瘤的 T_1 和 T_2 值缩短，形成与一般肿瘤 MRI 信号相反的信号特征。

二、多选题

91. 答案：ABC

解析：脉冲序列的一个周期包括射频脉冲、梯度脉冲和 MR 信号采集。FOV 是视野，K 空间是 MR 信号的定位空间。因此，DE 是错误的。

92. 答案：CD

解析：射频脉冲包含激发氢质子的激发脉冲、使质子群相位重聚的复相脉冲以及反转恢复序列等。B_0 是恒定的，TR 和 TE 是时间概念。因此 ABE 不属于射频脉冲。

93. 答案：BC

解析：重复时间是指脉冲序列的一个周期所需要的时间，也就是从第一个 RF 激发脉冲出现到下一个周期同一脉冲出现时所经历的时间间隔。激发脉冲与产生回波之间的间隔时间是回波时间。反转时间是指反转恢复类序列，180°反转脉冲与 90°激励脉冲之间的时间间隔。因此，ADE 是错误的。

94. 答案：ABC

解析：TR 时间影响被 RF 激发后质子的弛豫恢复情况，TR 长，恢复好；TR 延长，信噪比提高；可允许扫描的层数增多；T_1 权重减少；检查时间延长。因此 DE 是错误的。

95. 答案：BCE

解析：回波时间是指从激发脉冲到产生回波之间的间隔时间。回波时间与信号强度成反相关；TE 延长，信噪比降低，但 T_2 权重增加；TE 缩短，T_1 权重增加。脉冲序列的一个周期所需的时间是重复时间。因此，A 是错误的。

96. 答案：ACDE

解析：激发脉冲到产生回波之间的间隔时间是 TE；脉冲序列的一个周期所需的时间是 TR；在射频脉冲激发下，质子磁化矢量方向发生偏离的角度为翻转角；纵向弛豫是从零状态恢复到最大值的过程。

97. 答案：ABCE

解析：快速成像序列常采用小角度激励技术，其翻转角小于 90°。因此除 D 外，其余全对。

98. 答案：BC

解析：在射频脉冲的激发下，质子磁化矢量发生偏转的角度为翻转角；TR 是脉冲序列的一个周期所需的时间；纵向弛豫是指质子从零状态恢复到最大值的过程。因此，ADE 均不是 NEX，是错误的。

99. 答案：ABCDE

100. 答案：ABCE

解析：回波间隔时间（ES）是指快速成像序列回波链中相邻两个回波之间的时间间隔。TR 是脉冲序列的一个周期所需的时间；NEX 是指每一个相位编码步级采集信号的重复次数；TE 是指从激发脉冲到产生回波之间的间隔时间。TR 是从第一个 RF 激发脉冲出现到下一个周期同一脉冲出现时所经历的时间间隔。因此，ABCE 是错误的。

全真模拟试卷六

一、单选题

1. 下列哪项不是磁共振成像的必备条件
   A. 射频电磁波
   B. 磁场
   C. 自旋不为零的原子核
   D. 感应线圈和模数转换
   E. 数模转换
2. 核磁共振现象对于下列哪项科学发展无重大意义
   A. 物理
   B. 天文学
   C. 生物化学
   D. 医学
   E. 化学
3. 关于磁共振发展中的大事，错误的是
   A. 1971 年 Damadian 在《*Science*》上发表题为“NMR 信号可检测疾病”的论文
   B. 1971 年 Damadian 在《*Science*》上发表题为“癌组织中氢的 T_1、T_2时间延长”的论文
   C. 1979 年全身 MRI 研制成功
   D. 1978 年第一台头部 MRI 投入使用
   E. 1973 年 Lauterbur 用反投影法完成 MR 模拟成像
4. 下列哪项不是磁共振成像的局限性
   A. 成像慢
   B. 不使用对比剂可观察心脏和血管结构
   C. 对钙化不敏感
   D. 禁忌证多
   E. 易产生伪影
5. 下列哪项是磁共振的局限性
   A. 多参数成像
   B. 定量诊断
   C. 高对比成像
   D. 磁共振波谱可进行代谢研究
   E. 任意断层
6. 肝脏同反相位扫描序列的目的是
   A. 鉴别病变中是否含有出血成分
   B. 鉴别病变中是否含有钙化成分
   C. 鉴别病变中是否含有脂肪成分
   D. 鉴别病变中是否含有纤维化成分
   E. 鉴别病变中是否含有出血坏死成分
7. 原子核的组成，正确的是
   A. 质子和中子
   B. 中子和电子
   C. 电子和氢质子

D. 超微子
E. 质子和电子

8. 关于正常肾脏的 MR 信号描述，错误的是
A. 在 SE T_1WI 上，肾皮质信号高于肾髓质信号
B. 在 SE T_2WI 上，肾髓质信号高于肾皮质信号
C. 肾盂内的尿液呈长 T_1、长 T_2信号
D. 肾周的化学位移伪影出现在相位编码方向上
E. 呼吸运动伪影出现在相位编码方向上

9. 关于角动量，错误的是
A. 有方向性的矢量
B. 是磁性强度的反应
C. 角动量大，磁性强
D. 如果质子和中子相等，自旋运动快速均匀分布，总角动量保持为 1
E. 如果质子和中子相等，自旋运动快速均匀分布，总角动量保持为零

10. 人体中含量最多的原子是
A. 钾原子
B. 碳原子
C. 钠原子
D. 磷原子
E. 氢原子

11. 根据电磁原理，质子自旋产生角动量的方向与自旋平面方向的关系是
A. 垂直
B. 平行
C. 交叉
D. 相反
E. 无关

12. 关于磁共振胰胆管成像检查，以下描述不正确的是
A. 检查当日早晨禁食、禁水
B. 屏气较好的受检者可以选用 2D 的 HASTE 序列
C. 自由呼吸较均匀的受检者可以选用 3D 的 HASTE 序列
D. 无需加抑脂技术
E. 无需注入对比剂

13. 关于磁矩的概念，错误的是
A. 所有质子的角动量方向都与 B_0一致
B. 磁矩方向与外加磁场方向一致
C. 磁矩是一个动态形成过程
D. 磁矩在磁场中随质子进动的不同而变化
E. 磁矩受到破坏后，恢复也要考虑到时间的问题

14. 观察膝关节的内外侧副韧带，最好是哪个位置
A. 轴位
B. 冠状位
C. 斜冠状位
D. 矢状位
E. 斜矢状位

15. 下列叙述错误的是
A. 外加磁场大小与磁矩的角度和 B_0 轴角度无关
B. 进动是在 B_0存在时出现的
C. 磁场越强，角度越小，B_0 方向上的磁矩值就会越大
D. 磁场越强，磁共振信号越强
E. 磁场越强，图像结果越好

16. 关于共振的概念，错误的是
A. 共振是一种自然界普遍存在的物理现象
B. 物体运动在重力作用下将会有自身运动频率
C. 外力作用在某一物体，只要一次作用就能共振
D. 有固定频率的外力反复作用，若频率与物体自身运动频率相同，将不断吸收外力，转变为自身运动量
E. 随时间积累，虽然外力可能非常小，但是能量却不断地被吸收，最终导

致物体的颠覆，形成共振

17. 关于磁共振物理现象，错误的是
A. 质子在一定磁场强度下，自旋磁矩以 Lamor 频率做旋进运动
B. 进动频率与磁场强度无关
C. 进动是磁场中磁矩矢量的旋进运动
D. 当 B_1 频率与 Lamor 频率一致，方向与 B_0 方向垂直时，进动的磁矩将吸收能量，改变旋进角度（增大），旋进方向将偏离 B_0 方向
E. B_1 强度越大，进动角度改变越快，但频率不变

18. 下列叙述错误的是
A. 原子核在外加 RF（B_1）作用下产生共振
B. 共振吸收能量，磁矩旋进角度变大
C. 共振吸收能量，偏离 B_0 轴的角度变小
D. 原子核发生共振达到稳定高能态后，从外加 B_1 消失开始到恢复至发生磁共振前的平衡状态为止，整个变化过程叫弛豫过程
E. 弛豫过程是一种能量传递的过程，需要一定的时间，磁矩的能量状态随时间延长而改变

19. 考虑早期股骨头坏死时，应首选哪项检查
A. 超声检查
B. 彩色多普勒
C. X 线检查
D. CT 检查
E. MR 检查

20. 关于 T_1 值，错误的是
A. 当 B_1 终止后，纵向磁化向量逐渐恢复至 RF 作用前的状态，这个过程叫纵向弛豫，所需时间为纵向弛豫时间
B. T_1 值使纵向弛豫恢复到与激发前完全一样的时间很长，有时是一个无穷数
C. 把纵向弛豫恢复到 63% 时所需要的时间定为一个单位 T_1 时间，称 T_1 值
D. T_1 是反映组织纵向弛豫快或慢的物理指标
E. 人体各种组织的组成成分不同，因而有不同的 T_1 值

21. 下列叙述错误的是
A. 横向弛豫是一个从最大值恢复到零状态的过程
B. 在 RF 作用下，横向磁矩发生了偏离，与中心轴有夹角
C. XY 平面上出现了分磁矩 Mxy
D. 当 B_1 终止后，XY 平面上的分磁矩（Mxy）将逐渐减少，直至恢复到 RF 作用前的零状态
E. 将横向磁矩减少到最大值 37% 时所需要的时间定为一个单位 T_2 时间，称 T_2 值

22. 关于 MR 图像的形成，错误的是
A. MR 信号是 MRI 机中使用接收线圈探测到的电磁波
B. 电磁波具有一定的相位、频率和强度
C. 根据信号的相位、频率和强度的特征，结合时间的先后次序，可以进行计算空间定位处理和信号强度数字化计算及表达
D. MR 图像反映不同组织的亮暗特征
E. 各种形态特征组织具有不同的密度特点

23. 下列叙述错误的是
A. MR 成像过程中，每个组织都将经过磁共振物理现象的全过程
B. 组织经过 B_1 激发后，吸收能量，磁矩发生偏离 B_0 轴的改变
C. 横向（XY 平面）上出现了磁矩处于低能态
D. B_1 终止后，横向（XY 平面）上的

磁矩将很快消失，恢复至激发前的零状态

E. B_1激发而吸收的能量将通过发射与激发 RF 频率相同的电磁波来实现能量释放

24. 关于成像线圈的描述，错误的是

A. 接收信号线圈与发射线圈可以是同一线圈

B. 也可以是方向相同的两个线圈

C. 线圈平面与主磁场 B_0垂直

D. 工作频率需要尽量接近 Lamor 频率

E. 线圈发射 RF 对组织进行激励，在停止发射 RF 脉冲后接收 MR 信号

25. 关于自由感应衰减（free induction decay，FID），错误的是

A. 弛豫过程中 Mxy 幅度按指数方式不断衰减

B. 感应电流随时间周期性不断衰减形成振荡电流

C. 因为是自由进动感应产生的，称为自由感应衰减

D. 90° RF 脉冲后，受纵向弛豫和横向弛豫时间的影响，磁共振信号以指数曲线形式衰减

E. FID 信号瞬间幅度与时间无对应的关系

26. 关于横向磁化矢量的描述，错误的是

A. 在磁共振过程中受射频激励产生的横向磁化矢量与主磁场 B_0垂直

B. 横向磁化矢量围绕主磁场 B_0 方向旋进

C. 横向磁化矢量 Mxy 变化使位于被检体周围的接收线圈产生感应电流

D. 感应电流大小与横向磁化矢量成反比

E. 感应电流大小与横向磁化矢量成正比

27. 下列哪项不是影响自由感应衰减信号的因素

A. 组织本身的质子密度

B. T_1值、T_2值

C. 运动状态

D. 磁敏感性

E. ADC 值（表观扩散系数）

28. 关于子宫的扫描方法，错误的是

A. 矢状位显示子宫颈、宫体、膀胱与直肠的位置关系最好

B. 冠状位显示卵巢最佳

C. 子宫冠状位的扫描应在矢状位上定位，定位线平行于子宫内膜

D. 轴位的定位线应垂直于子宫体长轴

E. 膀胱充分充盈尿液可更好地显示子宫的轮廓

29. 关于梯度磁场，错误的是

A. MR 空间定位主要由梯度磁场完成

B. 梯度磁场变化确定位置时，不需要受检者移动

C. 提高梯度场性能，可提高图像分辨能力和信噪比

D. 梯度磁场大可做更薄的层厚，提高空间分辨力，减少部分容积效应

E. 梯度磁场的梯度爬升越快，越不利于 RF 频率切换

30. 关于 K 空间的叙述，错误的是

A. 是 MR 信号的定位空间

B. 按相位和频率两种坐标组成的虚拟空间位置

C. 计算机根据相位和频率的不同而给予的暂时识别定位

D. K 空间中，相位编码是上下、左右对称的

E. K 空间从负值最大逐渐变化到正值的最大，中心部位处于中心点的零位

31. 关于男性盆腔扫描的注意事项，错误的是

A. 盆腔受呼吸运动的影响较小，故扫

描时可以不加呼吸门控

B. 冠状位扫描时，要加抑制脂肪技术

C. 观察前列腺包膜的情况，应做不加抑脂技术的轴位 T_2 加权像

D. DWI 和 MRS 可大大提高肿瘤的检出率

E. 疑有精囊炎时，应加做矢状位 T_2 扫描

32. 关于二维傅立叶重建法，错误的是

A. 二维傅立叶可分为频率和相位两部分

B. 是 MRI 最常用的图像重建法

C. 通过沿两个平行方向的频率和相位编码方向，可得出该层面每个体素的信息

D. 不同频率和相位相结合的每个体素在矩阵中有其独特的位置

E. 计算每个体素的灰阶值就形成一幅 MR 图像

33. 关于 TR 的叙述，错误的是

A. 脉冲序列的一个周期所需时间

B. 从第 1 个 RF 激发脉冲出现到下一周期同样脉冲出现所经历的时间

C. 单次激发序列中，TR 无穷小

D. TR 延长，信噪比提高

E. TR 短，T_1 权重增加

34. 关于回波时间的叙述，错误的是

A. 从激发脉冲到产生回波之间的间隔时间

B. 多回波序列中，激发 RF 脉冲至第 1 个回波信号出现的时间，称为 TE_1

C. 回波时间与信号强度呈正相关

D. TE 延长，信噪比降低

E. TE 延长，T_2 权重增加

35. 关于翻转角的叙述，错误的是

A. RF 激发下，质子磁化矢量方向发生偏转的角度

B. 由 RF 能量决定

C. 常用 90° 和 180° 两种

D. 相应射频脉冲分别被称为 90° 和 180° 脉冲

E. 快速成像序列，采用大角度激发，翻转角大于 90°

36. 关于自旋回波脉冲序列，错误的是

A. 是目前磁共振成像最基本的脉冲序列

B. 采用 90° 激发脉冲和 180° 复相脉冲进行成像

C. 先发射 90° 激发脉冲，Z 轴上横向磁化矢量被翻转到 XY 平面上

D. 在第 1 个 90° 脉冲后，间隔 TE/2 时间再发射 1 个 180°RF

E. 使 XY 平面上磁矩翻转 180°，产生重聚焦作用，此后经 TE/2 时间间隔采集回波信号

37. 关于 IR 序列，错误的是

A. IR 成像参数包括 TI、TE、TR

B. TI 是 IR 序列图像对比的主要决定因素

C. TR 足够长，容许下一个脉冲序列重复之前，使 Mz 主要部分得以恢复

D. 传统 IR 序列一直采用长 TR、短 TE 来产生 T_1WI

E. IR 序列主要用来产生 T_2WI 和 PDWI

38. 关于 FLAIR，错误的是

A. 以 IR 序列为基础发展的脉冲序列

B. 采用长 TI 和长 TE

C. 产生液体信号为 0 的 T_2WI

D. 是一种水抑制方法

E. 选择较短的 TI 时间，可使 TI 较长的游离水达到选择性抑制作用

39. 关于梯度回波序列，错误的是

A. 是目前快速扫描序列中最成熟的方法

B. 可缩短扫描时间

C. 图像空间分辨力无明显下降

D. SNR 无明显下降

E. 使用大于 90° 的射频脉冲激发

40. 下列哪项不是小角度激发的优点
A. 脉冲能量较小
B. 产生横向磁化矢量的效率高
C. 小角度激发后，可选用较短 TR
D. SAR 降低，有较高的信噪比
E. MR 图像信号强度大小与 Mz 翻转到 Mxy 的大小成负相关

41. 关于 GRE T_2^* WI，错误的是
A. 激发角度为 10°~30°
B. TR 200~500 ms
C. 组织的 T_2^* 弛豫明显快于 T_2 弛豫
D. 得到适当的 T_2^* 权重
E. TE 相对较长，一般为 15~40 ms

42. 关于短 TI 反转恢复脉冲序列（short TI inversion recovery，STIR），错误的是
A. 脂肪组织的 T_1 值非常长
B. IR 一般用短 TI（≤300 ms）值抑制脂肪信号
C. STIR 脉冲序列是短 TI 的 IR 脉冲序列类型
D. 主要用途为抑制脂肪信号
E. STIR 序列也会降低运动伪影

43. 1978 年，世界上第一台头部 MRI 设备在哪个国家投入使用
A. 日本
B. 英国
C. 美国
D. 法国
E. 德国

44. 血液以其氧合程度的不同，表现出不同的磁特性，错误的是
A. 氧合血红蛋白呈反磁性
B. 脱氧血红蛋白呈反磁性
C. 正铁血红蛋白具有一定的顺磁性
D. 血红蛋白降解的最后产物是含铁血红蛋白，具有高度的顺磁性
E. 在血红蛋白的四种状态中，以脱氧血红蛋白和含铁血黄素表现的磁敏感性较强

45. B_0 等于 1.5 T 时，质子频率为
A. 21.29 MHz
B. 31 MHz
C. 42 MHz
D. 48.87 MHz
E. 63.87 MHz

46. 下列哪项不是单次激发 EPI 的缺点
A. 信号强度低
B. 空间分辨力差
C. 视野受限
D. 磁敏感性伪影明显
E. 采集速度快

47. 关于脂肪抑制技术的优点，不正确的是
A. 可提供鉴别诊断信息
B. 减少运动伪影
C. 改善图像对比，提高病变检出率
D. 增强扫描效果
E. 增加化学位移伪影

48. 关于化学位移，错误的是
A. 化学位移可以引起局部磁场的改变
B. 化学位移是磁共振波谱的基础
C. 化学位移饱和成像可用来突出或抑制某种组织的信号
D. 化学位移特性可消除化学位移伪影
E. 利用不同原子核的化学位移，可以生成不同类型的图像

49. 下列哪项不是磁体的主要性能指标
A. 主磁场强度
B. 磁场均匀度
C. 磁场稳定性
D. 磁体有效孔径和边缘场空间范围
E. 梯度

50. 梯度系统性能不能决定的是
A. MR 设备的扫描速度（时间分辨率）
B. 最小扫描层厚（空间分辨率）
C. X、Y、Z 三轴有效扫描范围
D. 影像几何保真度
E. 磁场均匀性

51. 关于肾上腺MR成像技术的描述，错误的是
A. 右肾上腺的形状一般呈倒“Y”形或三角形
B. 肾上腺SE序列T_1WI像呈中等信号
C. 肾上腺左右两支的粗细不应超过同侧膈角最厚部分
D. 正常肾上腺信号强度大约与肝实质相仿
E. 肾上腺在T_1WI和T_2WI均不使用脂肪抑制技术

52. 关于眼眶病变扫描技术，错误的是
A. T_2WI要加脂肪抑制技术
B. T_1WI一般不加脂肪抑制技术
C. 嘱受检者双眼视正前方，然后闭目
D. 斜矢状位垂直于视神经
E. 增强扫描T_1WI的所有脉冲序列均加脂肪抑制技术

53. 关于MR乳腺检查，错误的是
A. 乳腺动态增强对于良、恶性病变的鉴别具有一定意义
B. MR检查的优势是组织分辨力高，3D成像，图像可从多层面、多角度、多参数获得
C. 乳腺MRI对显示病灶大小、数目、形态、位置优于其它影像技术
D. 乳腺内血管T_2WI上常表现为线性高信号，互相连接组合成网
E. 腺体和导管构成的复合结构T_1WI像明显高于脂肪组织

54. 关于MR出血的信号，错误的是
A. 超急性期出血发生在24 h内，氧合血红蛋白不具有顺磁性，信号不变
B. 急性期出血发生后1～3 d，脱氧血红蛋白具有顺磁性，T_2WI上呈低信号
C. 亚急性期出血在4～7 d后，出血从周边开始形成正铁血红蛋白，有很强的顺磁性
D. 血肿信号强度随时间变化与血红蛋白含量和红细胞完整性有关
E. 正铁血红蛋白有短T_2作用，对T_1时间不产生作用

55. 外伤后跟腱损伤，应选择哪组检查位置
A. 横轴位和冠状位
B. 横轴位和矢状位
C. 横轴位和斜矢状位
D. 冠状位和矢状位
E. 斜冠状位和矢状位

56. 血流在MR图像上的信号表现为
A. 血流速度越快，信号越高
B. 血流速度越慢，信号越低
C. 在GRE序列中，血流表现为流空的低信号
D. 信号高低与血流形式及成像参数等有关
E. 在SE序列中，血流表现为较高信号

57. 行头、颈部MRA扫描时，将饱和带置于扫描区域的上方，其目的是
A. 避免头、颈部不自主运动带来的运动伪影
B. 避免脑脊液流动伪影
C. 避免静脉血流的影响
D. 避免血液湍流的影响
E. 避免动脉血流的影响

58. 行头部MRV扫描时，将饱和带置于扫描区域的下方，其目的是
A. 避免头、颈部不自主运动带来的运动伪影
B. 避免脑脊液流动伪影
C. 避免动脉血流的影响
D. 避免血液湍流的影响
E. 避免静脉血流的影响

59. 下列哪种技术可以消除血液流动的伪影
A. 采用屏气扫描的方式

B. 缩小 FOV
C. 使用抑制脂肪技术
D. 采用预饱和技术
E. 采用心电门控

60. 下列哪项是增强磁共振血管成像技术
A. TOF-MRA
B. TOF-MRV
C. CE-MRA
D. PC-MRA
E. PC-MRV

61. 血流信号可表现为高信号的脉冲序列是
A. SE 序列
B. FSE 序列
C. HASTE 序列
D. FLASH 序列
E. TSE 序列

62. 关于时间飞跃法（TOF-MRA）的描述，错误的是
A. 采用较短 TR 的快速扰相位梯度回波序列的 T_1WI 进行采集
B. 可分为二维采集和三维采集两种模式
C. TOF 是英文“time of flue”的缩写
D. 二维 TOF 采集的图像，其信号对比依赖于 TR 和流速
E. 三维 TOF 采集的图像，其信号受 TR 和 RF 翻转角影响较大

63. 不可对 3D CE-MRA 采集到的原始图像进行后处理的是
A. MPR
B. MIP
C. SSD
D. VR
E. 滤波反投影

64. 下列哪项不是 TOF MRA 的特点
A. 施加不同位置的饱和带，可分别得到动脉或静脉图像
B. 对于血流速度较快的血管，可采用 3D TOF 采集
C. 对于血流速度较慢的血管，可采用 2D TOF 采集
D. 对于不同流速的血管，最好事先确定编码流速
E. 常常夸大血管狭窄的程度

65. 临床怀疑肾动脉狭窄，选择哪种检查方式不易漏诊
A. 2D TOF-MRA
B. 3D TOF-MRA
C. CE-MRA
D. 2D PC-MRA
E. 3D PC-MRA

66. 结合水不具有的特性是
A. 是依附在蛋白质周围的水分子
B. 运动频率接近 Lamor 共振频率的水分子
C. FLAIR 像上呈高信号
D. T_1WI 上信号高于脑脊液
E. T_1WI 上信号低于脑脊液

67. 脂肪组织不具有的特性是
A. T_1WI 上呈高信号
B. T_2WI 上呈高信号
C. 具有较高的质子密度
D. 具有非常短的 T_1 值
E. T_2WI 上呈低信号

68. 骨髓组织不具有的特性是
A. T_1WI 上呈高信号
B. T_2WI 上呈高信号
C. 具有较高的质子密度
D. 具有非常短的 T_1 值
E. T_1WI 上呈低信号

69. 脂肪组织具有下列哪些特性
A. 具有较高的自然运动频率
B. 运动频率高于 Lamor 共振频率的水分子
C. FLAIR 像上呈低信号
D. T_1WI 上呈高信号
E. T_2WI 上呈低信号

70. 骨髓组织具有下列哪项特性
A. 具有较高的自然运动频率
B. 运动频率高于 Lamor 共振频率的水分子
C. FLAIR 像上呈低信号
D. T_1WI 上呈高信号
E. T_2WI 上呈低信号

71. 鉴别肾上腺腺瘤和肾上腺皮质癌，最有效的序列是
A. T_1WI
B. T_2WI
C. T_2 FLAIR
D. IN-OPP PHASE
E. DWI

72. 行 MRCP 检查，以下哪组 TR 时间是正确的
A. TR：400 ms，TE：40 ms
B. TR：1000 ms，TE：100 ms
C. TR：2000 ms，TE：200 ms
D. TR：3000 ms，TE：40 ms
E. TR = 6000 ms，TE = 200 ms

73. 在 T_1WI 和 T_2WI 上均呈中低信号的组织是
A. 骨髓组织
B. 脑脊液
C. 韧带和肌腱
D. 脂肪
E. 肌肉

74. 脑 DWI 见一高信号病灶，但 T_1WI 和 T_2WI 上无明显异常，表明梗死时间为
A. 6 h 以内
B. 24 h 以上
C. 4 ~ 7 d
D. 8 ~ 14 d
E. 几个月后

75. 与 CT 检查相比，下列哪项不是磁共振检查的优势
A. 中枢神经系统
B. 后颅凹及颅颈交界区
C. 纵隔占位性病变
D. 肺内病变
E. 关节及韧带病变

76. 下列哪项不属于 MR 检查的禁忌证
A. 装有人工金属心脏瓣膜者
B. 体内置有胰岛素泵者
C. 安装心脏起搏器者
D. 装有金属假关节者
E. 所有孕妇

77. 为降低心脏、大血管搏动伪影，临床常采用
A. 呼吸门控技术
B. 脂肪抑制技术
C. 心电触发及门控技术
D. 波谱成像技术
E. 灌注加权成像技术

78. 为降低呼吸运动对胸腹部 MRI 的干扰，临床常采用
A. 呼吸门控技术
B. 脂肪抑制技术
C. 心电触发及门控技术
D. 波谱成像技术
E. 灌注加权成像技术

79. 对 T_1WI、T_2WI 均呈高信号的病灶，常采用哪种技术鉴别诊断
A. 呼吸门控技术
B. 脂肪抑制技术
C. 心电触发及门控技术
D. 波谱成像技术
E. 灌注加权成像技术

80. 短 TI 反转恢复脉冲序列的优点是
A. 和脂肪 TI 值接近的组织也被抑制
B. 抑制脂肪效果好
C. 扫描时间长
D. 图像信噪比差
E. 抑制脂肪效果差

81. 眼眶病变增强后，为避免周围高信号组织对病变的影响，应使用
A. 心电触发及门控技术

B. 呼吸门控技术
C. 脂肪抑制技术
D. 波谱成像技术
E. 灌注加权成像技术

82. Gd-DTPA 为
A. 抗磁性对比剂
B. 顺磁性对比剂
C. 超顺磁性对比剂
D. 非离子性对比剂
E. 铁磁性对比剂

83. Gd-DTPA 作用原理为
A. 能显著缩短周围组织的弛豫时间
B. 能显著延长周围组织的弛豫时间
C. 可穿过血脑屏障
D. 可进入有毛细血管屏障的组织
E. 分布具有专一性

84. Gd-DTPA 缩短 T_1 值的机制是
A. 较小的磁矩
B. 较大的磁矩
C. 具有成对的电子数
D. 具有成对的质子数
E. 较多的质子数量

85. Gd-DTPA 应用于脑恶性肿瘤具有增强效应表明
A. 血脑屏障完好无损
B. 血脑屏障遭破坏
C. 肿瘤内部囊变
D. 肿瘤内部钙化
E. 瘤周脑水肿明显

86. Gd-DTPA 的不良反应不包括
A. 不适
B. 头痛
C. 恶心
D. 呕吐
E. 脑萎缩

87. 应用 Gd-DTPA 增强扫描常用的技术是
A. T_2WI
B. T_1WI
C. PDWI
D. DWI
E. SWI

88. 颅脑 MRI 中，颅骨内板和外板在 SE 序列的表现为
A. 长 T_1、长 T_2
B. 长 T_1、短 T_2
C. 短 T_1、短 T_2
D. 短 T_1、长 T_2
E. 信号高低混杂

89. 颅脑 MRI 中，板障 SE 序列的表现为
A. 长 T_1、长 T_2
B. 长 T_1、短 T_2
C. 短 T_1、短 T_2
D. 短 T_1、长 T_2
E. 信号高低混杂

90. 颅脑 MRI 扫描时，“十”字定位灯的横向连线对准
A. 发际
B. 额头
C. 瞳间线
D. 双眉中心
E. 鼻尖

二、多选题

91. 图像采集矩阵是指
A. 代表沿频率编码和相位编码方向采集的像素数目
B. 图像采集矩阵又叫信号采集次数
C. 图像采集矩阵 = 频率编码次数 × 相位编码次数
D. 是指接收信号的频率范围
E. 简称 SE 序列

92. 下列哪些是自旋回波序列的特点
A. 是磁共振成像最基本的脉冲序列
B. 采用 90° 激发脉冲和 180° 复相脉冲进行成像
C. 第 1 个 180° 脉冲使纵向磁化矢量与 Z 轴翻转到负 Z 轴
D. 90° 脉冲使纵向磁化矢量翻转到 XY 平面上

E. 180°脉冲可使 XY 平面上的磁矩翻转 180°产生重聚焦作用

93. 关于 SE 序列的描述，正确的是

A. T_1 加权图像主要反映组织 T_1 值差异，简称 T_1WI

B. T_1 加权成像时要选择较长的 TR 和较短 TE 值

C. T_1 加权成像时要选择较短的 TR 和 TE 值

D. 一般 T_1WI 的 TR 为 500 ms，TE 为 20 ms 左右

E. 一般 T_1WI 的 TR 为 2500 ms，TE 为 20 ms 左右

94. 在 SE 序列中，扫描参数选择正确的是

A. T_1W 成像时，TR 为 500 ms，TE 为 20 ms

B. T_1W 成像时，TR 为 2500 ms，TE 为 20 ms

C. T_2W 成像时，TR 为 2500 ms，TE 为 100 ms

D. N（H）加权成像时，TR 为 2500 ms，TE 为 20 ms

E. N（H）加权成像时，TR 为 500 ms，TE 为 20 ms

95. 关于反转恢复序列的叙述，错误的是

A. 由一个 180°反转脉冲、一个 90°激发脉冲和一个 180°复相脉冲组成

B. 由一个 90°激发脉冲和 180°复相脉冲组成

C. 由一个 180°反转脉冲和 90°激发脉冲组成

D. 由一个小于 90°的射频脉冲和反转梯度组成

E. 由一个 90°RF 脉冲和多个 180°脉冲组成

96. 关于反转恢复序列的叙述，正确的是

A. IR 序列的成像参数包括 TI、TE、TR

B. TI 是 IR 序列图像对比的主要决定因素

C. 选择短 TI 时，可获得脂肪抑制图像

D. 选择长 TI 时，可获得水抑制图像

E. 传统 IR 序列采用长 TR 和短 TE 获得 T_1W 图像

97. 下列哪项是 FSE 序列和多回波 SE 序列的相同之处

A. 一个 TR 周期内首先发射一个 90°RF 脉冲

B. 然后相继发射多个 180°RF 脉冲

C. 形成多个自旋回波

D. 采集的数据只填充 K 空间的一行

E. 每个回波参与产生 1 幅图像

98. 梯度回波采用小角度激发的优点是

A. 脉冲的能量较大，SAR 值降低

B. 产生宏观横向磁化矢量的效率较高

C. 纵向弛豫所需要的时间明显缩短

D. 可产生较强的 MR 信号

E. 成像时间相对 SE 序列较长

99. 关于稳态梯度回波脉冲序列（FISP）的叙述，正确的是

A. 在小翻转角和短 TR 成像时，纵向磁矩在数次脉冲后出现稳定值

B. 若 TE 远短于 T_2^* 值时，横向磁矩也会在数个脉冲后趋于稳定值

C. 纵向和横向磁矩均处于稳态时，组织 T_1 值和 T_2 值对图像的影响均很小

D. 真正对图像产生影响的是组织的质子密度

E. FISP 获得的图像为 T_2^* 加权像

100. 关于稳态梯度回波脉冲序列（FISP）的特点及其应用的叙述，正确的是

A. FISP 序列获得的图像为质子密度加权像

B. 血液呈流空低信号

C. TR 和 TE 很短

D. 扫描速度很快

E. 很适合心脏电影动态成像或 MRA 成像

全真模拟试卷六答案及解析

一、单选题

1. 答案：E

解析：磁共振成像是利用射频电磁波对置于磁场中的含有自旋不为零的原子核的物质进行激发，发生核磁共振，用感应线圈采集 MR 信号，按一定数学方法进行处理（模数转换）而建立的成像方法。数模转换不是磁共振成像的必备条件。

2. 答案：B

解析：1946 年美国的 Bloch 和 Purcell 教授发现了核磁共振现象，这一发现在物理、化学、生物化学、医学上具有重大意义。天文学主要应用光学成像。

3. 答案：C

解析：全身 MRI 研制成功的时间是 1980 年，而不是 1979 年。

4. 答案：B

解析：不使用对比剂可观察心脏和血管结构是磁共振成像的优点，并不是其局限性。

5. 答案：B

解析：磁共振成像定量诊断困难，是其局限性之一。

6. 答案：C

解析：当肝脏病变中怀疑含有脂肪成分时，应进行同反相位扫描。如含有脂肪成分，在反相位图像中，信号会降低。

7. 答案：A

解析：原子核位于原子的中心，由质子和中子组成。

8. 答案：D

解析：化学位移伪影易出现在频率编码方向。

9. 答案：D

解析：如果质子和中子相等，自旋运动快速均匀分布，总角动量保持为 0。

10. 答案：E

解析：氢原子是人体含量最多的原子。

11. 答案：A

解析：根据电磁原理，质子自旋产生角动量的空间方向与自旋平面的方向垂直。

12. 答案：D

解析：MRCP 无论选择哪种方式扫描，都必须加抑脂技术。

13. 答案：A

解析：并不是所有质子的角动量方向都与 B_0 一致，实际上约一半的质子角动量方向与 B_0 方向相反。

14. 答案：B

解析：冠状面主要显示膝关节的内外侧副韧带，也用于辅助诊断半月板和前后交叉韧带的病变。

15. 答案：A

解析：外加磁场大小决定着磁矩和 B_0 轴的角度。

16. 答案：C

解析：外力作用在某一物体，只有一次作用没有共振的可能。

17. 答案：B

解析：进动频率由磁场强度决定，$\omega = \gamma \cdot B_0$。

18. 答案：C

解析：共振吸收能量，偏离 B_0 轴的角度变大。

19. 答案：E

解析：磁共振对早期股骨头缺血坏死有着极高的诊断敏感性和特异性。

20. 答案：B

21. 答案：B

解析：在 RF 作用下，纵向磁矩发生了偏离，与中心轴有夹角。

22. 答案：E

解析：各种形态特征组织具有不同的信号特点。

23. 答案：C

解析：横向（XY 平面）上出现了磁矩处于高能态。

24. 答案：C

解析：线圈平面与主磁场 B_0 平行。

25. 答案：E

解析：FID 信号描述的是瞬间幅度与时间的对应关系。

26. 答案：D

解析：感应电流大小与横向磁化矢量成正比。

27. 答案：E

解析：FID 信号受到组织本身的质子密度、T_1 值、T_2 值、运动状态、磁敏感性等因素影响。

28. 答案：E

解析：膀胱内适当、少量地充盈尿液可更好地显示子宫的轮廓，如果充分充盈尿液，会产生较多的伪影。

29. 答案：E

解析：梯度磁场的梯度爬升越快，越有利于 RF 频率切换。

30. 答案：E

解析：K 空间中，相位编码是上下、左右对称，从正值最大逐渐变化到负值最大，中心部位处于中心点的零位。

31. 答案：E

解析：当受检者有血性精液，怀疑有精囊炎时，应加扫 T_1 加抑制脂肪像，病变中的精囊腺显示为高信号。

32. 答案：C

解析：通过沿两个垂直方向的频率和相位编码方向，可得出该层面每个体素的信息。

33. 答案：C

解析：单次激发序列中，TR 无穷大。

34. 答案：C

解析：回波时间与信号强度呈负相关。

35. 答案：E

解析：快速成像序列，采用小角度激发，翻转角小于 90°。

36. 答案：C

解析：先发射 90°激发脉冲，Z 轴上纵向磁化矢量被翻转到 XY 平面上。

37. 答案：E

解析：IR 序列主要用来产生 T_1WI 和 PDWI。

38. 答案：E

解析：选择较长的 TI 时间，可使 TI 较长的游离水达到选择性抑制作用。

39. 答案：E

解析：梯度回波序列使用小于 90°的

射频脉冲。

40. 答案：E

解析：MR 图像信号强度大小与 Mz 翻转到 Mxy 的大小成正相关。

41. 答案：E

解析：TE 相对较短，一般为 15 ~ 40 ms。

42. 答案：A

解析：脂肪组织的 T_1 值非常短。

43. 答案：B

解析：1978 年，世界上第一台头部 MRI 设备在英国投入使用。

44. 答案：B

解析：脱氧血红蛋白呈顺磁性。

45. 答案：E

解析：B_0 等于 1.5 T 时，质子频率为 63.87 MHz。

46. 答案：E

解析：采集速度快是单次激发 EPI 的优点。

47. 答案：E

解析：脂肪抑制技术减少运动伪影和化学位移伪影。

48. 答案：D

解析：化学位移特性会诱发化学位移伪影。

49. 答案：E

解析：磁体的主要性能指标包括主磁场强度、磁场均匀度、磁场稳定性、磁体有效孔径和边缘场空间范围。

50. 答案：E

解析：梯度系统性能决定 MR 设备的扫描速度（时间分辨率），最小扫描层厚（空间分辨率），X、Y、Z 三轴有效扫描范围，影像几何保真度。磁场均匀性与匀场线圈和匀场方式有关。

51. 答案：A

解析：左肾上腺的形状一般呈倒“Y”形或三角形。

52. 答案：D

解析：斜矢状位平行于视神经。

53. 答案：E

解析：腺体和导管构成的复合结构 T_1WI 像明显低于脂肪组织。

54. 答案：E

解析：正铁血红蛋白有短 T_1 作用，对 T_2 时间不产生作用。

55. 答案：C

解析：检查跟腱只需检查横轴位和斜矢状位，冠状位不能提供太多的诊断信息。

56. 答案：D

解析：血流的信号比较复杂，取决于血流形式、血流方向、血流速度、脉冲序列及其成像参数等。

57. 答案：C

解析：头、颈部 MRA 扫描时，将饱和带置于扫描区域的上方，其目的是饱和静脉血流，显示动脉影像。

58. 答案：C

解析：头部 MRV 扫描时，将饱和带置于扫描区域的下方，其目的是饱和动脉血流，显示静脉影像。

59. 答案：D

解析：预饱和技术是在感兴趣区以外施加射频脉冲，在血液流入成像层面之前已经被饱和过，因此，不能再接受新的脉冲激励产生信号。

60. 答案：C

解析：CE-MRA 是 contrast enhancement magnetic resonance angiography 的缩写，为对比增强磁共振血管造影。

61. 答案：D

解析：梯度回波序列的回波是利用梯度场的切换产生的，而梯度场的切换是不需要进行层面选择的，因此受小角度激发产生宏观横向磁化矢量的血流尽管离开了扫描层面，但只要不超出有效梯度场和采集线圈的有效范围，仍可以感受梯度场的切换而产生回波。

62. 答案：C

解析：TOF 是英文“time of flight”的缩写。

63. 答案：E

解析：多平面重建（MPR）、最大密度投影（MIP）、表面遮盖成像（SSD）、容积再现（VR）都可以对 3D CE-MRA 采集到的原始图像进行后处理。

64. 答案：D

解析：需要事先确定流速编码的是 PC 法 MRA。

65. 答案：C

解析：DSA 是血管检查的金标准，而随着 MR 设备和扫描技术的不断进步，CE-MRA 可部分取代 DSA，所以选择 CE-MRA 来检查血管最准确。

66. 答案：E

解析：结合水是依附在蛋白质周围的水分子，运动频率接近 Lamor 共振频率的水分子，在 FLAIR 像上呈高信号，T_1WI 上信号高于脑脊液。

67. 答案：E

解析：脂肪组织具有短 T_1、长 T_2 特性，在 T_1WI 上呈高信号，T_2WI 上亦呈高信号，具有较高的质子密度。

68. 答案：E

解析：骨髓组织由于内含黄骨髓，脂肪成分较多，因此具有脂肪组织的特性：短 T_1、长 T_2 特性，在 T_1WI 上呈高信号，T_2WI 上亦呈高信号。具有较高的质子密度。

69. 答案：D

解析：脂肪组织具有短 T_1、长 T_2 特性，在 T_1WI 上呈高信号。

70. 答案：D

71. 答案：D

解析：肾上腺腺瘤常含有一定量的脂肪成分，肾上腺恶性肿瘤中如肾上腺皮质癌等，极少含有脂肪成分，所以要加做同反相位序列，以明确诊断。

72. 答案：E

解析：MRCP 是利用重 T_2 脉冲加权序列来显示具有长 T_2 弛豫时间组织结构的技术。

73. 答案：C

解析：韧带和肌腱的质子密度低于肌肉组织，因此，在 T_1WI 和 T_2WI 上均呈中低信号。

74. 答案：A

解析：在 6h 以内的急性脑梗死，只有在弥散加权时才能显示出来，表现为高信号，T_1WI 和 T_2WI 上无明显异常。

75. 答案：D

解析：MR 诊断纵隔占位性病变优于 CT，但对肺内病变的诊断不如 CT。

76. 答案：E

解析：装有人工金属心脏瓣膜者、体内置有胰岛素泵者、安装心脏起搏器者、装有金属假关节者均属于 MR 检查的禁忌证。孕妇 3 个月检查不禁忌。

77. 答案：C

解析：心电触发及门控技术的使用使得 MRI 扫描每一次数据采集与心脏的每一次运动周期同步，以降低心脏、大血管搏动伪影。

78. 答案：A

解析：呼吸门控是利用呼吸波的波峰固定触发达到同步采集的目的，以降低呼吸运动对胸腹部 MRI 的干扰。

79. 答案：B

解析：由于脂肪组织具有 T_1WI、T_2WI 均呈高信号的特点，因此对 T_1WI、T_2WI 均呈高信号的病灶常采用脂肪抑制技术进行鉴别诊断。

80. 答案：B

解析：短 TI 反转恢复脉冲序列的优点是抑制脂肪效果好；缺点是和脂肪 TI 值接

近的组织也被抑制，扫描时间长，图像信噪比差。

81. 答案：C

解析：眼眶部位增强扫描后，病变组织呈高信号，所以临床上常使用脂肪抑制技术来消除脂肪信号对病变组织的干扰。

82. 答案：B

解析：Gd-DTPA 的主要成分钆为顺磁性很强的金属离子钆，因此 Gd-DTPA 是顺磁性对比剂。

83. 答案：A

解析：Gd-DTPA 的主要成分钆为顺磁性很强的金属离子钆，能显著缩短周围组织的弛豫时间。

84. 答案：B

解析：Gd-DTPA 的主要成分钆为顺磁性很强的金属离子钆，其原子具有几个不成对的电子，弛豫时间长，有较大的磁矩，可使质子弛豫时间缩短，而其 T_1 值缩短效应明显。

85. 答案：B

解析：Gd-DTPA 集中于血液和细胞外液中，不进入有毛细血管屏障的组织，如脑、脊髓等。脑肿瘤强化表明其血脑屏障遭到了破坏。

86. 答案：E

解析：Gd-DTPA 的不良反应主要为头痛、不适、恶心、呕吐等。

87. 答案：B

解析：Gd-DTPA 行增强扫描时，利用 T_1 效应特性，选用 T_1 加权脉冲序列。

88. 答案：B

解析：颅骨内板和外板在 SE 序列的表现为长 T_1、短 T_2 的低信号。

89. 答案：D

解析：板障因有骨髓，故在 T_1WI 与 T_2WI 上均为高信号。

90. 答案：D

解析：双眉中心对准“十”字定位灯的横向连线。

二、多选题

91. 答案：AC

解析：信号激励次数又叫信号采集次数。自旋回波序列简称 SE 序列。接收信号的频率范围是接收带宽。因此，BDE 是错误的。

92. 答案：ABDE

解析：第 1 个 180°脉冲使纵向磁化矢量与 Z 轴翻转到负 Z 轴是反转恢复序列的特点。因此，C 不是。

93. 答案：ACD

解析：质子密度加权像（N（H））在 SE 序列中选择较长的 TR 和较短 TE 值，一般 TR 为 2500 ms，TE 为 20 ms 左右。因此 BE 是错误的。

94. 答案：ACD

解析：T_1W 成像时，TR 为 500 ms，TE 为 20 ms；T_2W 成像时，TR 为 2500 ms，TE 为 100 ms；N（H）加权成像时，TR 为 2500 ms，TE 为 20 ms。因此，BE 是错误的。

95. 答案：BCDE

解析：SE 序列由一个 90°激发脉冲和 180°复相脉冲组成；快速 SE 序列由一个 90°RF 脉冲和多个 180°脉冲组成；梯度脉冲序列由一个小于 90°的射频脉冲和反转梯度取代 180°复相脉冲组成；C 选项不成像。因此，BCDE 是错误的。

96. 答案：ABCDE

97. 答案：ABC

解析：多回波 SE 序列中，采集的数据只填充 K 空间的一行，每个回波参与产生一幅图像。FSE 序列中采集的数据可填充 K 空间的几行，最终一组回波结合形成一幅图像。因此，DE 是错误的。

98. 答案：BCD

解析：梯度回波采用小角度激发的优点是：脉冲的能量较小，SAR 值降低；成像时间相对于 SE 序列缩短。因此 AE 错误的。

99. 答案：ABCD

解析：稳态梯度回波脉冲序列（FISP）获得的图像为质子密度加权像。因此 E 是错误的。

100. 答案：ACDE

解析：稳态梯度回波脉冲序列（FISP）血液呈很高的信号。因此，B 是错误的。

全真模拟试卷七

一、单选题

1. 磁共振成像的英文全称正确的是
   A. magnetic resonance image
   B. magnetic resorbent image
   C. magnetic resonance imaging
   D. magnetic resorbent imaging
   E. magnestal resorbent imaging
2. 核磁共振的物理现象被发现于
   A. 1946 年
   B. 1952 年
   C. 1972 年
   D. 1977 年
   E. 1978 年
3. 磁共振现象是谁发现的
   A. Wilhelm · Conrad · Rontgen
   B. Houndsfiel 与 Ambrose
   C. Paul C. Lauterbur
   D. Peter Mansfield
   E. Bloch 与 Purcell
4. Bloch 与 Purcell 教授因发现了核磁共振现象而获得诺贝尔物理学奖的时间为
   A. 1895 年
   B. 1946 年
   C. 1952 年
   D. 1978 年
   E. 2003 年
5. 第一幅人体头部 MR 图像是哪一年获得的
   A. 1946 年
   B. 1952 年
   C. 1972 年
   D. 1977 年
   E. 1978 年
6. 下列哪一项不是磁共振成像技术的优势
   A. 多参数成像，提供丰富的诊断信息
   B. 对骨骼、钙化及胃肠道系统的显示效果
   C. 可对受检者行任意层面成像
   D. 不使用对比剂可观察心脏和血管结构
   E. 无电离辐射，可进行介入 MRI 治疗
7. 关于磁共振成像局限性的叙述，错误的是
   A. 成像速度慢
   B. 对钙化及骨皮质病变不够敏感
   C. 禁忌证多
   D. 定量诊断简单

E. 图像易受多种伪影影响

8. 下列不属于磁共振检查禁忌证的是
A. 安装心脏起搏器者
B. 动脉瘤术后动脉夹存留者
C. 妊娠3个月内孕妇
D. 做钡灌肠检查后钡剂没有排空的受检者
E. 体内弹片存留者

9. 磁共振成像的物理原理是
A. 利用梯度脉冲激发处于静磁场中的自旋为零的原子核而成像
B. 利用射频脉冲激发处于静磁场中的自旋为零的原子核而成像
C. 利用梯度脉冲激发处于静磁场中的自旋不为零的原子核而成像
D. 利用射频脉冲激发处于静磁场中的自旋不为零的原子核而成像
E. 利用超短波脉冲激发处于静磁场中的自旋为零的原子核而成像

10. 磁共振成像实际上是对人体内的什么进行成像
A. 氧质子
B. 电子
C. 氢质子
D. 氢中子
E. 离子

11. 对MRI信号形成贡献最大的组织是
A. 组织水
B. 脂肪
C. 肌肉
D. 骨骼
E. 气体

12. 关于自由水的叙述，错误的是
A. 自由水就是指没有依附于其他组织的水分子
B. 水分子与运动缓慢的较大分子结合称为自由水
C. 具有较高的自然运动频率的水分子
D. T_1弛豫缓慢，T_1时间长
E. T_2WI呈高信号

13. 关于原子核组成的叙述，不满足自旋原子核的是
A. 仅有一个质子
B. 中子和质子均为奇数
C. 中子为奇数，质子为偶数
D. 中子为偶数，质子为奇数
E. 中子为偶数，质子为偶数

14. 下列不能产生磁共振信号的是
A. ^{1}H
B. ^{2}H
C. ^{3}H
D. ^{31}P
E. ^{23}Na

15. 一个质子的角动量为
A. 1.14×10^{-16}Tesla
B. 1.14×10^{-26}Tesla
C. 1.41×10^{-16}Tesla
D. 1.41×10^{-26}Tesla
E. 1.41×10^{-36}Tesla

16. 当氢质子群置于外加静磁场时，正确的是
A. 由于静磁场的作用，氢质子群全部顺磁场排列
B. 由于静磁场的作用，氢质子群全部逆磁场排列
C. 由于静磁场的作用，氢质子群顺、逆磁场排列数目各半
D. 顺磁场排列的质子是低能稳态质子
E. 逆磁场排列的质子是低能稳态质子

17. 当质子群置于外加静磁场时，正确的是
A. 逆磁场方向排列的质子处于高能不稳态
B. 顺磁场方向排列的质子处于高能稳态
C. 顺磁场方向排列的质子处于高能不稳态
D. 逆磁场方向排列的质子处于低能

稳态

E. 逆磁场方向排列的质子处于低能不稳态

18. 同一种原子核处在大小不同的外磁场B_0中，其旋磁比γ大小

A. 将发生变化

B. 随外磁场B_0增大而增大

C. 随外磁场B_0增大而减小

D. 与外磁场B_0无关，仅与原子核自身性质有关

E. 约为42.58

19. 氢质子在1.5 T的B_0中的进动频率为

A. 21.29 MHz

B. 42.58 MHz

C. 63.87 MHz

D. 85.16 MHz

E. 127.74 MHz

20. 关于人体组织共振频率与磁场强度关系的叙述，正确的是

A. 相同的人体组织在不同的磁场强度下，其共振频率相同

B. 相同的人体组织在不同的磁场强度下，其共振频率不同

C. 不相同的人体组织在不同的磁场强度下，其共振频率相同

D. 不相同的人体组织在相同的磁场强度下，其共振频率相同

E. 相同的人体组织在相同的磁场强度下，其共振频率是随机的

21. 射频脉冲关闭后，组织中质子的宏观磁化矢量逐渐恢复到原来的平衡状态，这一过程称

A. 纵向弛豫

B. 纵向恢复

C. 横向弛豫

D. 横向恢复

E. 弛豫过程

22. 关于质子在外加射频脉冲作用下产生磁共振等物理现象的描述，错误的是

A. 质子吸收了能量

B. 质子磁矩旋进的角度以及偏离B_0轴的角度均加大

C. 质子都要经过反复的射频脉冲激发

D. 质子都要经过反复的弛豫过程

E. 质子发生磁共振而达到稳定的高能状态后不再发生变化

23. 若要产生磁共振现象，则射频脉冲必须满足

A. 脉冲发射频率必须等于自旋核在主磁场的旋进频率

B. 能使合磁矢量偏转90°

C. 能使合磁矢量偏转180°

D. 持续时间等于弛豫时间

E. 频率连续变化

24. 横向弛豫又叫

A. T_1弛豫

B. 自旋-自旋弛豫

C. 自旋-晶格弛豫

D. 氢质子顺磁场方向排列

E. 氢质子逆磁场方向排列

25. 纵向弛豫又叫

A. T_2弛豫

B. 自旋-自旋弛豫

C. 自旋-晶格弛豫

D. 氢质子顺磁场方向排列

E. 氢质子逆磁场方向排列

26. T_1值是指90°脉冲后，纵向磁化矢量恢复到何种程度的时间

A. 36%

B. 37%

C. 63%

D. 73%

E. 99%

27. T_2值是指横向磁化矢量衰减到何种程度的时间

A. 36%

B. 37%

C. 63%

D. 73%

E. 99%

28. 下列选项中，能够说明梯度磁场有关性质的是

A. 一个很弱的均匀磁场

B. 始终与主磁场同方向的弱磁场

C. 在一定方向上其强度随空间位置而变化的磁场

D. 一个交变磁场，其频率等于拉莫尔频率

E. 一个交变磁场，其频率随自旋质子所在位置而不同

29. 磁共振信号进行空间定位需要进行

A. 层面选择

B. 频率编码

C. 相位编码

D. 射频编码

E. 梯度编码

30. 在三个梯度磁场的设置及应用上，正确的是

A. 只有层面选择梯度与相位编码梯度能够互换

B. 只有层面选择梯度与频率编码梯度能够互换

C. 只有相位编码梯度与频率编码梯度能够互换

D. 三种梯度磁场均不能互换

E. 三种梯度磁场均能互换

31. 下列说法错误的是

A. 梯度场越大，层面越薄

B. 梯度场越小，层面越厚

C. 梯度场越大，层面越厚

D. 射频频带宽度越窄，层面越薄

E. 射频频带宽度越宽，层面越厚

32. 在MR成像过程中，三个梯度磁场启动的先后顺序是

A. 层面选择—相位编码—频率编码

B. 相位编码—频率编码—层面选择

C. 层面选择—频率编码—相位编码

D. 频率编码—相位编码—层面选择

E. 相位编码—层面选择—频率编码

33. MR成像中，要获得横轴位、冠状位、矢状位等不同方位的层面像，可以通过

A. 改变RF激励位置

B. 改变RF激励频率

C. 改变层面选择梯度磁场的场强大小

D. 改变层面选择梯度磁场的方向

E. 同时改变RF激励频率和层面选择梯度场的方向

34. 在MRI信号采集的空间定位过程中，没有使用到的是

A. 层面梯度

B. 频率编码梯度

C. 相位编码梯度

D. 射频脉冲

E. 行扫描脉冲

35. 如果磁共振图像的矩阵为128×128，则进行空间定位时进行相位编码的次数为

A. 64

B. 64×64

C. 128

D. 128×128

E. 根据频率编码次数来定

36. 下列描述不属于相位编码方向选择原则的是

A. 选择扫描层面上解剖径线较短的方向为相位编码方向

B. 优先选择减少伪影的方向为相位编码方向

C. 尽量避免伪影重叠于主要观察区

D. 考虑受检脏器在不同方向上对空间分辨力的要求

E. 相位编码方向尽量平行于肢体长轴方向

37. 关于磁共振图像矩阵与分辨率关系的描述，正确的是

A. FOV 不变，矩阵越大，分辨力越低
B. FOV 不变，矩阵越大，分辨力越高
C. FOV 不变，矩阵越小，分辨力越高
D. FOV 不变，矩阵越小，分辨力不变
E. FOV 不变，矩阵与分辨力无关

38. 关于磁共振图像矩阵与 SNR 关系的描述，正确的是
A. FOV 不变，矩阵越大，SNR 越高
B. FOV 不变，矩阵越大，SNR 不变
C. FOV 不变，矩阵越小，SNR 越高
D. FOV 不变，矩阵越小，SNR 越低
E. FOV 不变，矩阵与 SNR 无关

39. 不能提高图像信噪比（SNR）的是
A. 加大层厚
B. 减小矩阵
C. 加大场强
D. 延长 TR 时间
E. 选用并行采集技术

40. K 空间实际上是
A. 实际存在的空间
B. 傅立叶频率空间
C. 梯度场空间
D. 空间坐标系空间
E. K 空间每一点与图像上每一点一一对应

41. 关于 K 空间特性的描述，错误的是
A. K 空间某一点的信息，代表图像上相应部位的组织信息
B. K 空间在相位编码方向镜像对称
C. K 空间在频率编码方向也是对称的
D. K 空间中心区域的信息决定图像的对比
E. K 空间周边部分的信息决定图像的解剖细节

42. 磁共振成像时，K 空间信号与实际磁共振图像两者在时序上的关系是
A. 先有 K 空间信号，再有实际磁共振图像
B. 先有实际磁共振图像，再有 K 空间信号
C. 两者同时出现，没有时序上的顺序
D. 不需要 K 空间信号
E. K 空间信号就是实际的磁共振图像

43. K 空间中央区域和周边区域的相位编码线分别决定图像的
A. 图像的对比度、图像的细节
B. 图像的细节、图像的细节
C. 空间信息、密度对比
D. 图像的细节、图像的对比度
E. 图像的亮度、图像的对比度

44. 关于 K 空间填充方式的描述，错误的是
A. 螺旋式填充
B. 放射状填充
C. 逐点填充
D. 逐行填充
E. 迂回轨迹填充

45. 傅立叶变换的主要功能是
A. 将信号从时间域值转换成频率域值
B. 将信号从频率域值转换成时间域值
C. 将信号由时间函数转换成图像
D. 将频率函数变为时间函数
E. 将信号由频率函数转变成图像

46. T_2^* 是指
A. T_2加权
B. T_2时间
C. 准 T_2时间
D. 自旋-自旋弛豫时间
E. 自旋-晶格弛豫时间

47. T_2^* 小于 T_2的原因是
A. 主磁场强度
B. 主磁场非均匀度
C. 梯度场线性度
D. 梯度场强度
E. 射频场线性度

48. TR 是指
A. 脉冲序列自开始启动到扫描结束的时间

B. 从第一个 RF 激发脉冲到下一周期同一 RF 激发脉冲的时间间隔
C. 从第一个 RF 激发脉冲到产生回波的时间间隔
D. 从第一个 RF 激发脉冲到 90°激励脉冲之间的时间间隔
E. 180°反转脉冲与 90°激励脉冲之间的时间间隔

49. TE 是指
A. 从第一个 RF 激发脉冲到下一周期同一 RF 激发脉冲的时间间隔
B. 从第一个 RF 激发脉冲到填充到 K 空间中心的那个回波时间间隔
C. 从第一个 RF 激发脉冲到产生回波的时间间隔
D. 从第一个 RF 激发脉冲到 90°激励脉冲之间的时间间隔
E. 180°反转脉冲与 90°激励脉冲之间的时间间隔

50. 下列各项中，与 MRI 扫描时间完全无关的是
A. 重复时间
B. 平均次数
C. 相位编码数
D. 频率编码数
E. 矩阵大小

51. 下列各项中，不能降低磁共振扫描时间的是
A. 适当降低重复时间 TR
B. 降低信号激励次数 NEX
C. 尽可能地加大回波链长度
D. 将相位编码方向设定与被检部位较窄的方向一致
E. 在保证相位编码矩阵不变的情况下减小频率编码矩阵

52. 关于反转时间的描述，错误的是
A. 反转时间即 TR
B. 大多数组织的 TI 值约为 400 ms
C. 介于 180°反转脉冲与 90°激励脉冲之间的时间
D. TI 值 80～120 ms 可抑制脂肪
E. TI 值 2500 ms 可抑制水

53. 关于回波次数的描述，错误的是
A. 回波次数，即回波时间
B. 多次回波峰值点连成的曲线，即 T_2 衰减曲线
C. 回波次数增多时间延长
D. 多回波次数一般到 4 次
E. 回波峰值一次比一次低

54. 关于 FSE 序列参数中的回波链长（ETL）指的是
A. 每个 TR 周期内的回波数目
B. 每个回波的宽度
C. 每两个回波之间的时间间隔
D. 第一回波与最后一个回波之间的时间
E. 激励脉冲至第一个回波之间的时间

55. SE 序列中，90°射频脉冲的目的是
A. 使磁化矢量由最大值衰减到 37% 的水平
B. 使磁化矢量由最小值上升到 63% 的水平
C. 使磁化矢量倒向 XY 平面内进动
D. 使磁化矢量倒向负 Z 轴
E. 使失相的质子重聚

56. SE 序列相位重聚是指
A. 90°脉冲激励时
B. 90°脉冲激励后
C. 180°脉冲激励时
D. 使离散相位又一致
E. 横向宏观磁化矢量变小

57. SE 序列相位一致是指
A. 180°脉冲激励时
B. 180°脉冲激励后
C. 质子群所有质子在同一方向，同步自旋
D. 质子群所有质子在同一方向，不同步自旋

E. 质子群所有质子在不同方向，不同步自旋

58. SE 序列中，180°RF 的目的是
A. 使磁化矢量由最大值衰减到 37% 的水平
B. 使磁化矢量由最小值上升到 63% 的水平
C. 使磁化矢量倒向 XY 平面内进动
D. 使磁化矢量倒向负 Z 轴
E. 使失相的质子重聚

59. 在 SE 序列中，T_1加权像是指
A. 长 TR、短 TE 所成的图像
B. 长 TR、长 TE 所成的图像
C. 短 TR、短 TE 所成的图像
D. 短 TR、长 TE 所成的图像
E. 依组织密度所决定的图像

60. 在 SE 序列中，T_2加权像是指
A. 长 TR、短 TE 所成的图像
B. 长 TR、长 TE 所成的图像
C. 短 TR、短 TE 所成的图像
D. 短 TR、长 TE 所成的图像
E. 依组织密度所决定的图像

61. 在 SE 序列中，质子密度加权像是指
A. 长 TR、短 TE 所成的图像
B. 长 TR、长 TE 所成的图像
C. 短 TR、短 TE 所成的图像
D. 短 TR、长 TE 所成的图像
E. 依组织密度所决定的图像

62. SE 序列扫描，下列哪个参数组合得到T_2加权图像
A. TE 8 ms，TR 300 ms
B. TE 15 ms，TR 400 ms
C. TE 15 ms，TR 2000 ms
D. TE 30 ms，TR 2000 ms
E. TE 90 ms，TR 3000 ms

63. SE 序列扫描，下列哪个参数组合得到质子密度加权图像
A. TE 8 ms，TR 300 ms
B. TE 15 ms，TR 400 ms
C. TE 20 ms，TR 2500 ms
D. TE 50 ms，TR 2000 ms
E. TE 80 ms，TR 2500 ms

64. SE 序列扫描层数的多少是由哪个参数决定的
A. TR 和最大回波时间 TE
B. 扫描野的大小
C. 梯度场强度
D. 频率编码方向
E. 相位编码方向

65. 在 SE 序列中，获得 T_1 对比度图像的 TR 时间一般是
A. 2000 ms
B. 1500 ms
C. 1000 ms
D. 500 ms
E. 150 ms

66. 自旋回波（SE）脉冲序列
A. 每个 TR 周期采集的数据填充 K 空间的 1 行
B. 每个 TR 周期采集的数据填充 K 空间的 2 行
C. 每个 TR 周期采集的数据填充 K 空间的 3 行
D. 每个 TR 周期采集的数据填充 K 空间的 4 行
E. 每个 TR 周期采集的数据填充 K 空间的多行

67. 关于 SE 序列 T_1 加权像的叙述，错误的是
A. T_1加权像就是 T_1像
B. T_1加权像的信号对比主要由组织的 T_1值决定
C. 短 TR 时，长 T_1组织的信号弱
D. 短 TE 可减少 T_2影响，突出 T_1
E. 长 TR、长 TE 可获得 T_1加权像

68. 关于信号平均次数的描述，错误的是
A. 信号平均次数指激励次数
B. 有效地控制空间分辨力

C. 缩短信号平均次数，可以减少扫描时间

D. 影响信噪比

E. SE 序列信号的平均次数一般选择 2～4 次

69. 反转恢复（IR）序列中，第一个 180° RF 的目的是

A. 使磁化矢量由最大值衰减到 37% 的水平

B. 使磁化矢量由最小值上升到 63% 的水平

C. 使磁化矢量倒向 XY 平面内进动

D. 使磁化矢量倒向负 Z 轴

E. 使失相的质子重聚

70. 反转恢复脉冲序列的序列构成顺序是

A. 180°激发脉冲、90°反转脉冲、180°复相脉冲

B. 180°激发脉冲、90°复相脉冲、180°反转脉冲

C. 180°反转脉冲、90°复相脉冲、180°激发脉冲

D. 180°反转脉冲、90°激发脉冲、180°复相脉冲

E. 180°反转脉冲、90°激发脉冲、180°反转脉冲

71. 关于短 TI 反转恢复脉冲序列成像的叙述，错误的是

A. 可鉴别脂肪与非脂肪结构

B. 受磁场强度影响较小

C. 可作为脂肪鉴别的金标准

D. 临床中广泛应用

E. 增强检查中不适用

72. 不属于脂肪抑制技术的是

A. STIR

B. FLAIR

C. 化学饱和法

D. dixon

E. chopper

73. 关于频率选择饱和法脂肪抑制技术，正确的是

A. 不受磁场均匀性的影响

B. 磁场均匀性影响脂肪抑制效果

C. 不仅抑制脂肪，同时也抑制与脂肪 TI 值相同的组织

D. 使用时不增加扫描时间

E. 是一种不经常使用的脂肪抑制技术

74. 液体衰减反转恢复脉冲序列采用

A. 长 TI 和长 TE，产生液体信号为零的 T_1 加权像

B. 短 TI 和短 TE，产生液体信号为零的 T_1 加权像

C. 长 TI 和长 TE，产生液体信号为零的 T_2 加权像

D. 短 TI 和短 TE，产生液体信号为零的 T_2 加权像

E. 短 TI 和长 TE，产生液体信号为零的 T_2 加权像

75. 关于 FLAIR 序列的叙述，错误的是

A. 1.5 T MRI 设备中，其 TI 为 1500～2500 ms

B. 是液体衰减反转恢复脉冲序列

C. 会使脑脊液信号全部或大部分为零

D. FLAIR 像抑制脑脊液呈低信号

E. 可以获得灰白质对比度反转的图像

76. GRE 序列采用小角度激发的优点不包括

A. 可选用较短的 TR，从而加快成像速度

B. 体内能量沉积减少

C. 产生的横向磁化矢量比 SE 序列大

D. 射频脉冲能量较小

E. 产生横向磁化矢量的效率较高

77. 在 GRE 脉冲序列中，激发角（小于 90°）越大所获图像越接近于

A. T_1 加权像

B. T_2 加权像

C. 质子密度加权像

D. 可以产生任一图像

E. 图像与激发角无关

78. 梯度回波序列小于30°激发角得到的图像通常称为

A. T_1像

B. T_2像

C. T_1像和T_2像

D. T_2^*像

E. T_2^*像和T_2像

79. GRE序列T_1WI如果保持TR不变，则

A. 激发角度减小，图像的T_1权重不变

B. 激发角度越大，图像的T_1权重越大

C. 激发角度越大，图像的T_1权重越小

D. 激发角度越小，图像的T_1权重越大

E. 激发角度增大，图像的T_1权重不变

80. 梯度回波序列射频脉冲激发后，在频率编码方向上先后施加两个相位相反的梯度场，分别是

A. 离相位梯度场，聚相位梯度场

B. 聚相位梯度场，离相位梯度场

C. 离相位梯度场，离相位梯度场

D. 聚相位梯度场，聚相位梯度场

E. X轴梯度场，Y轴梯度场

81. True FISP序列的优点不包括

A. 成像速度快

B. 软组织对比良好

C. 含水结构与软组织的对比良好

D. 可用于心脏的检查

E. 可用于水成像

82. 关于回波链的叙述，错误的是

A. FSE序列在一次90°脉冲后施加多次180°相位重聚脉冲，形成回波链

B. 回波链越长，扫描时间越短

C. 回波链越长，信噪比也越低

D. 回波链越长，允许扫描的层数增多

E. 主要用于FSE及IR序列

83. “梯度回波”正确的英文表达是

A. Gradual Echo

B. Grade Echo

C. Grand Echo

D. Gradient Echo

E. Gradation Echo

84. 梯度回波序列采用

A. 正方向梯度来重新使快速衰减的横向磁矩再现，获得回波信号

B. 正方向梯度来重新使快速衰减的纵向磁矩再现，获得回波信号

C. 反方向梯度来重新使快速衰减的横向磁矩再现，获得回波信号

D. 反方向梯度来重新使快速衰减的纵向磁矩再现，获得回波信号

E. 180°复相脉冲来重新使快速衰减的横向磁矩再现，获得回波信号

85. “快速自旋回波”的英文简写表达是

A. GRE

B. FLAIR

C. Turbo-FLASH

D. FISP

E. FSE或TSE

86. 与SE序列相比，FSE序列的优点是

A. 成像速度加快

B. 图像对比度增加

C. 脂肪信号增高

D. 能量沉积减少

E. 图像模糊效应减轻

87. HASTE脉冲序列中的半傅立叶采集方式是指

A. 采集正相位编码行以及少数几个负相位编码行的数据

B. 采集正相位编码行以及负相位编码行的数据

C. 采集正相位编码行以及零编码行的数据

D. 采集正相位编码行、零编码以及少数几个负相位编码行的数据

E. 采集负相位编码行以及零编码行的数据

88. 在SE序列中，射频脉冲激发的特征是

A. $\alpha < 90°$

B. 90°—90°
C. 90°—180°
D. 90°—180°—180°
E. 180°—90°—180°

89. 在 TSE 序列中，射频脉冲激发的特征是
A. α<90°
B. 90°—90°
C. 90°—180°
D. 90°—180°—180°
E. 180°—90°—180°

90. 在 IR 序列中，射频脉冲激发的特征是
A. α<90°
B. 90°—90°
C. 90°—180°
D. 90°—180°—180°
E. 180°—90°—180°

二、多选题

91. 关于 GRE T_2^* WI 序列的叙述，正确的是
A. GRE T_2^* WI 序列激发角度为 10°~30°
B. TR 常为 200~500 ms
C. GRE 序列反映组织的 T_2^* 弛豫信息
D. 组织的 T_2^* 弛豫明显快于 T_2 弛豫
E. TE 一般为 15~40 ms

92. 关于 GRE T_1WI 序列的叙述，正确的是
A. 一般选用较大的激发角度 50°~80°
B. 在第 1 个 90°脉冲后，相继给予多个 180°连续脉冲
C. 可获得多个回波多幅不同加权的图像
D. TR 为 100~200 ms
E. 可根据需要通过 TR 和激发角度的调整选择适当的 T_1 权重

93. 下列哪项不是 FSE 序列的成像方式
A. 1 个 TR 周期内首先发射 1 个 90°RF 脉冲，形成多个自旋回波
B. 采集的数据可填充 K 空间的几行
C. 最终 1 组回波结合形成 1 幅图像
D. 每个回波参与产生 1 幅图像
E. 最终可获得多幅不同加权的图像

94. 下列哪项是多回波 SE 序列的成像方式
A. 1 个 TR 周期内首先发射 1 个 90°RF 脉冲，形成多个自旋回波
B. 采集的数据可填充 K 空间的几行
C. 最终 1 组回波结合形成 1 幅图像
D. 每个回波参与产生 1 幅图像
E. 最终可获得多幅不同加权的图像

95. FSE 序列与 SE 序列相比，FSE 为
A. 采集速度快
B. 减少了运动伪影
C. 减少了磁敏感性伪影
D. 病变检测能力不如 SE
E. 图像对比不如 SE

96. 半傅立叶采集单次激发快速自旋回波序列的特点为
A. 简写为 HASTE
B. 是 1 个单次激发快速成像序列
C. 主要用于生成 T_2WI
D. 扫描时间减少了 1 倍
E. 运动伪影大大增加

97. 螺旋桨技术/刀锋技术 K 空间填充方式是
A. 是 K 空间放射状填充技术与 FSE 或快速反转恢复序列相结合的产物
B. 仅为放射状填充方式
C. 将平行填充与放射状填充相结合
D. 平行填充使 K 空间周边区域具有较高密度，保证了图像的空间分辨力
E. 放射状填充使中心区域有较多的信号重叠，提高了图像的信噪比

98. 关于螺旋桨技术的叙述，正确的是
A. 每个 TR 周期仅填充 1 条放射线
B. 螺旋桨技术的应用减少了图像的运动伪影
C. 与 EPI 技术相比不容易产生磁敏感伪影

D. 放射状填充使中心区域有较多的信号重叠，提高了图像的信噪比
E. 平行填充使K空间周边区域具有较高密度，保证了图像的空间分辨力

99. 关于K空间轨迹的概念，正确的是
A. 是K空间按某种顺序填充数据的方式
B. K空间轨迹一般为直线
C. K空间轨迹可以是圆形、螺线形等曲线
D. 是纵向弛豫时间
E. 是图像采集矩阵

100. 平面回波成像技术是
A. 英文缩写是FISP
B. 激发脉冲是1个或多个
C. 利用读出梯度场的连续正反向切换方式
D. 每次切换产生1个梯度回波，多次切换产生多个梯度回波
E. 产生的信号在K空间内的填充是1种迂回轨迹

《 全真模拟试卷七答案及解析

一、单选题

1. 答案：C

2. 答案：A

解析：1946 年美国加州斯坦福大学的 Bloch 和哈佛大学的 Purcell 教授同时发现了核磁共振现象。

3. 答案：E

4. 答案：C

5. 答案：E

解析：1978 年英国第一台头部 MRI 设备投入临床使用。

6. 答案：B

解析：MRI 对骨骼、钙化及胃肠道系统的显示效果不够敏感，属于 MRI 成像的局限性，其余均为其优势。

7. 答案：D

解析：虽然 MRI 具有能够进行人体能量代谢研究等先进方面，但定量诊断方面仍比较困难。

8. 答案：D

解析：做钡灌肠检查后钡剂没有排空的受检者不宜做腹部及盆腔 CT 及 X 线检查，因为有钡剂干扰。但对于 MRI 来说不会产生干扰，不是其禁忌证。

9. 答案：D

解析：磁共振成像里梯度脉冲主要是用来空间定位用，而射频脉冲则是用来激发处于静磁场中的自旋不为零的原子核而成像，这也是磁共振成像的物理原理。

10. 答案：C

11. 答案：A

解析：MRI 成像原理实际上就是利用了人体内 H 原子核来成像，而 H 原子核在人体内主要以组织水的形式而存在。

12. 答案：B

解析：本题考查自由水与结合水的定义。所谓结合水是指蛋白质大分子周围水化层中的水分子，这些水分子黏附于蛋白质大分子部分基团上，与蛋白质大分子不同程度地结合在一起。所谓自由水是指未与蛋白质结合在一起，活动充分自由的水分子。

13. 答案：E

解析：具有自旋特性原子核的条件为中子与质子必须有一个为奇数。

14. 答案：B

解析：考查自旋原子核的定义。

15. 答案：D

解析：要求记忆条目，一个质子角动量是固定值，为 1.41×10^{-26} Tesla。

16. 答案：D

解析：当氢质子群置于外加静磁场时，经过一定的时间后达到相对稳定的状态：约一半多一点的质子角动量与主磁场方向一致，处于低能态状态；约一半少一点的质子角动量与主磁场方向相反，处于高能态状态。

17. 答案：A

18. 答案：D

解析：原子核的磁旋比是一确定值，只与原子本身有关，与其他因素无关。

19. 答案：C

解析：氢质子在的磁旋比为42.58 MHz，根据 Lamor 方程 $\omega=\upsilon\cdot B_0$，在 1.5 T 中的磁旋比为1.5×42.58 MHz。

20. 答案：B

解析：本题考查 Lamor 方程的定义。原子核的进动频率与主磁场成正比，又因原子的共振频率与进动频率一致，故 B 对。

21. 答案：E

解析：考查弛豫的概念。射频脉冲关闭后，组织中质子的宏观磁化矢量逐渐恢复到原来的平衡状态叫弛豫过程。

22. 答案：E

解析：质子在外加射频脉冲作用下产生磁共振等物理现象，质子发生以下变化：质子进动的磁矩将吸收能量，改变旋进角度（增大），旋进方向将偏离 B_0 方向。当射频脉冲终止后质子则会慢慢恢复共振前的状态即经历弛豫过程释放出能量。

23. 答案：A

解析：若要产生磁共振现象，激发的射频脉冲频率必须等于自旋核在主磁场的旋进频率。

24. 答案：B

解析：横向弛豫又叫自旋-自旋弛豫。

25. 答案：C

解析：纵向弛豫又叫自旋-晶格弛豫。

26. 答案：C

解析：T_1 值是指 90°脉冲后，纵向磁化矢量恢复到63%的时间。

27. 答案：B

解析：T_2 值是指横向磁化矢量衰减到37%的时间。

28. 答案：C

解析：本题考查梯度磁场的概念，它是在主磁场基础上外加的一种磁场，一般由低到高呈线性变化。

29. 答案：E

解析：磁共振信号进行空间定位要依次进行层面选择、频率编码、相位编码，层面选择、频率编码、相位编码统称为梯度编码，故选 E。

30. 答案：E

解析：磁共振是利用梯度磁场来实现 MRI 空间定位，这里所说的梯度场包括层面选择梯度、相位编码梯度及频率编码梯度，并且三个梯度场的设置及应用上能够互换。

31. 答案：C

解析：有关空间定位的层面选择，在保持射频带宽一定的情况下，梯度场强与层面厚度成反比；在保持梯度场强不变的情况下，射频带宽与层面厚度成正比。

32. 答案：A

解析：在 MRI 过程中，三个梯度场启动的先后顺序始终是层面选择、相位编码、频率编码。

33. 答案：E

解析：在 MR 成像中，空间定位相关的层面选择实际上是由射频脉冲的频率及层面选择梯度场的方向两者同时决定的，通过两者的任意组合就可以进行任意层面的定位。

34. 答案：E

解析：本题考查空间定位知识。行扫

描脉冲是属于显示范畴的内容，与 MRI 空间定位无关，其余都是 MRI 空间定位必需的。

35. 答案：C

解析：本题考查相位编码与频率编码知识。矩阵的算式中两个数值分别代表频率编码和相位编码。

36. 答案：E

解析：临床上相位编码方向的选择原则是在保证耗时最短的情况下图像质量不能有额外伪影干扰，选项中 E 没有考虑耗时最短原则。

37. 答案：B

解析：考查 FOV、矩阵及分辨力三者之间的关系，像素 = FOV/矩阵。

38. 答案：C

解析：考查 FOV、矩阵及 SNR 三者之间关系，像素 = FOV/矩阵，像素越小，单位面积内的像素点越多，空间分辨力越高，SNR 下降。

39. 答案：E

解析：本题考查影响 SNR 的因素，用排除法可知选 E。保持其余参数均不变的情况下，并行采集技术能显著缩短扫描时间，但 SNR 会下降。

40. 答案：B

41. 答案：A

解析：K 空间实际上是一个假想的空间，里面的每一点都包含了全层的图像信息，在相位编码及频率编码上都分别是镜像对称的，其中心部分决定了图像的对比，周围部分决定了图像的细节。

42. 答案：A

解析：实际的磁共振图像是由 K 空间算出的，采集的信号应该先填满 K 空间才能计算出实际磁共振图像。

43. 答案：A

解析：考查 K 空间相关知识。K 空间相位编码线中心部分决定图像对比，周围部分决定图像细节。

44. 答案：C

解析：K 空间填充方式包括螺旋状填充、放射状填充、逐行填充以及迂回轨迹填充等，逐点填充不是其填充方式。

45. 答案：A

解析：傅立叶变换的目的就是将信号的时间函数转换为频率函数。

46. 答案：C

解析：考查磁场不均匀性对 T_2 的影响。

47. 答案：B

解析：由于磁场系统无法做到绝对均匀，所以受此影响，实际 T_2 值总是小于理论值，这也是 T_2^* 的定义。

48. 答案：B

49. 答案：C

解析：回波时间是指从第一个 RF 激发脉冲到产生回波的时间间隔。题中第一个 RF 激发脉冲到填充到 K 空间中心的那个回波时间间隔是有效回波时间。

50. 答案：D

解析：本题综合考查影响 MRI 检查时间的因素。重复时间、平均次数、相位编码数及矩阵大小均能影响扫描时间，而频率编码数不能直接影响 MRI 的扫描时间。

51. 答案：E

解析：影响磁共振扫描时间的参数有重复时间 TR、信号激励次数 NEX、回波链长及相位编码矩阵等。频率编码矩阵变动一般不会影响扫描时间变化。

52. 答案：A

解析：TR 是指重复时间。

53. 答案：A

解析：回波次数与回波时间是两个不同的概念，不能混淆。

54. 答案：A

55. 答案：C

解析：SE 序列中 90°射频（RF）脉冲

的目的是使磁化矢量倒向 XY 平面内进动。

56. 答案：D

解析：SE 序列相位重聚是指质子群在 180°聚焦脉冲的作用下经过 TE/2 时间间隔后从相位离散的状态变为相位一致的状态。

57. 答案：D

解析：根据质子群的运动状态，SE 序列相位一致是指质子群所有质子在同一方向但是其自旋性质不一定同步，主要取决于质子本身是否一样。

58. 答案：E

解析：SE 序列中，180° RF 的目的是使失相的质子重聚，产生重聚焦的作用。

59. 答案：C

60. 答案：B

61. 答案：A

62. 答案：E

解析：T_2加权成像主要反映组织 T_2值的不同，成像时要选择长 TR 和长 TE，结合临床实践应选 E。

63. 答案：C

解析：质子密度加权像反映单位组织中质子含量的多少，成像时一般选择较长的 TR 和较短的 TE，结合临床实践应选 C。

64. 答案：A

65. 答案：D

解析：根据 SE 序列相关知识，在 SE 序列中 T_1 加权成像时间要选择较短的 TR 和 TE 值，一般 TR 为 500 ms 左右，TE 为 20 ms 左右。

66. 答案：A

67. 答案：E

解析：SE 序列可以进行 T_1 加权成像（T_1WI）、T_2 加权成像（T_2WI）及质子密度加权成像（PDWI）。T_1WI 主要反映组织 T_1差别，成像时要选择较短的 TR 值和 TE 值；T_2加权成像主要反映组织 T_2值的不同，成像时要选择长 TR 和长 TE 值；质子密度加权像反映单位组织中质子含量的多少，成像时一般选择较长的 TR 和较短的 TE。

68. 答案：B

解析：信号平均次数也叫信号激励次数（NEX）或信号采集次数（NA），指脉冲序列中每一个相位编码步级的重复次数。NEX 增大有利于增加图像信噪比和减少图像伪影，但所需的时间也相应延长。题中空间分辨力与信号平均次数无关，它是由 FOV 大小及矩阵来决定。

69. 答案：D

70. 答案：D

71. 答案：C

解析：短 TI 反转恢复脉冲序列即 STIR 序列一般临床上用做脂肪抑制序列，可用于全身各部位的脂肪抑制，更好地显示被脂肪信号遮蔽的病变，同时可以鉴别脂肪和非脂肪的结构。STIR 与频率选择饱和法相比虽然都能实现脂肪抑制，但 STIR 对磁场的强度及均匀度要求均较低，大的 FOV 也能获得很好的效果，并且信号抑制的选择性低，一般不用于增强扫描，因为被增强组织的 T_1值有可能缩短到与脂肪组织相接近信号，被抑制从而影响对增强的判断。

72. 答案：B

解析：FLAIR 是水抑制技术，其余均为脂肪抑制技术。

73. 答案：B

解析：频率选择饱和法是最常用的脂肪抑制技术之一，也被称为化学位移选择饱和（CHESS）技术。其优点在于高选择性或特异性，可用于多种序列；缺点在于场强依赖性大，对磁场的均匀度要求很高，进行大 FOV 扫描时周边区域脂肪抑制效果较差，增加了人体吸收射频的能量等。

74. 答案：C

75. 答案：E

解析：FLAIR 序列即液体衰减反转恢复脉冲序列，是采用长 TI 和长 TE 产生液体（如脑脊液）信号为零的 T_2WI，是一种水抑制的成像方法，在1.5T场强的设备中FLAIR序列的TI一般为1500～2500 ms。题中可以获得灰白质对比度反转的图像是指由反转恢复序列获得的图像，即重T_1WI。

76. 答案：C

77. 答案：A

解析：根据GRE序列的成像原理，激发角度越大其纵向磁化矢量残留的就会较少，纵向弛豫恢复至平衡状态需要的时间就越长，当采集图像信号时对图像的作用就越大，因而图像就会越接近于T_1加权像。

78. 答案：D

解析：梯度回波序列获得的图像通常称为T_2^*像。

79. 答案：B

解析：在0°～90°内，GRE序列的激发角度与图像的T_1权重成正比关系。

80. 答案：A

81. 答案：B

82. 答案：D

解析：FSE序列中回波链就是在一次90°脉冲后施加多次180°相位重聚脉冲形成，回波链越长其扫描时间越短，但图像信噪比越低，同时允许扫描的层数也越少。有关回波链主要出现在FSE序列里及其衍生序列IR FSE里。

83. 答案：D

84. 答案：C

解析：与SE及FSE序列理论不同，GRE序列不用180°脉冲来重聚焦，而是用一个反方向梯度来重新使快速衰减的横向磁矩再现，获得一个回波，进行成像。

85. 答案：E

解析：A为梯度回波缩写，B为液体衰减反转恢复脉冲序列，C为快速梯度回波脉冲序列，D为稳态梯度回波脉冲序列。

86. 答案：A

解析：考查SE与FSE最主要的区别在成像速度上，另外图像对比降低、脂肪信号增高、能量沉积增加以及图像模糊效应增加都是FSE的缺点。

87. 答案：D

88. 答案：C

89. 答案：D

90. 答案：E

二、多选题

91. 答案：ABCDE

92. 答案：ADE

解析：在第1个90°脉冲后，相继给予多个180°连续脉冲，可获得多个回波多幅不同加权的图像是快速自旋回波序列（FSE）序列。因此，BC是错误的。

93. 答案：ADE

解析：多回波SE序列中，采集的数据只填充K空间的1行，每个回波参与产生1幅图像，最终可获得多幅不同加权的图像。因此，ADE是多回波SE序列的成像方式，不是FSE序列成像方式。

94. 答案：ADE

解析：在多回波SE序列中，1个TR周期内首先发射1个90°RF脉冲，形成多个自旋回波，采集的数据只填充K空间的1行，每个回波参与产生1幅图像。最终可获得多幅不同加权的图像。因此，ADE是多回波SE序列的成像方式。BC为FSE序列成像方式。

95. 答案：ABC

解析：FSE与普通SE序列在病变检测能力和图像对比方面很大程度上是相当的。因此，DE是错误的。

96. 答案：ABCD

解析：因为仅需1次激发便可完成采集，所以大大减少了运动伪影。因此，E是错误的。

97. 答案：ACDE

解析：螺旋桨技术/刀锋技术K空间

填充方式为平行填充与放射状填充相结合。因此，B 是错误的。

98. 答案：BCDE

解析：螺旋桨技术中，每个 TR 周期采集 1 个回波链，在 K 空间中以一定的角度填充 1 组放射线。因此，A 是错误的。

99. 答案：ABC

解析：K 空间轨迹是 K 空间按某种顺序填充数据的方式，K 空间轨迹一般为直线，除此之外，K 空间轨迹可以是圆形、螺线形等曲线。因此，DE 是错误的。

100. 答案：BCDE

解析：平面回波成像的英文缩写是 EPI。因此 A 是错误的。

全真模拟试卷八

一、单选题

1. 关于磁共振成像的描述，正确的是
   A. 利用声波对置于磁场中具有自旋特性原子核的物质进行激发，产生核磁共振现象而进行的成像方法
   B. 利用声波对置于磁场中不具有自旋特性原子核的物质进行激发，产生核磁共振现象而进行的成像方法
   C. 利用射频电磁波对置于磁场中具有自旋特性原子核的物质进行激发，产生核磁共振现象而进行的成像方法
   D. 利用射频电磁波对置于磁场中不具有自旋特性原子核的物质进行激发，产生核磁共振现象而进行的成像方法
   E. 利用音频电磁波对置于磁场中具有自旋特性原子核的物质进行激发，产生核磁共振现象而进行的成像方法
2. 不属于 MRI 优势的是
   A. 软组织分辨力高
   B. 不使用任何射线，避免了辐射损伤
   C. 多参数成像，不仅能显示人体的解剖结构，还能提供生化代谢信息
   D. 对骨皮质病变及钙化灶比较敏感
   E. 不使用对比剂可观察血管及胰胆管结构
3. ^1H 作为 MRI 的对象，其主要原因是
   A. 自然丰富度高
   B. ^1H 是最轻的原子核
   C. ^1H 敏感性高
   D. ^1H 的共振频率高
   E. 对^1H 物理学特性多
4. 根据电磁原理，质子自旋所产生的角动量方向在外加磁场中的表现，正确的是
   A. 质子自旋角动量方向随机而变
   B. 质子自旋角动量方向全部顺磁场排列
   C. 质子自旋角动量方向全部逆磁场排列
   D. 质子自旋角动量方向顺、逆外加磁场排列数目各半
   E. 质子自旋角动量方向顺磁场方向数目略多于逆磁场方向数目
5. 自旋原子核在强磁场中的运动形式称为进动，下列错误的是

A. 自旋原子核在自旋的同时又绕 B_0 轴做旋转运动
B. 在平衡状态下，自旋原子核总磁矩围绕 B_0 旋转的角度相对恒定
C. 外加强磁场的大小与原子核总磁矩围绕 B_0 旋转的角度无关
D. 在外加强磁场作用下，自旋原子核以一定的频率进动
E. 外加磁场的大小与自旋原子核的进动频率成正比

6. 磁共振的共振频率与哪项有关
A. 原子核的旋磁比与主磁场强度
B. 原子核的旋磁比与梯度磁场强度
C. 原子核的旋磁比与 RF 脉冲强度
D. 主磁场强度与梯度磁场强度
E. 主磁场强度与 RF 脉冲强度

7. 磁共振产生的必要条件是
A. 自旋质子受到 B_1 射频场的激励
B. 外加强磁场中的自旋质子受到 B_1 射频场的激励
C. 外加强磁场中的自旋质子受到垂直于主磁场的 B_1 射频场的激励
D. 外加强磁场中的自旋质子受到垂直于主磁场且与自旋质子进动频率相同的 B_1 射频场的激励
E. 外加强磁场中的自旋质子受到与自旋质子进动频率相同的 B_1 射频场的激励

8. 关于射频翻转角的描述，正确的是
A. 由 B_1 射频场的强度决定
B. 由 B_1 射频场的作用时间决定
C. 由 B_1 射频场的形态决定
D. 由 B_1 射频场的强度与作用时间的积决定
E. 由 B_1 射频场的作用时间与形态决定

9. 关于磁共振弛豫的描述，错误的是
A. 外加 B_1 射频场停止激励开始，共振原子核回到平衡状态的过程
B. 弛豫是一个能量传递的过程
C. 弛豫是一个吸收能量的过程
D. 弛豫是一个释放能量的过程
E. 弛豫包括纵向弛豫和横向弛豫

10. 纵向弛豫时间是指 90°脉冲后，纵向磁化矢量恢复到原来____所经历的时间
A. 36%
B. 37%
C. 63%
D. 73%
E. 87%

11. 横向弛豫时间是指 90°脉冲后，横向磁化矢量衰减到原来____所经历的时间
A. 36%
B. 37%
C. 63%
D. 73%
E. 87%

12. 根据法拉第定律，磁共振接收线圈产生的感应电流的特点是
A. 感应电流的大小和横向磁化矢量成反比
B. 感应电流为随时间周期性不断增加的振荡电流
C. 感应电流又称为自由感应增益
D. 感应电流的幅度呈线性变化
E. 感应电流的幅度呈指数变化

13. 关于 MR 信号的描述，错误的是
A. MR 信号是通过接收线圈采集到的
B. MR 信号提供一定的频率、幅度及相位信息
C. MR 信号是信号瞬间幅度与时间的对应关系
D. MR 信号是信号瞬间频率与时间的对应关系
E. MR 信号是以指数形式衰减

14. 磁共振成像中，傅立叶变换的主要功能是
A. 将信号从时间函数转换成频率函数
B. 将信号从时间函数转换成空间函数

C. 将信号从频率函数转换成时间函数
D. 将信号从频率函数转换成空间函数
E. 将信号从空间函数转换成频率函数

15. 磁共振成像的空间定位是由
A. 主磁场 B_0完成
B. 射频场 B_1完成
C. 梯度磁场完成
D. 图像重建器完成
E. 主计算机完成

16. 关于三个方向的梯度场在磁共振空间定位中的作用，错误的是
A. 磁共振成像位置决定了三个方向梯度场在磁共振空间编码中的作用
B. 相位编码梯度和频率编码梯度共同决定断层平面信号的空间编码
C. 层面位置的选择是由层面选择梯度完成的
D. 相位编码梯度和频率编码梯度不可以转换
E. 相位编码梯度和层面选择梯度不可以转换

17. 关于 K 空间的描述，不正确的是
A. K 空间是一个以空间频率为单位的三维抽象空间
B. K 空间与成像空间是一一对应关系
C. 距 K 空间中心越近频率越高，越远则频率越低
D. K 空间内的每一点坐标对应于三个垂直方向的空间频率
E. K 空间具有对称性

18. 磁共振成像最常用的重建方法是
A. 反投影法
B. 迭代法
C. 滤波反投影法
D. 傅立叶变换法
E. 逆矩阵法

19. 磁共振成像脉冲序列是
A. 图像重建算法
B. 傅立叶变换的结果
C. 磁共振成像过程的时间序列图
D. 磁共振成像系统的控制组件名称
E. 磁共振成像加权的表示方法

20. 磁共振成像中采用不同参数脉冲序列的目的是
A. 显示氢质子特性
B. 显示组织结构特性
C. 显示组织物理特性
D. 显示组织化学特性
E. 显示组织对比特性

21. 磁共振脉冲序列图，不包括
A. 层面选择梯度
B. 相位编码梯度
C. 频率编码梯度
D. RF 脉冲
E. 主磁场 B_0

22. SE 序列中决定扫描层数的主要参数是
A. TR
B. TE
C. FOV
D. 层面厚度
E. 接收带宽

23. 关于回波链的描述，错误的是
A. 一个 TR 时间内用不同相位编码来采样的回波数
B. 回波链越长，允许扫描的层数越少
C. 回波链越长，信噪比越低
D. 回波链越长，扫描时间越短
E. 回波链越长，分辨力越高

24. 关于 T_1加权图像的叙述，错误的是
A. 图像的信号对比主要依赖于组织 T_1值的不同
B. T_1加权图像主要反映不同组织的自旋-自旋弛豫时间的差异
C. T_1加权图像主要反映不同组织的自旋-晶格弛豫时间的差异
D. T_1加权图像中长 T_1组织呈低信号
E. T_1加权图像中短 T_1组织呈高信号

25. 关于 T_2加权图像的叙述，正确的是

A. 图像对比度完全取决于 T_1 差别
B. 图像对比度主要依赖于组织自旋-晶格弛豫时间的差异
C. 图像对比度主要依赖于组织自旋-自旋弛豫时间的差异
D. T_2 加权图像中长 T_2 组织呈低信号
E. T_2 加权图像中短 T_2 组织呈高信号

26. SE 序列中，90°射频脉冲的目的是
A. 使磁化矢量由最大值衰减到 37% 的水平
B. 使磁化矢量倒向负 Z 轴
C. 使磁化矢量倒向 XY 平面内进动
D. 使失相的质子重聚
E. 使磁化矢量由最小值上升到 63% 的水平

27. SE 序列中，180° RF 脉冲的目的是
A. 使磁化矢量由最大值衰减到 37% 的水平
B. 使磁化矢量倒向负 Z 轴
C. 使磁化矢量倒向 XY 平面内进动
D. 使失相的质子重聚
E. 使磁化矢量由最小值上升到 63% 的水平

28. 关于 SE 序列的特点，正确的是
A. 射频吸收量较 TSE 大
B. 磁敏感伪影小
C. 图像信噪比低
D. 成像速度快
E. 图像分辨力高

29. STIR 代表
A. 恢复的安全时间
B. 反转恢复时间
C. 脉冲序列中的弛豫时间
D. 短 TI 反转恢复序列
E. 长 TI 反转恢复序列

30. 反转恢复（IR）序列中，第一个 180° RF 的目的是
A. 使磁化矢量由最大值衰减到 37% 的水平
B. 使磁化矢量倒向负 Z 轴
C. 使磁化矢量倒向 XY 平面内进动
D. 使失相的质子重聚
E. 使磁化矢量由最小值上升到 63% 的水平

31. 1.5 T 磁共振成像系统中，采用 STIR 序列进行脂肪抑制时
A. TI = 80 ms
B. TI = 150 ms
C. TI = 300 ms
D. TI = 450 ms
E. TI = 2000 ms

32. FLAIR 代表
A. 短 TI 反转恢复序列
B. 气体反转恢复序列
C. 固体衰减反转恢复序列
D. 液体衰减反转恢复序列
E. 反转恢复时间

33. 梯度回波序列与自旋回波序列最根本的区别是
A. 梯度回波序列使用 180°复相脉冲
B. 梯度回波序列使用 90°复相脉冲
C. 梯度回波序列使用 90°射频激励脉冲
D. 梯度回波序列使用 180°射频激励脉冲
E. 梯度回波序列使用反转梯度场产生梯度回波

34. 在梯度回波序列中，关于小角度激发优点的描述，错误的是
A. 宏观纵向磁化矢量恢复快
B. 产生宏观横向磁化矢量的效率较高
C. 脉冲的能量较小，降低 SAR 值
D. 成像时间较 SE 序列缩短
E. 所得图像的 SNR 较 SE 序列所得图像高

35. 与自旋回波信号比较，梯度回波信号强度
A. 较弱

B. 较强
C. 更依赖于 T_1
D. 更依赖于 T_2
E. 更依赖于质子密度

36. 关于 T_2^* 加权图像的叙述，正确的是
A. 仅表现组织的磁化率差异
B. 反映组织的磁化率差异
C. 采集自旋回波信号
D. 仅采集 FID 信号
E. 不反映组织的磁化率差异

37. 下列序列中，适合心脏电影动态成像或 MRA 成像的序列是
A. SE 序列
B. TSE 序列
C. GRE 序列
D. FISP 序列
E. EPI 序列

38. FLASH 脉冲序列中扰相梯度的作用是
A. 使磁场不均匀，加快质子失相位，消除残留的横向磁化矢量
B. 使磁场不均匀，加快质子失相位，消除残留的纵向磁化矢量
C. 使磁场不均匀，减慢质子失相位，增加横向磁化矢量
D. 使磁场更加均匀，减慢质子失相位，增加横向磁化矢量
E. 使磁场更加均匀，减慢质子失相位，增加纵向磁化矢量

39. 快速自旋回波序列与自旋回波相比
A. 图像信噪比更高
B. 图像对比度增加
C. 脂肪信号增高
D. 能量沉积减少
E. 图像模糊效应减轻

40. HASTE 序列是单次激励 TSE 序列，它结合了
A. 螺线形 K 空间填充技术
B. 圆形 K 空间填充技术
C. 匙孔成像技术
D. 半傅立叶采集技术
E. 并行采集技术

41. 有关 EPI 的描述，错误的是
A. EPI 回波是由读出梯度场连续正反向切换产生
B. EPI 序列中，K 空间迂回填充需要相位编码梯度的切换配合
C. EPI 信号在 K 空间中是一种迂回轨迹
D. EPI 序列图像的加权方式和用途都与其准备脉冲密切相关
E. EPI 序列图像的加权方式和用途与单次和多次激励次数相关

42. 关于梯度自旋回波序列的描述，错误的是
A. 在每个自旋回波前、后增加了梯度回波
B. 与 FSE 序列相比，回波链长度增加
C. SAR 值增加
D. 减少了磁敏感伪影
E. 提高了扫描速度

43. 利用化学位移饱和成像技术进行脂肪信号抑制的优势是
A. 磁场强度依赖性小
B. 可用于多种序列
C. 特异性低
D. 对大范围 FOV 抑脂效果理想
E. 频率选择性不强

44. 磁化传递技术的主要应用不包括
A. MR 血管成像
B. MR 增强扫描
C. 多发硬化病变
D. 含脂性病变
E. 骨关节成像

45. 在 1.0 T 磁共振成像系统中，用化学位移成像进行水脂同相反相成像时，得到水脂反相位的 TE 是
A. 6.8 ms
B. 4.6 ms

C. 3.4 ms
D. 2.3 ms
E. 1.3 ms

46. 关于并行采集技术的描述，错误的是
A. 减少相位编码方向步数的采集
B. 利用多个表面线圈同时采集信号
C. 提高图像信噪比
D. 减少单次激励 EPI 序列的磁敏感伪影
E. 提高成像速度

47. 磁共振成像系统的组成是
A. 磁体、射频系统、梯度系统、计算机
B. 磁体、检查床、射频系统、梯度系统
C. 磁体、冷却系统、控制台、射频系统
D. 射频系统、梯度系统、检查床、计算机
E. 磁体、射频系统、梯度系统、计算机、高压发生器

48. MRI 成像系统不包含的部件是
A. 磁体系统
B. 梯度磁场系统
C. 高压发生系统
D. 射频系统
E. 计算机系统

49. 下列参数不属于磁体主要性能指标的是
A. 磁场强度
B. 磁场均匀度
C. 磁场稳定性
D. 磁场切换率
E. 磁体有效孔径

50. 不适用于临床 MR 设备主磁场强度的为
A. 0.2 T
B. 1.0 T
C. 1.5 T
D. 3.0 T
E. 4.7 T

51. 磁共振成像设备的静磁场强度越高，则
A. 信噪比越小，化学位移伪影越不明显，对运动越敏感
B. 信噪比越大，化学位移伪影越明显，对运动越不敏感
C. 信噪比越大，化学位移伪影越不明显，对运动越敏感
D. 信噪比越小，化学位移伪影越明显，对运动越敏感
E. 信噪比越大，化学位移伪影越明显，对运动越敏感

52. 在 MRI 系统中，磁场均匀性是以主磁场的多少作为一个偏差单位来定量表示的
A. 千分之一
B. 万分之一
C. 十万分之一
D. 百万分之一
E. 千万分之一

53. 关于永磁型磁体的描述，错误的是
A. 永磁型磁体产生的磁场强度较低
B. 永磁型磁体的磁场均匀性不高
C. 永磁型磁体的磁场对温度变化不敏感
D. 永磁型磁体造价低，运行成本不高
E. 永磁型磁体边缘场空间范围小，对周围环境影响较小

54. 关于超导型磁体优点的描述，错误的是
A. 成像质量高
B. 磁场强度高
C. 磁场均匀性高
D. 磁场稳定性高
E. 边缘场空间范围小

55. 关于超导磁体的描述，错误的是
A. 属于电磁体
B. 工作在超低温环境

C. MR 中使用最广泛的超导材料是铌-钛合金
D. 需要外部电源维持超导线圈中的电流恒定
E. 液氦用作制冷剂

56. 超导磁体中使用液氦的目的是
A. 使磁体环境温度降至 4.2 K
B. 使磁体环境温度降至 8 K
C. 使磁体环境温度降至 10 K
D. 使磁体环境温度降至 20 K
E. 使磁体环境温度降至 77 K

57. 超导型磁体发生失超时，线圈温度超过
A. 3.2 K
B. 4.2 K
C. 10 K
D. -196℃
E. -273℃

58. 关于磁屏蔽的描述，错误的是
A. 磁屏蔽的主要目的是减小边缘场的范围
B. 磁屏蔽分为有源屏蔽和无源屏蔽两种
C. 所有磁共振成像系统都需要进行磁屏蔽
D. 无源屏蔽使用铁磁性屏蔽体
E. 有源屏蔽由一个磁屏蔽线圈或线圈系统组成

59. 磁共振成像系统中，提供空间编码的硬件系统是
A. 主磁体系统
B. 梯度系统
C. 射频系统
D. 图像重建系统
E. 计算机系统

60. 关于梯度磁场的描述，正确的是
A. 一个较弱的均匀磁场
B. 始终与主磁场同方向的磁场
C. 一个交变磁场，其频率等于拉莫尔频率
D. 在一定方向上其强度随空间位置变化的磁场
E. 一个交变磁场，其频率由自旋质子所在位置决定

61. 梯度系统不包括的硬件是
A. 梯度线圈
B. 梯度放大器
C. 数模转换器
D. 模数转换器
E. 梯度控制器

62. 梯度系统的性能指标不包括
A. 梯度场强度
B. 梯度的线性
C. 梯度的爬升时间
D. 梯度的均匀性
E. 梯度切换率

63. 关于梯度磁场要求的描述，错误的是
A. 梯度上升速度快
B. 梯度切换率高
C. 在成像范围内具有良好的非线性特征
D. 梯度效率和利用率高
E. 梯度输出波形准确度高

64. 关于梯度磁场的描述，不正确的是
A. 梯度系统主要包括梯度放大器及 X、Y、Z 三组梯度线圈
B. 梯度磁场越高，则成像层面越薄
C. 梯度磁场的高速切换率产生强大的涡电流
D. 梯度系统工作时，不产生任何声音
E. 梯度磁场的强度比主磁场强度小

65. 表面线圈的主要作用是
A. 扩大了成像容积
B. 提高图像信噪比
C. 缩短成像时间
D. 提高空间分辨力
E. 增加对比度

66. 关于射频线圈的描述，错误的是

A. 表面线圈均是相控阵线圈
B. 相控阵线圈是由多个线圈单元组成的线圈阵列
C. 表面线圈主要用于接收信号
D. 正交线圈可用于射频发射或 MR 信号接收
E. 发射线圈和接收线圈不能同时工作

67. 射频系统发射单元不包含
A. 脉冲发射器
B. 频率合成器
C. 射频功率放大器
D. 相敏检波器
E. 射频振荡器

68. 射频系统接收单元不包含
A. 功率放大器
B. 前置放大器
C. 相敏检波器
D. 混频器
E. 低通滤波器

69. MR 射频屏蔽的主要作用是
A. 防止射频场与外界电磁波相互干扰
B. 防止射频对周围人群的电磁辐射
C. 防止磁场对外围设备的影响
D. 防止室外无线电杂波干扰主磁场
E. 预防 X 线以及其他各种宇宙射线

70. 磁共振成像设备配套保障系统的冷水机组的主要作用是
A. 冷却匀场线圈
B. 冷却射频系统
C. 冷却氦压机
D. 冷却梯度系统
E. 冷却氦压机及梯度系统

71. 评价磁共振图像质量的主要指标包括
A. 亮度、对比度、空间分辨力、T_1值、T_2值
B. 对比度、信噪比、T_1 值、T_2 值、伪影
C. 噪声、信噪比、对比度、空间分辨力、伪影
D. 信噪比、空间分辨力、T_1值、T_2值、伪影、几何失真
E. 对比度、信噪比、T_1值、T_2值、图像均匀性、亮度

72. 关于磁共振成像空间分辨力的描述，错误的是
A. 是影像设备系统对组织细微结构的显示能力
B. 是控制和评价 MRI 质量的主要参数之一
C. 由选择的体素大小决定
D. 与层面厚度有关
E. 与梯度磁场无关

73. 影响 MRI 空间分辨力的参数不包括
A. 层厚
B. 层面间隔
C. 成像矩阵
D. 体素大小
E. 扫描视野

74. 关于 MRI 像素与体素的描述，错误的是
A. 像素是 MR 图像的最小体积单位
B. 像素是构成矩阵相位和频率方向上数目的最小单位
C. 体素大小取决于 FOV、矩阵及层面厚度
D. 像素大小是由 FOV 和矩阵的比值决定的
E. 体素越小，空间分辨力越高

75. 关于磁共振成像噪声的描述，正确的是
A. MRI 噪声主要来源于磁场不均匀性
B. MRI 噪声主要来源于成像体的热噪声
C. MRI 噪声主要来源于线圈的电噪声
D. MRI 噪声与共振频率有关
E. MRI 噪声主要来源于线圈的电噪声及成像体的热噪声

76. 提高 MRI 信噪比的方法是

A. 降低信号的强度和提高噪声的强度
B. 保持信号强度不变，提高噪声强度
C. 提高信号的强度和降低噪声的强度
D. 保持噪声强度不变，降低信号强度
E. 提高成像的空间分辨力

77. MRI 平均次数与信噪比及采集时间的相互关系是
A. 平均次数增加 1 倍，信噪比也增加 1 倍，采集时间亦增加 1 倍
B. 平均次数增加 1 倍，信噪比增加 2 倍，采集时间增加 1 倍
C. 平均次数增加 1 倍，信噪比增加 2 倍，采集时间增加 2 倍
D. 平均次数增加 1 倍，信噪比增加 1.41 倍，采集时间增加 1 倍
E. 平均次数增加 1 倍，信噪比增加 1 倍，采集时间增加 2 倍

78. 在表面线圈的应用中，下列描述最贴切的是
A. 大范围线圈，大区域检测，具有高信噪比
B. 大范围线圈，小区域检测，具有高信噪比
C. 小范围线圈，小区域检测，具有高信噪比
D. 小范围线圈，大区域检测，具有高信噪比
E. 小范围线圈，小区域检测，具有低信噪比

79. 关于磁共振成像对比度噪声比（CNR）的描述，错误的是
A. CNR 用于评价产生临床有用影像对比度的能力
B. CNR 是两种组织信号强度差值与背景噪声的标准差之比
C. CNR 与组织间的固有差别有关
D. CNR 可通过应用适当的成像技术得到提高
E. CNR 与扫描序列无关

80. MR 成像中，与图像对比度无关的参数是
A. 组织特征值 T_1 值、T_2 值
B. 序列脉冲参数 TR、TE
C. 磁共振对比剂
D. 层间隙
E. 血流特性

81. MRI 装备伪影不包括
A. 化学位移伪影
B. 卷褶伪影
C. 截断伪影
D. 金属异物伪影
E. 交叉信号对称伪影

82. MRI 中化学位移伪影在常规序列中出现在
A. 层面选择方向
B. 相位编码方向
C. 频率编码方向
D. 频率编码及相位编码方向
E. 层面选择和频率编码方向

83. MRI 脂肪抑制技术可以改善
A. 运动伪影
B. 化学位移伪影
C. 卷褶伪影
D. 截断伪影
E. 中心线伪影

84. 关于磁共振成像中卷褶伪影产生原因的描述，正确的是
A. 检查部位超出 FOV 范围
B. 检查部位小于 FOV 范围
C. 常出现在频率编码方向
D. 扫描层面较厚
E. 层间干扰

85. 关于 MRI 运动伪影的描述，错误的是
A. 在相位编码方向产生
B. 与运动方向有关
C. 与运动幅度有关
D. 与运动频率有关
E. 与 TR 和激励次数有关

86. 金属物品带入磁体孔腔内会导致
A. 改变梯度磁场强度
B. 磁场均匀度破坏
C. 对射频产生影响
D. 图像对比度下降
E. 磁场稳定度下降

87. MRI 射频脉冲的参数中，影响层厚的是
A. 相位编码
B. 频率编码
C. 射频功率
D. 中心频率
E. 射频带宽

88. 磁共振成像中有关层厚的描述，错误的是
A. 层厚取决于射频的带宽及梯度场强度
B. 层厚越厚对比度越高
C. 层厚越薄空间分辨力越高
D. 层厚越厚越易产生部分容积效应
E. 层厚越厚信噪比越高

89. 磁共振成像中有关接收带宽的描述，错误的是
A. 接收带宽是指 MR 信号采集时所接收的信号频率范围
B. 减少接收带宽可以提高图像信噪比
C. 减少接收带宽可以导致图像对比度下降
D. 减少接收带宽可以减少扫描层厚
E. 减少接收带宽可减少化学位移伪影

90. 磁共振成像中有关相位编码和频率编码的描述，正确的是
A. 缩小相位编码方向 FOV 减少扫描时间
B. 缩小频率编码方向 FOV 减少扫描时间
C. 频率编码方向 FOV 应放于成像平面最小径线方向
D. 常规肝脏轴位像相位编码方向应在左右向
E. 肝脏冠状位像相位编码方向应在前后向

二、多选题

91. 关于平面回波成像与一般梯度回波序列的最大区别，错误的是
A. EPI 技术产生的信号在 K 空间内的填充是 1 条直线
B. EPI 技术产生的信号在 K 空间内的填充呈放射状
C. EPI 技术产生的信号在 K 空间内的填充是 1 种迂回轨迹
D. 在第 1 个 90°脉冲后，相继给予多个 180°连续脉冲
E. 可获得多个回波多幅不同加权的图像

92. 关于多次激发 EPI 原理的叙述，正确的是
A. 多次射频脉冲激发和相应次数的 EPI 采集
B. 采集的数据需要迂回填充 K 空间
C. 激发的次数取决于 K 空间的相位编码步级和 ETL
D. 1 个激发脉冲后采集所有的成像数据
E. K 空间的填充是单向填充

93. 关于 MS－EPI 与 FSE 序列的叙述，正确的是
A. MS－EPI 是利用 180°复相脉冲采集自旋回波链
B. FSE 序列 K 空间的填充是单向填充
C. MS－EPI 是利用读出梯度场的连续切换采集梯度回波链
D. MS－EPI 的 K 空间需要迂回填充
E. MS－EPI 比 ETL 相同的 FSE 序列扫描速度慢数倍

94. 单次激发 EPI 是
A. 在 1 次 RF 脉冲激发后连续采集所有的成像数据
B. 1 次采集的数据重建 1 个平面的 MR

图像

C. 需要多次射频脉冲激发和相应次数的 EPI 采集

D. 是目前采集速度最快的 MR 成像序列

E. 存在信号强度大，空间分辨力高的优点

95. 下列描述正确的是

A. SS－EPI 的成像速度明显快于 MS－EPI

B. SS－EPI 更适用于对速度要求很高的功能成像

C. MS－EPI 更适用于对速度要求很高的功能成像

D. MS－EPI 的图像质量一般优于 SS－EPI

E. MS－EPI 的信噪比高于 SS－EPI

96. 关于 EPI 与准备脉冲的关系，正确的是

A. EPI 本身是一种采集方式，不是真正的序列

B. EPI 是真正的扫描序列

C. EPI 需要结合一定的准备脉冲才能成为真正的成像序列

D. EPI 的加权方式、权重和用途都与其准备脉冲密切相关

E. EPI 的加权方式、权重和用途都与其准备脉冲无关

97. SE－EPI 序列的特点是

A. 是 EPI 与自旋回波序列的结合

B. EPI 采集前的准备脉冲为 90°—180°

C. 一般把自旋回波填充在 K 空间的中心

D. 把 EPI 回波链填充在 K 空间的其他区域

E. 优点是磁化率伪影不明显

98. 关于 SE－EPI 序列优势的叙述，错误的是

A. 把自旋回波信号填充在与图像对比关系最密切的 K 空间的中心

B. 脑部快速 T_2WI 图像质量优于 FSE T_2WI

C. 成像速度快，数秒钟内可完成数十幅图像的采集

D. 即便不屏气也没有明显的呼吸伪影

E. 磁化率伪影不明显

99. 反转恢复 EPI 序列是

A. 是 EPI 采集前施加的是 180°反转恢复预脉冲

B. 是 EPI 与 IR 序列脉冲的结合

C. 可产生典型的 T_1WI

D. 选择适当的 TI 时，可获得脂肪抑制成像

E. 选择适当的 TI 时，可获得液体抑制成像

100. PRESTO 序列的特点是

A. 采用短回波链的 EPI 序列

B. 应用特定的回波移位梯度

C. 射频脉冲激发后，在第 2 个 TR 周期内形成回波信号

D. TE 较长，TE 大于 TR

E. 图像具有足够的 T_2^* 权重

全真模拟试卷八答案及解析

一、单选题

1. 答案：C

2. 答案：D

解析：MRI 的优势：软组织分辨力高；不使用任何射线，避免了辐射损伤；多参数成像，不仅能显示人体的解剖结构还能提供生化代谢信息；不使用对比剂可观察血管及胰胆管结构。对骨皮质病变及钙化因为缺少氢质子而不敏感为其缺点。

3. 答案：A

解析：因为人体中水所占的比例高。

4. 答案：E

5. 答案：C

6. 答案：A

解析：核磁共振的共振频率等于磁旋比乘以主磁场强度 B_0。

7. 答案：D

8. 答案：D

9. 答案：C

解析：外加 B_1 射频场停止激励开始，共振原子核回到平衡状态的过程称为弛豫，它是一个能量传递、释放能量的过程，包括纵向弛豫和横向弛豫，它们同时进行，但不同步。

10. 答案：C

11. 答案：B

12. 答案：E

13. 答案：D

14. 答案：A

解析：在磁共振成像过程中，傅立叶变换的主要功能是将信号从时间函数转换成频率函数。

15. 答案：C

解析：磁共振成像的空间定位是由梯度磁场完成的，通常由层面选择梯度、相位编码梯度、频率编码梯度三种梯度磁场联合确定。

16. 答案：E

解析：磁共振成像位置决定了三个方向梯度场在磁共振空间编码中的作用，层面位置的选择是由层面选择梯度完成的，相位编码梯度和频率编码梯度共同决定断层平面信号的空间编码，可以根据需要三者进行交换。

17. 答案：B

解析：K 空间是一个以空间频率为单位的三维抽象空间，是一个虚拟的空间，且 K 空间具有对称性。距 K 空间中心越近频率越高，越远则频率越低，它决定图像的对比；周边决定图像的细节。

18. 答案：D

19. 答案：C

20. 答案：E

21. 答案：E

22. 答案：A

解析：TR长，则扫描的时间就长，且扫描的层数多。

23. 答案：E

解析：回波链越长，扫描时间越短，允许扫描的层数越少，信噪比越低。

24. 答案：B

25. 答案：C

26. 答案：C

解析：在SE脉冲序列中，90°射频脉冲的目的是使磁化矢量倒向XY平面进动。

27. 答案：D

解析：在SE脉冲序列中，180°RF脉冲的目的是使失相的质子重聚。

28. 答案：B

解析：SE序列具有磁敏感伪影小、射频吸收量较TSE小、图像信噪比高、成像速度慢等特点。

29. 答案：D

30. 答案：B

解析：在反转恢复（IR）脉冲序列中，第一个180°RF的目的是使磁化矢量倒向负Z轴。

31. 答案：B

32. 答案：D

33. 答案：E

解析：梯度回波脉冲序列与自旋回波脉冲序列最根本的区别是梯度回波脉冲序列使用反转梯度场产生梯度回波。

34. 答案：E

解析：在梯度回波脉冲序列中，使用小角度激发可使宏观纵向磁化矢量恢复快；产生宏观横向磁化矢量的效率较高；脉冲的能量较小，降低SAR值；成像时间较SE脉冲序列短；所得图像的SNR较SE脉冲序列所得图像低。

35. 答案：A

36. 答案：B

37. 答案：D

38. 答案：A

解析：在FLASH脉冲序列中，扰相梯度的作用是使磁场不均匀，加快质子失相位，消除残留的横向磁化矢量。

39. 答案：C

解析：快速自旋回波脉冲序列与自旋回波脉冲序列相比，图像信噪比低；图像对比度降低；脂肪信号增高；能量沉积增加；图像模糊效应增加。

40. 答案：D

41. 答案：E

42. 答案：C

解析：梯度自旋回波脉冲序列是在每个自旋回波前、后增加了梯度回波，回波链长度比FSE序列增加，这样就提高了扫描速度，且SAR值降低，减少了磁敏感伪影。

43. 答案：B

44. 答案：D

45. 答案：C

46. 答案：C

47. 答案：A

解析：磁共振成像系统的组成包括磁体（即静磁场）、射频系统、梯度系统、计算机。

48. 答案：C

49. 答案：D

解析：磁体主要性能指标有磁场强度、磁场均匀度、磁场稳定性、磁体有效孔径等，磁场切换率为梯度磁场的性能指标。

50. 答案：E

解析：目前适用于临床MR设备的主磁场强度被限制在3.0T以下。

51. 答案：E

解析：磁共振成像设备的静磁场强度越高，则信噪比越大，化学位移伪影越明显，对运动越敏感。

52. 答案：D

53. 答案：C

解析：永磁型磁体场强较低，均匀性不高，对温度变化敏感，但永磁型磁体造价低，运行成本不高，边缘场空间范围小，对周围环境影响较小。

54. 答案：E

解析：超导型磁体成像质量高，磁场强度高，磁场均匀性高，磁场稳定性高。

55. 答案：D

56. 答案：E

解析：超导型磁体中使用液氮的目的是预冷，且液氮较液氦成本低，所以为了使磁体环境温度降至 77 K 时先采用液氮降低成本。

57. 答案：B

58. 答案：C

解析：磁屏蔽的主要目的是减小边缘场的范围，通常分为有源屏蔽和无源屏蔽两种。无源屏蔽使用铁磁性屏蔽体，有源屏蔽由一个磁屏蔽线圈或线圈系统组成。

59. 答案：B

解析：在磁共振成像系统中，提供空间编码的硬件系统是梯度系统。

60. 答案：D

61. 答案：D

解析：梯度系统包括的硬件有梯度线圈、梯度放大器、数模转换器、梯度控制器和梯度冷却系统等部分。

62. 答案：D

解析：梯度系统的性能指标包括梯度场强度、梯度的线性、梯度的爬升时间、梯度切换率、有效容积等。其中梯度场强度和梯度场切换率是梯度线圈性能的重要评价指标。

63. 答案：C

64. 答案：D

65. 答案：B

解析：表面线圈的主要作用是提高图像信噪比。

66. 答案：A

67. 答案：D

68. 答案：A

69. 答案：A

解析：射频屏蔽的主要作用是防止射频场与外界电磁波相互干扰。

70. 答案：E

71. 答案：C

72. 答案：E

73. 答案：B

解析：影响 MRI 空间分辨力的参数包括磁场强度、梯度磁场以及选择的体素大小。

74. 答案：A

75. 答案：E

76. 答案：C

77. 答案：D

78. 答案：C

79. 答案：E

80. 答案：D

解析：在 MR 成像中，图像对比度的参数有 TR、TE、翻转角等。

81. 答案：D

解析：金属异物伪影是人为的外来伪影。

82. 答案：C

83. 答案：B

解析：MRI 脂肪抑制技术可以改善化学位移伪影。

84. 答案：A

解析：磁共振成像中卷褶伪影产生的原因是检查部位超出了 FOV 的范围，所以为了减少卷褶伪影的产生，需加大 FOV。

85. 答案：B

86. 答案：B

解析：金属物品带入磁体孔腔内会导致人体的灼伤、金属的移位，破坏磁场的均匀性。

87. 答案：E

解析：在 MRI 中，影响层厚的是射频带宽和梯度场强度。在射频带宽一定时，梯度场越大，扫描层面越薄；在梯度场一定时，射频带宽越窄，扫描层面越薄。

88. 答案：B

解析：层厚越薄，空间分辨力越高，部分容积效应越少，但噪声越大。

89. 答案：C

90. 答案：A

二、多选题

91. 答案：ABDE

解析：平面回波成像与一般梯度回波序列的区别是：EPI 技术产生的信号在 K 空间内的填充是 1 种迂回轨迹。而在第 1 个 90°脉冲后，相继给予多个 180°连续脉冲，可获得多个回波多幅不同加权的图像是多回波序列的特点。因此 ABDE 是错误的。

92. 答案：ABC

解析：单次激发 EPI 为 1 个激发脉冲后采集所有的成像数据；FSE 序列 K 空间的填充是单向填充。因此，DE 是错误的。

93. 答案：BCD

解析：FSE 序列是利用 180°复相脉冲采集自旋回波链；MS－EPI 比 ETL 相同的 FSE 序列扫描速度快数倍。因此，AE 是错误的。

94. 答案：ABD

解析：需要多次射频脉冲激发和相应次数的 EPI 采集是多次激发 EPI；单次激发 EPI 存在信号强度低，空间分辨力差的缺点。因此，CE 是错误的。

95. 答案：ABDE

解析：由于 SS－EPI 的成像速度明显快于 MS－EPI，因此 SS－EPI 更适用于对速度要求很高的功能成像。因此，C 是错误的。

96. 答案：ACD

解析：EPI 本身是 1 种采集方式，不是真正的序列。EPI 需要结合一定的准备脉冲才能成为真正的成像序列。EPI 的加权方式、权重和用途都与其准备脉冲密切相关。因此，BE 是错误的。

97. 答案：ABCD

解析：SE－EPI 序列的缺点是磁化率伪影较明显。因此，E 是错误的。

98. 答案：BE

解析：SE－EPI 序列用于脑部快速 T_2WI 时，图像质量不及 FSE T_2WI；SE－EPI 序列的缺点是磁化率伪影较明显，因此，BE 是错误的。

99. 答案：ABCDE

100. 答案：ABCDE

全真模拟试卷九

一、单选题

1. 关于自由水的描述，错误的是
   A. 是具有较高的自然运动频率的水分子
   B. T_2WI 呈高信号
   C. 没有依附于其他组织的水分子是自由水
   D. 水分子依附于运动缓慢的较大分子上是自由水
   E. T_1 弛豫缓慢，T_1 时间长
2. 关于血管源性水肿的描述，错误的是
   A. 血脑屏障破坏，血浆由血管内漏出进入细胞外间隙所致
   B. 常见于肿瘤和炎症
   C. 以结合水增多为主，自由水增加为辅
   D. 最初仅在 T_2WI 上呈高信号显示
   E. Gd-DTPA 增强扫描时，水肿信号增强
3. 关于细胞毒性水肿的描述，错误的是
   A. 钠与水进入细胞内，造成细胞肿胀
   B. 细胞外间隙减少，常见于急性脑梗死的周围
   C. 细胞外间隙减少，常见于慢性脑梗死的周围
   D. 白质、灰质同时受累
   E. T_2WI 的边缘信号较高
4. 关于出血的 MRI 表现，错误的是
   A. 出血的 MR 信号强度主要与血红蛋白含氧量和红细胞的完整性有关
   B. 急性期出血（出血后 1～3 d）T_2WI 上血肿呈高信号
   C. 亚急性期出血（出血后 4～7 d）T_1WI 上血肿周围呈高信号
   D. 慢性期出血（出血后 8～14 d）T_2WI 和 T_1WI 上血肿均呈高信号
   E. 慢性期出血（出血后 14 d 以上）T_2WI 和 T_1WI 上血肿外周均呈低信号
5. 早期脑梗死最适宜的扫描方式为
   A. T_1 加权成像
   B. T_2 加权成像
   C. 磁敏感加权成像
   D. 弥散加权成像
   E. 灌注成像
6. 关于急性脑梗死的 MRI 表现，错误的是
   A. 发生在 6 h 以内的急性脑梗死只能在 DWI 才能显示出来

B. Gd-DTPA 增强扫描时，梗死区有异常对比增强
C. T_2FLAIR 序列在显示脑室周围、脑沟旁区域梗死灶的敏感性高于常规 T_2WI
D. DWI 对超急性期和隐匿性脑梗死有高度敏感性
E. 急性脑梗死在 DWI 表现为等信号

7. 对鉴别囊肿内水性质有价值的是
A. T_1加权成像
B. T_2加权成像
C. 弥散加权成像
D. 磁敏感加权成像
E. 灌注成像

8. MR 检查的最佳适应证是
A. 中枢神经系统病变
B. 胸部病变
C. 腹部病变
D. 盆腔病变
E. 四肢关节病变

9. 下列哪类患者可以行 MRI 检查
A. 带有心脏起搏器者
B. 心脏病患者
C. 术后动脉夹存留者
D. 换有人工金属瓣膜者
E. 体内有胰岛素泵者

10. 心电触发及门控技术的触发延迟起始点是
A. P 波
B. Q 波
C. R 波
D. S 波
E. T 波

11. 关于呼吸门控技术的描述，错误的是
A. 通常胸腹部 MR 检查需要使用呼吸门控
B. 呼吸触发及呼吸门控技术与心电触发及门控技术相似
C. 触发是利用呼吸波的波峰固定触发扫描达到同步采集数据
D. 通常在每一呼吸周期的呼气相采集数据
E. 通常在每一呼吸周期的吸气相采集数据

12. 关于化学饱和法脂肪抑制技术的描述，错误的是
A. 化学饱和法是在激励脉冲前加一个脂肪频率的饱和脉冲优先激励脂肪组织
B. 化学饱和法不受磁场均匀性的影响
C. 化学饱和法增加了扫描时间
D. 化学饱和法对大视野脂肪抑制不完全
E. 化学饱和法对越偏离中心部位的脂肪抑制效果越差

13. 关于 STIR 脂肪抑制技术的描述，错误的是
A. STIR 是短 TI 时间反转恢复技术
B. STIR 抑制脂肪信号时，其 TI 值依赖于脂肪组织的 T_2值
C. STIR 抑制脂肪信号时，其 TI 值依赖于脂肪组织的 T_1值
D. STIR 受磁场均匀性的影响小
E. STIR 扫描时间长，图像信噪比差

14. 对颅脑 T_1WI 高信号病变的鉴别诊断最有帮助的方法是
A. 在常规序列扫描基础上，用相同扫描参数加脂肪抑制再次扫描
B. 在常规序列扫描基础上，加扫 DWI
C. 在常规序列扫描基础上，加扫 MRS
D. 在常规序列扫描基础上，加做增强扫描
E. 在常规序列扫描基础上，加扫 T_2FLAIR

15. 关于磁共振对比剂增强技术的描述，错误的是
A. MRI 对比剂本身可以产生磁共振信号

B. MRI 对比剂对邻近质子可产生影响
C. MRI 对比剂与质子相互作用影响 T_1 弛豫时间
D. MRI 对比剂与质子相互作用影响 T_2 弛豫时间
E. MRI 对比剂的应用可以提高病变对比

16. MR 对比剂的增强机理为
A. 改变局部组织的磁环境直接成像
B. 改变局部组织的磁环境间接成像
C. 增加了氢质子的个数
D. 减少了氢质子的浓度
E. 增加了水的比重

17. 低浓度顺磁对比剂对质子弛豫时间的影响是
A. T_1缩短，T_2改变不大
B. T_1缩短，T_2延长
C. T_1延长，T_2缩短
D. T_1缩短，T_2缩短
E. T_1延长，T_2延长

18. 高浓度顺磁对比剂对质子弛豫时间的影响为
A. T_1缩短，T_2改变不大
B. T_1缩短，T_2延长
C. T_1延长，T_2缩短
D. T_1缩短，T_2缩短
E. T_1延长，T_2延长

19. 超顺磁性颗粒对比剂对质子弛豫时间的影响为
A. T_1缩短，T_2缩短
B. T_1缩短，T_2延长
C. T_1不变，T_2缩短
D. T_2不变，T_2延长
E. T_1延长，T_2缩短

20. 在 Gd-DTPA 的应用中，下列描述错误的是
A. Gd-DTPA 口服不吸收
B. 静脉注射后，由肾脏浓缩以原形随尿排出
C. Gd-DTPA 不透过细胞膜，主要在细胞外液
D. 不易透过血脑屏障
E. 易透过血脑屏障

21. 关于螯合态钆毒性的描述，错误的是
A. 钆的螯合物聚集会引起一定程度上的神经细胞代谢改变
B. 与自由钆离子的毒性相同
C. 肾功能不全的患者慎用
D. 会使肾小球滤过功能下降
E. 不需做过敏试验

22. Gd-DTPA 常规使用剂量是
A. 0.01 mmol/kg
B. 0.1 mmol/kg
C. 0.2 mmol/kg
D. 0.3 mmol/kg
E. 0.5 mmol/kg

23. Gd-DTPA 对比剂的特点是
A. 不能通过完整的血脑屏障
B. 可被胃黏膜吸收
C. 可由细胞外间隙进入细胞内
D. 有一定的靶器官
E. 不能改变 T_1、T_2

24. 注射 Gd-DTPA 后，不应采用的成像方法是
A. SE 序列的 T_1加权成像
B. GRE 序列的 T_1加权成像
C. T_2加权成像
D. T_1加权辅以磁化传递成像
E. T_1加权辅以脂肪抑制技术

25. 在磁共振成像中，为区分水肿和肿瘤的范围常采用
A. T_1加权成像
B. T_2加权成像
C. 质子密度加权成像
D. Gd-DTPA 增强后的 T_1加权成像
E. 增强后的 T_2加权成像

26. 为加强 Gd-DTPA 的增强效果，常辅以
A. 呼吸门控技术

B. 磁化传递技术
C. 预饱和技术
D. 梯度运动相位重聚技术
E. 心电门控技术

27. MRI 诊断颅脑疾病不及 CT 的是
A. 颅底占位性病变
B. 小听神经瘤
C. 垂体微腺瘤
D. 显示肿瘤钙化
E. 早期脑梗死

28. 颞叶癫痫患者在 MRI 扫描时无需选择
A. 横轴位 T_1 加权像
B. 横轴位 T_2 加权像
C. 斜冠状位 T_2 FLAIR
D. 斜冠状位 T_2 加权像
E. 冠状位 T_1 加权像

29. 关于脑转移瘤 MRI 扫描方法的描述，错误的是
A. 除常规 MRI 扫描外还需行增强扫描
B. 双倍剂量对比剂可增加病灶信号强度
C. 扫描前无需行平扫 T_1WI
D. 坏死囊变转移瘤增强后表现为环形强化
E. 进行鉴别诊断可加行 DWI

30. 关于垂体微腺瘤 MRI 扫描方法的描述，错误的是
A. 行矢状位及横断位扫描
B. 扫描层厚 3 ~ 4 mm
C. 增强扫描必须做动态增强扫描
D. 颅脑要摆正、固定
E. 行矢状位及冠状位扫描

31. 视神经的组成不包括
A. 颅内段
B. 颅外段
C. 管内段
D. 眶内段
E. 球内段

32. 关于颞颌关节 MRI 检查的描述，不恰当的是
A. 最好使用 3 英寸双侧柔软线圈
B. 需双侧扫描，并做张、闭口成像
C. 了解颞颌关节盘的位置变化轨迹需进行动态扫描
D. 最重要的成像方位是横轴位 T_2WI
E. 最重要的成像方位是斜矢状位 T_1WI

33. 关于内耳 MRI 扫描技术的描述，错误的是
A. 常规扫描方位是横轴位和冠状位
B. 2D TSE T_2WI 的目的是显示听神经束
C. 3D TSE 重 T_2WI 可显示耳蜗、内耳半规管等
D. 内耳增强扫描可显示内听道外面神经病变
E. 3D 平衡式稳态自由进动序列不容易造成半规管假狭窄

34. 鼻咽部横断位扫描的上下范围是
A. 垂体至第 3 颈椎
B. 垂体至第 4 颈椎
C. 基底节至第 3 颈椎
D. 基底节至第 4 颈椎
E. 第四脑室后角至第 3 颈椎

35. 常规喉部 MRI 横轴位扫描上下范围是
A. 颈 2 ~ 颈 7
B. 颈 2 ~ 颈 6
C. 颈 3 ~ 颈 6
D. 颈 3 ~ 颈 7
E. 颈 4 ~ 颈 7

36. 关于脊髓 MR 的表现，错误的是
A. T_1WI 脑脊液信号比脊髓高
B. T_2WI 脑脊液信号比脊髓高
C. T_2WI 椎间盘基质呈高信号
D. T_2WI 脊髓灰质呈蝴蝶形稍高信号
E. T_1WI 蛛网膜下腔的圆锥和马尾呈中等信号

37. 胸椎、胸髓扫描时受到生理性运动干扰，不包括

A. 呼吸运动
B. 吞咽运动
C. 大血管搏动
D. 脑脊液搏动
E. 心脏运动

38. MRI显示臂丛神经损伤，病变扫描上下范围是
A. 颈2椎体上缘至胸4椎体下缘
B. 颈2椎体上缘至胸4椎体上缘
C. 颈4椎体下缘至胸2椎体下缘
D. 颈4椎体下缘至胸2椎体上缘
E. 颈4椎体上缘至胸2椎体下缘

39. 诊断肺部炎性病灶的最佳影像学检查方法是
A. MRI
B. CT
C. B超
D. X线平片
E. 支气管造影

40. 胸部冠状位成像是做与气管平行的冠状斜位，其原因是
A. 避免产生呼吸运动伪影
B. 避免产生心脏运动伪影
C. 气管与支气管的关系显示最清楚
D. 全面显示胸部病变
E. 便于和支气管断层比较

41. 关于MR心脏检查的描述，正确的是
A. 心律不齐的患者不影响心脏检查
B. 马凡综合征主要进行MRI心脏电影成像
C. 心脏MRI检查不包括心脏功能测定
D. 亮血序列为自旋回波序列
E. 黑血序列为梯度回波序列

42. MRI对乳腺病变定性诊断主要依赖于
A. 脂肪抑制T_2加权像
B. 动态增强T_1加权像
C. 脂肪抑制T_1加权像
D. 脂肪抑制质子密度加权像
E. 扩散加权像

43. 正常肝脏的MRI信号强度是
A. T_1WI比脾高，T_2WI比脾低
B. T_1WI比脾低，T_2WI比脾高
C. T_1WI比脾高，T_2WI比脾高
D. T_1WI比脾低，T_2WI比脾低
E. T_1WI及T_2WI均与脾相等

44. 肝胆MRI扫描时，采集中心大约定位于
A. 两乳头的连线
B. 剑突
C. 两侧第12后肋的连线
D. 脐中心
E. 两髂嵴连线

45. 腹部脏器扫描时，不使用脂肪抑制的是
A. 肝脏
B. 肾脏
C. 肾上腺
D. 脾脏
E. 胰腺

46. 对发现胰腺病变最重要的MRI技术是
A. T_1加权像
B. T_2加权像
C. 质子密度加权像
D. 扩散加权像
E. 磁敏感加权像

47. 关于肾上腺MRI的描述，错误的是
A. 肾上腺T_1加权像是中等信号
B. 正常肾上腺信号大约与肝实质相仿
C. 肾上腺MRI常规扫描均不使用脂肪抑制技术
D. MRI容易分辨肾上腺的皮质、髓质
E. 肾上腺占位性病变需行动态增强扫描

48. MR水成像技术应用的是
A. 重T_1WI序列
B. 轻T_1WI序列
C. 轻T_2WI序列
D. 重T_2WI序列

E. 质子加权成像序列

49. 下列造影技术中，不属于 MR 水成像范畴的是
A. MR 血管造影
B. MR 尿路造影
C. MR 胰胆管造影
D. MR 泪道造影
E. MR 腮腺管造影

50. MRU 与静脉肾盂造影、逆行肾盂造影比较，错误的是
A. 无需腹部加压
B. 无需注射对比剂
C. 对肾功能指标没有要求
D. 可显示泌尿系全貌
E. 可显示肾功能情况

51. 关于前列腺 MRI 扫描的描述，错误的是
A. 扫描最佳方位是横断位、冠状位
B. T_2WI 加脂肪抑制可增加病灶的检出率
C. DWI 可增加肿瘤分期的准确性
D. 对于盆腔淋巴结的显示首选加脂肪抑制的冠状位 T_2WI
E. 对于盆腔淋巴结的显示首选加脂肪抑制的矢状位 T_2WI

52. MRI 显示女性宫颈的最佳位置是
A. 横断位
B. 矢状位
C. 冠状位
D. 斜冠状位
E. 斜矢状位

53. 关于髋关节 MRI 的描述，错误的是
A. MRI 是髋关节首选的检查方法
B. 髋关节需进行双侧同时扫描
C. 冠状位成像相位编码方向为左右向
D. 冠状位 T_1WI 要加脂肪抑制技术
E. 冠状位 T_2WI 要加脂肪抑制技术

54. 膝关节 MRI 中显示半月板和前后交叉韧带最重要的方位是
A. 矢状位
B. 冠状位
C. 横轴位
D. 斜冠状位
E. 外旋矢状位

55. MRI 诊断关节疾病的优势主要是
A. 时间分辨力高
B. 密度分辨力高
C. 软组织对比分辨力高
D. 多参数成像
E. 多方向扫描

56. MRI 肩关节斜冠状位的定位线是
A. 平行关节盂
B. 平行关节面
C. 垂直冈上肌
D. 垂直冈下肌
E. 垂直关节盂

57. 磁共振成像中对血流信号影响不大的因素是
A. 血流速度
B. 血流方向
C. 血流性质
D. 血氧浓度
E. 脉冲序列

58. 关于 MRI 血液信号丢失原因的描述，错误的是
A. 血管的搏动
B. 层流流速差别造成失相位
C. 扫描层面的质子群位置移动
D. 湍流中血流方向和速度无规律
E. 层流中引起分子旋转造成的失相位

59. 在 MRA 技术中，预饱和技术常用于抑制
A. 吞咽运动伪影
B. 心搏伪影
C. 呼吸运动伪影
D. 化学位移伪影
E. 逆向流动液体信号

60. 关于 MRV 预饱和技术的描述，正确

的是

A. 在血液流入成像层面之后施加的饱和脉冲

B. 使用预饱和技术可同时显示动脉和静脉

C. 接受过预饱和脉冲的血液在成像区表现为高信号

D. 可选择性抑制动脉信号使静脉显像

E. 经过饱和的血液在成像区域内可继续接受新的脉冲产生 MR 信号

61. 关于磁共振成像流入性增强效应的描述，正确的是

A. 是预饱和技术应用的结果

B. 此效应要求扫描层面平行于靶向血管

C. 常出现在快速自旋回波序列

D. 常出现在梯度回波序列

E. 常出现在自旋回波序列

62. 关于 MRI 血液为高信号原因的描述，错误的是

A. 流入增强效应

B. 偶数回波效应

C. 舒张期假门控现象

D. 层流中血液有规律地流动

E. 流速非常缓慢的血流

63. 关于磁共振成像舒张期假门控的描述，正确的是

A. 仅用于心脏成像

B. 调节 TE 与心动周期一致

C. 在舒张中后期激发和采集血液信号

D. 在收缩中后期激发和采集血液信号

E. 在舒张期激发、收缩期采集血液信号

64. 在 MRA 中，TOF 法指

A. 相位对比法

B. 黑血技术

C. 时间飞越法

D. 预饱和技术

E. 磁化传递技术

65. 关于磁共振血管成像（MRA）的描述，错误的是

A. MRA 必须使用磁共振对比剂

B. TOF-MRA 是利用血液流入增加效应进行血管成像

C. PC-MRA 是利用血液相位变化进行血管成像

D. CE-MRA 需要使用对比剂

E. TOF-MRA 和 PC-MRA 都不需要使用对比剂

66. 在 MRA 中，PC 法指

A. 相位对比法

B. 黑血技术

C. 时间飞越法

D. 预饱和技术

E. 磁化传递技术

67. 关于 TOF-MRA 成像的描述，错误的是

A. 是基于流入效应的 MRA

B. 采用短 TR 快速扰相位 GRE T_1WI 进行成像

C. 采用短 TR 快速 SE T_1WI 进行成像

D. 信号采集模式可分为 2D 和 3D

E. 3D-TOF 比 2D-TOF 空间分辨力高

68. 关于 2D-TOF MRA 的描述，错误的是

A. 是用连续单层面的方式采集数据

B. 对非复杂性慢血流很敏感

C. 对复杂性快血流很敏感

D. 血流信号受血液流速影响较大

E. 血流信号受 TR 时间影响较大

69. 关于 3D-TOF MRA 的描述，错误的是

A. 对整个选定 3D 区域进行激励和信号采集

B. 对慢血流比 2D-TOF 敏感

C. 空间分辨力比 2D-TOF 高

D. 血流信号受 RF 翻转角影响较大

E. 血流信号受 TR 时间影响较大

70. 关于 PC-MRA 成像的描述，错误的是

A. 利用流动使血液质子的相位变化进行成像

B. 利用流动使血液质子的频率变化进

行成像
C. 编码流速的选择是 PC-MRA 成像的关键
D. PC-MRA 采用双极性梯度对流动进行编码
E. PC-MRA 图像可分为速度图像和流向图像

71. 关于 CE-MRA 成像的描述，错误的是
A. CE-MRA 成像是一种重 T_1WI 成像
B. 应用对比剂的目的是缩短血液的 T_1 值
C. 较长的 TR 和较小的翻转角可以获取最佳对比
D. 较短的 TR 和较大的翻转角可以获取最佳对比
E. 应用对比剂的剂量和注射速度应根据目标血管进行调整

72. 下列哪一项不是 MRA 的方法
A. TOF 法
B. 密度对比法
C. PC 法
D. 黑血法
E. 对比增强 MRA

73. 关于 PC-MRA 优势的描述，错误的是
A. 对静脉的显示较好
B. 不容易出现血流假象
C. 对小血管的显示较好
D. 可用于血液的定量分析
E. 对血管狭窄的显示较好

74. 关于 CE-MRA 成像时机把握的描述，正确的是
A. 应将目标血管中对比剂浓度最高时刻采集的信号填充 K 空间的中心区域
B. 应将目标血管中对比剂浓度最高时刻采集的信号填充 K 空间的边缘区域
C. 应在对比剂进入目标血管的时刻采集
D. 扫描序列应晚点启动，让对比剂充分进入血液
E. 扫描时机的把握对 CE-MRA 成像影响不大

75. 显示有信号丢失的病变，如动脉瘤、血管狭窄等，最佳的方法是采用
A. 2D-TOF
B. 3D-TOF
C. 2D-PC
D. 3D-PC
E. CE-MRA

76. 关于 CE-MRA 临床应用的描述，错误的是
A. 能显示肺动脉栓塞
B. 能显示主动脉夹层
C. 能显示肾动脉狭窄
D. 能显示肢体血管狭窄
E. 对静脉系统病变有优势

77. 关于梯度系统的性能指标，不包括的是
A. 均匀容积
B. 线性
C. 梯度场强与变化幅度
D. 梯度场启动时间
E. 均匀稳定性

78. 在 MRI 性能参数中，mT/m/ms 表示
A. 梯度切换率
B. 梯度场强
C. 射频切换率
D. 梯度线性率
E. 固有磁场场强

79. MRI 成像装置梯度线圈的组成是
A. Z 轴方向线圈
B. X 轴方向线圈
C. Y 轴方向线圈
D. X、Y 轴方向线圈
E. X、Y、Z 轴方向线圈

80. 不属于射频系统的部件是
A. 发射器
B. 射频功率放大器
C. 发射线圈

D. 接收线圈和低噪声信号放大器
E. 匀场线圈

81. 磁共振成像设备中，射频发射器的作用是
A. 产生射频信号
B. 产生主磁场强度
C. 开启梯度场
D. 匀场
E. 调节梯度场强度

82. 关于射频线圈的说法，错误的是
A. 射频线圈的形状都是马鞍形
B. 表面线圈用于接收信号
C. 相控阵线圈具有较好的信噪比
D. 发射线圈用于射频激发
E. 发射线圈和接收线圈不能同时工作

83. 根据人体各部位制成形状、大小不一致的线圈，其最重要的目的是
A. 减少检查时间
B. 获得最佳图像质量
C. 方便检查
D. 受检者比较满意
E. 射频频率不一致

84. 关于表面线圈的使用，错误的是
A. 线圈应尽量靠近被检部位
B. 线圈应尽量包绕病变位置
C. 线圈应尽量远离被检部位
D. 线圈应轻拿轻放
E. 尽量使用小的表面线圈

85. 磁共振成像过程中，产生噪声的主要来源是
A. 冷头
B. 超导线圈
C. 梯度线圈
D. 射频线圈
E. 匀场线圈

86. FDA 对磁共振成像过程中梯度场安全标准的规定是
A. 最大梯度场变化率在 200 T/s 以下
B. 最大梯度场变化率在 20 T/s 以下
C. 最大梯度场变化率在 10 T/s 以下
D. 最大梯度场变化率在 6 T/s 以下
E. 最大梯度场变化率在 3 T/s 以下

87. 下列哪一项不属于磁场对环境的影响
A. 依机械原理工作的仪器、仪表
B. 磁记录装置
C. 具有电真空器件和光电耦合器件的设备
D. 建筑物中的钢梁、钢筋
E. 心脏起搏器、生物刺激器等体内植入物

88. 下列哪一项不属于磁场干扰源
A. 地板内的钢筋网
B. 大功率电缆、变压器
C. 轮椅、担架
D. 小汽车、卡车
E. 心脏起搏器、生物刺激器等体内植入物

89. 磁共振成像系统对体内铁磁性置入物可能造成的影响不包括
A. 功能紊乱
B. 转动
C. 局部升温
D. 被吸引出体外
E. 移位

90. 目前临床应用的 MRI 检查引起的噪声范围一般在
A. 10 ~ 30 dB
B. 20 ~ 65 dB
C. 65 ~ 95 dB
D. 85 ~ 110 dB
E. 100 ~ 120 dB

二、多选题

91. 梯度自旋回波脉冲序列是
A. 快速自旋回波序列与梯度回波序列的结合
B. 保持了类似自旋回波的对比特点
C. 缩短了扫描时间
D. 增加了单纯梯度回波图像常见的磁

敏感伪影

E. 克服了单纯快速自旋回波序列的不足

92. 梯度自旋回波序列的特点是

A. 先发射 1 个 90°RF 脉冲，然后发射 1 个 180°RF 脉冲获得 1 个回波信号

B. 每个 90° RF 脉冲发射后，用几个 180°脉冲获得自旋回波

C. 每个 180°脉冲之间反复改变读出梯度，获得梯度回波

D. 每个自旋回波之间又产生了几个梯度回波

E. 每个 TR 周期中梯度回波和自旋回波彼此都具有独立的相位编码

93. 应用脂肪抑制技术的目的是

A. 提供鉴别诊断信息

B. 减少化学位移伪影

C. 改善图像对比，增加增强扫描效果

D. 提高病变检出率

E. 加快图像采集速度

94. 下列哪项属于脂肪抑制技术

A. 磁化传递技术

B. 梯度回波序列

C. 短 TI 反转恢复脉冲序列

D. 长 TI 液体衰减反转恢复序列

E. 化学位移饱和成像

95. STIR 序列的优点是

A. 属于脂肪抑制技术

B. 场强依赖性低，低场设备脂肪抑制效果好

C. 对磁场均匀度要求低

D. 大 FOV 扫描效果好

E. 信号抑制的特异性高

96. 关于化学位移饱和成像原理的叙述，正确的是

A. 是利用不同分子之间共振频率的差异

B. 预先发射与欲抑制组织（如脂肪）共振频率相同的射频脉冲

C. 使这种频率的组织（如脂肪）信号被饱和

D. 在其后立即发射激发脉冲时，脂肪信号被抑制

E. 因脂肪组织的 TI 值非常短，采用短 TI 值达到抑制脂肪信号的目的

97. 下列哪项是化学位移饱和成像的优点

A. 脂肪信号抑制特异性高

B. 可应用多种序列

C. 场强依赖性较大

D. 对磁场均匀度要求也较大

E. 大范围 FOV 脂肪抑制效果不理想

98. 在 1.0T 静磁场中水质子与脂肪质子的关系为

A. 水质子与脂肪质子的共振频率相同

B. 水质子比脂肪质子的共振频率快

C. 水质子比脂肪质子的共振频率慢

D. 水质子与脂肪质子的共振频率不相同

E. 水质子比脂肪质子的共振频率大约快 148Hz

99. 磁化传递技术主要应用于

A. MR 血管成像

B. MR 增强检查

C. 多发性硬化病变的检查

D. 骨关节检查

E. MR 波谱分析

100. 关于磁化传递技术原理的叙述，正确的是

A. 生物体中含有游离态的自由水和结合态的结合水

B. 自由水质子 T_2 值较长，产生共振的频率范围较小

C. 结合水质子 T_2 值较短，产生共振的频率范围较大

D. 低能量的预脉冲使自由水质子发生饱和

E. 结合水质子将饱和的磁化状态传递给自由水质子

《 全真模拟试卷九答案及解析

一、单选题

1. 答案：D

2. 答案：E

3. 答案：C

4. 答案：B

5. 答案：D

解析：早期脑梗死最适宜的扫描方式为弥散加权成像。

6. 答案：E

7. 答案：C

8. 答案：A

解析：MR 检查的最佳适应证是在中枢神经系统方面。

9. 答案：B

解析：带有心脏起搏器者、术后动脉夹存留者、换有人工金属瓣膜者、体内有胰岛素泵者为 MRI 检查的禁忌证。

10. 答案：C

11. 答案：E

12. 答案：B

13. 答案：B

14. 答案：A

15. 答案：A

16. 答案：B

解析：MR 对比剂的增强机制为改变局部组织的磁环境间接成像。

17. 答案：A

18. 答案：D

19. 答案：C

20. 答案：E

21. 答案：B

22. 答案：B

23. 答案：A

24. 答案：C

解析：注射 Gd-DTPA 后采用的成像方法是 T_1 加权成像。

25. 答案：D

26. 答案：B

27. 答案：D

28. 答案：E

29. 答案：C

30. 答案：A

31. 答案：B

32. 答案：D

33. 答案：E

34. 答案：A

35. 答案：C

36. 答案：A

37. 答案：B
38. 答案：E
39. 答案：B
40. 答案：C
41. 答案：B
42. 答案：B
43. 答案：A
44. 答案：B
45. 答案：C
46. 答案：A
47. 答案：D
48. 答案：D

解析：MR 水成像技术应用的是重 T_2WI 序列。

49. 答案：A

解析：MR 尿路造影、MR 胰胆管造影、MR 泪道造影、MR 腮腺管造影都是水成像。

50. 答案：E
51. 答案：E
52. 答案：B
53. 答案：D
54. 答案：A
55. 答案：C
56. 答案：E
57. 答案：D
58. 答案：A
59. 答案：E
60. 答案：D
61. 答案：D
62. 答案：D
63. 答案：C
64. 答案：C
65. 答案：A
66. 答案：A

解析：在 MRA 中，PC 法指相位对比法。

67. 答案：C
68. 答案：C
69. 答案：B
70. 答案：B
71. 答案：C
72. 答案：B
73. 答案：B
74. 答案：A
75. 答案：E
76. 答案：E
77. 答案：E

解析：考查梯度磁场的性能指标相关知识，其主要包括有效容积、梯度场线性、梯度场强度、梯度场切换率和上升时间。

78. 答案：A
79. 答案：E

解析：MRI 设备中分别由 X、Y、Z 3 个方向的梯度线圈以及为梯度线圈提供“动力”的梯度放大器提供 3 个梯度场。

80. 答案：E

解析：射频系统主要由射频脉冲发射单元和射频脉冲接收单元两部分组成，其中包括射频发射器、射频功率放大器、射频发射线圈、射频接收线圈及低噪声射频信号放大器等关键部件。匀场线圈属于匀场技术里面的器件，与射频系统无关。

81. 答案：A
82. 答案：A

解析：射频线圈的敏感容积及其与被检查组织的距离直接决定着图像的质量，因此为兼顾成像的信噪比和敏感容积，根据人体各个部位的不同形状、大小需要制成不同尺寸和类型的线圈，以获得最佳图像质量，故 A 不对。

83. 答案：B
84. 答案：C

解析：表面线圈是一种可紧贴成像旋转的接收线圈，被检肢体越靠近线圈，图像信号越好；表面线圈要和被检部位大小匹配，最好刚好能包全被检范围，而不是越大越好；同时，由于里面集成了线圈，应轻拿轻放，以防线圈折断。

85. 答案：C

86. 答案：D

87. 答案：D

88. 答案：E

89. 答案：D

90. 答案：C

二、多选题

91. 答案：ABCE

解析：梯度自旋回波脉冲序列减少了纯梯度回波图像常见的磁敏感伪影。因此D是错误的。

92. 答案：BCDE

解析：先发射1个90°射频脉冲，然后发射1个180°射频脉冲获得1个回波信号是自旋回波序列。因此，A是错误的。

93. 答案：ABCD

解析：加快图像采集速度不能用脂肪抑制技术来实现。因此，E是错误的。

94. 答案：CE

解析：短TI反转恢复脉冲序列(STIR)、化学位移饱和成像均是脂肪抑制序列技术。

95. 答案：ABCD

解析：STIR序列的缺点是信号抑制的特异性低，与脂肪T_1接近的组织（例如血肿），信号也被抑制。因此，E是错误的。

96. 答案：ABCD

解析：STIR序列是采用短TI值达到抑制脂肪信号的目的。因此，E是错误的。

97. 答案：AB

解析：化学位移饱和成像的缺点是：场强依赖性较大。在高场强设备中，脂肪抑制效果好，对磁场的均匀度要求也大，对大范围FOV扫描的脂肪抑制效果不理想。

98. 答案：BDE

解析：在1.0T静磁场中水质子比脂肪质子的共振频率快约148 Hz。

99. 答案：ABCD

解析：化学位移是磁共振波谱分析的基础。因此，E是错误的。

100. 答案：ABCE

解析：低能量的预脉冲使结合水质子发生饱和。因此D是错误的。

全真模拟试卷十

一、单选题

1. 处于主磁场中的质子除了自旋运动外还环绕着主磁场磁力线轴方向进行旋转，称之为
   A. 进动
   B. 转动
   C. 摆动
   D. 自旋
   E. 旋转
2. 对于同种组织，其纵向弛豫时间应当是
   A. 始终是一常数
   B. 仅仅与组织分子大小有关
   C. 与静磁场的场强大小无关
   D. 静磁场的场强越高，纵向弛豫时间越长
   E. 静磁场的场强越低，纵向弛豫时间越长
3. 下列叙述中正确的是
   A. 相同的人体组织在不同的磁场强度下，其共振频率相同
   B. 相同的人体组织在不同的磁场强度下，其共振频率不同
   C. 不相同的人体组织在不同的磁场强度下，其共振频率相同
   D. 不相同的人体组织在相同的磁场强度下，其共振频率相同
   E. 相同的人体组织在相同的磁场强度下，其共振频率是随机的
4. MRI 成像时，层面的选择是通过施加在 X、Y、Z 各轴方向的______来实现的
   A. 相位编码
   B. 频率编码
   C. 梯度场
   D. 射频脉冲
   E. 梯度场及射频脉冲
5. 在心脏 MR 扫描中，为解决心脏运动伪影，应采用
   A. 螺旋桨采集技术
   B. 延迟法采集技术
   C. 首过法采集技术
   D. K 空间分段采集技术
   E. 弥散成像技术
6. 关于 TR 的描述，不正确的是
   A. SE 序列 T_2 加权为长 TR
   B. SE 序列 T_1 加权为较短 TR
   C. SE 序列质子密度加权为较长 TR

D. SE 序列 T_1 加权成像时，TR 值一般选择 500 ms 左右

E. SE 序列 T_1 加权成像时，高磁场强度下，适宜的 TR 值比低磁场强度下稍短些

7. SE 序列 T_1 加权扫描时，如果缩短 TE 值，正确的变化是

A. 图像对比度提高，扫描时间减少

B. 图像对比度不变，扫描时间不变

C. 图像对比度下降，扫描时间增加

D. 图像对比度提高，扫描时间增加

E. 图像对比度提高，扫描时间不变

8. 关于自旋回波脉冲序列（SE）的叙述，不正确的是

A. 是最基本的序列

B. 是最常用的序列

C. 由 2 个 90°脉冲组成

D. 180°脉冲后接收回波信号

E. 由一个 90°与 180°脉冲组成

9. IR 序列成像时，不同组织对比度形成的主要决定因素是

A. TE

B. TR

C. TI

D. 质子的高度

E. 翻转角

10. 关于反转时间的描述，错误的是

A. 反转时间即 TR

B. TI 值 2500 ms 可抑制水

C. TI 值 80 ~ 120 ms 可抑制脂肪

D. 大多数组织的 TI 值约为 400 ms

E. 介于 180°反转脉冲与 90°激励脉冲之间的时间

11. 1.5 T MRI 设备中，短 TI 反转恢复序列用于脂肪抑制时，其反转时间应选择在

A. 150 ~ 180 ms

B. 350 ~ 450 ms

C. 720 ~ 820 ms

D. 970 ~ 1000 ms

E. 1170 ~ 1270 ms

12. 关于 FLAIR 序列的叙述，不正确的是

A. FLAIR 像抑制脑脊液呈低信号

B. 是液体衰减反转恢复脉冲序列

C. 会使脑脊液信号全部或大部分为零

D. 可以获得灰白质对比度反转的图像

E. 1.5 T MRI 设备中，其 TI 为 1500 ~ 2500 ms

13. 同一分子中，T_2 比 T_2^* 弛豫时间

A. 长

B. 短

C. 相等

D. 与所处的静磁场大小有关

E. 与射频激励时间长短有关

14. 梯度回波序列射频脉冲激发后，在频率编码方向上先后施加两个相位相反的梯度场，分别是

A. X 轴梯度场，Y 轴梯度场

B. 聚相位梯度场，离相位梯度场

C. 聚相位梯度场，聚相位梯度场

D. 离相位梯度场，离相位梯度场

E. 离相位梯度场，聚相位梯度场

15. GRE 序列中血流常呈现

A. 黑色

B. 无信号

C. 低信号

D. 高信号

E. 流空现象

16. 梯度回波 T_1 加权序列采用的翻转角度是

A. 50°~ 80°

B. 30°~ 40°

C. 10°~ 30°

D. 15°~ 20°

E. 越大越好

17. 相同条件下，回波链长度为 15 时，应用 FSE 序列比常规 SE 序列扫描时间

A. 缩短 15 倍

B. 延长 15 倍
C. 不变，减少了相位伪影
D. 不变，减少了运动伪影
E. 不变，图像信噪比有所提高

18. 快速自旋回波序列与 SE 序列不同的是
A. 采用多次 90°脉冲激发后采集回波
B. 采用一次 90°脉冲后多个 180°脉冲产生回波
C. 采用多次 90°脉冲后多个 180°脉冲产生回波
D. 采用 2 次 90°脉冲后多个 180°脉冲产生回波
E. 采用多次 90°脉冲激发后用 180°脉冲产生回波

19. 平面回波成像中的相位编码梯度场在
A. 每个回波采集之前施加，其持续时间的中点正好与读出梯度场切换过零点时重叠
B. 每个回波采集之前施加，其持续时间的终点正好与读出梯度场切换过零点时重叠
C. 每个回波采集结束后施加，其持续时间的中点正好与读出梯度场切换过零点时重叠
D. 每个回波采集结束后施加，其持续时间的终点正好与读出梯度场切换过零点时重叠
E. 每个读出梯度场之前施加，其持续时间的中点正好与读出梯度场切换过零点时重叠

20. 多次激发 EPI 所需要进行的激发次数取决于
A. K 空间相位编码步级和 TE 值
B. K 空间相位编码步级和 TR 值
C. K 空间相位编码步级和回波链长度
D. TR 值和回波链长度
E. TE 值和回波链长度

21. 关于单次激发 EPI 的叙述，不正确的是
A. 一次射频脉冲激发后连续采集的梯度回波
B. MR 信号强度低
C. 空间分辨力高
D. 视野受限
E. 磁敏感性伪影明显

22. 下列哪种方法不属于脂肪抑制技术
A. STIR
B. FLAIR
C. dixon
D. chopper
E. 化学饱和法

23. 关于化学饱和法脂肪抑制技术的描述，正确的是
A. 不受磁场均匀性的影响
B. 使用时不增加扫描时间
C. 磁场均匀性影响脂肪抑制效果
D. 是一种不经常使用的脂肪抑制技术
E. 不仅抑制脂肪，同时也抑制与脂肪 TI 值相同的组织

24. 关于短 TI 反转恢复法脂肪抑制的叙述，不正确的是
A. 扫描时间短
B. 抑制脂肪效果好
C. 受磁场均匀性影响小
D. 不同场强设备有不同零点值
E. 此法是基于弛豫时间的长短来达到抑制脂肪的目的

25. 关于化学饱和法脂肪抑制的叙述，不正确的是
A. 使用时增加扫描时间
B. 不受磁场均匀性的影响
C. 偏离中心的部位脂肪抑制效果差
D. 是一种广泛应用的脂肪抑制技术
E. 化学饱和法需另加射频脉冲和梯度场

26. 关于强磁场的叙述，错误的是
A. 运动伪影严重
B. 化学位移伪影比较明显

C. 射频沉积与场强成正比
D. 信号强度随着场强的增加而增加
E. 提高场强时，组织的 T_1 弛豫时间增加

27. 关于永磁型磁体的特点，正确的是
A. 运行维护费用低
B. 重量轻，制作成本低
C. 场强高，可大于 1.5 T
D. 遇紧急情况，可随时关闭磁场
E. 磁场稳定性好，对室温要求不严格

28. 关于超导磁体优点的叙述，不正确的是
A. 信噪比差
B. 磁场强度高
C. 磁场均匀性好
D. 磁场强度可以调节
E. 制冷液氦较贵，需定期补充

29. 梯度磁场在 MR 成像过程中的作用是
A. 提高图像亮度
B. 仅仅用于层面选择
C. 加快自旋质子进动频率
D. 使组织中质子的磁化矢量发生翻转
E. 使沿梯度方向的自旋质子处于不同的磁场强度中而有不同的共振频率

30. 头线圈扫描头颅所得图像质量明显优于体线圈，其原因是
A. 头线圈射频发射功率大
B. 体线圈射频发射功率过大
C. 体线圈射频发射功率过小
D. 头线圈与头颅之间距离小
E. 体线圈只有发射功能无接收功能

31. 关于表面线圈的应用原则，不正确的是
A. 尽量靠近受检部位
B. 合理选择能获得高质量的图像
C. 注意区分发射线圈和接收线圈
D. 对于深部组织不能使用表面线圈
E. 直径小的比直径大的线圈信噪比高

32. MR 扫描前的准备工作中，不正确的是
A. 看申请单、询问病史及有关资料
B. 索取、查看过去的影像检查资料
C. 检查有无金属异物，对 MRI 禁忌证患者谢绝检查
D. 早期脑梗死等危重患者不能做 MRI 检查
E. 查找本院"老片"，以此对比病变变化

33. 与 MR 成像质量控制无关的参数是
A. 对比度
B. 调谐时间
C. 空间分辨力
D. 对比噪声比
E. 信号噪声比

34. 关于提高信噪比的描述，不正确的是
A. 扫描层面越厚，信噪比越高
B. 尽量使用小线圈以提高信噪比
C. 尽量使用较大线圈以提高信噪比
D. 信号采集次数越多，信噪比越高
E. 一般地说，机器的磁场越高，信噪比越高

35. 装备伪影不包括
A. 化学位移伪影
B. 血管搏动伪影
C. 截断伪影
D. 卷褶伪影
E. 交叉信号对称伪影

36. 关于磁共振伪影的描述，不正确的是
A. 调整照相的窗宽、窗位可消除伪影
B. 卷褶伪影、截断伪影都属于设备伪影
C. MR 伪影多的原因是成像参数多，成像过程复杂
D. 由于伪影产生的原因不同，伪影的表现和形状也各异
E. 伪影是人体组织本身不存在的致使图像质量下降的影像

37. 下列所述伪影，不正确的是
A. 脑脊液搏动伪影是生理性运动伪影

B. 运动伪影包括生理性和自主性运动伪影
C. 呼吸运动产生的伪影是自主性运动伪影
D. 心脏、大血管搏动产生的伪影是生理性运动伪影
E. 吞咽、咀嚼等运动产生的伪影是自主性运动伪影

38. MRI 较其他影像技术出现的伪影多，不正确的原因是
A. 扫描层数多
B. 成像参数多
C. 成像方位多
D. 脉冲序列多
E. 成像过程复杂

39. 腹部 MR 成像上常见到肾和肾周围脂肪组织之间一侧为黑色，而另一侧为白色的弧形影像，其正确解释是
A. 截断伪影
B. 正常图像
C. 部分容积效应
D. 化学位移伪影
E. 卷褶伪影

40. 关于化学位移伪影的叙述，错误的是
A. 脂肪和水的氢质子共振频率相同
B. 高场强更容易出现化学位移伪影
C. 任何 MRI 系统都会出现化学位移伪影
D. 在傅立叶变换时沿频率编码方向发生位移
E. 在含水和脂肪组织界面出现黑色和白色条状阴影

41. 关于卷褶伪影的描述，不正确的是
A. 主要发生于相位编码方向
B. 加大 FOV 可去除此伪影
C. 使用无相位卷褶可去除此伪影
D. 被检部位的解剖结构大小超出 FOV 范围
E. 将检查部位的最小直径方向摆在频率编码方向上

42. 生理性运动伪影不包括
A. 呼吸运动伪影
B. 血液流动伪影
C. 胃肠蠕动伪影
D. 吞咽运动伪影
E. 大血管搏动伪影

43. 关于生理性运动伪影的叙述，错误的是
A. 在相位编码方向产生
B. 与运动幅度有关
C. 与 TR 和激励次数有关
D. 与运动频率有关
E. 与运动方向有关

44. 克服血管搏动伪影的方法，不正确的是
A. 预饱和
B. 心电门控
C. 脂肪抑制
D. 相位/频率方向交换
E. 梯度运动相位重聚（GMR）

45. 关于磁共振成像层间距的叙述，不正确的是
A. 层间距是指不成像层面
B. 层间距越大，图像信噪比越高
C. 层间距过大，容易漏掉微小病变
D. 一般要求层间距不小于层厚的 80%
E. 应采用间插切层采集法，而不选择连续切层法以克服相邻层间的相互干扰

46. 关于 FOV 的描述，不正确的是
A. FOV 过小会产生卷褶伪影
B. FOV 过大会降低图像的空间分辨力
C. 相位方向 FOV 缩小会减少扫描时间
D. 频率方向 FOV 缩小会减少扫描时间
E. FOV 大小的选择还受到射频线圈的限制

47. 关于信噪比的描述，不正确的是
A. TR 越长，信号强度越强

B. 体素越大，信号强度越强
C. 质子密度高的组织信噪比低
D. 体线圈较其他线圈信噪比低
E. 矩阵越大，体素越小，信噪比越低

48. 不影响体素大小的因素是
A. FOV
B. 扫描层数
C. 扫描层厚度
D. 频率编码数
E. 相位编码数

49. 2D MRI 扫描时，如果减少矩阵相位编码数将出现
A. FOV 减少
B. 像素减小
C. 采集时间延长
D. 采集时间减少
E. 空间分辨力增加

50. 采集矩阵及层厚不变，扫描野（FOV）由 200 mm × 200 mm 变为 400 mm × 400 mm，正确的是
A. 提高了图像的空间分辨力
B. 降低了图像的空间分辨力
C. 降低了图像的信噪比
D. 增加了伪影干扰
E. 体素减小

51. 部分容积效应是由于
A. 病变太大
B. 矩阵太小
C. 信噪比太低
D. 扫描层厚太薄
E. 扫描层厚太厚

52. 关于矩阵的描述，不正确的是
A. 矩阵增大，像素变小
B. 增加矩阵可提高信噪比
C. 常用的矩阵为 256 × 256
D. 增加矩阵会增加扫描时间
E. 矩阵分为采集矩阵和显示矩阵两种

53. 关于流动补偿技术的叙述，不正确的是
A. 降低信号强度
B. T_1加权时不用
C. 常用于 FSE T_2加权序列
D. 用于 MRA 扫描（大血管存在的部位）
E. 可消除或减轻其慢流动时产生的伪影，增加信号强度

54. 关于回波链长的描述，不正确的是
A. 在每个 TR 周期内出现的回波次数
B. 常用于 FSE 序列和快速反转恢复序列
C. 回波链长，即 ETL
D. 回波链与扫描的层数成正比
E. 回波链与成像时间成反比

55. 下列哪一种金属物不影响 MR 扫描
A. 心脏起搏器
B. 体内存留弹片
C. 大血管手术夹
D. 固定骨折用钢板
E. 固定椎体的镍钛合金板

56. 关于细胞毒素水肿的叙述，不正确的是
A. 白质、灰质同时受累
B. T_2WI 之边缘信号较高
C. 钠与水进入细胞内，造成细胞肿胀
D. 细胞外间隙减少，常见于慢性脑梗死的周围
E. 细胞外间隙减少，常见于急性脑梗死的周围

57. 亚急性期脑出血 MRI 的表现，红细胞内主要为
A. 铁蛋白
B. 含铁血黄素
C. 正铁血红蛋白
D. 富含氧血红蛋白
E. 去氧血红蛋白

58. 使用呼吸门控不正确的叙述是
A. 使用呼吸门控，受检者可随意呼吸
B. 呼吸门控选择呼吸某一时相接收

信号

C. 高场 MRI 机做胸部扫描必须使用呼吸门控

D. 呼吸周期不规律，采集数据要过多耗费时间

E. 胸部、心脏扫描时，呼吸门控与心电门控同时使用效果更好

59. 关于顺磁性对比剂的描述，不正确的是

A. 磁化率高

B. 外层电子不成对

C. 在 B_0外也显磁性

D. 它们在 B_0中有磁性

E. 顺磁性对比剂缩短 T_1弛豫时间

60. 关于缩短顺磁性对比剂弛豫时间的因素的叙述，不正确的是

A. 射频的能量

B. 顺磁性物质的磁矩

C. 顺磁性物质的浓度

D. 磁场强度、环境温度

E. 顺磁性物质结合水的分子数

61. MRI 对比增强常用的对比剂是

A. 泛影葡胺

B. 欧乃派可

C. 优维显

D. 伊索显

E. Gd-DTPA

62. Gd-DTPA 常见的过敏反应不包括

A. 不适

B. 恶心

C. 呕吐

D. 休克

E. 荨麻疹

63. 关于 Gd-DTPA 的特性，正确的是

A. 主要缩短机体组织特别是病变组织的 T_1弛豫时间

B. 常规用量下，显示血脑屏障无破坏的肿瘤形态

C. 常规用量为 0.2 mmol/kg

D. 口服 Gd-DTPA 可吸收

E. 主要经肝脏排泄

64. 对中枢神经系统疾病的诊断，Gd-DTPA 注射扫描主要解决的问题不包括

A. 区分水肿及病变组织

B. 脑出血的诊断

C. 鉴别脑外及脑内肿瘤

D. 显示肿瘤内部情况

E. 发现平扫未显示的脑内、脑外等信号病变

65. 改善呼吸运动伪影的方法，不正确的是

A. 改变 TE 值

B. 增加采集次数

C. 使用预饱和技术

D. 采用呼吸门控技术

E. 采用快速扫描序列屏气扫描

66. 关于颅骨 MRI 解剖的描述，不正确的是

A. 颅骨内板及外板表现为长 T_1、短 T_2信号

B. 板障内骨髓 T_1加权呈高信号

C. 脑脊液为长 T_1、长 T_2信号

D. 板障内骨髓 T_2加权呈低信号

E. 快速流动的血液一般表现为长 T_1、短 T_2的流空信号

67. 颅脑 T_1加权像发现高信号病变时，对诊断最有帮助的方法是

A. 做增强扫描

B. 做弥散加权（DWI）

C. 在病变处做冠状位及矢状位 T_1加权扫描

D. 用相同扫描参数，加脂肪抑制再做一次扫描

E. 以相同层厚、层间距做 T_2加权不加和加脂肪抑制扫描

68. 颞叶癫痫患者在磁共振扫描时，无需选择

A. 包括整个颅脑的常规横轴位 T_1、T_2

加权像

B. 斜冠状位层厚 4 ~ 5 mm，层间距 1 mm

C. 斜冠状位要包括整个颞叶及海马

D. 斜冠状位 T_1 加权像

E. 斜冠状位 T_2 加权像

69. 用 Gd-DTPA 增强扫描，下列肿瘤中不增强的是

A. 脑膜瘤

B. 胆脂瘤

C. 垂体瘤

D. 听神经瘤

E. 颅咽管瘤

70. 临床表现尿崩症做颅脑扫描时，不正确的是

A. 矢状位扫描层厚 7 ~ 8 mm

B. 横断位要包括全颅脑

C. 冠状位对准病变做薄层扫描

D. 扫描中心始终放在垂体区、下丘脑

E. 必要时做增强扫描

71. 垂体微腺瘤动态增强扫描对比剂最佳用量是

A. 6 ml

B. 15 ml

C. 20 ml

D. 25 ml

E. 30 ml

72. 脑垂体瘤术后，T_1 加权在垂体区发现高信号，最合理的扫描是

A. 做动态增强扫描

B. GRE 序列 T_2^* 加权

C. T_2 加权加脂肪抑制技术

D. T_1 加权及 T_1 加权脂肪抑制

E. 做常规增强扫描除外肿瘤复发

73. 眼球病变扫描时，不正确的是

A. 固定好头部

B. 冠状位 T_2 加权

C. 扫描层厚 5 ~ 8 mm

D. T_1、T_2 加权横断位

E. 嘱受检者双眼视正前方，然后闭目

74. 临床疑似舌癌，在 MRI 检查技术中不正确的是

A. 平扫不加脂肪抑制

B. SE T_1 加权；FSE T_2 加权

C. 增强扫描加脂肪抑制技术

D. 矢状位、冠状位、横轴位扫描

E. 头颅正交线圈，口部位于线圈中心

75. 关于脊髓的 MR 表现，不正确的是

A. 在矢状位正常脊髓中央管可显示

B. T_2 加权像脑脊液信号比脊髓高

C. T_2 加权像椎间盘基质呈高信号

D. T_1 加权像脑脊液信号比脊髓高

E. 脊髓灰质呈典型的蝴蝶形

76. 脊柱骨转移显示最好的脉冲序列是

A. 水成像

B. 梯度回波脉冲序列

C. 自旋回波脉冲序列

D. 回波平面脉冲序列

E. 反转恢复脉冲序列

77. 颈椎、颈髓 MRI 扫描方位最好选

A. 矢状位 T_1、T_2 加权像

B. 冠状位 T_2 加权、横断位 T_2 加权像

C. 矢状位 T_2 加权像、冠状位 T_1 加权像

D. 矢状位 T_1、T_2 加权像，横断位 T_1 加权像

E. 矢状位 T_1、T_2 加权像，横断位 T_2 加权像

78. 在气管、支气管 MRI 技术中，不正确的是

A. 需加门控技术

B. 冠状位层厚 7 ~ 8 mm

C. 必要时加矢状位扫描

D. 可行横断位及冠状斜位扫描

E. 斜冠状位扫描用正中矢状位做定位，定位线与气管长轴平行

79. 心电门控技术中，电极正确的安放方法是

A. 与身体长轴垂直方向排列

B. 与身体长轴平行方向排列
C. 需将导线卷曲成环形
D. 呈直角三角形安放
E. 呈等腰三角形安放

80. 心脏 MRI 检查的适应证不包括
A. 冠心病
B. 心律不齐
C. 心肌肿瘤
D. 先天性心脏病
E. 肥厚性心肌病

81. 升、降主动脉及主动脉弓在同一层面显示，定位时选用
A. 矢状位
B. 横断位
C. 冠状位
D. 短轴位
E. 四腔心位

82. 如果采用的 TR 与心动周期吻合，且激发和采集落在舒张中后期，此时血液可表现为较高信号（SE 序列），这种现象称之为
A. 流入增强效应
B. 偶回波效应
C. 舒张期假门控现象
D. 流空效应
E. 偶回波相位重聚

83. 下列哪项克服心脏搏动伪影效果最好
A. 呼吸门控
B. 脉搏门控
C. 心电门控
D. 预饱和技术
E. 血流补偿技术

84. 乳腺组织结构中不存在的是
A. 腺体组织
B. 乳腺导管
C. 脂肪组织
D. 结缔组织
E. 蜂窝组织

85. 不属于肝内管道系统的是
A. 肝静脉
B. 肝动脉
C. 胆总管
D. 门静脉
E. 肝内胆管

86. In phase 与 oppsed phase 不应用于下列哪种病变的诊断
A. 脂肪肝
B. 胰腺囊肿
C. 肝细胞腺瘤
D. 肝血管平滑肌脂肪瘤
E. 肾血管平滑肌脂肪瘤

87. 关于肾上腺的描述，不正确的是
A. 肾上腺左右两支的粗细大约是膈脚的 3 倍
B. 肾上腺 T_1 加权像是中等信号
C. 正常肾上腺信号与肝实质相仿
D. 肾上腺 T_2 加权像与周围组织对比度较小
E. 肾上腺在 T_1 加权像上与周围高信号脂肪形成鲜明对比

88. 肾上腺皮质增生扫描时，不正确的是
A. 使用呼吸门控
B. 扫描层厚 4～5 mm
C. 横轴位 SE T_1、T_2 加权像，冠状位 T_2 加权像
D. 利用肾上腺与周围脂肪的自然对比不加脂肪抑制
E. 相位编码方向：横断位取左右向；冠状位取上下向

89. MRCP 扫描以下哪个层厚最合理
A. 5～7 mm
B. 3～9 mm
C. 7～9 mm
D. 9～11 mm
E. 14～16 mm

90. MRCP 与 ERCP 相比，哪项不是 MRCP 的优点
A. 无创检查技术

B. ERCP 插管失败不能做者可使用
C. 能显示扩张的胰管
D. 对碘过敏不能做 ERCP 者可使用
E. 有胆道感染患者不会造成逆行感染

二、多选题

91. 关于自由水和结合水的叙述，正确的是
A. 生物体中含有游离态的自由水和结合态的结合水
B. 与蛋白等大分子结合的水称为结合水
C. MR 信号主要来自于自由水质子
D. 结合水质子可以影响 MR 信号
E. MR 信号主要来自结合水质子

92. 关于化学位移成像原理的叙述，正确的是
A. 原子核的共振频率与磁场强度成正比
B. 分子局部化学环境会影响质子的共振频率
C. 围绕原子核旋转的电子云可削弱静磁场的强度
D. 周围电子云薄的原子经受的局部磁场强度高，其共振频率较高
E. 周围电子云厚的原子经受的局部磁场强度低，其共振频率较低

93. 下列哪项检查是应用化学位移的原理实现的
A. 脑磁共振波谱成像
B. 化学位移饱和成像脂肪抑制、水抑制
C. 检测组织细胞内的代谢物质
D. 肾上腺水脂同相与反相位成像
E. 脑 FLAIR 水抑制成像

94. 在 1.0T 静磁场中水质子比脂肪质子快一周用时为 6.8 ms，那么
A. 当激发停止时，每隔 6.8 ms 便出现水质子与脂肪质子的同相位
B. 当激发停止时，每隔 6.8 ms 便出现水质子与脂肪质子的反相位
C. 当激发停止时，每隔 3.4 ms 便出现水质子与脂肪质子的同相位
D. 当激发停止时，每隔 3.4 ms 便出现水质子与脂肪质子的反相位
E. 同相位时，两者信号相加；反相位时，两者信号相减

95. 关于水脂同相位与反相位的叙述，正确的是
A. 水质子与脂肪质子的共振频率不同
B. 同相位图像上水、脂交界部位信号相加
C. 同相位图像上水、脂交界部位信号相减
D. 反相位图像上水、脂交界部位信号相加
E. 反相位图像上水、脂交界部位信号相减

96. 关于并行采集技术的叙述，正确的是
A. 在相位编码方向采用多个表面接收线圈组合成相控阵接收线圈
B. 采用多通道采集的方法
C. 增加相位编码步数
D. 采集中获得各个子线圈的排列及其空间敏感度信息
E. 去除单个线圈的卷折伪影，生成完整的图像

97. 并行采集技术中敏感度编码是
A. 数据采集后先填充 K 空间，后进行傅立叶转换重建图像
B. 英文缩写为 SENSE
C. 数据采集后先进行傅立叶转换
D. 获得相位编码方向的短视野形成的卷折图像
E. 利用线圈空间敏感度信息去除单个线圈的图像卷折

98. 下面哪项是并行采集技术的优点
A. 采集时间减少
B. 可减少单次激发 EPI 序列的磁敏感

伪影
C. 图像信噪比降低
D. 可能出现未完全去除的图像卷折伪影
E. 当并行采集加速因子较大时，可能出现图像卷折伪影

99. 关于MR空间分辨力的叙述，正确的是
A. 空间分辨力是控制和评价MRI图像质量的因素之一
B. 是指MR系统对组织细微解剖结构的显示能力
C. 空间分辨力的大小与磁场强度、梯度磁场有关
D. 与所选择的体素大小有关
E. 与扫描间照明强度有关

100. 关于像素的叙述，正确的是
A. MR图像的分辨力是通过每个像素表现出来的
B. 像素是MR图像的最小单位平面
C. 像素的大小取决于FOV、矩阵和层面厚度
D. 当FOV一定时，改变频率编码次数和相位编码步级数，像素大小会发生改变
E. 像素越大，图像的空间分辨力越高

全真模拟试卷十答案及解析

一、单选题

1. 答案：A

解析：在磁矩作用下，原子核自身旋转的同时又以外加磁场为轴做旋转运动，称为进动。

2. 答案：D

3. 答案：B

4. 答案：E

解析：MRI 成像根据梯度场和射频脉冲来确定位置和层面。

5. 答案：D

解析：K 空间分段采集技术将 K 空间分成 8 或 16 段，采用心电图门控触发的方法，使一段 K 空间的信号采集固定于心动周期的某一个时段内，达到心脏相对静止的效果。一个序列被分解在 8 或 16 次心跳完成，总时间也在一次屏气时间允许内，即解决了心脏跳动伪影问题。

6. 答案：E

7. 答案：E

解析：SE 序列 T_1 加权扫描时，如果缩短 TE 值，图像对比度提高，扫描时间不变。

8. 答案：C

解析：SE 是 MRI 成像最基本的脉冲序列，该序列采用 90°激发脉冲与 180°复相脉冲进行成像。

9. 答案：C

解析：IR 序列的成像参数包括 TI、TE、TR，TI 是 IR 序列图像对比的主要决定因素。

10. 答案：A

解析：反转时间即 TI，TR 是重复时间。

11. 答案：A

解析：由于脂肪在不同场强下组织 T_1 值不同，因此不同场强的设备要选用不同的 TI 抑制脂肪，在 1.5 T 场强设备中 TI 设置在150～180 ms。

12. 答案：D

解析：FLAIR 序列是一种水抑制的成像方法，并不能使脑灰白质对比反转。

13. 答案：A

解析：同一分子中，T_2 比 T_2^* 弛豫时间长，$1/T_2^* = 1/T_2' + 1/T_2$。

14. 答案：E

15. 答案：D

解析：GRE 序列中，在预备脉冲之

后，通过控制后续的梯度脉冲出现的时间间隔，可选择性抑制某一种组织信号，从而实现心脏快速成像时的亮血技术。

16. 答案：A

解析：GRE 的 T_1WI 序列一般选用较大的激发角度，如 50°~80°。T_2WI 序列选用 10°~30°的激发角度。

17. 答案：A

18. 答案：B

解析：快速自旋回波序列的具体方法是，采用一次 90°脉冲激发后，利用多个聚焦 180°脉冲产生多个自旋回波。

19. 答案：C

解析：平面回波成像中的相位编码梯度场在每个回波采集结束后施加，其持续时间的中点正好与读出梯度场切换过零点时重叠。

20. 答案：C

解析：多次激发 EPI 所需要进行的激发次数取决于 K 空间相位编码步级和回波链长度。

21. 答案：C

解析：单次激发 EPI 的空间分辨力差。

22. 答案：B

解析：FLAIR 的全称是液体衰减反转恢复脉冲序列，是一种水抑制的成像方法。

23. 答案：C

解析：化学饱和法脂肪抑制技术，受磁场均匀性的影响较大，信号抑制的特异性较高，可用于多种序列。

24. 答案：A

解析：短 TI 反转恢复法脂肪抑制序列中 TR 延长，使扫描时间延长。

25. 答案：B

解析：化学饱和法脂肪抑制的缺点是场强依赖性较大，在 1.0 T 以上的高场强设备中脂肪抑制的效果才不错；对磁场的均匀度要求也较大；且对大范围 FOV 扫描的脂肪抑制效果不理想。

26. 答案：C

解析：射频沉积与质子共振频率、RF 脉冲的类型和角度、重复时间、脉宽、线圈效率、成像组织容积、组织类型、解剖结构有关。

27. 答案：A

解析：永磁型磁体的场强最大为 0.5 T，磁体庞大、笨重，磁场稳定性差，受温度影响大。

28. 答案：A

解析：超导磁体可以产生稳定、均匀、高场强的磁场。

29. 答案：E

解析：梯度磁场在 MR 成像过程中使沿梯度方向的自旋质子处于不同的磁场强度中，而有不同的共振频率。

30. 答案：D

解析：头线圈可保障头部扫描时射频发射专注于头部，而丝毫不影响其他部位。

31. 答案：D

32. 答案：D

33. 答案：B

解析：MR 成像质量控制的参数有对比度、空间分辨力、对比噪声比、信号噪声比。

34. 答案：C

35. 答案：B

解析：装备伪影包括化学位移伪影、截断伪影、卷褶伪影、交叉信号对称伪影、部分容积效应、层间干扰、磁敏感性伪影。

36. 答案：A

37. 答案：C

解析：呼吸运动产生的伪影属于生理性运动伪影。

38. 答案：A

解析：MRI 出现伪影的原因与其扫描序列多、成像参数多、成像过程复杂有关。

39. 答案：D

解析：化学位移伪影在沿含水组织和

脂肪组织界面处表现为无信号的黑色和高信号的白色条状或月牙状影像。

40. 答案：A

解析：脂肪质子比水质子的共振频率约低 3.5 ppm。

41. 答案：E

解析：将检查部位的最小直径方向摆在相位编码方向上是解决卷褶伪影的方法之一。

42. 答案：D

解析：吞咽运动伪影属于自主性运动伪影。

43. 答案：E

解析：生理性运动伪影是在相位编码方向上产生的间断的条形或半弧形阴影。这种伪影与运动方向无关，而影像的模糊程度取决于运动频率、运动幅度、重复时间和激励次数。

44. 答案：C

45. 答案：D

解析：一般要求层间距不小于层厚的 20%。

46. 答案：D

解析：相位编码方向 FOV 缩小会减少扫描时间；频率编码方向 FOV 缩小时不减少扫描时间。

47. 答案：C

48. 答案：B

49. 答案：D

50. 答案：B

解析：采集矩阵不变时，FOV 越小，体积单元越小，空间分辨力越高，信号强度减低，信噪比越低。

51. 答案：E

解析：层厚增加，采样体积增大，容易造成组织结构重叠而产生部分容积效应。

52. 答案：B

53. 答案：A

解析：流动补偿技术用特定梯度场补偿血流、脑脊液中流动的质子，可消除或减轻其慢流时产生的伪影，增加信号强度。

54. 答案：D

解析：回波链越长，扫描时间越短，允许扫描的层数也减少。

55. 答案：E

解析：体内具有非铁磁性置入物的患者是可以接受 MRI 检查的。

56. 答案：D

解析：钠与水进入细胞内，造成细胞肿胀，细胞外间隙减少，常见于急性脑梗死的周围。

57. 答案：C

解析：出血发生后 4～7 d，由于出血从周边开始形成正铁血红蛋白。

58. 答案：A

解析：使用呼吸门控时，应让受检者尽可能地做到保持有规律的呼吸。

59. 答案：C

解析：顺磁性对比剂在外加磁场不存在时，其磁性消失。

60. 答案：A

解析：顺磁性对比剂缩短 T_1 或 T_2 弛豫时间与下列因素有关：顺磁性物质的浓度、顺磁性物质的磁矩、顺磁性物质结合水的分子数，且磁场强度、环境温度对弛豫时间也有影响。

61. 答案：E

解析：Gd-DTPA 作为第一种 MRI 对比剂，也是目前应用最广泛的 MRI 对比剂。

62. 答案：D

解析：Gd-DTPA 常见的过敏反应有：头痛、不适、恶心、呕吐等。

63. 答案：A

解析：Gd-DTPA 的常规使用剂量为 0.1 mmol/kg。常规用量下，显示血脑屏障破坏的病理改变，如肿瘤、缺血、炎症等。Gd-DTPA 以原状态由肾脏排出。

64. 答案：B

解析：Gd-DTPA 增强扫描主要解决中枢神经系统疾病的诊断问题：区分水肿及病变组织，鉴别脑外及脑内肿瘤，显示肿瘤内部情况，发现平扫未显示的脑内、脑外等病变，鉴别诊断肿瘤与非肿瘤性病变，术后及放疗后随访观察疗效。

65. 答案：A

解析：改善呼吸运动伪影的方法有减小矩阵、增加采集次数、使用预饱和技术、采用呼吸门控技术、采用快速扫描序列屏气扫描。

66. 答案：D

解析：颅骨内板及外板 SE 序列表现为长 T_1、短 T_2 的低信号，板障内骨髓 T_1、T_2 加权像上均呈高信号。

67. 答案：D

68. 答案：D

解析：颞叶癫痫患者在磁共振扫描常规横轴位 T_2WI、T_1WI 外，还需做斜冠状位 FSE T_2WI 或 T_2FLAIR，范围包括整个颞叶及海马。

69. 答案：B

解析：胆脂瘤为表皮样囊肿，其内液体成分含有毛囊、汗腺、皮脂腺等脂质成分，使水分子活动受大分子蛋白物质牵拉，故水分子活动受限，DWI 显高信号，具有特异性诊断意义。

70. 答案：A

解析：尿崩症是垂体、下丘脑出现问题，所以应按照垂体、下丘脑的扫描方法，矢状位层厚为 3 mm。

71. 答案：A

解析：垂体微腺瘤动态增强扫描注射对比剂 6 ml，与扫描同时进行。

72. 答案：D

73. 答案：C

解析：眼球病变的扫描层厚为 3 mm。

74. 答案：A

解析：舌癌常规平扫 3 个方位都要做，T_2WI 要加脂肪抑制。

75. 答案：D

解析：T_1WI 像上脑脊液呈低信号，脊髓呈中等信号；T_2WI 像上脑脊液呈高信号，脊髓呈中等信号。

76. 答案：B

解析：脊柱骨转移需做矢状位 T_2WI 加脂肪抑制技术或梯度回波脉冲序列。

77. 答案：E

解析：颈椎、颈髓 MRI 扫描方位最好选矢状位 T_1、T_2 加权像，横断位 T_2 加权像。

78. 答案：B

解析：胸部常规扫描冠状位层厚 4～5 mm。

79. 答案：B

解析：心电门控技术中，电极正确的安放方法是与身体长轴平行方向排列。左锁骨中线第 2 肋间，胸骨左缘第 2 肋间，胸骨左缘第 5 肋间，左锁骨中线第 7 肋间。

80. 答案：B

解析：心脏 MR 检查适应证包括心脏形态检查、心脏功能、心肌灌注及心肌活性等方面的检查。

81. 答案：B

解析：取横断位做定位像，选斜矢状位扫描方向，使定位线通过升主动脉和降主动脉，显示在同一层面。

82. 答案：C

解析：舒张中末期血流速度很慢，受流动影响很小，主要受血液 T_1 值和 T_2 值的影响，可表现为信号增高甚至呈现高信号。TR 与心动周期相吻合。磁共振成像时，若射频脉冲周期与患者心动周期恰好同步，可导致动脉管腔内信号强度反常增强。这种现象的出现需两个条件：①TR 值等于 R-R 间期或它的整数倍。②MR 信号的采集在舒张晚期。其原因是血流在舒张期时较缓慢。这种现象在颅内血管不明显，因颅内血管的脉压差很小。

83. 答案：C

解析：采用心电门控可有效控制心脏搏动伪影；采用呼吸门控可有效控制呼吸运动伪影。

84. 答案：E

解析：乳腺组织结构是腺体组织、乳腺导管、脂肪组织、结缔组织及血管淋巴网构成。

85. 答案：C

解析：肝内管道系统有 4 套：门静脉、肝静脉、肝动脉、肝内胆管。

86. 答案：B

解析：肝脏病变疑含有脂肪成分如脂肪肝、肝细胞腺瘤、血管平滑肌脂肪瘤等，可采用同相位及反相位图像，且不增加成像时间。

87. 答案：A

解析：正常肾上腺左右两支，其粗细不应超过同侧膈脚的最厚部分。

88. 答案：E

解析：肾上腺扫描时相位编码方向是横断位取前后向；冠状位取左右向。

89. 答案：B

90. 答案：C

解析：MRCP 与 ERCP 相比，其优点有：是无创检查技术，对 ERCP 插管失败或对碘过敏不能做 ERCP 者可使用 MRCP，有胆道感染患者不会造成逆行感染。

二、多选题

91. 答案：ABCD

解析：MR 信号主要来自于自由水质子，结合水质子可以影响 MR 信号。因此 E 是错误的。

92. 答案：ABCDE

93. 答案：ABCD

解析：FLAIR 是反转恢复序列中“液体衰减反转恢复脉冲序列”的英文简写。FLAIR 是反转恢复序列不是化学位移方法。因此，E 是错误的。

94. 答案：ADE

解析：当激发停止时，每隔 6.8 ms 便出现水质子与脂肪质子的同相位，每隔 3.4 ms 便出现水质子与脂肪质子的反相位，同相位时，两者信号相加；反相位时，两者信号相减。

95. 答案：ABE

解析：水质子与脂肪质子的共振频率不同，同相位图像上水、脂交界部位信号相加，反相位图像上水、脂交界部位信号相减。

96. 答案：ABDE

解析：并行采集技术可以在减少采集相位编码步数，减少采集时间的情况下得到完整的图像。因此，C 是错误的。

97. 答案：BCDE

解析：数据采集后先利用线圈空间敏感度信息填充整个 K 空间，再进行傅立叶转换重建图像的技术称为空间协调同时采集技术（SMASH）。因此，A 是错误的。

98. 答案：AB

解析：并行采集技术的缺点是：图像信噪比降低，可能出现未完全去除的图像卷折伪影，尤其当并行采集加速因子较大时，可能出现图像卷折伪影。因此，CDE 是缺点。

99. 答案：ABCD

解析：扫描间照明强度与 MR 空间分辨力无关。因此，E 是错误的。

100. 答案：ABD

解析：体素的大小取决于 FOV、矩阵和层面厚度；像素越大，图像的空间分辨力越低。因此 CE 是错误的。

《 全真模拟试卷十一

一、单选题

1. 关于翻转角的描述，错误的是
   A. 是指射频脉冲激励的角度
   B. GRE 序列采用小于 20°翻转角，可得到倾向于 SE T_2^* 加权像
   C. GRE 序列采用大于 80°翻转角，可得到倾向于 SE T_1 加权像
   D. 在梯度脉冲序列里，小角度脉冲激励，组织横向磁化大部分被保留
   E. 翻转角过小，图像信噪比降低
2. 关于回波链的描述，错误的是
   A. 每次 TE 周期的回波数为回波链长
   B. 主要用于 FSE 及 IR 序列
   C. 回波链越长，扫描时间越短
   D. 回波链越长，信噪比越低
   E. 一个 TR 周期内，由多次 180°脉冲组成回波链
3. 关于常规 SE 序列的扫描时间，正确的是
   A. 扫描时间 = TE × NY × NEX
   B. 扫描时间 = TR × NY × NEX
   C. 扫描时间 = TE × TR × NEX
   D. 扫描时间 = TE × TR × NY
   E. 扫描时间 = (TR × NY × NEX)/ETL
4. 关于常规 FSE 序列的扫描时间，正确的是
   A. 扫描时间 = (TE × NY × NEX)/ETL
   B. 扫描时间 = (TE × TR × NEX)/ETL
   C. 扫描时间 = (TR × NY × NEX)/ETL
   D. 扫描时间 = (TE × TR × NY)/ETL
   E. 扫描时间 = TR × NY × NEX
5. 脂肪抑制技术可以改善
   A. 化学位移伪影
   B. 卷褶伪影
   C. 运动伪影
   D. 金属伪影
   E. 敏感性伪影
6. 关于 MRCP 的描述，正确的是
   A. 不需要注射对比剂
   B. 对碘过敏者不能检查
   C. 胆道感染者不能检查
   D. ERCP 不成功者不能检查
   E. MRCP 可以达到治疗目的
7. 磁体的主要性能指标不包括
   A. 磁场的强度
   B. 磁场的均匀度
   C. 磁场的稳定性
   D. 磁体孔径大小

E. 磁场的切换率

8. 关于 MRCP 扫描注意事项，错误的是

A. 必须做冠状位和横断位两个方位图像

B. 胆囊占位性病变及胰腺病变在横断位上定位和显示病变

C. 胆道感染者不能检查

D. 做 MRCP 当日要禁水

E. 大多数需使用脂肪抑制技术

9. 关于 MRU 的描述，正确的是

A. 不需要注射对比剂

B. 对碘过敏者不能检查

C. 泌尿系感染者不能检查

D. 肾功能不全者不能检查

E. MRU 可以显示肾功能情况

10. 关于 MRU 的描述，错误的是

A. 应用超重 T_2加权参数

B. 长 TR、长 TE，加脂肪抑制技术

C. MRU 不可以显示肾功能情况

D. 肾功能不全者不能做 MRU

E. 泌尿系感染者可选择 MRU

11. 腰椎 MR 检查时，相位编码方向正确的是

A. 横轴位为左右方向，矢状位为前后方向，冠状位为上下方向

B. 横轴位为左右方向，矢状位为上下方向，冠状位为左右方向

C. 横轴位为前后方向，矢状位为前后方向，冠状位为上下方向

D. 横轴位为前后方向，矢状位为上下方向，冠状位为上下方向

E. 横轴位为左右方向，矢状位为前后方向，冠状位为左右方向

12. 腰椎矢状位扫描时，相位编码方向应选上下方向，以下解释不正确的是

A. 减少脑脊液的搏动伪影

B. 增加前后方向的空间分辨力

C. 可以避免前后方向的磁敏感伪影

D. 减少腹主动脉的搏动伪影

E. 减少呼吸运动带来的伪影

13. 关于正常胸段脊髓 MR 的影像表现，正确的是

A. T_1加权像上灰质信号比白质信号低

B. T_1加权像上灰质信号比白质信号高

C. T_2加权像上灰质信号比白质信号低

D. 脊髓灰质呈典型的蝴蛛足型

E. 脊髓灰质呈典型的马尾型

14. 关于颈部血管的描述，错误的是

A. 椎动脉走行于颈椎的横突孔内

B. 颈内动脉走行于颈椎的横突孔内

C. 椎基底静脉与硬膜外静脉汇合

D. 血管的信号在 GRE 序列中可以表现为高信号

E. 血管的信号在 SE 序列中可以表现为流空的低信号

15. 考虑臂丛神经损伤时，以下不正确的是

A. 扫描的上下范围应包括颈 4 椎体上缘至胸 2 椎体下缘水平

B. 扫描的前后范围应包括椎体前缘至椎管后缘

C. 观察臂丛神经节前神经根时，应采用轴位扫描

D. 观察节后神经时，应采用冠状位扫描

E. 扫描序列无需加抑脂技术

16. 颈部 MRA 检查时，自主动脉弓分出的 3 支大血管分别是

A. 椎动脉、颈内动脉、锁骨下动脉

B. 右颈总动脉、椎动脉、左锁骨下动脉

C. 右头臂干动脉、左颈总动脉、左锁骨下动脉

D. 右锁骨下动脉、右颈总动脉、头臂干动脉

E. 左颈总动脉、右颈总动脉、头臂干动脉

17. 心脏扫描的轴心应选择

A. 与人体的长轴一致
B. 二尖瓣与左室心尖的连线
C. 三尖瓣与右室心尖的连线
D. 与人体长轴成30°的方向
E. 沿升主动脉和降主动脉的连线

18. “马凡综合征” 扫描时，显示最好的位置是
A. 显示两腔心的心脏长轴位
B. 显示四腔心的心脏长轴位
C. 心脏短轴位
D. 主动脉弓位
E. 横轴位

19. 乳腺扫描时，相位编码方向正确的是
A. 横轴位，相位编码方向为左右
B. 横轴位，相位编码方向为前后
C. 冠状位，相位编码方向为左右
D. 冠状位，相位编码方向为前后
E. 矢状位，相位编码方向为前后

20. 肝脏的供血动脉为
A. 肝动脉
B. 肝静脉
C. 门静脉
D. 肝动脉和门静脉
E. 肝动脉和肝静脉

21. 消除来自扫描层面上下方的血流搏动伪影，最有效的技术是
A. 脂肪抑制技术
B. 呼吸补偿技术
C. 水抑制技术
D. 预饱和技术
E. 变换频率编码和相位编码方向

22. 抑制脑脊液流动伪影，最有效的方法是
A. 呼吸补偿技术
B. 脂肪抑制技术
C. 流动补偿（FC）技术
D. 变换频率编码和相位编码方向
E. 固定受检者检查部位

23. MRI 金属伪影的产生是因为
A. 干扰主磁场的均匀性
B. 部分容积效应
C. MR 扫描过程中产生热量导致灼伤
D. 受磁场吸引而脱落
E. 密度高

24. 关于 MR 扫描层厚与图像质量的关系，不正确的是
A. 层厚越厚，激发的质子数量越多，信号越强，图像的信噪比越高
B. 层厚越厚，采样体积越大，易产生部分容积效应
C. 层厚越薄，空间分辨力越高
D. 层厚越薄，图像信噪比越低
E. 层厚越薄，图像信噪比越高

25. 美国 FDA 制定的医疗用途 RF 电磁场安全标准为
A. 全身平均 SAR≤0.4 W/kg
B. 全身平均 SAR≤4 W/kg
C. 全身平均 SAR≤8 W/kg
D. 全身平均 SAR≤0.8 W/kg
E. 全身平均 SAR≤40 W/kg

26. 关于 MR 扫描时噪声的描述，不正确的是
A. 梯度场不断的开启和关闭形成
B. 洛伦磁力使梯度线圈颤动撞击产生
C. 静磁场越高，产生的噪声会越大
D. 梯度上升速度越快，产生的噪声会越大
E. 梯度上升速度越慢，产生的噪声会越大

27. 下列哪项不是降低幽闭恐惧症患者症状的措施
A. 允许一名被检者亲属或朋友进扫描间陪同
B. 采用镇静药物
C. 对被检者进行心理疏导
D. 使用 MR 专用耳机为被检者播放音乐
E. 向受检者说明幽闭恐惧症

28. 自由水是指
A. 依附在蛋白质周围的水分子
B. 具有较高自然运动频率的水分子
C. 具有较低运动频率的水分子
D. 运动频率等于 Lamor 共振频率的水分子
E. 运动频率低于 Lamor 共振频率的水分子

29. 自由水具有的特性是
A. 运动频率低于 Lamor 共振频率
B. FLAIR 像上呈高信号
C. T_1WI 上信号高于脑白质
D. T_2WI 上呈高信号
E. 通常依附在蛋白质周围

30. 结合水具有的特性是
A. 具有较高的自然运动频率
B. 运动频率高于 Lamor 共振频率的水分子
C. T_2 FLAIR 像上呈高信号
D. T_1WI 上信号高于脑白质
E. T_2 FLAIR 像上呈低信号

31. MRCP 成像技术应用的是
A. 重 T_1WI 序列
B. 轻 T_1WI 序列
C. 轻 T_2WI 序列
D. 重 T_2WI 序列
E. 质子加权成像序列

32. 对血流信号影响不大的因素是
A. 血流的形式
B. 血流速度
C. 血流方向
D. 血氧浓度
E. 脉冲序列

33. 在 SE 序列中，下列哪项不是血流呈低信号的原因
A. 垂直或接近垂直于扫描层面的血流出现流空现象
B. 扫描层面内质子群位置移动造成的信号衰减
C. 层流流速差别造成的失相位
D. 层流引起分子旋转造成的失相位
E. 流入性增强效应

34. 在 SE 序列中，快速流动的血液在 MRI 上表现为
A. 长 T_1，长 T_2
B. 长 T_1，短 T_2
C. 短 T_1，短 T_2
D. 短 T_1，长 T_2
E. T_1、T_2 可长可短

35. 流入性增强效应的原理是
A. 静止组织的质子群未出现饱和现象
B. 静止组织质子群产生足够大的宏观磁化矢量
C. 充分弛豫的血液流出扫描层面
D. 充分弛豫的血液流入扫描层面
E. 充分弛豫的血液尚未流入扫描层面

36. 缓慢流动的血液在 MRI 上表现为
A. T_1WI 为高信号
B. T_2WI 为高信号
C. T_2WI 为低信号
D. T_1、T_2WI 均为低信号
E. T_1WI 为低信号

37. CE－MRA 静脉团注钆对比剂的目的是
A. 加速血液流速，形成流空效应
B. 降低血液流速，形成流入性增强效应
C. 缩短血液的 T_1 弛豫时间，与周围组织形成对比
D. 增加血液的 T_1 弛豫时间，与周围组织形成对比
E. 增加血液的 T_2 弛豫时间，与周围组织形成对比

38. CE－MRA 的原理是
A. T_1 值明显延长
B. T_1 值明显缩短
C. T_2 值明显缩短
D. T_2 值明显延长
E. T_2^* 值明显缩短

39. TOF MRA 技术采用的是
A. 预饱和技术
B. 脂肪抑制技术
C. 流入性增强效应
D. 相位对比技术
E. 流空效应
40. 观察膝关节的前交叉韧带，最好是哪个位置
A. 轴位
B. 冠状位
C. 斜冠状位
D. 矢状位
E. 斜矢状位
41. 颅脑 MR 扫描时，“十字”定位灯的纵向连线对准
A. 头颅正中矢状位
B. 头颅正中冠状位
C. 瞳间线
D. 双眉中心
E. 鼻尖
42. 颅脑 MR 扫描时，在矢状位定位像上横轴位定位线应
A. 平行于视交叉
B. 平行于前颅凹底
C. 平行于眼眶
D. 平行于上腭
E. 垂直脑干
43. 颅脑 MR 扫描时，在横轴位定位像上矢状位定位线应
A. 平行于视神经
B. 平行于大脑纵裂
C. 平行于眼眶
D. 平行于双侧颞叶底部连线
E. 垂直脑干
44. 颅脑 MR 扫描时，在矢状位定位像上冠状位定位线应
A. 平行于视神经
B. 平行于大脑纵裂
C. 平行于眼眶
D. 平行于斜坡
E. 平行于脑干
45. 颅脑 MR 扫描时，下列哪种序列既具有 T_1WI 脑脊液呈低信号的特点，又具有 T_2WI 病灶多为高信号的特点
A. T_1WI
B. T_2WI
C. T_1 FLAIR
D. T_2 FLAIR
E. PDWI
46. 脑多发性硬化 MR 扫描时，何种扫描序列对病灶的显示具有更高的敏感性
A. T_1加权
B. T_2加权
C. PD 加权
D. T_1 FLAIR
E. T_2 FLAIR
47. 脑海马硬化性病变 MR 扫描时，应加扫斜冠状位，定位线要
A. 与前颅凹底平行
B. 与前后联合连线平行
C. 与脑干平行
D. 垂直于海马长轴
E. 平行于海马长轴
48. 脑积水，疑中脑导水管处梗阻，MR 扫描需加扫
A. 横断位层厚/层间距为 6 mm/0.6 mm
B. 矢状位层厚/层间距为 6 mm/0.6 mm
C. 矢状位层厚/层间距为 3 mm/0.3 mm
D. 冠状位层厚/层间距为 6 mm/0.6 mm
E. T_2脂肪抑制序列
49. 脑增强扫描时，为区别脑膜瘤与头皮脂肪应加扫
A. T_1矢状位
B. T_1冠状位
C. T_1横断位
D. T_1矢状位 + 脂肪抑制
E. T_2 FLAIR
50. 超急性脑梗死最早可由 MR 哪个序列检

出

A. T_2WI

B. T_1WI

C. DWI

D. PDWI

E. T_2 FLAIR

51. 在具有 SE 特征的 EPI 序列中，射频脉冲激发的特征是

A. $\alpha<90°$

B. 90°—90°

C. 90°—180°

D. 90°—180°—180°

E. 180°—90°—180°

52. 在具有 IR 特征的 EPI 序列中，射频脉冲激发的特征是

A. $\alpha<90°$

B. 90°—90°

C. 90°—180°

D. 90°—180°—180°

E. 180°—90°—180°

53. 多次激发 EPI 需要进行的激发次数取决于

A. K 空间相位编码步级和 TE 值

B. K 空间相位编码步级和 TR 值

C. K 空间相位编码步级和回波链长度

D. TR 值和回波链长度

E. TE 值和回波链长度

54. 有关单次激发 EPI 的叙述，错误的是

A. 一次射频脉冲激发后连续采集的梯度回波

B. MR 信号强度低

C. 空间分辨力高

D. 视野受限

E. 磁敏感性伪影明显

55. 颅脑不包括的内容有

A. 颅骨

B. 脑、脑膜

C. 脊髓

D. 脑室

E. 脑、脑脊液

56. 平面回波成像中的相位编码梯度场在

A. 每个回波采集之前施加，其持续时间的中点正好与读出梯度场切换过零点时重叠

B. 每个回波采集之前施加，其持续时间的终点正好与读出梯度场切换过零点时重叠

C. 每个回波采集结束后施加，其持续时间的中点正好与读出梯度场切换过零点时重叠

D. 每个回波采集结束后施加，其持续时间的终点正好与读出梯度场切换过零点时重叠

E. 每个读出梯度场之前施加，其持续时间的中点正好与读出梯度场切换过零点时重叠

57. 关于短 TI 反转恢复脉冲序列成像的叙述，错误的是

A. 抑制骨髓、眶窝、腹部等部位的脂肪信号

B. 降低运动伪影

C. 鉴别脂肪与非脂肪结构

D. 脂肪组织具有很短的 T_1 值，纵向磁矩恢复较快

E. 可在 T_1 加权像中抑制脂肪的长 T_2 高信号

58. STIR 技术的优点在于

A. 信号抑制的选择性较高

B. 由于 TR 缩短，扫描时间较短

C. 场强依赖性低，对磁场均匀度的要求也较低

D. 用于增强扫描可增加强化效果

E. 小的 FOV 扫描可取得好的脂肪抑制效果

59. 若于两种组织交界处见到“化学位移”伪影，则这两种组织

A. 水及脂质含量相似

B. 水及脂质含量相差很大

C. 水含量相似
D. 血液含量相似
E. 血液含量相差很大

60. 大蛋白质分子的共振频率为
A. 显著高于拉摩尔共振频率
B. 显著低于拉摩尔共振频率
C. 接近拉摩尔共振频率
D. 亿万 Hz
E. 6～65Hz

61. 磁共振成像中有关信号平均次数的描述，正确的是
A. 指在 K 空间里一特定列被采样的次数
B. 数据采集的重复次数
C. 增加采集次数可增加对比度
D. 增加采集次数可增加空间分辨力
E. 增加采集次数会减少扫描时间

62. 磁共振成像中有关流动补偿技术的描述，错误的是
A. 流动补偿技术是用特定梯度场补偿血流、脑脊液中流动质子的失相位
B. 流动补偿技术为了消除或减轻慢流动时产生的流动伪影
C. 流动补偿技术使频率编码方向或层面选择方向与血流方向垂直
D. 流动补偿技术常用于 FSE T_2WI 中
E. 流动补偿技术常用于 SE T_1WI 中

63. 下列磁共振成像参数中，不影响扫描时间的是
A. 矩阵
B. 回波链长度
C. 重复时间
D. 回波时间
E. 信号平均次数

64. 关于静磁场 B_0 生物效应的描述，错误的是
A. 静磁场不影响人的体温
B. 静态血磁效应可以忽略不计
C. 不会引起心律不齐或心率变化
D. 将引起心电图发生变化
E. 可导致某种显著的神经电生理变化

65. 磁共振成像中，与特殊吸收率无关的参数是
A. 静磁场强度
B. 梯度场强度
C. RF 脉冲的类型
D. 线圈效率
E. 成像组织容积

66. 射频磁场的生物效应主要表现为
A. 体温的变化
B. 心电图发生变化
C. 心律不齐
D. 噪音
E. 周围神经刺激

67. 磁共振检查前先测量受检者的体重，并输入计算机，其目的是
A. 由计算机选用不同的梯度磁场强度
B. 由计算机设定射频发射功率的上限
C. 由计算机选用不同的 TR 值
D. 由计算机选用不同的 TE 值
E. 以防受检者过重将检查床压坏

68. 关于射频能量的吸收与组织尺寸大小的关系，错误的是
A. 组织尺寸大于波长，射频能量大部分被组织表面吸收
B. 组织尺寸大于波长，射频能量大部分被组织内部吸收
C. 组织尺寸小于波长，射频能量吸收减少
D. 组织尺寸小于波长，射频能量的穿透性增加
E. 组织尺寸等于波长的一半时，射频能量吸收最大

69. 磁共振扫描中，与射频能量使人体温度升高的程度无关的是
A. 射频脉冲激励的时间
B. 环境温度
C. 受检者自身体温调节能力

D. 能量沉积的速率
E. 静磁场的强弱

70. 梯度磁场生物效应的表现不包括
A. 引起周围神经刺激
B. 可引起心室或心房纤颤
C. 可引起心律不齐
D. 可诱发幽闭恐惧症
E. 可导致磁致光幻视

71. 有关孕妇进行 MRI 检查的描述，错误的是
A. 3 个月内的孕妇慎重检查
B. 磁场会对胎儿产生生物效应
C. 分化中的细胞易受生理因素的干扰
D. 孕期工作人员尽量在 1 mT 线以外活动
E. 致畸作用的概率逐步升高

72. 克服 MRI 受检者不良心理反应的措施不包括
A. 向受检者细致讲解检查相关的信息
B. 向受检者解释幽闭恐惧症的产生原因
C. 允许亲属进磁体间陪同
D. 提高 MR 系统内的照明强度
E. 使用镇静药

73. 下列情况不会导致失超的是
A. 励磁时充磁电流增加速度过快
B. 在输液管未达到 4.2 K 就灌注液氦
C. 磁体的真空环境遭到破坏
D. 误操作紧急失超开关
E. 检查时，检查床或氧气瓶等大体积金属异物吸到磁体上

74. 磁场屏蔽效果达到临床使用的评价标准是
A. 最外面一根磁力线的覆盖范围
B. 机房内外不能互相干扰
C. 机房外无磁力线分布
D. 5 高斯磁力线的分布范围
E. 能得到高质量的 MRI 图像

75. MR 检查室安装由铜板和铜网制成的屏蔽，其目的是
A. 减少磁场的扩散
B. 防止室内噪声传到室外
C. 防止室外无线电杂波干扰梯度磁场
D. 防止室外无线电杂波干扰主磁场
E. 防止室外无线电杂波干扰线圈接收 MR 信号

76. 关于梯度切换率高的完整描述，正确的是
A. 梯度场强度高
B. 梯度启动时间短
C. 单位时间内梯度磁场强度变化量大
D. 单位时间内、单位长度内梯度磁场强度变化量大
E. 单位长度内梯度磁场变化量大

77. 以下哪个选项不是梯度线圈的主要作用
A. 进行 MRI 信号的空间定位编码
B. 增加主磁场的均匀度
C. 产生梯度回波
D. 进行频率编码
E. 进行相位编码

78. 在 MR 扫描过程中，听到“哒、哒、哒”的敲击声，该声音来源于
A. 匀场线圈
B. 梯度磁场线圈
C. 发射线圈
D. 接收线圈
E. 超导线圈

79. 超导磁体中使用液氦的目的是
A. 使用液氦前未达超导低温状态的预制冷过程
B. 使磁体达到超导状态
C. 使磁体温度升至 77K 以上
D. 使磁体温度降至 77K 以下
E. 使磁体环境温度达 −173℃左右

80. 下列有关励磁的说法，错误的是
A. 励磁又叫充磁，是给磁体建立预定静磁场的过程

B. 励磁过程中用到的励磁电源为10 V，400 A
C. 励磁成功后可以完全去掉励磁电源
D. 励磁成功后超导线圈内关机后也有电流
E. 励磁成功后线圈即能提供强大、高稳定的磁场

81. 泌尿系水成像（MRU）扫描技术，不正确的是
A. 使用呼吸门控
B. 扫描层厚 3 ~4 mm
C. 使用脂肪抑制技术
D. 在病变处加做横断位水成像
E. 包括范围上自肾上极，下至输尿管上段

82. 关于男性盆腔 MRI 解剖的叙述，不正确的是
A. 膀胱壁呈长 T_1、短 T_2信号
B. 膀胱与耻骨间有脂肪间隙
C. 正常淋巴结一般很难见到
D. 盆腔内血管呈对称流空增强信号
E. 膀胱周围脂肪与尿液介面形成化学位移伪影

83. 以下部位做增强扫描时，不强调用动态增强的是
A. 肝脏
B. 胰腺
C. 肾脏
D. 盆腔
E. 胸部纵隔

84. 目前诊断半月板撕裂敏感性和特异性最高的影像学检查方法是
A. CT
B. X 线平片
C. MRI 检查
D. 关节镜检查
E. X 线关节造影

85. 流动血液的信号与下列哪项无关
A. 湍流
B. 层流
C. 流动方向
D. 流动速度
E. 流动血液黏稠度

86. 流入成像区域的血液在之前没有 RF 激励，饱和效应少，则在 T_1加权像上表现为
A. 低信号
B. 呈黑色
C. 高信号
D. 中等信号
E. 与周围实质性组织的信号类似

87. 描述 MRA 技术不正确的是
A. 时间飞跃法—TOF
B. 相位对比法—PC
C. 黑血技术—预饱和技术
D. MRA 是流体的流速效应
E. 流速效应即流空效应和流入性增强效应

88. 关于流入性增强效应的叙述，不正确的是
A. 饱和的质子群呈低信号
B. 充分弛豫的质子群流入扫描层面
C. 无论流动的和静止的血流均呈高信号
D. 成像区血液中流入充分弛豫的质子群，形成高信号
E. 周围静止组织因受过脉冲激励，不再接受新的脉冲激励

89. 关于三维 TOF MRA 优缺点的叙述，不正确的是
A. 空间分辨力高
B. 扫描时间相对较长
C. 背景组织抑制效果较好
D. 容积内血流远侧信号明显减弱
E. 容积内血流饱和明显，不利于慢血流显示

90. 关于 CE－MRA 扫描时机方法的描述，不正确的是

A. 减影技术
B. 透视触发技术
C. 循环时间计算法
D. 智能自动触发技术
E. 扫描时机宽容度小，掌握好时机是成功的关键

二、多选题

91. 关于 MR 信号噪声比的叙述，正确的是
A. 简称信噪比 SNR
B. 是指感兴趣区内组织信号强度与噪声强度的比值
C. 在一定范围内，SNR 越低越好
D. SNR 低的图像表现为图像清晰，轮廓鲜明
E. MR 系统场强越高，产生的 SNR 越高

92. 关于 MR 被检组织特性对 SNR 的影响，正确的是
A. 被检组织的质子密度低能产生较低的信号，SNR 高
B. 被检组织的质子密度高能产生较高的信号，SNR 高
C. 具有短 T_1 的组织在 T_1W 像上信号较高，SNR 高
D. 具有长 T_2 的组织在 T_2W 像上信号较低，SNR 较低
E. 具有长 T_2 的组织在 T_2W 像上信号较高，SNR 高

93. 影响 SNR 的扫描参数有
A. 翻转角
B. TR 、TE
C. 信号采集次数
D. MR 图像显示器的分辨力
E. 层间距

94. 下述说法正确的是
A. 短 TR 时，纵向磁化矢量增加，信号强度也增加
B. 长 TR 时，信号强度增加，SNR 高
C. TE 越长，回波幅度越小，产生的信号量越少，SNR 降低
D. TE 越短，回波幅度越大，产生的信号量越多，SNR 高
E. TE 越长，回波幅度越大，产生的信号量越多，SNR 高

95. 关于射频线圈与 SNR 的关系，正确的是
A. 体线圈 SNR 最低
B. 体线圈包含的组织体积大，产生的信号量也大，SNR 高
C. 成像组织与线圈之间的距离越大，信号强度越大
D. 线圈距离检查部位近，能最大程度地接收 MR 信号
E. 表面线圈 SNR 最高

96. 关于对比度噪声比概念的叙述，正确的是
A. 英文简写为 SNR
B. 英文简写为 CNR
C. 是指两种组织信号强度差值与背景噪声的标准差之比
D. 是指感兴趣区内组织信号强度与噪声强度的比值
E. 是指两种组织信号强度的比值

97. 具有足够信噪比的 MR 图像，其对比度噪声比受下列哪些因素的影响
A. 两种组织的 T_1值、T_2值、质子密度
B. 对差别小的组织间利用对比剂进行人工对比
C. 成像技术、序列参数
D. 磁场强度
E. 流空效应

98. 关于 MR 图像均匀度的叙述，正确的是
A. 图像的均匀度是指图像上均匀物质的信号强度大小
B. 图像的均匀度是指图像上相邻两点的信号强度差
C. 图像的均匀度是指图像上均匀物质信号强度的偏差

D. 均匀物质的信号强度偏差越大说明均匀度越低

E. 均匀度包括信号强度的均匀度、SNR 均匀度和 CNR 均匀度

99. Gd－DTPA 对图像对比度的影响是因为

A. 可使组织的 T_2缩短明显于 T_1

B. 可使组织的 T_1缩短明显于 T_2

C. 增加组织的质子密度

D. 提高了正常组织与病变组织的对比

E. 使病变组织的 T_1值缩短，提高了显示病变组织的能力

100. TR 对 T_1对比度的影响，正确的是

A. 对于 T_1 对比度，TR 的选择应短于 T_1

B. TR 短时，只有短 T_1的组织得到弛豫，从而获得 T_1的图像对比

C. 组织的 T_1值随场强的增加而延长

D. TR 与 T_1的比值应在 0.6～2.5

E. 把 TR 定在 2500 ms，SE 序列就能获得 T_1对比度

《 全真模拟试卷十一答案及解析

一、单选题

1. 答案：D

解析：在梯度脉冲序列里，小角度脉冲激励，组织纵向磁化大部分被保留。

2. 答案：A

解析：每次 TR 周期的回波数为回波链长。

3. 答案：B

4. 答案：C

5. 答案：A

解析：人体内含有大量脂肪，由于脂肪信号的干扰，有时对病灶的观察难以令人满意，通过脂肪抑制技术，可以改善化学位移伪影。

6. 答案：A

解析：MRCP 是应用超重 T_2 加权参数加脂肪抑制技术成像，不是通过对比剂成像。

7. 答案：E

解析：磁体主要性能指标包括：磁体产生的磁场强度、磁场的稳定性、磁场的均匀性及孔径大小。

8. 答案：C

解析：MRCP 不需要插管即可显示胆道系统，不会造成插管逆行感染，适宜胆道感染者。

9. 答案：A

解析：MRU 是应用超重 T_2 加权参数加脂肪抑制技术成像，不是通过对比剂成像，为无创作性检查。

10. 答案：D

11. 答案：B

12. 答案：C

解析：腰椎矢状位扫描时，相位编码方向应选上下方向，以减少脑脊液的搏动伪影，增加前后方向的空间分辨力，减少呼吸运动带来的伪影，减少腹主动脉的搏动伪影。

13. 答案：A

解析：对于正常的胸段脊髓，T_1 加权像上灰质信号比白质信号低，T_2 加权像上灰质信号比白质信号高，脊髓灰质呈典型的蝴蝶型。

14. 答案：B

解析：颈内动脉由颈总动脉分出，向上走行于颈部软组织内。

15. 答案：E

解析：考虑臂丛神经损伤时，扫描序

列为 T_2WI、T_1WI、T_2WI 抑脂。

16. 答案：C

17. 答案：B

解析：以二尖瓣到左室心尖的连线作为心脏的扫描轴心，平行或垂直此轴线进行扫描，可以完整地显示心房、心室。

18. 答案：D

解析："马凡综合征"扫描时，主要看升主动脉，而主动脉弓位显示升主动脉最佳。

19. 答案：A

解析：乳腺横轴位扫描时，相位编码方向为左右方向。

20. 答案：D

解析：肝脏是接受肝动脉和门静脉双重供血的脏器。

21. 答案：D

解析：预饱和技术可使流出预饱和区域的血液无信号产生，达到消除伪影的目的。

22. 答案：C

23. 答案：A

解析：金属异物进入磁场，在金属异物的局部形成强磁场，从而干扰主磁场的均匀性，形成金属伪影。

24. 答案：E

25. 答案：A

解析：美国 FDA 制定的医疗用途 RF 电磁场安全标准为全身平均 SAR≤0.4W/kg。

26. 答案：E

解析：MR 扫描时噪声的来源为梯度场不断的开启和关闭形成、洛伦磁力使梯度线圈颤动撞击产生。静磁场越高，产生的噪声会越大；梯度上升速度越快，产生的噪声会越大。

27. 答案：E

28. 答案：B

解析：水分子很小，具有较高的自然运动频率，这部分水称为自由水。

29. 答案：D

解析：自由水运动频率高于 Lamor 共振频率，具有长 T_1、长 T_2 特性。T_2WI 上呈高信号。

30. 答案：C

解析：运动频率接近 Lamor 共振频率，因此，T_1 弛豫时间明显缩短，T_2 FLAIR 像上呈高信号。

31. 答案：D

解析：MRCP 是利用重 T_2 加权脉冲序列来显示具有长 T_2 弛豫时间组织结构的技术。

32. 答案：D

解析：血流的形式、血流速度、血流方向、脉冲序列对血流信号有影响，而血氧浓度与血流信号的产生无关。

33. 答案：E

解析：SE 序列中，垂直或接近垂直于扫描层面的血流出现流空现象、扫描层面内质子群位置移动造成的信号衰减、层流流速差别造成的失相位、层流引起分子旋转造成的失相位均可使血流呈现低信号。

34. 答案：B

解析：快速流动的血液在 MRI 上表现为长 T_1、短 T_2 流空信号。

35. 答案：D

解析：因为血液的流动特性，因此总有未经激发的质子群流入扫描层面，经脉冲激发后产生宏观磁化矢量，产生较强的信号，与静止组织相比表现为高信号，称为流入性增强效应。

36. 答案：B

解析：慢速流动的血液造成的失相位或流空效应不明显，因此在 MRI 上表现为 T_2 高信号。

37. 答案：C

解析：CE－MRA 静脉团注钆对比剂将血液的 T_1 弛豫时间从 1200 ms 缩短至 100 ms 以下，使血管与周围组织对比强烈，产生明亮的血管影像。

38. 答案：B

39. 答案：C

解析：TOF MRA 是目前临床应用最广的基于流入性增强效应的 MRA 成像方法。

40. 答案：E

解析：外旋 15°~20°的斜矢状位可以平行于前交叉韧带长轴。

41. 答案：A

解析：头颅正中矢状位对准“十字”定位灯的横向连线。

42. 答案：B

解析：矢状位定位像上横轴位定位线应平行于前颅凹底。

43. 答案：B

解析：在横轴位定位像上矢状位定位线与大脑纵裂平行。

44. 答案：E

解析：在矢状位定位像上使冠状位定位线与脑干平行。

45. 答案：D

解析：T_2 FLAIR 抑制 T_2WI 上表现为高信号的脑脊液，T_1WI 脑脊液呈低信号的特点。

46. 答案：E

解析：T_2 FLAIR 既具有 T_1 WI 脑脊液呈低信号的特点，又具有 T_2WI 病灶多为高信号的特点。因此，对脑多发性硬化病灶的显示具有更高的敏感性。

47. 答案：D

解析：斜冠状位定位线要垂直于海马长轴，范围包括整个颞叶及海马。

48. 答案：C

解析：矢状位层厚/层间距为 3 mm/0.3 mm，显示中脑导水管解剖结构更佳。

49. 答案：D

解析：增强后，脑膜瘤因血脑屏障破坏呈高信号，与头皮脂肪易混淆，因此应增加脂肪抑制。

50. 答案：C

解析：超急性脑梗死属于细胞毒性水肿阶段，MRI 常规序列扫描诊断较困难，在 DWI 上表现为明显的高信号。DWI 结合 ADC 图可更加准确地诊断超急性脑梗死。

51. 答案：C

52. 答案：E

53. 答案：C

54. 答案：C

解析：考查单次激发 EPI 相关知识。它是指在一次 RF 脉冲激发后连续采集的梯度回波。单次激发 EPI 存在信号强度低、空间分辨力差、视野受限及磁敏感伪影明显等缺点。单次激发是目前最快的 MR 成像序列。

55. 答案：C

56. 答案：C

57. 答案：E

解析：短 TI 反转恢复脉冲序列即 STIR 序列，是一种脂肪抑制技术，它是通过抑制脂肪的短 T_1 高信号来实现的。

58. 答案：C

解析：STIR 技术信号抑制的选择性较低。由于 TR 延长其扫描时间也相应延长，STIR 技术如果用于增强扫描，对比剂信号将被抑制，故一般不用于增强后检查。大的 FOV 扫描可取得好的脂肪抑制效果。

59. 答案：B

解析：化学位移是指因分子环境不同引起的共振频率的差异。在磁共振成像里主要运用的化学位移为脂肪与水的化学位移，如果在所得的图像上能见到化学位移伪影则说明其中含有脂肪与水，并且两者含量相差较大。

60. 答案：B

解析：生物体中含有游离态的自由水和结合态（与蛋白质等大分子结合）的结合水，MR 信号主要来自于自由水质子，而与蛋白质结合的结合水其共振频率大为降低，显著低于拉摩尔共振频率。

61. 答案：B

解析：信号平均次数也就是数据采集的重复次数，采集的次数越多，则扫描时间延长。

62. 答案：E

63. 答案：D

解析：影响扫描时间的是矩阵、回波链长度、重复时间、信号平均次数；矩阵越大处理的时间越长；回波链越长，扫描时间成倍缩短；重复时间与信号平均次数越多，则扫描时间越长。

64. 答案：C

解析：静磁场 B_0 的生物效应：不影响人的体温，能使红细胞的沉积速度加快、感应出生物电位及心电图发生改变，但静态血磁效应可以忽略不计，容易出现心律不齐和心率降低，主要表现为T波抬高，在超高磁场中会出现眩晕、恶心、头痛、口中有异味等主观感觉。

65. 答案：B

66. 答案：A

解析：射频磁场的生物效应主要表现为人体温度的变化。

67. 答案：B

68. 答案：B

69. 答案：E

70. 答案：D

解析：梯度磁场生物效应表现为心律不齐、心室或心房纤颤，导致视觉磁致光幻视，引起周围神经刺激等。

71. 答案：E

72. 答案：B

73. 答案：E

解析：常见的导致失超的情况有：励磁时充磁电流超过额定值或增加速度过快，灌注液氦时速度过快及输液管尚未冷却到4.2K，磁体杜瓦容器液氦面降到一定限度，磁体的真空环境遭到破坏以及误操作紧急失超开关等。题中大体积的金属物品吸到磁体上不会影响超导的状态。

74. 答案：D

解析：磁场屏蔽效果的评价标准一般用5高斯（Gs）即0.5MT磁力线的分布范围来表示。

75. 答案：E

76. 答案：D

解析：梯度切换率是指单位时间及单位长度内的梯度磁场强度变化量，常用每秒每米长度内梯度磁场强度变化的毫特斯拉（mT/m·s）来表示。

77. 答案：B

解析：主磁场的均匀度是由主磁体的性质及匀场技术等决定的，与梯度线圈无关。

78. 答案：B

79. 答案：A

解析：在超导环境的建立过程中，磁体预冷环节分两步进行，第一步将价格相对便宜的液氮直接导入磁体内部预冷至77 K（-196℃），第二步再改用价格相对昂贵的液氦将磁体温度进一步预冷到液氦的沸点温度4.2 K（-268.8℃）。

80. 答案：B

解析：励磁又叫充磁，是给磁体建立预定静磁场的过程。励磁过程中用到的励磁电源为10 V，4000 A，励磁成功后可以完全去掉励磁电源。静磁场即使在关机后也存在超导线圈也有电流。励磁一旦成功线圈即能提供强大、高稳定的磁场。

81. 答案：E

解析：扫描范围上自肾上极，下至膀胱。

82. 答案：D

解析：盆腔内血管呈对称分布的流空信号。

83. 答案：D

解析：盆腔占位性病变需做增强扫描，并加脂肪抑制技术，必要时才行动态增强扫描。

84. 答案：C

85. 答案：E

解析：流动血液的信号与下列因素有关：湍流、层流、流动方向、流动速度。

86. 答案：C

解析：流入成像区域的血液在之前没有 RF 激励，饱和效应少，则在 T_1 加权像上表现为高信号。

87. 答案：C

解析：黑血技术利用的是流空效应，血管内没有 MR 信号而表现为“黑色”。

88. 答案：C

解析：未经激发的质子群流入扫描，经脉冲激发产生宏观磁化矢量，产生较强信号，与静止组织相比表现为高信号。

89. 答案：C

解析：三维 TOF MRA 的背景组织抑制不如二维 TOF MRA。

90. 答案：A

解析：CE－MRA 扫描时机方法有透视触发技术、循环时间计算法、智能自动触发技术，扫描时机宽容度小，掌握好时机是成功的关键。

二、多选题

91. 答案：ABE

解析：在一定范围内，SNR 越高越好；SNR 高的图像表现为图像清晰，轮廓鲜明。因此，CD 是错误的。

92. 答案：BCE

解析：被检组织的质子密度高能产生较高的信号，SNR 高。具有短 T_1 的组织在 T_1W 像上信号较高，SNR 高。具有长 T_2 的组织在 T_2W 像上信号较高，SNR 高。

93. 答案：ABC

解析：MR 图像显示器的分辨力是硬件参数，不是扫描参数。因此，D 是错误的。

层间距加大可减少 MRI 交叠伪影，但也增加漏诊的可能性。

94. 答案：BCD

解析：长 TR 时，信号强度增加，SNR 高；TE 越长，回波幅度越小，产生的信号量越少，SNR 降低；TE 越短，回波幅度越大，产生的信号量越多，SNR 高。

95. 答案：ADE

解析：体线圈包含的组织体积大，产生的噪声量也大，同时成像组织与线圈之间的距离也大，减弱了信号强度。因此，BC 是错误的。

96. 答案：BC

解析：信号噪声比是指感兴趣区内组织信号强度与噪声强度的比值，简写为 SNR。因此，ADE 是错误的。

97. 答案：ABCDE

98. 答案：CDE

解析：图像的均匀度是指图像上均匀物质信号强度的偏差，均匀物质的信号强度偏差越大说明均匀度越低，均匀度包括信号强度的均匀度、SNR 均匀度和 CNR 均匀度。

99. 答案：BDE

解析：Gd－DTPA 对图像对比度的影响是使病变组织的 T_1 值缩短，提高了正常组织与病变组织的对比，提高了显示病变组织的能力。因此，AC 是错误的。

100. 答案：ABCD

解析：人体组织的纵向弛豫时间 T_1 约为 500 ms，把 TR 定在 500 ms，SE 序列就能获得 T_1 对比度。因此，E 是错误的。

全真模拟试卷十二

一、单选题

1. 磁共振尿路成像检查，以下描述不正确的是
   A. 检查当日早晨，禁食禁水
   B. 屏气较好的患者，可以选用 2D 的 HASTE 序列
   C. MRU 的扫描层面应包括肾脏及输尿管全长，膀胱无需带全
   D. 需要加抑脂技术
   E. 无需注入对比剂
2. 以下关于男性盆腔部位的解剖，描述正确的是
   A. 膀胱位于前列腺的下方，直肠的前方
   B. 膀胱分底、体、颈 3 个部分
   C. 膀胱三角区有 2 个开口
   D. 膀胱底是炎症、结核、肿瘤的好发部位
   E. 精囊腺位于前列腺的前上方
3. 关于男性盆腔内各个脏器的 MR 信号，描述错误的是
   A. 膀胱壁呈长 T_1、短 T_2信号
   B. 精囊腺呈长 T_1、长 T_2信号
   C. 盆壁的骨结构呈中等 T_1、中等 T_2信号
   D. 前列腺包膜呈短 T_1、短 T_2信号
   E. 前列腺周围叶呈中等 T_1、长 T_2信号
4. 扫描前列腺时，下列哪种说法是错误的
   A. 轴位的扫描范围应自前列腺尖部至前列腺底部，并包括精囊腺
   B. 观察前列腺内部的病灶，应做 T_2加脂肪抑制像
   C. 观察前列腺包膜的情况，应做 T_2加脂肪抑制像
   D. 观察前列腺尖部，矢状位和冠状位的 T_2加权像较好
   E. 观察盆腔淋巴结的情况，首选冠状位 T_2加脂肪抑制像
5. 膝关节扫描时，体位设计描述错误的是
   A. 被检者仰卧位，尽量将患侧腿置于线圈中心
   B. 为防止腿部抖动，可以加压沙袋加以固定
   C. 采用膝关节专用线圈或包绕式表面线圈均可以
   D. 线圈中心对准髌骨上缘
   E. 一般采取腿先进的方式
6. 从发现磁共振理论到获得首例人体磁共

振图像大致经历了
A. 5 年
B. 10 年
C. 20 年
D. 30 年
E. 40 年

7. 关于失超的叙述，错误的是
A. 失超表示超导环境的突然失去
B. 人为因素可以导致磁体失超
C. 当液氮液面降低到安全线以下时，可能会发生失超
D. 强烈震动（如地震）也可导致磁体失超
E. 失超后的磁体必须更换

8. 关于相位编码梯度的叙述，错误的是
A. 与选层梯度方向垂直
B. 与频率编码方向垂直
C. 与 RF 脉冲同步作用
D. 在选层梯度之后
E. 在频率编码梯度之前

9. 关于血流的属性对相位对比法（PC）MRA 的影响，错误的是
A. PC 的信号强度取决于血流的速度
B. 在相位图中，与流动编码梯度成正向流动的血流呈高信号
C. 慢速血流成像采用大的双极流动编码梯度
D. 匀速前进的血流，信号强
E. 垂直于成像层面的血流，无信号

10. 关于时间飞跃法 MRA 的描述，错误的是
A. 充分利用了流入增强效应和流动去相位效应
B. 静态组织经过连续激励，达到稳定饱和状态
C. 进入成像层面的未饱和血流，呈高信号
D. 如果血流速度足够快，血管呈高信号
E. 可分为二维和三维时间飞跃法

11. 关于层流的叙述，错误的是
A. 层流属于血液流动的基本类型
B. 层流与血液的黏滞度无关
C. 层流中，血流速度呈抛物线分布
D. 血流较慢以及血管管径较小易于产生层流
E. 血液的流动方向与血管轴平行

12. 关于预饱和技术的叙述，错误的是
A. 预饱和技术又称为“黑血技术”
B. 使用额外的 RF 预脉冲
C. 处于饱和区域的血流在流经成像区域时，呈低信号
D. 饱和区域通常位于成像容积内
E. 目的是更清楚地显示血管结构

13. 用 SE 脉冲序列测量 T_1 值的描述，正确的是
A. 固定 TE，变化 TR 的多个 SE 序列
B. 选用短 TR、短 TE 的图像，可测量 T_1 值
C. 在 T_1 加权图像中，图像的亮度代表 T_1 值
D. 利用常规 SE 脉冲序列可以测量 T_1 值
E. SE 序列是测量 T_1 值的最佳脉冲序列

14. 关于 SE 序列 T_2 加权的叙述，错误的是
A. T_2 加权中，组织的信号强度由 T_2 值决定
B. T_2 加权中，长 T_2 的组织信号强
C. 要获得 T_2 加权像，$TR \gg T_1$
D. 长 TE 可增强 T_2 对比度
E. T_2 加权像就是 T_2 像

15. 关于 SE 序列图像性质的描述，正确的是
A. 只有 TR 决定 T_1 加权
B. 只有 TE 决定 T_2 加权
C. 短 TE 时，回波信号受 T_2 的影响大
D. 长 TR 时，MR 信号受 T_1 影响

E. TE 时间越长，T_2信号的对比度越大

16. 双回波 SE 序列获得的图像是
  A. 质子密度加权像和 T_2加权像
  B. 质子密度加权像和 T_1加权像
  C. T_2像和 T_1像
  D. 都是 T_2像
  E. 都是 T_1像
17. 关于 SE 序列 T_1加权像的叙述，错误的是
  A. T_1加权像就是 T_1像
  B. T_1加权像的信号对比主要由组织的 T_1值决定
  C. 短 TR 时，长 T_1组织的信号弱
  D. 短 TE 可减少 T_2影响，突出 T_1
  E. 短 TR、短 TE 可获得 T_1加权像
18. 关于钙化 MR 表现的描述，错误的是
  A. T_1加权为高信号
  B. T_2加权为低信号
  C. T_1加权为低信号
  D. 特殊情况钙化颗粒小，与蛋白结合时，T_1加权为高信号
  E. 钙化组织的质子密度极少
19. 不属于常导磁体缺点的是
  A. 磁场可以随时关闭
  B. 产热量大，需要水冷却
  C. 磁体均匀性受温度、外界的影响大
  D. 磁场强度低
  E. 耗电量大
20. 关于超导磁体的描述，错误的是
  A. 属于电磁铁
  B. 需要外部电源维持
  C. MRI 中使用最广泛的超导材料是铌钛合金
  D. 工作在超低温环境
  E. 液氦用作制冷剂
21. 图像的最大空间分辨力取决于梯度的
  A. 线性
  B. 均匀容积
  C. 场强
  D. 启动时间
  E. 最大工作周期
22. 不符合 MRI 对 RF 屏蔽要求的是
  A. 用薄铜板焊接房间四壁、天花板以及地板
  B. 铜屏蔽应当与大地绝缘
  C. 观察窗可以用中间夹着铜网的玻璃窗
  D. 要求屏蔽层对射频泄露衰减大于 20 dB
  E. 门缝应当安装铜弹片
23. 与交叉对称信号伪影无关的是
  A. 属装备伪影
  B. SE 序列 T_2加权或质子密度加权像易出现
  C. B_0不均匀
  D. T_2对 B_0不均匀敏感
  E. 受 RF 频率影响
24. 不属于生理性活动的是
  A. 心脏收缩
  B. 大血管搏动
  C. 眼球转动
  D. 呼吸运动
  E. 血流及脑脊液搏动
25. 关于磁共振成像伪影的描述，错误的是
  A. 伪影是人体组织本身不存在的，致使图像质量下降的影像
  B. “卷褶伪影”、“截断伪影”都属于设备伪影
  C. 调整照相的窗宽、窗位可消除伪影
  D. 由于伪影产生的原因不同，伪影的表现和形状也各异
  E. MRI 伪影多的原因是成像参数多、成像过程复杂
26. 关于扫描参数 TE 的叙述，正确的是
  A. TE 越长，T_2对比越大
  B. TE 越短，T_2对比越大
  C. SE 序列 T_1加权，TE 值 30 ms 要比

10 ms 图像好
D. TE 过长时，所有组织横向磁化都衰减很大，对比更好
E. SE 序列 T_2加权，选长 TE 时可获得较强信号，图像信噪比高

27. 关于 TR、TE 的描述，错误的是
A. TR 即重复时间
B. SE 序列 TR 是指一个 90°射频脉冲至下一个 90°脉冲之间的时间
C. TE 即回波时间
D. SE 序列 TE 是指 90°射频脉冲到产生回波的时间
E. TE 越长，T_2对比越小

28. FOV 概念的描述，错误的是
A. FOV 即扫描视野
B. 扫描时根据扫描部位大小选定 FOV
C. 当选定 FOV 时，像素的大小与矩阵成反比
D. 相位方向 FOV 减小时，扫描时间不变
E. 矩阵不变增加 FOV 时，像素值不变

29. 关于回波链的描述，错误的是
A. 回波链长即 ETL
B. 回波链长是在一个 TR 周期内出现的回波次数
C. 回波链长一般为 8 ~ 32
D. 常用于 FSE 序列和快速反转恢复序列
E. ETL 与成像时间成正比

30. 关于顺磁性对比剂的概念，错误的是
A. 在一定范围内增强程度与对比剂浓度成正比
B. 剂量过大会使含对比剂的组织显示低信号称为阴性对比剂
C. 不成对电子越多其增强越明显
D. 顺磁性物质结合的水分子越多，顺磁性作用越强
E. 含有奇数质子的物质都可用于对比剂

31. Gd - DTPA 常见的过敏反应，不包括
A. 头痛
B. 不适
C. 恶心
D. 呕吐
E. 休克

32. 常规扫描时，必须有矢状位的部位是
A. 垂体
B. 眼眶
C. 肾脏
D. 肝脏
E. 腮腺

33. 诊断早期脑梗死的脉冲序列是
A. FSE T_2加权
B. EPI 弥散加权
C. STIR
D. FLAIR
E. 梯度回波

34. 垂体微腺瘤 MR 检查中，错误的是
A. 矢状位及冠状位 T_1加权像
B. 层厚为 2 ~ 4 mm
C. 增强扫描仅做矢状位
D. 必须做动态增强扫描
E. 必要时加做 T_2加权像冠状位或矢状位

35. 下列哪一项不属于眶骨部分
A. 筛骨
B. 泪骨
C. 颞骨
D. 腭骨
E. 上颌骨

36. 关于视神经的描述，不正确的是
A. 视神经由 4 段组成
B. 增强扫描对诊断视神经病变无帮助
C. T_2加权像对诊断视神经病变有帮助
D. 横轴位 T_2能显示视神经的全长
E. 视神经眶内段最长

37. 眼球病变扫描时选择最佳的线圈是
A. 头线圈

B. 环形表面线圈
C. 体线圈
D. 眼眶专用小表面线圈
E. 头正交线圈

38. 耳部扫描，采集矩阵选择最合适的是
A. 256×128
B. 512×128
C. 256×256
D. 128×128
E. 512×512

39. 腰椎扫描鉴别椎间盘脱出与肿瘤时，最佳的措施是
A. 加做冠状位
B. 增强扫描
C. 在病变处做薄层扫描
D. 加脂肪抑制技术
E. 改变相位频率方向

40. 心脏 MR 检查适应证，不包括
A. 心肌梗死
B. 心绞痛
C. 肥厚性心肌病
D. 心包积液，心包肿瘤
E. 黏液瘤

41. 胸部扫描时，需做与气管平行的冠状斜位，其原因是
A. 避免产生伪影
B. 清楚显示气管、支气管与病变的关系
C. 方便
D. 为了图像美观
E. 为了与支气管断层比较

42. 胸部扫描技术中，错误的是
A. 使用呼吸门控
B. 要求被检者做平静呼吸
C. 病灶局部薄层扫描，不需做整个胸部扫描
D. 应选用与气管平行的冠状位扫描
E. 常规为横轴位 T_1、T_2加权像，冠状位或矢状位 T_2加权像

43. 关于乳腺 MR 的论述，错误的是
A. 对乳腺癌具有很高的诊断价值
B. 对乳腺癌最具诊断价值的是动态增强扫描
C. 采集模式：常用 3D
D. 乳腺以脂肪组织为主故脂肪抑制后几乎无信号
E. 动态增强与平扫减影更有利于诊断肿瘤

44. MRCP 扫描最合理的层厚是
A. 2～3 mm
B. 3～4 mm
C. 7～9 mm
D. 9～10 mm
E. 10 mm 以上

45. 显示胰管扩张的最佳脉冲序列是
A. SE 序列 T_2加权横断位
B. FSE 序列 T_1加权横断位
C. MRCP 水成像横断位
D. FSPGR 梯度回波
E. EPI 回波平面成像

46. 关于 MR 信号的描述，不正确的是
A. 胰腺 T_1加权信号与肝脏相似
B. 胰腺 T_2加权信号与肝脏相似或略高
C. 脾脏 T_1加权比胰腺信号低
D. 脾脏 T_2加权比胰腺信号低
E. 肾上腺信号与肝实质相仿

47. 与胰腺扫描参数不符的是
A. 脉冲序列为 SE、TSE 等
B. 2D、MS 采集模式
C. FOV 为 300～400 mm
D. 使用呼吸门控
E. 1～2 mm 层厚

48. 下列胰腺解剖名词中，错误的是
A. 胰头
B. 钩突
C. 胰体
D. 胰尾
E. 胰门

49. 关于精囊腺 MR 解剖的描述，错误的是
A. 位于膀胱三角部位后边两侧
B. 前列腺的前下方
C. 呈分叶囊状
D. T_1加权为中等信号
E. T_2加权呈高信号

50. 关于进动的叙述，错误的是
A. 没有外界的作用力，也可以发生进动过程
B. 是一种复合运动
C. 自身的转轴围绕静磁场方向做回旋运动
D. 旋转半径受外力的影响
E. 旋转半径受旋转速度的影响

51. 发生失超时，错误的做法是
A. 紧急撤离正在扫描的被检者
B. 迅速用物体封堵出气口
C. 打开紧急出口风
D. 将磁体房间的门敞开
E. 立即通知工程人员处理

52. 相位编码的作用是
A. 相位编码作用期间，使相位编码方向的质子具有同样的相位
B. 相位编码作用期间，使垂直于相位编码方向的质子具有同样相位
C. 相位编码作用期间，使垂直于相位编码方向的质子具有同样的进动频率
D. 相位编码梯度结束后，使相位编码方向的质子具有同样相位
E. 相位编码梯度结束后，使垂直于相位编码方向的质子具有不同的相位

53. 3D 傅立叶成像的最主要优点是
A. 成像时间短
B. 信噪比高
C. 组织对比度好
D. 层面内空间分辨力高
E. 重建后能更好地显示微细结构

54. 关于 2D－TOF 与 3D－TOF 的区别，不恰当的是
A. 2D－TOF 成像时间短
B. 2D－TOF 空间分辨力较差
C. 3D－TOF 空间分辨率高
D. 3D－TOF 有效防止信号丢失
E. 2D－TOF 常用于冠状面全脑血管成像

55. 关于加权图像的叙述，错误的是
A. 在 SE 序列中，通过调整 TR 及 TE 可获得各种加权图像
B. 加权像有 T_1加权、T_2加权和质子密度加权像
C. 多种加权像的应用正是 MRI 的优势之一
D. 加权一词有重点、侧重的含义
E. 一个脉冲序列只能得到一张加权图像

56. 关于快速自旋回波的叙述，错误的是
A. 由 J. Henning 于 1986 年提出
B. 在美国称作 FSE，在欧洲称作 TSE
C. 一次激发可以采集 K 空间的几行
D. 信噪比较 SE 高
E. 成像速度比 SE 快

57. 关于梯度回波与自旋回波的比较，错误的是
A. 常规 SE 利用 RF 脉冲产生回波，而梯度回波利用梯度磁场来聚相
B. 自旋回波和梯度回波都可以弥补局部磁场不均匀性
C. 梯度回波的波峰根据 T_2指数衰减
D. 梯度回波利用短 TE 来补偿梯度磁场引起的信号降低
E. SE 的 180°脉冲使静磁场不均匀性产生的相散聚相

58. 关于梯度的叙述，错误的是
A. 按照空间方位可分为 X、Y、Z
B. 根据功能可分为选层、相位编码以及频率编码梯度
C. Y 梯度不一定用于频率编码

D. 扫描冠状位时，Z 梯度用于选层
E. 梯度磁场沿着静磁场方向

59. 关于涡流的叙述，错误的是
A. 变化的梯度磁场在周围的导电材料中感应出涡流
B. 涡流产生随时间变化的磁场
C. 涡流抵消或削弱梯度磁场
D. 涡流会产生伪影
E. 静磁场也会涡流

60. 不属于磁屏蔽方法的是
A. 在房间的六面焊接铜板
B. 房间的六面用铁磁材料建筑
C. 在磁体外部使用载有反向电流的线圈绕组
D. 在磁体的周围包绕铁磁材料
E. 超导有源屏蔽

61. MRI 中，RF 屏蔽的主要作用是
A. 防止射频场与外界之间相互的无线电干扰
B. 防止射频对周围人群的电磁辐射
C. 防止磁场泄露
D. 预防雷击
E. 预防 X 线以及其他各种宇宙射线

62. 肿瘤累及视神经管，并见有前床突骨折增生，应首先诊断为
A. 炎性假瘤
B. 血管瘤
C. 视神经胶质瘤
D. 视神经脑膜瘤
E. 视神经鞘瘤

63. 有关交叉对称伪影的叙述，错误的是
A. 交叉对称伪影最易出现在 SE 序列 T_1 加权像
B. 因为磁场不均匀引起
C. 表现为图像对角线方向呈对称性低信号
D. 提高磁场均匀度，可有效避免交叉伪影的发生
E. 低场强的设备比高场强度设备更易出现

64. 基底节是大脑的中央灰质核团，不包括
A. 尾状核
B. 豆状核
C. 屏状核
D. 杏仁核
E. 内囊

65. 成人脑转移做 Gd－DTPA 增强扫描时，对比剂用量最好是
A. 30 ml
B. 20 ml
C. 15 ml
D. 10 ml
E. 8 ml

66. 眼眶 T_2 加权扫描加脂肪抑制技术的原因是
A. 眼眶内高信号脂肪易掩盖信号稍低的病变
B. 图像好看
C. 脂肪产生伪影
D. 减少扫描时间
E. 减少 T_2 弛豫时间

67. 关于眼肌的描述，错误的是
A. 由 6 条眼外肌协调支配运动
B. 由 4 条眼直肌和 2 条眼斜肌组成
C. 眼外肌包括上直肌、下直肌、内直肌、外直肌、前斜肌、后斜肌
D. 冠状位能清楚地显示内、外、上及下直肌
E. 4 条眼直肌由位于眶尖的总肌腱发出

68. 心脏常规扫描最常用的脉冲序列是
A. SE 序列 T_1 加权
B. FSPGR 序列
C. 电影技术
D. SE 序列 T_2 加权
E. 回波平面成像（EPI）

69. 显示胆囊、胆总管结石最好的脉冲序列是

A. SE 序列横断位 T_1 加权
B. FSE 序列横断位 T_2 加权
C. MRCP 水成像
D. FSPGR 梯度回波
E. 回波平面成像（EPI）

70. 腹部 MRA 常规扫描的脉冲序列是
A. SE
B. TSE
C. GRE
D. 2D－TOF
E. IR

71. 磁共振成像中用于选定射频发射功率的主要参考指标是
A. 受检者年龄
B. 受检者体征
C. 受检者性别
D. 受检者身高
E. 受检者民族

72. B_0 中能使被检者心电图发生改变的是
A. 温度效应
B. 磁流体动力学效应
C. 中枢神经系统效应
D. 感应电流与周围神经刺激效应
E. 心血管效应

73. 周围神经刺激是由于
A. 射频场的剧烈变化引起的
B. 射频场与静磁场变化引起的
C. 梯度场的磁幻视引起的
D. 梯度场的噪声引起的
E. 梯度磁场强度的剧烈变化引起的

74. 下列叙述，错误的是
A. 磁体周围铁磁环境的变化会影响和干扰主磁场的均匀程度
B. 动干扰源的影响特点是非随机性的
C. 设计 MRI 设备的场所必须考虑强磁场和射频场对环境的特殊要求
D. 动干扰源对磁体主磁场的影响程度取决于各自的重量、距离及交变磁场的强弱
E. 磁场干扰可分为静干扰和动干扰两类

75. 血管源性水肿的描述，错误的是
A. 是血脑屏障破坏所致
B. 早期不能在 T_2WI 上显示
C. 以自由水为辅，结合水为主
D. 典型的呈手指状分布于脑白质中
E. 肿瘤实质和水肿的鉴别需使用长 TE、长 TR 序列

76. 关于射频的叙述，错误的是
A. 组织的尺寸大于波长，则射频能量大部分在组织表面被吸收
B. 组织的尺寸小于波长，射频功率的吸收就减少
C. 组织的尺寸等于波长的一半时，RF 功率的吸收量最大
D. 组织的尺寸小于波长，RF 波的穿透便减少
E. 组织的尺寸等于波长的一半时，这一峰值吸收功率对应的 RF 频率就是共振频率

77. 磁流体动力学效应是指心血管系统中的血流
A. 处于梯度磁场环境中产生的生物效应
B. 处于静磁场环境中产生的生物效应
C. 处于射频场环境中产生的生物效应
D. 处于静磁场与射频场作用产生的生物效应
E. 处于静磁场与梯度场作用产生的生物效应

78. 相位对比 MRA 技术优点的叙述，错误的是
A. 对静脉的显示较好
B. 不容易出现血流假象
C. 对小血管的显示较好
D. 可用于血液的定量分析
E. 对血管狭窄的显示较好

79. 对防止投射效应不必要的措施是

A. 在磁体室入口处安装金属探测器
B. 在磁体室入口处设置明显的警示标志
C. 磁体室入口处确认进入者取出随身携带的打火机
D. 在磁体室入口处确认被检者体内是否有人工植入物
E. 在磁体室入口处确认被检者是否随身携带硬币

80. 钆的螯合物聚集会引起一定程度的神经细胞代谢改变，需要谨慎使用的患者是
A. 心功能不全者
B. 肺功能不全者
C. 肝功能不全者
D. 肾功能不全者
E. 脾功能不全者

81. 颅脑MR增强扫描时，不能增强的组织结构是
A. 正常脑组织
B. 脉络膜丛
C. 脑垂体
D. 听神经瘤
E. 鼻咽部粘膜

82. 心脏磁共振扫描能显示标准四腔心的层面是
A. 平行于室间隔的心脏长轴位
B. 垂直于室间隔的心脏长轴位
C. 垂直于室间隔的心脏短轴位
D. 包括全部心脏的轴位
E. 包括全部心脏的冠状位

83. 不属于膝关节MRI扫描优势的是
A. 无创伤显示半月板病变
B. 能清楚显示十字交叉韧带
C. 能显示X线平片不能显示的隐性骨折
D. 能显示关节周围软骨韧带
E. 能显示关节风湿病

84. 在下列什么情况下，湍流不发生
A. 血管扩张
B. 动脉瘤处
C. 血管分叉处
D. 血管转弯
E. 血管狭窄处的远侧

85. 颞颌关节扫描方法，错误的是
A. 环形双侧小的表面线圈
B. 扫病变侧颞颌关节即可
C. 需做开口及闭口位
D. 照相时要有定位像
E. 层厚2～3 mm

86. 有关前列腺MRI扫描技术，不正确的是
A. 需要扫描横轴位、冠状位、矢状位
B. 冠状位、矢状位只需扫描T_1加权像
C. T_2加权加脂肪抑制
D. 嘱被检者平静呼吸
E. 照相时要放大，冠状位要有参考图像

87. 有关脑梗死的叙述不正确的是
A. 急性期增强扫描有异常对比增强
B. 急性期弥散加权像上表现为高信号
C. 亚急性期有明显的脑回增强
D. 亚急性期T_1加权像呈短T_1高信号
E. 亚急性期T_2加权像呈低信号

88. 用于检测MR信号的线圈是
A. 匀场线圈
B. 正交头线圈
C. 磁场内的超导线圈
D. Z轴梯度线圈
E. X轴梯度线圈

89. 肌肉组织在T_1WI上信号特征描述正确的是
A. 高信号
B. 较高信号
C. 较低信号
D. 中高信号
E. 中等灰色信号

90. 关于人体病理组织信号特点的重要性

描叙，错误的是

A. 重要的是在于分析病变的MRI信号

B. 治疗情况不同，病变的质子密度不变

C. T_1弛豫时间随治疗情况不同也不相同

D. T_2弛豫时间随病理过程不同也不相同

E. 病程不同病理组织内部的细微结构表现各异

二、多选题

91. 关于TE对图像对比度的影响，正确的是

A. TE主要影响图像的T_2对比度

B. TE是T_2加权的控制因素

C. 把TE定在20 ms，SE序列就能获得T_2对比度

D. TE越长，组织间的对比度越大

E. TE越短，组织间的对比度越大

92. 磁共振的装备伪影包括

A. 化学位移伪影

B. 卷褶伪影

C. 生理运动伪影

D. 金属伪影

E. 磁敏感性伪影

93. 下列哪项属于磁共振装备伪影

A. 截断伪影

B. 呼吸运动伪影

C. 部分容积效应

D. 层间干扰

E. 流动血液伪影

94. 关于化学位移伪影的叙述，正确的是

A. 一般序列出现在频率编码方向上

B. EPI序列出现在相位编码方向上

C. 脂肪组织向频率编码梯度场较高的一侧移位

D. 主磁场强度越高，化学位移伪影越小

E. 化学位移伪影出现在脂肪组织和其他组织的界面上

95. 关于消减化学位移伪影的叙述，正确的是

A. EPI序列时改变频率编码的方向

B. 增加频率编码的带宽，可减轻伪影

C. 选用主磁场较高的MR设备进行扫描

D. 施加脂肪抑制技术

E. 一般序列改变相位编码方向

96. 关于卷褶伪影的叙述，正确的是

A. 卷褶伪影是由于FOV小于受检部位所致

B. 卷褶伪影主要发生在频率编码方向上

C. 变换频率编码和相位编码方向可消除卷褶伪影

D. 施加空间预饱和带可抑制卷褶伪影

E. 增大FOV可增加卷褶伪影的出现频率

97. 截断伪影的表现为

A. 常出现在分辨力较低的图像上

B. 相位编码方向往往更为明显

C. 表现为明暗相间的弧形或条带

D. 表现为FOV外一侧的组织信号出现并重叠到图像的另一侧

E. 出现同一序列的MR图像一层亮一层暗相间隔的现象

98. 截断伪影产生的原因是

A. 出现在图像中高、低信号差别大的两个组织的界面

B. 像素尺寸范围内的组织信号被平均归为一个数值

C. 相邻两个像素间原本连续的解剖结构由于信号的平均发生截断不连续

D. 像素尺寸越大，相邻像素间所产生的截断差别越大

E. 表现出肉眼可见的明暗相间的条带

99. 下列哪些措施能消减磁敏感性伪影

A. 做好匀场

B. 用 SE 序列取代梯度回波类序列
C. 增加频率编码梯度场强度
D. 增加矩阵
E. 增大 FOV

100. 关于扫描层厚的叙述，正确的是
A. 层厚取决于射频的带宽和层面选择梯度场强
B. 层厚越厚，信号越强，图像信噪比越高
C. 层厚越薄，信号越强，图像信噪比越高
D. 层厚越厚，越容易产生部分容积效应
E. 层厚越薄，空间分辨力越高，而信噪比降低

全真模拟试卷十二答案及解析

一、单选题

1. 答案：C

解析：MRU 的扫描层面应平行于矢状位上输尿管走行，包括双侧肾脏及输尿管全长和膀胱。

2. 答案：B

解析：在男性盆腔内，膀胱颈下邻前列腺，直肠的前方。膀胱分底、体、颈三个部分，膀胱三角区内有两个输尿管和一个尿道内口三个开口，三角区是炎症、结核、肿瘤的好发部位。精囊腺位于膀胱三角部分后面的两侧，前列腺的后上方。

3. 答案：D

解析：前列腺包膜呈长 T_1、短 T_2 信号。

4. 答案：C

解析：不加脂肪抑制技术的 T_2 加权像对前列腺包膜的显示较好。

5. 答案：D

解析：体位设计时，应将表面线圈的中心置于髌骨下缘。

6. 答案：D

解析：1946 年两位美国科学家布洛赫和珀塞尔发现 MRI 现象。1978 年 5 月 28 日，取得了第 1 幅人体的磁共振图像。

7. 答案：E

解析：温度、磁场及电流中的任一参数超过临界值，超导磁体都会变成常导体，此过程称为失超。保持超导体的工作温度不变，只有当流过超导体的电流降到恢复电流以下时，超导体才能稳定地恢复为超导态。

8. 答案：C

解析：利用相位编码梯度磁场造成质子有规律的进动相位差，用此相位差标定体素空间位置。在作用期间，体素所发出的 RF 信号并不利用。因此，相位编码梯度又叫准备梯度。其与选层梯度、频率编码方向垂直。先使用选层梯度场，然后相位编码，最后频率编码即采集数据。

9. 答案：E

解析：PC MRA 是利用流动所致的宏观横向磁化矢量（Mxy）的相位变化来抑制背景、突出血管信号的一种方法。PC MRA 的关键在于流速编码的设置。对于快速的血流我们常选择较大的流速编码值。只有沿流速编码方向的流动质子才会产生相位变化，如果血管垂直于编码方向，它在 PC MRA 上会看不见。

10. 答案：A

解析：时间飞跃法的原理是基于流体饱和效应中的流入相关增强效应，即成像层面的静态组织经过连续多次的短 TR 射频脉冲激发，其纵向磁化处于磁饱和状态。每一层具有 TOF 效应层面的流体（血管）表现为比周围组织更高的信号，将这些具有 TOF 效应的连续层面连接在一起，便可产生血流的整体、连续影像，即为TOF－MRA。

11. 答案：B

解析：由于黏性的存在，在管道中流动的流体出现了分层流动，各层流体只作相对滑动而彼此不相混合，这种现象称为层流。层流特点：层与层之间无质量交换；各层的流速大小不同；流速的方向与层面相切；血流速度呈抛物线分布。

12. 答案：D

解析：预饱和技术又称为“黑血技术”。采用一个饱和脉冲失血呈低信号，其所选用的参数可使静息组织呈高信号。这样在血流流入成像容积后施加 RF 脉冲，已经饱和的氢质子不能接受新的激励而出现 MR 信号，此时血流无信号，从而能可靠辨别血管结构，有助于确定可疑血栓形成与动脉粥样硬化改变。预饱和脉冲可选择性去除动脉或静脉血流信号，饱和静脉血流仅保留动脉信号。

13. 答案：A

解析：TE 实际上是 90°射频脉冲激发后到自旋回波产生的等待时间。但不是 T_1 权重越重越好，临床中根据需要选择，如果要最大限度地区分两种组织的 T_1 弛豫差别，一般 SE 序列的 TR 选择在两种组织 T_1 值的平均值附近最好，T_1 对比最好。T_1WI 上 T_1 值越短，其信号强度越高。

14. 答案：E

解析：T_2 加权像通过长 TR 和长 TE 的扫描序列来取得。在长 TR 的情况下，扫描周期内纵向矢量已按 T_1 时间常数充分弛豫。采用长 TE 后，信号中的 T_1 效应被进一步排除。长 TE 的另一个作用是突出液体等横向弛豫较慢的组织信号。一般病变部位都会出现大量水的聚集，用 T_2 加权像可以非常满意地显示这些水的分布。因此，T_2 加权像在确定病变范围上有重要的作用。

15. 答案：E

解析：T_1 加权像通过短 TR 和短 TE 的扫描序列来取得，T_2 加权像通过长 TR 和长 TE 的扫描序列来取得。T_1 受到短 TR 和短 TE 的影响，T_2 受到长 TR 和长 TE 的影像。

16. 答案：A

解析：加权像质子密度反映单位组织中质子含量的多少。在 SE 序列中，一般采用较长 TR 和较短 TE 时可获得质子密度加权图像，SE 序列成像可获得较好的质子密度加权图像。各种软组织的质子密度差别大多不如其 T_1 或 T_2 值相差大，所以目前很多情况下，医师更重视 T_1 或 T_2 加权图像。在具体工作中，可采用双回波序列，第 1 个回波使用短 TE，形成质子密度加权图像，第 2 个回波使用长 TE，形成 T_2 加权图像。

17. 答案：A

解析：MRI 图像若主要反映的是组织间 T_1 值差别，为 T_1 加权像。短的 T_1 值（简称为短 T_1）呈高信号，例如脂肪信号；长的 T_1 值（简称为长 T_1）呈低信号，例如脑脊液；T_1WI 必须很短的 TE 和短的 TR。

18. 答案：A

解析：颅内钙化在 MRI T_1WI 和 T_2WI 可呈现出高、等、低和极低 4 种信号，T_1WI 以等信号和低信号较为多见，T_2WI 以低信号和极低信号多见；综合两种加权图像，以 T_1WI 等信号、T_2WI 低信号最为常见。另外，MRI 的敏感性与钙化大小有密切关系。

19. 答案：A

解析：常导磁体是用电流通过线圈来产生磁场的。其缺点如下：①功耗大：所产生的热量须用线圈两旁流动的无离子冷水系统带至磁体外散发掉，运行费用高。②稳定度差：线圈波动会直接影响磁场稳定。③均匀度差：常导磁体的场均匀度受到线圈大小和定位精度的影响。④受环境因素影响大。

20. 答案：B

解析：超导磁体是利用超导体在低温（-273℃）下的零电阻特性，超导线圈浸泡在液氦中，液氦非常贵。MRI 中使用最广泛的超导材料是铌钛合金。超导磁体高场强、高稳定性、高均匀性、不消耗电能。但其制造复杂、昂贵和长期的低温保障是两大缺点。

21. 答案：C

解析：梯度磁场场强越强，就可采用越薄的扫描层厚，体素就越小，影像的空间分辨力就越高。

22. 答案：D

解析：射频屏蔽：常用铜板构成完整密封的 RF 屏蔽体，观察窗的玻璃面改用铜丝网或双层银网屏蔽体，进出磁体室的照明电源线、信号线等均应通过射频滤过器滤波，所以进出的送风管、回风口和氦气管、水冷却管等穿过 RF 屏蔽层时也要通过相应的波导管，整个屏蔽体须通过一点单独接地，电阻要小于规定值。RF 测量在施工完成后进行，要求在整个成像频段（15～100 MHz）内，屏蔽使信号衰减大于 90 dB。

23. 答案：E

解析：交叉对称信号伪影是磁场不均匀性使图像出现的异常信号，其属于装备伪影，常出现于自旋回波脉冲序列 T_2 加权像或质子密度加权像。T_2 对 B_0 不均匀敏感，主要因磁场的不均匀性引起，低场强的设备比高场强的设备更易出现。主要表现为图像在对角线方向呈对称型低信号。在刚开机时易发生伪影，随着开机时间的延长，磁体内匀场线圈逐渐恢复工作，随着磁体均匀度的提高此类伪影即可消除。

24. 答案：C

解析：眼球转动属于主动运动。

25. 答案：C

解析：MRI 伪影是由于设备或被检者造成的。是指原本被扫描物体并不存在而在图像上却出现的各种形态的影像，与窗宽、窗位无关。伪影大致分为与被检者有关和与机器有关的两类。“卷褶伪影”、“截断伪影”都属于设备伪影。运用螺旋桨技术（PROPELLER），可克服肢体运动所产生的伪影；呼吸门控、呼吸补偿和呼吸触发技术，用于克服胸、腹部 MRI 检查时呼吸对其产生的伪影；心电门控或指脉门控可用来克服心跳产生的伪影；空间预饱和脉冲、流动补偿技术，用于抑制血管搏动伪影，如分别于肝脏上、下方施加饱和带，可以减少胸腹部气体、生理运动的影响；物理抑制技术，口服药物镇静或抗胆碱药物可减少胃肠蠕动。除以上之外，变换相位的频率编码方向也可消除伪影。

26. 答案：A

解析：TE 是射频脉冲激励之后得到回波信号所需的时间。增加 TE 时间使流动物体（含水成分）信号强度明显增加，信噪比有所下降。T_1 加权像是短 TR、短 TE；T_2 加权像是长 TR、长 TE。

27. 答案：E

解析：TR 指两个 90°射频脉冲之间重复的时间。TE 是射频激励之后得到回波信号所需的时间。在 SE 序列中 TR 是指一个 90°射频脉冲至下一个 90°脉冲之间的时间。TE 是指 90°射频脉冲到产生回波的时间。T_1 加权像是短 TR、短 TE；T_2 加权像是长 TR、长 TE。

28. 答案：E

解析：FOV 是 field of view 的英文缩写，就是视野。MR 成像中的视野大小选择与受检身体部位大小有关，头部成像时一般选择 25 cm 左右即可，但上腹部成像时则需 35cm 才能覆盖整个腹部断面。所以，FOV 的选择要视被检查身体部位大小来定。

29. 答案：E

解析：FSE 序列中，在第一个 90°脉冲激发后，经第一个 TE 时间收集信号完成后，继续给予具有不同相位的 180°脉冲，可达 8 或 16 个连续脉冲，出现 8 或 16 个连续回波，称为回波链（ETL），是在一个 TR 周期内出现的回波次数。回波链长一般 8～32，可一次获得 8 或 16 种相位 K 空间的回波信号值，使一次 TR 时间完成 8 或 16 个相位编码上的激发和信号采集。FSE 的 T_2加权图像已经能完全满足临床诊断需要，目前 FSE 已基本取代 SE T_2加权成像。在其他成像参数不变的情况下，ETL 越长，TR 次数越少，采集时间将成比例缩短。

30. 答案：E

解析：能引起质子弛豫时间缩短的离子或小分子称为“顺磁性物质”。用于 MRI 检查的顺磁性物质称为顺磁性对比剂。常用的顺磁性对比剂有 Mn（Ⅱ）、Mn（Ⅲ）、Gd（Ⅲ）离子的大分子螯合物，其中 Gd（Ⅲ）离子应用广泛，非特异性地分布于组织细胞间隙，属于阳性细胞外对比剂范畴。有顺磁性物质存在时，由于电子的磁化率是质子之间的偶极子 - 偶极子相互作用，可引起质子弛豫大大增强，其结果使邻近水质子的 T_1、T_2缩短（对 T_2影响小）。T_1、T_2弛豫时间的缩短，间接影响组织的信号强度。

31. 答案：E

解析：静脉注射大剂量 Gd - DTPA 的禁忌证包括：一般状况极差的患者；严重肝、肾功能不全者；妊娠妇女和年龄小于 18 岁者。需观察患者检查前后的生命体征（血压、心率、呼吸）和过敏反应（头痛、恶心、呕吐）症状。

32. 答案：A

解析：磁共振头部轴位、冠状位、矢状位普通扫描主要是检查脑垂体病变，一般是检查肿瘤、脑萎缩、脑血栓等器质性病变。从矢状位、轴位、冠状位上直接显示，可适用于脑血管病变、感染与炎症、脑部退行性改变、脑白质病变、颅脑肿瘤、脑室及蛛网膜下隙病变、颅脑外伤、颅脑先天性发育畸形、脊髓与脊椎病变。

33. 答案：B

解析：对于临床怀疑脑卒中患者，在行 CT 检查排除脑出血后，结合常规 MRI，行平面回波成像（EPI）序列弥散加权像（DWI），可快速、准确地诊断早期局部病灶梗死。

34. 答案：C

解析：垂体微腺瘤平扫采用冠状位、矢状位，层厚为 2～4 mm。增强扫描序列和平扫完全相同的冠状位、矢状位序列，先行冠状位扫描。

35. 答案：C

解析：颞骨属于颅骨。

36. 答案：B

解析：视神经分为 4 部分：眼内段，长 1 mm；眶内段，长 25～30 mm；管内段，长 4～10 mm；颅内段，长 10 mm。视神经病变有限选择 MRI 检查，横轴位 T_2能显示视神经的全长 T_2加权像，对诊断视神经病变有帮助，必要时可行增强扫描。

37. 答案：D

解析：眼球病变扫描时选择最佳的线圈是：眼眶专用小表面线圈。

38. 答案：B

解析：耳部扫描，采集矩阵选择最合理的是 512×128。

39. 答案：B

解析：平扫难以鉴别椎间盘突出与肿瘤，但是肿瘤血供较丰富，增强扫描时会出现明显强化，而脱出的椎间盘则不会强化。

40. 答案：B

解析：MRI 诊断心肌梗死、心肌病、瓣膜病、心包病变、先天性心脏病以及心脏肿瘤，优于其他影像学检查方法。心脏、大血管病变首先 MR 检查。因为：①血流低信号或无信号，使心腔与心肌之间形成良好的组织对比度。②MRI 软组织分辨力高，能清晰地分辨心肌、心内膜、心包和心包外脂肪。③使用心电门控技术，可动态观察心肌活动状态，了解心肌损害情况。④无创伤、无需对比剂，可显示心房、心室和大血管腔。⑤无需改变患者体位，可获取任意方位断层图像。⑥快速成像序列能对心脏、大血管的运动状态进行实时观察，对心脏功能作出定量分析。

41. 答案：B

解析：胸部平扫为了能够清楚显示气管、支气管与病变的关系，需做与气管平行的冠状斜位，此层面可以清楚观察到气管、支气管的分叉情况及病变与其关系。

42. 答案：C

解析：MRI 胸部平扫为了减轻呼吸运动伪影，适用呼吸门控，并嘱被检者平静呼吸，必要时可暂时屏住呼吸。为了能够清楚显示气管、支气管与病变的关系，需做与支气管平行的冠状斜位。先行整个胸部平扫作为定位标志，然后可行局部薄层扫描。

43. 答案：D

解析：MRI 由于其高度敏感性，常能发现隐匿性乳腺癌患者乳腺内的原发灶，能在高危妇女中发现 2% ~8% 的临床 X 线钼靶未检出的恶性肿瘤。MRI 动态增强扫描乳腺癌更为敏感，还能检出临床及传统检查所未发现的隐匿性、多中心性或对侧同时发生的肿瘤。乳腺含有大量的脂肪组织，脂肪在 MRI 上呈高信号，会使病灶显示不清。脂肪抑制技术消除或减弱了对高信号脂肪组织的影响，扩大了水的灰阶，能更清楚地显示乳腺组织和病灶。应用脂肪抑制技术结合 Gd－DTPA 增强扫描，对提高乳腺病变的检出率很重要。

44. 答案：B

解析：MRCP 利用薄层定位扫描，提高组织分辨力，特别是对扩张不明显的胆管病变需要进行层厚调整，扫描最合理的层厚是 3 ~4 mm。

45. 答案：C

解析：MRCP 水成像：快速梯度回波序列对流动的液体不产生信号，只显示静止状态的胆胰管内液体，应为最理想的脉冲序列。但梯度回波所显示的信号较弱，信噪比较差，非扩张的胆胰管显示差，并且在扫描中需要被检者屏气时间长为其不足之处。对显示扩张的胆管、狭窄及周围的假性囊肿更有它独到之处。

46. 答案：D

解析：胰腺 T_1 加权信号与肝脏相似，T_2 加权信号与肝脏相似或略高。脾脏 T_1 加权比胰腺信号低，T_2 加权比胰腺信号高。肾上腺信号与肝实质相仿。

47. 答案：E

解析：胰腺扫描：先行常规横断位自旋回波（SE）序列 T_1 WI 和快速自旋回波（FSE）T_2 WI 扫描，层厚 7 mm，间隔 3 mm，覆盖整个上腹部，发现病变后，对胰腺所在层面行横断位 SE T_1 WI + FS（fat suppress）序列扫描，层厚 5 mm，间隔 1 mm，然后行整个上腹部屏气动态增强扫描，扫描序列是 DCE FMPSPGR 序列 T_1 WI，扫描用对比剂为马根维显，剂量按 1.5 ml/kg 计算。先行平扫的 FMPSPGR，然后行增强扫描。

48. 答案：E

解析：胰腺解剖结构分为：胰头、胰体、胰尾，胰头部有弯曲的钩突。

49. 答案：B

解析：前列腺的下方为尿道。

50. 答案：A

解析：进动本为物理学名词，一个自转的物体受外力作用导致其自转轴绕某一中心旋转，这种现象称为进动。进动（precession）是自转物体之自转轴又绕着另一轴旋转的现象，又可称作旋进。

51. 答案：B

解析：失超后的应急处理：①首先撤离被检者，打开所有通风装置、门和抽风机，检查通向室外的失超管，保证通畅，确认氧检测装置无警报。②立即通知维修人员，防止失超的发展。③被检者出现生命危险时，通知急诊室医生协助抢救。④全面检查磁体，找出失超原因。尽快更换有关管道口的保险膜，以避免空气进入磁体低温容器后形成冰块。⑤如检测确认磁体尚未破坏，重新建立超导环境并给磁体励磁。

52. 答案：C

解析：利用相位编码梯度磁场造成质子有规律的进动相位差，用此相位差来标定体素空间位置。在作用期间，体素所发出的 RF 信号并不利用。因此，相位编码梯度又叫准备梯度。其与选层梯度、频率编码方向垂直。

53. 答案：E

解析：3D 傅立叶成像的最主要优点是重建后能更好地显示微细结构。

54. 答案：E

解析：时间飞跃（TOF）序列技术经磁共振成像（MRI），2D - TOF 与 3D - TOF 相比，成像时间短、空间分辨力差，但常用于斜矢状位观察脑血管成像。3D - TOF 能有效地防止信号丢失。

55. 答案：E

解析：扫描参数不同，如改变对 TR、TE 值的选择，可以获得不同程度的 T_1WI、T_2WI 和 PDWI，即获得不同的加权图像。

56. 答案：D

解析：FSE 是在 Henning1986 年发明的快速采集弛豫增强（RARE）序列基础上经改进而成，其在美国称作 FSE，在欧洲称作 TSE。其基本的脉冲序列是 90°激发脉冲后紧跟着一系列间隔紧密的 180°反转脉冲，并相应得到多个回波。将回波链中的每一个回波分别施以不同的相位编码梯度，并在频率编码梯度下读出，最后将采集到的数据填充到 K 空间中。看上去类似于传统的多回波 SE 序列，但与后者不同的是，多个回波所采集的数据不是分别填充在相应的多个原始数据 K 空间中，而是全部填充在单个 K 空间中多行，从而大大缩短了数据采集时间，但是其信噪比较 SE 低。

57. 答案：B

解析：对于由主磁场不均匀等因素造成的磁共振，自旋回波的射频脉冲聚焦有能力将其自旋恢复，梯度回波则没有办法。因为梯度回波能聚焦，是由梯度磁场的第一叶所造成的旋进速率有快有慢。此时外加梯度，使得同一个体素内的自旋会因位置不同而旋进速率不同，造成向量和变小而信号降低；给予极性相反的梯度第二叶不过是把第一叶的影响打消，而能避免先前梯度第一叶的影响。但对于因主磁场不均匀造成旋进快慢而导致的失相与信号丧失，则无能为力。

58. 答案：D

解析：Z 梯度为 xy 平面（横断面）。

59. 答案：E

解析：静电场是无旋场，涡流场是有旋场。

60. 答案：A

解析：隔磁不能用铜板，要用专用的

导磁材料。通常用以下方法：屏蔽罩、屏蔽室、屏蔽衣、屏蔽头盔和屏蔽眼罩。

61. 答案：A

解析：屏蔽作用：①防止有干扰对外辐射。②屏蔽外界的辐射干扰。其中防止有干扰对外辐射为主要作用。

62. 答案：D

解析：视神经管内脑膜瘤除了引起骨性视神经孔扩大外，还常见到附近前床突骨质增生硬化。

63. 答案：A

解析：为了获得更高质量的影像，一般运用诸如呼吸补偿和呼吸门控、心电门控和心电触发等技术来作影像修正。所谓心电门控就是为了减少或消除心脏大血管的搏动对图像造成的影响而采取的技术手段。

64. 答案：E

65. 答案：A

解析：成年脑转移做 Gd－DTP 增强扫描时，对比剂用量最好是 30 ml。

66. 答案：A

解析：脂肪在 MRI 中无论 T_1 还是 T_2 加权，都表现为高信号，如果不加以抑制很可能会导致漏诊。

67. 答案：C

解析：眼外肌共有 6 条，包括四条直肌和两条斜肌，司眼球的运动。4 条直肌：上直肌、下直肌、内直肌和外直肌。2 条斜肌：上斜肌和下斜肌。眼球的正常运动即由上述 6 条眼外肌协同完成。

68. 答案：A

解析：SE 序列适用于心脏扫描，而目前最常用的是 T_1WI 序列，其组织对比好，SNR 高，伪影少，信号变化容易解释。T_2WI 少用于 SE 序列，因其太慢伪影重。

69. 答案：C

解析：胆管结石是胆管系统发病率最高的疾病。以往的诊断主要依靠经皮经肝内胆管穿刺造影、经内镜逆行胰胆管造影术及 B 超，但前两种检查创伤大，患者痛苦，且存在一定风险，而 B 超由于肠道内空气的影响对十二指肠乳头显示较差。随着螺旋 CT 与磁共振技术的成熟及三维重建软件的逐步完善，多层螺旋 CT 胆管造影和磁共振胆管水成像（MRCP）作为一种安全、无创、无痛苦的检查方法得到广泛应用。

70. 答案：B

解析：TSE 序列主要用于 T_2WI，主要用于：颅脑、脊柱、腹部成像，胰胆管 MRCP 二维成像。

71. 答案：B

72. 答案：B

解析：磁流体动力学效应：磁场中的血流以及其他流动液体产生的生物效应，在静磁场中可使红细胞沉淀速度加快，心电图发生改变。

73. 答案：E

解析：1 kHz 的梯度磁场可以产生末梢神经和肌肉刺激。

74. 答案：B

解析：电磁干扰随时间出现规律：周期性、非周期性、随机性。

75. 答案：B

解析：血管源性水肿是由于血脑屏障破坏，血浆由血管内漏出进入细胞外间隙所致，常见于肿瘤和炎症，典型者呈手指状分布于脑白质中。它以结合水增多为主，自由水增加为辅，最初仅在 T_2 加权像显示。

76. 答案：D

77. 答案：B

解析：磁流体动力学效应：磁场中的血流以及其他流动液体产生的生物效应。

78. 答案：B

解析：与 TOF MRA 相比，PC MRA 优点：①背景组织抑制好，有助于小血管的显示；②有利于慢血流的显示，适用于静脉的检查；③有利于血管狭窄和动脉瘤的显示；④可进行血流的定量分析。

79. 答案：D

解析：投射效应指在强磁场作用下铁磁性物体从磁体以外的地方以一定速度投向磁体的现象。磁体投射物：钥匙、硬币、打火机等。体内植入物：MRI 的射频电磁波可能使植入体内的某些电子设备失灵。

80. 答案：D

81. 答案：A

解析：对比剂 Gd－DTPA 不能进入完整细胞，也不能穿透完整无损的血脑屏障，注射后正常组织无明显强化。

82. 答案：B

83. 答案：E

解析：MRI 可准确反映骨髓及水肿，且多方位成像避免重叠成像，可全面显示细小骨折线，发现隐匿性骨折，包括退行性骨关节病，不可逆性疼痛，骨软骨缺损等。

84. 答案：A

解析：当血流速度加速到一定程度之后，层流情况即被破坏，此时血液中各个质点的流动方向不再一致，出现漩涡，称为湍流。

85. 答案：B

解析：成像范围：两侧颞颌关节，成像层厚：2～3 mm。

86. 答案：B

解析：体位：仰卧位。线圈：体部相控线圈或直肠内线圈。常规扫描方位：横断位、矢状位、冠状位，T_2加权脂肪抑制序列。横轴位：AX FSE T_1横轴位 T_1加权序列。

87. 答案：E

解析：急性期：红细胞内为去氧血红蛋白，具有顺磁性，T_1加权像仍呈稍低信号，T_2加权像呈低信号。亚急性期：在亚急性早期，去氧血红蛋白被氧化为正铁血红蛋白，T_1加权像呈高信号，T_2加权像呈低信号。亚急性晚期，在 T_1或 T_2加权像上均呈高信号。

88. 答案：B

解析：用于检测 MR 信号的 RF 线圈采用正交合成技术可提高接收线圈性能。

89. 答案：E

解析：肌肉、肌腱、韧带信号较低呈中等灰黑色，在 T_1WI、T_2WI 均呈中等度信号。

90. 答案：B

二、多选题

91. 答案：ABD

解析：TE 主要影响图像的 T_2对比度，TE 是 T_2加权的控制因素，TE 越长，组织间的对比度越大。

92. 答案：ABE

解析：化学位移伪影是由于施加的梯度磁场造成不同部位质子共振频率的差异形成；卷褶伪影是由于 FOV 选择过小，将发生相位或频率的错误，把 FOV 外一侧的组织信号错当成另一侧的组织信号而形成；磁敏感性伪影与磁场的均匀度关系密切。生理运动伪影是受检者身体产生；金属伪影为装备之外人体带入扫描间产生。因此，CD 不是装备伪影。

93. 答案：ACD

解析：呼吸运动伪影和流动血液伪影均为受检者产生，与装备无关。截断伪影是由于数据采集不足所致，部分容积效应与扫描层厚和体素有关，层间干扰为射频脉冲及梯度场线性影响，这三者均为装备伪影。因此，BE 不是。

94. 答案：ABE

解析：脂肪组织向频率编码梯度场较低的一侧移位；主磁场强度越高，化学位移伪影越明显。因此，CD 是错误的。

95. 答案：BD

解析：消减化学位移伪影的方法有：EPI序列时改变相位编码的方向；一般序列改变频率编码方向；选用主磁场较低的MR设备进行扫描。因此，ACE均是错误的。

96. 答案：ACD

解析：卷褶伪影主要发生在相位编码方向上；增大FOV可消除卷褶伪影。因此，BE是错误的。

97. 答案：ABC

解析：卷褶伪影的表现是FOV外一侧的组织信号出现并重叠到图像的另一侧；层间干扰为出现同一序列的MR图像一层亮一层暗相间隔的现象。因此，DE不是截断伪影。

98. 答案：ABCDE

99. 答案：ABCD

解析：增大FOV可消除卷褶伪影，不能消减磁敏感性伪影。因此，E是错误的。

100. 答案：ABDE

解析：层厚越薄，质子含量越少，信号越弱，图像信噪比越低。因此，C是错误的。

第三章 DSA 成像技术

全真模拟试卷一

一、单选题

1. DSA 减影方式不包括
   A. 脉冲方式
   B. 超脉冲方式
   C. 连续方式
   D. 时间间隔差方式
   E. 逐帧方式
2. 在 DSA 检查过程中，为防止运动伪影，下列做法不正确的是
   A. 术前对患者要进行训练，争取配合
   B. 对意识差或无意识的患者，应给予镇静剂或适当麻醉
   C. 对受检部位施行附加固定
   D. 增加对比剂量
   E. 正确把握曝光时机
3. DSA 检查的术前准备不包括
   A. 碘过敏和麻醉药过敏试验
   B. 检测心、肝、肾功能及出凝血时间、血小板计数
   C. 术前 8 小时禁食
   D. 术前半小时肌注镇静剂
   E. 穿刺部位备皮
4. DSA 检查前的器械准备和药物准备不包括
   A. 穿刺针、扩张器
   B. 导管、导丝
   C. 高压注射器
   D. 糖皮质激素
   E. 肝素、利多卡因
5. 关于造影设备准备的描述，下列错误的是
   A. 包括 DSA 设备
   B. 包括高压注射器
   C. 术前检查设备运行状况
   D. 做好全身麻醉
   E. 准备好抢救设备
6. 关于肝癌介入治疗，下列错误的是
   A. 采用 Seldinger 技术，行股动脉或肱动脉穿刺插管
   B. 选择性腹腔动脉造影
   C. 超选择性肝动脉造影
   D. 选用 50% ~60% 非离子型对比剂
   E. 灌注化疗 + 栓塞术
7. 头颈部 DSA 检查不能将导管置于
   A. 颈动脉
   B. 椎动脉
   C. 锁骨下静脉
   D. 锁骨下动脉

E. 右头臂动脉

8. 脑 DSA 检查可将导管置于
A. 颈静脉
B. 静脉窦
C. 颈外动脉
D. 椎动脉
E. 椎静脉

9. 脑血管造影，将导管插入
A. 锁骨下动脉
B. 甲状颈干
C. 颈内动脉
D. 主动脉弓
E. 右头臂动脉

10. 支气管动脉造影最常做穿刺插管的血管是
A. 股动脉
B. 股静脉
C. 肘动脉
D. 肘静脉
E. 肱动脉

11. 头颈部血管造影椎动脉造影常用参数是
A. 流速：1 ~ 2ml/s，量/次：30 ~ 40ml，延迟方式：曝光延迟
B. 流速：1 ~ 2ml/s，量/次：4 ~ 6ml，延迟方式：注射延迟
C. 流速：3 ~ 4ml/s，量/次：6 ~ 8ml，延迟方式：注射延迟
D. 流速：5 ~ 6ml/s，量/次：15 ~ 18ml，延迟方式：注射延迟
E. 流速：6 ~ 7ml/s，量/次：8 ~ 10ml，延迟方式：注射延迟

12. 肋间动脉从（ ）发出来
A. 肺动脉
B. 升主动脉
C. 胸主动脉
D. 锁骨下动脉
E. 胸廓内动脉

13. 颈内动脉 DSA 造影常用参数是
A. 流速：1 ~ 2ml/s，量/次：30 ~ 40ml，延迟方式：曝光延迟
B. 流速：1 ~ 2ml/s，量/次：4 ~ 6ml，延迟方式：注射延迟
C. 流速：3 ~ 4ml/s，量/次：6 ~ 8ml，延迟方式：注射延迟
D. 流速：5 ~ 6ml/s，量/次：15 ~ 18ml，延迟方式：注射延迟
E. 流速：6 ~ 7ml/s，量/次：8 ~ 10ml，延迟方式：注射延迟

14. 诊断肺动 - 静脉瘘，DSA 检查时，将导管插入
A. 右头臂动脉
B. 主动脉弓
C. 肺动脉
D. 支气管动脉
E. 肺静脉

15. 肝动脉造影常用参数是
A. 流速：1 ~ 2ml/s，量/次：30 ~ 40ml，延迟方式：曝光延迟
B. 流速：1 ~ 2ml/s，量/次：4 ~ 6ml，延迟方式：注射延迟
C. 流速：3 ~ 4ml/s，量/次：6 ~ 8ml，延迟方式：注射延迟
D. 流速：5 ~ 6ml/s，量/次：15 ~ 18ml，延迟方式：注射延迟
E. 流速：6 ~ 7ml/s，量/次：8 ~ 10ml，延迟方式：注射延迟

16. 支气管动脉造影常用的参数是
A. 流速：1 ~ 2ml/s，量/次：30 ~ 40ml，延迟方式：曝光延迟
B. 流速：1 ~ 2ml/s，量/次：4 ~ 6ml，延迟方式：注射延迟
C. 流速：3 ~ 4ml/s，量/次：6 ~ 8ml，延迟方式：注射延迟
D. 流速：5 ~ 6ml/s，量/次：15 ~ 18ml，延迟方式：注射延迟
E. 流速：6 ~ 7ml/s，量/次：8 ~ 10ml，

延迟方式：注射延迟

17. 上腔静脉造影常做穿刺插管的血管是
   A. 股动脉
   B. 股静脉
   C. 肘动脉
   D. 贵要静脉
   E. 肱动脉
18. 下面关于右心房、右心室及肺动脉造影技术的叙述错误的是
   A. 经股动脉穿刺
   B. 插入 5 ~ 7F 右心造影导管
   C. 插管过程中，应密切观察心电变化、血压及其他生命体征指标
   D. 常规选用 50% ~ 60% 离子型或非离子型对比剂
   E. 造影体位心脏摄影常用体位有正位、侧位
19. 胸部 DSA 检查不能将导管置入的血管是
   A. 降主动脉
   B. 升主动脉
   C. 肺动脉
   D. 锁骨下动脉
   E. 支气管动脉
20. 与选择性冠状动脉造影技术无关的是
   A. 选用 Judkins 导管
   B. 股动脉或桡动脉穿刺插管
   C. 在主动脉窦壁寻找左冠状动脉
   D. 右冠状动脉造影体位：LAO 45° ~ 60°位，RAO 30° ~ 45°位
   E. 常规选用 50% ~ 60% 离子型或相应浓度的非离子型对比剂
21. 升主动脉起始处发出
   A. 锁骨下动脉
   B. 颈总动脉
   C. 支气管动脉
   D. 冠状动脉
   E. 胸廓内动脉
22. 与肝脏 DSA 检查技术无关的是
   A. 采用 Seldinger 技术
   B. 行股动脉或肱动脉穿刺插管
   C. 先行选择性腹腔动脉造影
   D. 导管插入肝门静脉
   E. 选用 50% ~ 60% 离子型或非离子型对比剂
23. 关于肝的血管，下列错误的是
   A. 肝的血管分为入肝血管和出肝血管
   B. 入肝动脉为肝固有动脉和门静脉
   C. 出肝动脉为肝静脉
   D. 门静脉供应血量约 75%，肝动脉供应血量约 25%
   E. 门静脉主干来源于脾静脉和肠系膜下静脉
24. 腹腔动脉造影常用的参数是
   A. 流速：1 ~ 2ml/s，量/次：30 ~ 40ml
   B. 流速：3 ~ 4ml/s，量/次：6 ~ 8ml
   C. 流速：5 ~ 6ml/s，量/次：15 ~ 18ml
   D. 流速：6 ~ 7ml/s，量/次：8 ~ 10ml
   E. 流速：6 ~ 8ml/s，量/次：18 ~ 24ml
25. 门静脉造影可将导管插入
   A. 下腔静脉
   B. 腹主动脉
   C. 肾动脉
   D. 胃左动脉
   E. 脾动脉
26. 胰腺的动脉供血血管是
   A. 肠系膜上动脉
   B. 肠系膜下动脉
   C. 脾动脉
   D. 胃左动脉
   E. 肝固有动脉
27. 胰腺的供养动脉来源不包括
   A. 胰十二指肠上动脉
   B. 胰十二指肠下动脉
   C. 脾动脉
   D. 胰大动脉
   E. 胃左动脉
28. 与直肠 DSA 检查技术无关的是

A. 手术操作采用 Seldinger 技术
B. 行股动脉或肱动脉穿刺插管
C. 先行选择性腹腔动脉造影
D. 再行超选择性肠系膜下动脉造影
E. 再行超选择性髂内动脉造影

29. 每侧肾上腺一般有（ ）支动脉供应
A. 2
B. 3
C. 4
D. 5
E. 6

30. 胆囊动脉来源于
A. 肝固有动脉
B. 肝总动脉
C. 腹腔干
D. 肝中动脉
E. 肝左动脉

31. 腹主动脉的分支包括脏支和壁支，其脏支不包括
A. 腹腔动脉
B. 肠系膜上动脉
C. 肠系膜下动脉
D. 肾动脉
E. 腰动脉

32. 肾上腺静脉的回流方向正确的是
A. 左肾上腺静脉注入左肾静脉
B. 右肾上腺静脉注入右肾静脉
C. 左肾上腺静脉注入脾静脉
D. 右肾上腺静脉注入肠系膜下静脉
E. 左肾上腺静脉注入腰静脉

33. 静脉 DSA 是
A. IV - DSA
B. IA - DSA
C. 动态 DSA
D. 时间减影
E. 蒙片

34. DSA 成像过程中，球管、人体和探测器的规律运动的情况下获得 DSA 图像的方式是
A. IV - DSA
B. IA - DSA
C. 动态 DSA
D. 时间减影
E. 蒙片

35. 影响 DSA 影像质量的因素不包括
A. 设备因素
B. 成像方式
C. 操作技术
D. 造影方法
E. 患者心理因素

36. 下面与 DSA 影像质量无关的是
A. 成像方式
B. 摄影条件
C. 摄影体位
D. 后处理技术
E. 对比剂批号

37. 关于 DSA 成像原理的叙述错误的是
A. 没有注入对比剂的数字图像矩阵存于存储器内作为 mask 像
B. DSA 是建立在图像相减的基础上的
C. 减影结果反映对比剂的作用
D. 生理运动伪影可以完全消除
E. 可能同时减去骨骼和软组织影

38. 下面不能采用 DSA 检查的疾病是
A. 血管闭塞
B. 血管手术后随访
C. 冠心病和心肌缺血
D. 皮脂腺瘤
E. 血管外伤

39. 动脉造影常规采用（ ）穿刺
A. 颈内动脉
B. 颈外动脉
C. 股动脉
D. 股静脉
E. 锁骨下静脉

40. 为了减少伪影，提高 DSA 影像质量，对患者的准备不包括
A. 术前对患者要进行训练

B. 对意识差或无意识的患者，应给予镇静剂
C. 对受检部位施行附加固定
D. 昏迷患者使用兴奋剂
E. 术前可肌内注射抑制胃肠蠕动的药物

41. 肺动脉起源于
A. 锁骨下动脉
B. 升主动脉
C. 降主动脉
D. 右心室
E. 左心室

42. 肝左动脉起源于
A. 肝总动脉
B. 腹腔动脉
C. 腹主动脉
D. 胃十二指肠动脉
E. 肝固有动脉

43. 肝癌灌注化疗 + 栓塞术通常将导管置于
A. 肝固有动脉或肝总动脉
B. 腹腔干
C. 腹主动脉
D. 门静脉
E. 肝中静脉

44. 接受双重血液供应的脏器是
A. 肾脏
B. 脾脏
C. 肝脏
D. 子宫
E. 胰腺

45. 诊断冠心病的金标准应选择下列哪项检查
A. 选择性左心室造影
B. 冠状动脉造影
C. 主动脉造影
D. 选择性右心室造影
E. 静脉心血管造影

46. 肾动脉狭窄支架置入术的禁忌证不包括
A. 非顺应性病变
B. PTA 后残留狭窄大于 30%
C. PTA 后血管损伤
D. 肾小动脉狭窄
E. 弥漫性肾血管病变

47. 胰腺癌动脉灌注化疗的适应证不包括
A. 不能外科手术切除的胰腺癌
B. 伴有梗阻黄疸的胰腺癌
C. 手术前的辅助治疗
D. 术后复发者
E. 术后预防复发

48. DSA 术前的药品准备，不包括
A. 对比剂
B. 栓塞剂
C. 抗凝剂
D. 镇静剂
E. 化疗药

49. 造影中发生气体栓塞，应将患者置
A. 半卧位
B. 头低足高右侧卧位
C. 头低足高左侧卧位
D. 头高足低右侧卧位
E. 头高足低左侧卧位

50. 心肌梗死多为
A. 液化性坏死
B. 凝固性坏死
C. 坏疽
D. 干酪样坏死
E. 脂肪坏死

51. 颈内动脉的分支不包括
A. 大脑前动脉
B. 大脑后动脉
C. 大脑中动脉
D. 后交通动脉
E. 眼动脉

52. 主动脉弓从右向左发的第一个分支是
A. 左锁骨下动脉
B. 左颈总动脉

C. 右锁骨下动脉
D. 头臂干
E. 右颈总动脉

53. DSA 所需相关手术器材不包括
A. 球囊扩张支架
B. 可脱性球囊
C. 内支架
D. 弹簧圈
E. 缝合针

54. 术者操作位置尽量远离 X 线的防护方法属于
A. 时间防护
B. 距离防护
C. 屏蔽防护
D. 主防护
E. 副防护

55. DSA 检查的适应证不包括
A. 外伤性血管损伤
B. 支气管大咯血
C. 消化道急慢性出血
D. 骨折
E. 血管瘤

56. 关于 DSA 注射加速度的叙述，错误的是
A. 是速度的时间变化率
B. 加速度越大，单位时间速度变化越快
C. 加速度越大，对比剂在注射中速度越来越快
D. 加速度与之产生的压力呈负相关
E. 加速度过大有血管破裂的危险

57. 防止 DSA 图像噪声最佳的方法是
A. 增加补偿滤过
B. 增加曝光剂量
C. 改变减影方式
D. 改变成像方式
E. 减少注射流率

58. 微导管一般指的是导管直径小于
A. 7F
B. 6F
C. 5F
D. 4F
E. 3F

59. 急性消化道出血且不易配合者，应选用
A. 常规成像方式
B. 心电图触发脉冲方式
C. 路标方式
D. 超脉冲方式
E. 时间间隔差方式

60. 关于数字减影血管造影诞生的技术背景的叙述，错误的是
A. 容错技术
B. 电视技术
C. 光电子技术
D. 影像增强技术
E. 图像处理技术

61. 上消化道大出血造影时，应观察
A. 肠系膜上动脉
B. 膈下动脉
C. 脾动脉
D. 肾动脉
E. 腰动脉

62. 左右肺静脉起源于
A. 左肺上静脉
B. 左肺下静脉
C. 肺门
D. 右肺上静脉
E. 右肺下静脉

63. 与静脉 DSA 技术相比，动脉 DSA 技术的优越性不包括
A. 放射辐射剂量减少
B. 诊断准确性增加
C. 血管相互重叠减少
D. 显像清晰，能使直径 0.5mm 的小血管显示
E. 对比剂浓度小、用量大

64. 急性心肌梗死考虑溶栓的时间期限是

A. 6 小时内
B. 8 小时内
C. 12 小时内
D. 24 小时内
E. 48 小时内

65. 探测器向头、向左各倾斜 45°的是
A. 长轴斜位
B. 半坐位
C. 肝锁位
D. 主动脉瓣瓣口位
E. 肺动脉瓣瓣口位

66. 心血管 DSA 造影采集帧数
A. 1
B. 3
C. 6
D. 10
E. 25

67. 患者骨盆出血且处于休克前期，不能屏气配合检查，适合的 DSA 影像特殊成像技术是
A. 3D－DSA 技术
B. 岁差运动 DSA 技术
C. 实时模糊蒙片 DSA 技术
D. 步进 DSA 技术
E. 虚拟支架置入术

68. 支气管动脉栓塞术的英文缩写是
A. BIA
B. BAI
C. IAB
D. IBA
E. ABI

69. 补偿过滤器的基础材料是
A. 铅
B. 铜
C. 铁
D. 铝
E. 镍

70. 咯血的常见疾病不包括
A. 支气管扩张
B. 肺结核
C. 肺气肿
D. 原发性肺癌
E. 继发性肺癌

71. 不属于 DSA 成像选择参数考虑的因素是
A. kV、mA、S
B. 球管负载
C. 曝光剂量
D. 线焦点
E. 对比剂的类型

72. 在介入诊疗过程中，为了达到支架植入的最优效果，应采用的 DSA 成像技术是
A. 3D 路径图 DSA 技术
B. 虚拟支架置入术
C. 实时模糊蒙片 DSA 技术
D. 步进 DSA 技术
E. 自动最佳角度定位 DSA 技术

73. 除常见肾动脉分支外，偶尔可见
A. 副肾动脉
B. 肾包膜动脉
C. 肾上腺上动脉
D. 肾上腺下动脉
E. 肾盂输尿管动脉

74. 有关腹部 DSA 摄影体位的叙述，错误的是
A. 腹腔动脉和肝动脉造影采用正位
B. 动脉瘤或血管主干相互重叠选用前斜位
C. 选择性肾动脉造影正位加斜位
D. 下腔静脉造影常规采用侧位
E. 脾动脉造影及胆系供养动脉造影一般用正位

75. 关于 DSA 注射压力单位的换算，正确的是
A. 1mmHg＝133.8Pa
B. 1 磅/in^2（PSI）＝0.07kg/cm^2
C. 1kg/cm^2＝14.8 磅/in^2

D. 1 巴（bar）$=1.5kg/cm^2$

E. $1kg/cm^2=9.5\times10^2Pa$

76. 解决视野小、一个部位需要多次曝光的措施，正确的是

A. 使用电影技术

B. 数字放大技术

C. 采用遥控技术

D. 步进式的曝光摄影

E. 采用超大输入野影像增强器

77. 制定 DSA 图像数字格式标准的目的，正确的是

A. 降低存储成本

B. 方便数据交换

C. 保证图像质量

D. 节省存放空间

E. 减小数据容量

78. 补偿对图像的影响，正确的是

A. 增加灰度

B. 减小亮度

C. 改善图像对比度

D. 抑制噪声

E. 消除伪影

79. 支架植入人体后，一般需要服抗凝药

A. 3 个月左右

B. 6 个月左右

C. 12 个月左右

D. 18 个月左右

E. 24 个月左右

80. 腹腔动脉分支中，为胃后动脉供血的分支是

A. 胃左动脉

B. 肝总动脉

C. 脾动脉

D. 膈下动脉

E. 肠系膜上动脉

81. 不属于冠状动脉造影基本征象的是

A. 偏心性狭窄

B. 圆形充盈缺损

C. 狭窄闭塞

D. 管腔不规则

E. 冠状动脉痉挛

82. 医护人员造影时发生针刺事故后，首先应

A. 了解患者病史

B. 抽血化验

C. 接种免疫制剂

D. 快速清洗

E. 切开引流

83. 有关血管造影室内散射线分布情况的叙述，错误的是

A. 不同高度的散射线量的分布不同

B. 被照体左侧比右侧散射射线量小

C. 管球侧的散射线量有增多倾向

D. 1m 高度平面的散射线量比 1.5m 时多

E. 左前斜 60°位时，术者在 1.5m 高度平面上接受的散射线量较多

84. 关于 DSA 系统饱和状态伪影的叙述，正确的是

A. 饱和状伪影产生的原因为患者自主或不自主运动

B. 与 X 线照射野内某部位过厚有关

C. 补偿滤过不能减小和消除该伪影

D. X 线衰减值差别大于信号处理能力所致

E. 通常表现为无特定固定形状的畸变

85. 胸廓内动脉起始于

A. 主动脉弓

B. 升主动脉

C. 降主动脉

D. 锁骨下动脉

E. 颈动脉

86. 有关颅外静脉的叙述，错误的是

A. 面总静脉，枕静脉，耳后静脉等

B. 面后静脉由颞浅静脉和上颌静脉汇合而成

C. 面前静脉收集颜面大部分血流

D. 枕静脉和耳后静脉汇入颈外浅静脉

E. 面总静脉注入颈外静脉

87. 关于感染 HIV 病毒的叙述中，错误的是

A. 死亡率高

B. 患者血液和精液是感染源

C. 感染力比乙型肝炎病毒强

D. 感染途径和乙型肝炎病毒类似

E. 在针刺事故中也可能被感染

88. 静脉瘤是常见于下肢静脉的一种血管性疾病，是静脉异常扩张而形成的，多发于

A. 大隐静脉和小隐静脉

B. 腓静脉

C. 下肢深静脉

D. 股静脉

E. 腘静脉

89. 患者男，37 岁，左侧腓骨骨折外固定术后半个月余患者突感胸闷，血氧饱和度 78%，若考虑肺栓塞，栓子最有可能来源于

A. 上肢静脉

B. 右侧静脉

C. 颈部静脉

D. 右侧胫动脉

E. 左侧深静脉

90. 首创经皮穿刺股动脉插管造影技术的是

A. Damadian

B. Seldinger

C. A. J. DuerinckX

D. Hounsfield

E. Forsmann

二、多选题

91. 布 - 加综合征的临床表现为

A. 肝脾大

B. 腹水

C. 门静脉高压

D. 下肢水肿

E. 下肢表浅静脉曲张

92. 有关 DSA 的适应证正确的是

A. 先天性心脏病

B. 主动脉病变

C. 肺动脉病变

D. 严重的心力衰竭

E. 血管瘤

93. 下列哪些不是由腹腔干直接发出的

A. 胃左动脉

B. 胃右动脉

C. 胃十二指肠动脉

D. 胰支

E. 胃后动脉

94. 下列属于 DSA 机架功能的是

A. 角度支持

B. 体位记忆技术

C. 支撑导管床

D. 快速旋转

E. 安全保护

95. 对于医用平板液晶显示器描述正确的是

A. 主要使用液晶发光光源

B. 液晶显示器的关键部件为液晶面板

C. 偏光板、彩色/单色滤光片决定了有多少光可以通过液晶层

D. 液晶显示器的最大亮度可达 $400cd/m^2$

E. 目前广泛使用的是 TFT - LCD 型液晶显示器

96. DSA 的 X 线源必须满足的条件是

A. 短脉冲

B. 80 万 HU 以上

C. 大功率

D. 高剂量

E. 飞焦点技术

97. DSA 检查技术的基本体位是

A. 正位

B. 侧位

C. 斜位

D. 切线位

E. 轴位

98. DSA 设备常用于实时减影的成像方式包括
A. 脉冲成像
B. 超脉冲成像
C. 连续成像
D. 时间间隔差成像
E. 双能量成像

99. DSA 信号的形成需要进行两次曝光，是在
A. 对比剂到达兴趣区之前
B. 对比剂到达兴趣区并出现最大浓度前
C. 对比剂到达兴趣区并出现最大浓度时
D. 对比剂到达兴趣区并出现最大浓度后
E. 对比剂浓度下降到一半时

100. 下列 DSA 成像基本原理的叙述，正确的是
A. 对采集到的没有注入对比剂的数字图像称 mask 像
B. 对采集到注入对比剂的数字图像存于存储器 2 内
C. mask 像与造影像相减得出造影像
D. mask 像与造影像的数字相减由逻辑电路完成
E. 减影像仅留下含有对比剂的血管影像

全真模拟试卷一答案及解析

一、单选题

1. 答案：E

2. 答案：D

解析：为防止运动伪影的产生，术前对患者要进行训练，争取配合；对意识差或无意识的患者，应给予镇静剂或适当麻醉；对受检部位施行附加固定；正确把握曝光时机；而增加对比剂的用量只能改善造影后血管的亮度，对于运动伪影没有影响。

3. 答案：C

解析：DSA 检查的术前准备是 4 小时禁食，目的是为了防止患者因对比剂过敏导致患者呕吐，胃内容物返流容易卡在气管内，造成窒息。

4. 答案：D

解析：DSA 常用的器械包括穿刺针、血管鞘、扩张器、导管和导丝，待导管到达指定血管位置后，通过高压注射器注射对比剂显示血管充盈状态，常用的药物有肝素、利多卡因、生理盐水和各类抢救药。

5. 答案：D

解析：术前准备包括：患者准备、器械准备、药物准备；其中造影设备准备包括 DSA 设备、高压注射器，术前检查设备运行状况，确保手术正常运行，准备好抢救设备等。

6. 答案：D

解析：介入治疗常用浓度为 60% ~ 70% 离子型或 300 ~ 370ml 非离子型对比剂。

7. 答案：C

解析：头颈部的动脉血供主要来自于颈动脉和锁骨下动脉的椎动脉、甲状颈干及肋颈干，右颈总动脉来自于右头臂动脉（或无名动脉），左颈总动脉常发自主动脉弓，因此进行头颈部 DSA 检查时，导管不能插入锁骨下静脉，应是上述的对应动脉。

8. 答案：D

解析：头颈部的动脉血供主要来自于颈动脉和锁骨下动脉的椎动脉、甲状颈干及肋颈干；颈内动脉是颈总动脉两终支之一，是大脑半球供血的主要渠道；椎动脉系统是锁骨下动脉的第一分支，是小脑供血的主要血管。

9. 答案：C

解析：脑血管造影时，以导引钢丝作向导将导管送入颈总动脉，当导管顶端一般插至第4、5颈椎平面时，在导管内注入少量对比剂，确认颈内、外动脉的开口，然后分别插入颈内、颈外动脉，再在导管内注入少量对比剂，经证实为靶血管后即可造影。

10. 答案：A

解析：支气管动脉属于肺的营养性血管，多数直接或间接从胸主动脉发出，部分发源于肋间动脉、锁骨下动脉或腹主动脉等，数目为1~4支不等，因此支气管动脉造影时，导管从股动脉插入到胸主动脉进行造影。

11. 答案：C

解析：椎动脉造影常用流速：3~4ml/s，量/次：6~8ml，压力150~300PSI，帧数：3~6fp/s，成像方式：IADSA，延迟方式：注射延迟。

12. 答案：C

解析：肋间动脉从胸主动脉后壁发出，呈节段、对称性；共有9对，分布于3~11肋间隙。

13. 答案：E

解析：颈内动脉造影常用参数：流速：6~7ml/s，量/次：8~10ml，压力：150~300PSI，帧数：3~6fp/s，成像方式：IADSA，延迟方式：注射延迟。

14. 答案：C

解析：肺动–静脉瘘又称肺动静脉瘤、肺血管扩张症、毛细血管扩张症伴肺动脉瘤，是肺内动静脉直接交通的先天性血管畸形。在进行DSA检查时，导管应放在肺动脉进行造影，以检查是否有肺动–静脉瘘。

15. 答案：D

解析：肝动脉造影常用流速：5~6ml/s，量/次：15~18ml，压力300~600PSI，帧数：3~6fp/s，成像方式：IADSA，延迟方式：注射延迟。

16. 答案：B

解析：支气管动脉造影参数如下：流速：1~2ml/s，量/次：4~6ml，压力：150PSI，帧数：3~6fp/s，成像方式：IADSA，延迟方式：注射延迟。

17. 答案：D

解析：上腔静脉造影时，可应用穿刺法，穿刺头臂静脉或贵要静脉或肘正中静脉。

18. 答案：A

解析：右心房、右心室及肺动脉造影经股静脉穿刺插管，导管端可分别置于右心房、右心室流出道、肺动脉主干或左右肺动脉分支。

19. 答案：D

解析：肺动脉造影常将导管置于肺动脉主干或左右肺动脉分支，或右心室流出道；支气管动脉造影常将导管置于降主动脉第5、6胸椎水平。

20. 答案：D

解析：右冠状动脉造影体位：LAO 30°~40°位，RAO 30°~45°位。

21. 答案：D

解析：升主动脉起始处发出左、右冠状动脉，具体起自主动脉的左、右窦壁。

22. 答案：D

解析：肝脏DSA检查术中，一般先行选择性的腹腔动脉造影，再行超选择性肝动脉造影。

23. 答案：E

解析：门静脉系统由肝内和肝外两大部分组成，肝外门静脉称门静脉主干，门静脉由肠系膜上静脉和脾静脉在腰1、2水平面汇合而成。

24. 答案：E

解析：腹腔动脉造影时所用参数如下：流速：6~8ml/s，量/次：18~24ml，压力：300~600PSI，帧数：3~6fp/s，成像方式：IADSA，延迟方式：注射延迟。

25. 答案：E

解析：门静脉由肝内和肝外两大部分组成；肝外门静脉称门静脉主干；门静脉由肠系膜上静脉和脾静脉在腰1~2平面汇合而成，门静脉造影习惯将导管插入脾动脉。

26. 答案：C

解析：胰头的动脉来自于胰十二指肠上、下动脉在胰头处形成的动脉弓；胰体和胰尾的动脉来自于脾动脉的胰背动脉、胰横动脉、胰大动脉（最大）和胰尾动脉（恒定）。

27. 答案：E

解析：胰腺的供养动脉来自于多个动脉的分支，胰头动脉来自于胰十二指肠上下动脉在胰头处形成的动脉弓；胰体和胰尾动脉来自于脾动脉的胰背动脉、胰横动脉、胰大动脉和胰尾动脉。

28. 答案：E

解析：肠系膜下动脉起自腹主动脉的下端，约在腰3水平，主要供养左半结肠和直肠，因此直肠DSA检查导管应插入肠系膜下动脉进行造影，而不是髂内动脉。

29. 答案：B

解析：肾上腺动脉的血供非常丰富，每侧肾上腺一般有3支动脉供应。

30. 答案：A

解析：胆道血供来自于肝动脉的分支，胆囊动脉来自于肝固有动脉或肝右动脉。

31. 答案：E

解析：腹主动脉的分支包括脏支和壁支，脏支有腹腔动脉、肠系膜上动脉、肠系膜下动脉、肾动脉、肾上腺动脉和精索内（卵巢）动脉；壁支有膈下动脉、腰动脉和骶正中动脉。

32. 答案：A

解析：肾上腺静脉左右各一只，左肾上腺静脉注入左肾静脉，右肾上腺静脉直接注入下腔静脉。

33. 答案：A

解析：DSA成像方式分为IA-DSA（动脉DSA）和IV-DSA（静脉DSA），IV-DSA分为外周静脉法和中心静脉法；IA-DSA分为选择性DSA和超选择性DSA。

34. 答案：C

解析：随着DSA技术的发展，对于运动部位的DSA成像，以及DSA成像过程中球管与探测器同步运动而得到系列清晰的减影图像已成为现实，所以将DSA成像过程中，球管、人体和探测器的规律运动的情况下，获得DSA图像的方式称之为动态DSA。

35. 答案：E

解析：影响DSA影像质量的因素包括：对比度、分辨力特性、噪声特性、伪影、注射参数的因素。

36. 答案：E

解析：成像方式、摄影条件、摄影体位和后处理技术都与DSA影像质量有关，影响DSA成像质量；对比剂的种类和浓度会影响DSA成像质量，但是与对比剂的批号无关。

37. 答案：D

解析：运动性伪影其产生的原因为：自主或不自主运动、呼吸运动、胃肠蠕动、心脏搏动和躁动等，生理性伪影只能通过缩短曝光时间来做到最大程度的减少，但是无法保证完全消除。

38. 答案：D

解析：DSA检查的适应证：血管性疾病；血管疾病的介入治疗、血管手术后随访；肿瘤疾病；冠状动脉疾病。其中皮脂腺瘤是属于体表的一种良性肿瘤，不能采用DSA检查。

39. 答案：C

解析：动脉造影常采用Seldinger技术，在局麻下行股动脉穿刺（或选肱动脉和腋动脉）；静脉造影一般也采用Seldinger技术穿刺插管，穿刺部位为股静脉或肘静脉、颈静脉。

40. 答案：D

解析：在DSA检查过程中，患者本身自主和不自主的移动、心脏跳动、吞咽、呼吸或胃肠蠕动等，可形成运动性伪影。为此，术前对患者要进行训练，争取配合；对意识差或无意识的患者，应给予镇静剂或适当麻醉，并对受检部位施行附加固定等，并正确把握曝光时机，以避免DSA图像模糊。

41. 答案：D

解析：肺动脉在左侧第二胸肋关节水平起自右心室，斜向左后上方行走，在主动脉弓下方。

42. 答案：E

解析：肝总动脉一般起源于腹腔动脉右侧，分出胃十二指肠动脉后改名为肝固有动脉。肝固有动脉是肝营养性血管，在肝门处分左、右肝动脉和胃右动脉。

43. 答案：A

解析：对转移性肝癌及TAE不适用的肝细胞癌，使用抗癌剂持续动脉注入疗法，它是将导管前端留在肝动脉，因其末端接续储存器，埋入锁骨下动脉及股动脉近侧皮下，便于随时注入抗癌剂。

44. 答案：C

解析：肝接受肝动脉、门静脉的双重血液。

45. 答案：B

解析：冠状动脉造影是目前冠心病诊断的“金标准”，可以明确冠状动脉有无狭窄、狭窄的程度、范围等，并可据此指导进一步治疗。左心室造影可以对心功能进行评价。

46. 答案：B

解析：肾动脉血管成形术（PTRA）的禁忌证主要有：①大动脉炎活动期。②肾动脉极度狭窄，且患肾已基本丧失功能。③在6个月内，肾功能基本稳定，无明显恶化或难控性高血压。④有全身或局部感染，无合适入路。PTA（经皮腔内血管成形术）术后狭窄 >30% 属于PTRA的适应证之一。

47. 答案：C

解析：胰腺癌的动脉灌注化疗适应证：①外科手术不能切除的胰腺癌；②伴有梗阻性黄疸的胰腺癌；③胰腺癌外科手术切除后复发者；④胰腺癌术后预防性动脉灌注化疗。

48. 答案：D

解析：DSA药品准备：备好相应浓度的对比剂，准备栓塞剂、抗凝剂、化疗药和各种急救药物。

49. 答案：C

解析：患者出现气体栓塞的症状时，立即取左侧卧位，左侧在下，右侧在上。可以使空气停于右心耳，使空气随着心脏的收缩化为细小的泡沫，溶于血液或者排除。避免空气进入左心，引起脑栓塞。将患者倒过来，头在下方，双脚抬高，倾斜60°以上，这样能够增加胸内压力，以减少空气进入静脉。

50. 答案：B

解析：心肌梗死最常表现为凝固性坏死，心肌细胞胞质嗜伊红性增高，继而核消失。

51. 答案：B

解析：颈内动脉主要分支有大脑前动脉、大脑中动脉、脉络丛前动脉、后交通动脉、眼动脉。大脑后动脉属于基底动脉的分支。

52. 答案：D

解析：主动脉弓的分支从右向左依次为头臂干、左颈总动脉、左锁骨下动脉。

53. 答案：E

54. 答案：B

55. 答案：D

56. 答案：D

解析：加速度与之产生的压力呈正相关。

57. 答案：B

58. 答案：E

59. 答案：D

60. 答案：A

61. 答案：A

62. 答案：C

63. 答案：E

64. 答案：A

65. 答案：C

66. 答案：E

67. 答案：C

68. 答案：B

69. 答案：A

70. 答案：C

71. 答案：E

72. 答案：B

73. 答案：A

74. 答案：D

75. 答案：B

76. 答案：D

77. 答案：C

78. 答案：C

79. 答案：C

80. 答案：C

81. 答案：E

82. 答案：D

83. 答案：B

84. 答案：D

85. 答案：D

86. 答案：E

87. 答案：C

88. 答案：A

89. 答案：E

90. 答案：B

二、多选题

91. 答案：ABCDE

92. 答案：ABCE

93. 答案：BCDE

解释：腹腔干常出现于第12胸椎下缘水平，发自腹主动脉走向前下，分为胃左动脉、脾动脉和肝总动脉。

94. 答案：ABDE

解析：机架功能：角度支持、角度记忆、体位记忆技术、快速旋转和安全保护等。

95. 答案：BCDE

96. 答案：ABCD

解析：DSA的X线源要求具有：产生高剂量、短脉冲和恒定输出的高压发生器；80万HU以上、具有大小焦点和大功率的X线球管；并配置功能完善的遮线器和X线滤过装置。

97. 答案：AB

解析：DSA图像不仅要有很好的密度分辨率，还要有合适的体位。因此，DSA检查技术中常把正、侧位视为基本体位，按需再加上一些特殊体位。

98. 答案：ABCD

解析：目前DSA设备一般有四种成像方式用于实时减影：脉冲成像（PI mode）、超脉冲成像（SPI mode）、连续成像（CI mode）、时间间隔差成像（TID mode）方式。

99. 答案：AC

解析：在造影期间进行两次曝光，一次是在对比剂到达兴趣区之前，一次是在对比剂到达兴趣区并出现最大浓度时。

100. 答案：ABDE

解析：对采集到的没有注入对比剂的数字图像存于存储器1内作为mask像。把采集到注入对比剂的数字图像存于存储器2内，称其为造影像。然后经运算逻辑电路使两图像对应像素进行数字相减，则得出减影图像，存入显示存储器中，再经显示器显示出来，即减影像。

全真模拟试卷二

一、单选题

1. 数字减影血管造影（DSA）是20世纪80年代继CT之后出现的一项医学影像新技术，它是
   A. 电子计算机与常规X线血管造影相结合
   B. 电子计算机与常规CT血管造影相结合
   C. 电子计算机与常规MRI血管造影相结合
   D. 电子计算机与常规US血管造影相结合
   E. 电子计算机与常规ECT血管造影相结合
2. 首次在人体上做血管造影检查的是
   A. Haschek
   B. Lindenthal
   C. Berberich and Hirsh
   D. Berberich
   E. Seldinger
3. 首次在人体上做血管造影检查是哪一年
   A. 1895年
   B. 1923年
   C. 1931年
   D. 1939年
   E. 1950年
4. 使技术操作人员从暗室转向明室透视，为数字化成像奠定基础的关键是
   A. 计算机技术的应用
   B. 电视技术的应用
   C. 光电子技术的应用
   D. 影像增强器的应用
   E. 数字电子技术的应用
5. 在Wisconsin和Cleveland Clinic医院安装首台DSA商用机是哪一年
   A. 1950年
   B. 1960年
   C. 1968年
   D. 1978年
   E. 1980年
6. DSA初期主要通过哪种方式注射对比剂来观察全身的动脉、静脉及心脏形态
   A. 外周静脉
   B. 中心静脉
   C. 足背动脉
   D. 股动脉

E. 颈静脉

7. 由于 DSA 设备性能的改进和介入放射学的发展，被广泛应用的介入治疗技术是

A. 动脉 DSA

B. 静脉 DSA

C. 选择性 DSA

D. 超选择性 DSA

E. 选择性和超选择性 DSA

8. 影像增强器的视野小，一个部位需要多次曝光时，可采用

A. 增加像素量

B. 对比剂跟踪和步进式曝光

C. 积分和滤波

D. 图像加权

E. 扩大矩阵

9. 下列哪项解决了运动部位的成像以及运动性伪影的产生

A. 缩短曝光时间

B. 减少肢体运动

C. 超短波脉冲快速曝光

D. 减少对比剂用量

E. 使用门控技术

10. 关于逆变器方式的 X 线高压发生装置的叙述，正确的是

A. 高频交流电频率越高则高压脉冲越小，X 线能量越高

B. 高频交流电频率越高则高压脉冲越大，X 线能量越高

C. 高频交流电频率越小则高压脉冲越小，X 线能量越高

D. 高频交流电频率越小则高压脉冲越大，X 线能量越高

E. 高频交流电频率越小则高压脉冲越小，X 线能量越低

11. 焦点尺寸对图像质量影响很大，在通常情况下 DSA 使用的 X 线管的焦点尺寸是

A. 0.4 mm

B. 0.5 mm

C. 0.6 mm

D. 0.8 mm

E. 1.0 mm

12. DSA 摄影时，由于需要重复和长时间曝光，要求 X 线球管最大热容量达

A. 100 HU

B. 200 HU

C. 250 HU

D. 350 HU

E. 400 HU

13. 关于影像增强器的说法，正确的是

A. 具有影像增强功能

B. 具有图像增强功能

C. 具有影像增强功能和图像增强功能

D. 具有将光电子转换为可见光功能

E. 具有将荧光转换成光电子功能

14. 影像增强器的总增益等于缩小增益和流量增益的乘积，总增益一般为

A. $10^2 \sim 10^3$

B. $10^3 \sim 10^4$

C. $10^4 \sim 10^5$

D. $10^5 \sim 10^6$

E. $10^6 \sim 10^7$

15. 影像增强器输入屏大小有别，头部和心脏冠状动脉 DSA 摄影需要的影像增强器为

A. 9 英寸

B. 12 英寸

C. 14 英寸

D. 16 英寸

E. 18 英寸

16. 9 英寸影像增强器的中心分辨力应为

A. ≥10 LP/cm

B. ≥20 LP/cm

C. ≥30 LP/cm

D. ≥40 LP/cm

E. ≥50 LP/cm

17. 量子测出效率（DQE）多少较为适宜

A. 40%
B. 50%
C. 60%
D. 70%
E. 80%

18. 在一定范围内，关于变换系数的叙述，正确的是
A. 变换系数越大则图像越亮
B. 变换系数越小则图像越亮
C. 变换系数越大则图像越暗
D. 变换系数越小则图像无变化
E. 变换系数对图像亮度影响不大

19. 为降低图像运动伪影，DSA 通常使用多少的脉冲式透视方式
A. 1 ~ 2 ms
B. 2 ~ 6 ms
C. 6 ~ 8 ms
D. 8 ~ 10 ms
E. 10 ~ 12 ms

20. 在 DSA 的 TV 摄像机中，使用最多的摄像管是
A. 光电式摄像管
B. 光导式摄像管
C. 固体摄像管
D. 氧化铅摄像管
E. 硫化锌-硫化镉光导摄像管

21. 阴极射线管 TV 显示器的扫描线应达到多少
A. 900 线以上
B. 950 线以上
C. 1000 线以上
D. 1050 线以上
E. 1100 线以上

22. 决定 TV 显示器上显示图像对比度的因素有
A. 影像增强器
B. TV 摄像机、γ 补偿
C. γ 补偿、影像增强器
D. TV 显示器
E. 影像增强器、TV 摄像机、γ 补偿、TV 显示器

23. 在焦点附近安置的多叶遮线片由几层组成
A. 一层
B. 二层
C. 三层
D. 四层
E. 五层

24. 准直器中内置滤过装置是为了减轻 X 线低吸收部分产生
A. 晕影
B. 伴影
C. 星状伪影
D. 点状伪影
E. 散射线

25. 使用附加滤过吸收低能光子可减少术者方向产生的
A. 晕影
B. 伴影
C. 散射线
D. 星状伪影
E. 点状伪影

26. 降低辐射效果与下列哪项因素无关
A. 材料种类
B. 材料厚度
C. 被照体厚度
D. 管电压大小
E. 物体形态

27. 目前，医学影像设备中使用最多的平板探测器是
A. CCD 探测器
B. 非晶体硒探测器
C. 非晶体硅探测器
D. 溴化铯探测器
E. 碘化银探测器

28. 间接转换型平板探测器的模式是
A. X 线-可见光-数字图像-电荷图像
B. X 线-电荷图像-可见光-数字图像

C. X线-数字图像-电荷图像-可见光
D. X线-可见光-电荷图像-数字图像
E. X线-数字图像-可见光-电荷图像

29. 非晶硅探测器接收一个X线光子可产生多少个光电子
A. 600～800
B. 800～1000
C. 1000～1100
D. 1100～1200
E. 1200～1500

30. 下列哪个是直接成像的平板探测器
A. 非晶硅
B. 碘化铯
C. 二极管
D. 闪烁晶体
E. 非晶硒

31. 非晶硅平板探测器的结构不包括
A. X线转换介质
B. 探测器单元阵列
C. 高速信号处理
D. 数字影像传输
E. 荧光体层

32. 非晶硅平板探测器数字影像传输主要是将
A. 电荷信号转换成数字信号
B. X线光子转换成电荷信号
C. X线光子转换成数字信号
D. X线光子转换成可见光
E. X线光子转换成数字图像

33. 平板探测器的像素小，一般为
A. 109 μm
B. 119 μm
C. 139 μm
D. 149 μm
E. 159 μm

34. CCD探测器X线成像原理为
A. 电信号-电荷-数字X线图像
B. 光信号-电荷-数字X线图像
C. 光子-电荷-数字X线图像
D. X线-电荷-数字X线图像
E. 光电子-电荷-数字X线图像

35. 下列探测器产生的图像质量由好到坏的排序是
A. 非晶硅-非晶硒-CCD
B. CCD-非晶硅-非晶硒
C. 非晶硒-非晶硅-CCD
D. 非晶硅-CCD-非晶硒
E. CCD-非晶硒-非晶硅

36. 下列哪项不是微机控制电动高压注射器的特点
A. 精度更高
B. 性能更稳
C. 更加安全
D. 操作更方便
E. 操作更复杂

37. 高压注射器的电加热器使注射药液的温度保持在
A. 35℃
B. 36℃
C. 36.5℃
D. 37℃
E. 37.5℃

38. 高压注射器如果在短时间内速度无法下降，将产生
A. 电机以10%减速
B. 停止注射
C. 继续注射
D. 指示灯报警
E. 自动切断电源

39. 高压注射器对比剂流速的选择应依据导管端所在血管的血流速度，一般流速应
A. 等于或略小于血流速度
B. 等于或大于血流速度
C. 等于血流速度
D. 小于血流速度
E. 大于血流速度

40. 高压注射器注射有一线性上升速率，一般其上升时间设定在多少比较适宜
A. 0.2 s
B. 0.3 s
C. 0.4 s
D. 0.5 s
E. 0.6 s

41. 在DSA检查和治疗中，医务人员接受的辐射属于
A. 散射线
B. 原发射线
C. 透视
D. 试验曝光
E. 系列曝光

42. 心血管造影时，距离地面100 cm、150 cm高度检测不同方向的散射线，被照体
A. 右侧比左侧量大
B. 左侧比右侧量大
C. 左右两侧量一样大
D. 头侧量大
E. 足侧量大

43. 下列关于步进式血管造影的描述，错误的是
A. 采用脉冲曝光采集图像
B. 采用实时减影成像
C. 曝光中，球管与影像增强器保持静止
D. 主要用于四肢动脉DSA检查及介入治疗
E. 步进式血管造影，对比剂用量较大

44. 在DSA检查中，术者尤为重要的防护区域距X线束中心
A. 2 m以内
B. 1.5 m以内
C. 1 m以内
D. 0.5 m以内
E. 0.2 m以内

45. 在DSA检查和治疗中，有从上臂插管进行造影的方法，也有从下肢插管造影的方法，关于术者所受辐射剂量的说法正确的是
A. 上肢比下肢距X线中心远
B. 上肢比下肢所受的辐射剂量小
C. 上肢比下肢所受的辐射剂量大
D. 下肢比上肢所受的辐射剂量大
E. 两者一样大

46. 下列关于辐射防护的说法，错误的是
A. X线的防护方法有时间防护
B. X线的防护方法有距离防护
C. X线的防护方法有屏蔽防护
D. 照射时间越长累积的剂量越大
E. 照射量与距离成反比

47. 下列哪种方式对术者甲状腺部位的防护较好
A. 缩光器
B. 悬挂式防护板
C. 近台防护板
D. 床置式防护板
E. 树脂防护板

48. 下列哪种方式对术者生殖腺部位的防护较好
A. 床置式防护板
B. 悬挂式防护板
C. 近台防护板
D. 树脂防护板
E. 铜材滤过板

49. 关于影像增强器与受检者距离（PID）对图像锐利度影响的叙述，正确的是
A. PID增加，图像锐利度下降
B. PID减小，图像锐利度增加
C. PID增加，图像锐利度不变
D. PID增加，图像锐利度增加
E. PID减小，图像锐利度不变

50. 下列哪种对比剂是最理想的血管造影对比剂
A. 泛影葡胺
B. 威视派克

C. 三代显
D. 欧乃派克
E. 优维显

51. 用于 DSA 检查的水溶性碘对比剂属于有机碘化合物，其基本结构为
A. 苯环 2、4、6 位上有碘原子，1、3、5 位上有基团
B. 苯环 1、2、3 位上有碘原子，4、5、6 位上有基团
C. 苯环 1、4、6 位上有碘原子，2、3、5 位上有基团
D. 苯环 2、5、6 位上有碘原子，1、3、4 位上有基团
E. 苯环 2、3、6 位上有碘原子，1、4、5 位上有基团

52. 对比剂分子中含有一个苯环结构的称为单体，单体中含有碘原子数为
A. 1 个
B. 2 个
C. 3 个
D. 4 个
E. 5 个

53. 对比剂分子中含有二个苯环相连结构的称双聚体，双聚体中含有碘原子数为
A. 2 个
B. 3 个
C. 4 个
D. 5 个
E. 6 个

54. 离子型对比剂渗透压高，溶于水后发生
A. 水解
B. 电离
C. 扩散
D. 分解
E. 电解

55. 非离子型对比剂是三碘苯甲酸酰胺类结构的衍生物，在水中不产生电离，使血浆渗透压
A. 升高
B. 降低
C. 不变
D. 发生化学反应
E. 发生物理反应

56. 非离子型对比剂分子中不含羧基，为提高其亲水性，常在其侧链上结合
A. 羟基
B. 羧基
C. 钠离子
D. 钙离子
E. 氯离子

57. 被用作静脉注射的胆系对比剂是
A. 泛影葡胺
B. 碘番酸
C. 碘比乐
D. 胆影葡胺
E. 三代显

58. 属于非离子型二聚体对比剂的代表性药物是
A. 碘比乐
B. 碘海醇
C. 三代显
D. 优维显
E. 碘曲仑

59. 对比剂引起的不良反应与组胺引起的反应相似，下列不正确的是
A. 化学传递物质游离
B. 急性活化反应
C. 过敏反应
D. 抗原-抗体反应
E. 光化学反应

60. 重度不良反应发生率统计结果显示，非离子型对比剂比离子型对比剂的安全性提高
A. 4 倍
B. 5 倍
C. 6 倍

D. 7倍
E. 8倍

61. 关于水溶性对比剂的叙述，正确的是
A. 分配系数越小，亲水性越高，水溶性越好
B. 分配系数越大，亲水性越高，水溶性越好
C. 分配系数越小，亲水性越低，水溶性越好
D. 分配系数越小，亲水性越高，水溶性越差
E. 分配系数越大，亲水性越高，水溶性越差

62. 单体离子型对比剂的分配系数比单体非离子型对比剂的分配系数小，因为前者分子中有
A. 羟基
B. 离子基团
C. 羧基
D. 钠离子
E. 钙离子

63. 离子型对比剂引起血管内皮损伤或血脑屏障破坏的主要原因是
A. 钠盐或甲基盐
B. 钠盐或碘
C. 甲基盐或碘
D. 钠盐或钙盐
E. 钙盐或碘

64. 关于渗透压与化合物在溶液中的离子浓度的叙述，正确的是
A. 离子浓度越高，渗透压越低
B. 离子浓度越高，渗透压越高
C. 离子浓度越低，渗透压不变
D. 离子浓度越低，渗透压越高
E. 渗透压的高低不受离子浓度影响

65. 注射高渗对比剂不会引起
A. 血管内皮损伤
B. 红细胞损害
C. 血脑屏障损害
D. 心、肾损害
E. 记忆缺失

66. 渗透压高的对比剂容易造成
A. 血容量减少
B. 血容量增高
C. 红细胞水肿
D. 血管收缩
E. 渗透压降低

67. 注射水溶性对比剂经肾脏排出
A. 96%
B. 97%
C. 98%
D. 99%
E. 100%

68. 关于对比剂黏稠度的说法，正确的是
A. 相同对比剂碘含量越高，黏稠度越大
B. 相同对比剂温度越高，黏稠度越大
C. 分子量越大黏稠度越低
D. 分子量越小黏稠度越大
E. 双聚体比单聚体黏稠度大

69. 介入检查和操作时感染发生率最高的是
A. 心血管造影
B. 经皮胆道引流
C. TIPSS
D. 血管造影
E. 脓肿引流

70. 在DSA检查室内，关于预防患者感染的说法，错误的是
A. 最常用的方法是无菌操作
B. 充分消毒伤口
C. 检查室内不直接参与操作的工作人员可以不戴帽子和口罩
D. 充分消毒穿刺部位
E. 本着先无菌手术、后有菌手术的原则

71. DSA检查和治疗时，医务人员被患者感染的主要原因是

A. 患者的血液飞溅到皮肤
B. 血液溅到伤口
C. 患者血液飞溅到眼睛
D. 患者体液飞溅到口腔黏膜
E. 被针刺

72. 关于介入检查和治疗的医务人员预防感染的说法，错误的是
A. 提取患者的血液、体液时必须使用医用手套
B. 容器必须有盖
C. 使用过的针头、手术刀放在专用容器内
D. 清洁被血液污染的检查床时可以不使用医用手套
E. 避免局部麻醉用量不足时患者躁动造成穿刺术者针刺事故

73. 被 HIV 患者的血液或体液感染后，最迟在几小时内使用治疗艾滋病的药物
A. 1 h
B. 2 h
C. 3 h
D. 4 h
E. 5 h

74. 发生针刺事故时，术者首先进行
A. 包扎
B. 快速清洗
C. 消毒
D. 注射疫苗
E. 向医院感染办公室报告

75. DSA 的成像原理是
A. 光学图像—A/D—减影图像— D/A—血管图像
B. 增强图像—A/D—减影图像— D/A—血管图像
C. 图像信号—A/D—减影图像— D/A—血管图像
D. 扫描图像—A/D—减影图像— D/A—血管图像
E. 蒙片图像—A/D—减影图像—D/A—血管图像

76. DSA 的减影程序是
A. 平片—蒙片—减影片—血管造影片
B. 蒙片—平片—减影片—血管造影片
C. 减影片—平片—蒙片—血管造影片
D. 蒙片—减影片—平片—血管造影片
E. 平片—蒙片—血管造影片—减影片

77. 在 DSA 检查期间进行两次曝光，mask 像是在
A. 对比剂到达兴趣区之前的图像
B. 对比剂到达兴趣区之后的图像
C. 对比剂到达兴趣区的图像
D. 对比剂浓度最大时的图像
E. 对比剂浓度最小时的图像

78. 在 DSA 检查期间进行两次曝光，造影像是在
A. 对比剂到达兴趣区的图像
B. 对比剂到达兴趣区浓度最大时的图像
C. 对比剂到达兴趣区之后的图像
D. 对比剂到达兴趣区之前的图像
E. 对比剂到达兴趣区浓度最小时的图像

79. DSA 的信号是由哪项因素决定的
A. 血管的管径
B. 对比剂的种类
C. 对比剂的浓度
D. 注射压力
E. 对比剂的温度

80. DSA 显示血管及病变的能力与血管内碘浓度的关系是
A. 与血管的管径成正比
B. 与碘浓度成正比
C. 与曝光剂量成正比
D. 与病变的体积成正比
E. 与碘浓度和曝光剂量平方根的积成正比

81. 使一直径 2 mm 及其内 1 mm 狭窄血管得到同样的显示，则需要

A. 曝光量加倍
B. 曝光量不变，碘浓度加倍
C. 曝光量加倍，碘浓度加倍
D. 碘浓度加倍或曝光量加 4 倍
E. 碘浓度不变，曝光量加倍

82. 显示同样的血管尺寸和精度，碘浓度提高 3 倍曝光量为原来的
A. 1/2
B. 1/3
C. 1/6
D. 1/8
E. 1/9

83. 时间-视频密度曲线间接地反映兴趣区的
A. 时间值
B. 视频密度值
C. 视频信号量
D. 碘的清除过程
E. 碘的浓度

84. IA-DSA 显示的时间-视频密度曲线是
A. 低峰宽底
B. 高峰窄底
C. 低峰窄底
D. 高峰宽底
E. 低峰平底

85. 在 DSA 检查中，所需对比剂最低限度的碘量与血管直径的关系是
A. 与血管直径成反比
B. 与血管直径成正比
C. 与血管直径平方成反比
D. 与血管直径平方根成反比
E. 与血管直径平方根成正比

86. 正常情况下，脾循环时间为
A. 4 s
B. 8 s
C. 10 s
D. 12 s
E. 16 s

87. 正常情况下，肺循环时间为
A. 4 s
B. 8 s
C. 10 s
D. 12 s
E. 16 s

88. 正常情况下，脑循环时间为
A. 4 s
B. 8 s
C. 10 s
D. 12 s
E. 16 s

89. 正常情况下，肾循环时间为
A. 4 s
B. 8 s
C. 10 s
D. 12 s
E. 16 s

90. 外周静脉法造影，对比剂到达右心室的时间为
A. 3～5 s
B. 4～6 s
C. 5～7 s
D. 6～7 s
E. 7～9 s

二、多选题

91. DSA 设备的发展方向是
A. 一体化
B. 程序化
C. 自动化
D. 智能化
E. 多元化

92. DSA 与传统血管造影相比具有的优势是
A. 对比剂用量少、浓度低
B. 显像清晰
C. 运动性伪影减小
D. 辐射剂量减小
E. 成像质量高

93. 选择性 IV－DSA 可用于下列哪些静脉

疾病的诊断和治疗

A. 门静脉
B. 腔静脉
C. 髂静脉
D. 肾静脉
E. 股深静脉

94. 对于 DSA 高压发生器的要求是
A. 输出稳定
B. 高千伏
C. 低毫安
D. 短脉冲
E. 长时间

95. 下列选项中受 X 线控制器控制的是
A. 管电压
B. 管电流
C. 摄影时间
D. 对比度
E. 密度

96. DSA 摄影时使用的焦点有
A. 0.2 mm
B. 0.4 mm
C. 0.6 mm
D. 0.8 mm
E. 1.0 mm

97. X 线管的冷却方式
A. 直接冷却方式
B. 间接冷却方式
C. 风冷方式
D. 水冷方式
E. 风、水结合方式

98. 影像增强器的基本构造包括
A. 输入屏
B. 光电面
C. 电子透镜
D. 输出屏
E. 管套

99. 影像增强器具有
A. 影像转换功能
B. 图像增强功能
C. 输入功能
D. 输出功能
E. 转接功能

100. 通常情况下，胸部和四肢 DSA 摄影时增强器需要多大
A. 9 英寸
B. 12 英寸
C. 14 英寸
D. 16 英寸
E. 18 英寸

全真模拟试卷二答案及解析

一、单选题

1. 答案：A

解析：DSA是20世纪80年代继CT之后出现的一项医学影像新技术，是电子计算机与常规X线血管造影相结合的一种新的检查方法。

2. 答案：C

解析：Haschek 和 Lindenthal 首次在尸体上进行手的血管造影；Berberich 和 Hirsh 首次在人体上做血管造影检查；Seldinger 发明动脉穿刺插管技术。

3. 答案：B

解析：1895 年 11 月 8 日伦琴发现 X 线；1923 年首次在人体上做血管造影检查；1931 年首次报道了心脏的 X 线造影。

4. 答案：D

解析：20 世纪 60 年代初影像增强器的应用，直接大剂量的 X 线摄影转向小剂量的间接 X 线摄影，不仅使技术操作人员从暗室转向明室透视，更重要的是为数字化成像奠定基础。

5. 答案：E

解析：1980 年 3 月，在 Wisconsin 和 Cleveland Clinic 医院安装首台 DSA 商用机，于1980年11月在芝加哥召开的北美放射学会上公布，同时展示了这种商用数字减影血管造影装置。

6. 答案：A

解析：DSA 初期主要通过外周静脉注射对比剂来观察全身的动脉、静脉及心脏形态。

7. 答案：E

解析：由于 DSA 设备性能的改进和介入放射学的发展，动脉 DSA，特别是选择性和超选择性 DSA，已被广泛应用于全身各部位血管造影及全身各部位经血管性的介入治疗。

8. 答案：B

解析：影像增强器的视野小，一个部位需要多次曝光时，可通过改进影像增强器的输入野，采用对比剂跟踪和步进式曝光摄影来解决。图像的分辨力低，噪声大，可通过增加像素量、扩大矩阵、图像加权、积分和滤波等处理来解决。

9. 答案：C

解析：运动部位的成像以及运动性伪影的产生，可采用超短波脉冲快速曝光加以解决。

10. 答案：A

解析：逆变器方式的 X 线高压发生装置，将高频交流电送至高压变压器初级逆变方式中，高频交流电频率越高则高压脉冲越小，X 线能量越高。

11. 答案：C

解析：焦点尺寸对图像质量影响很大，通常电影、DSA 摄影时要使用 0.6 mm 焦点的 X 线管。

12. 答案：E

解析：DSA 摄影时，由于需要重复和长时间曝光，要求 X 线球管最大阳极热容量必须达到 400 HU。

13. 答案：C

解析：影像增强器具有影像增强功能和图像增强功能。

14. 答案：B

解析：影像增强器的总增益等于缩小增益和流量增益的乘积，总增益一般在 10^3 ~ 10^4 之间。

15. 答案：A

解析：影像增强器输入屏大小有别，通常胸腹部和四肢 DSA 摄影需要 12 英寸、14 英寸或 16 英寸的影像增强器，头部和心脏冠状动脉 DSA 摄影需要 9 英寸的影像增强器。

16. 答案：E

解析：中心分辨力是在影像增强器视野中心用分辨力测试卡检测的分辨力，9 英寸影像增强器的中心分辨力应 ≥ 50 LP/cm。

17. 答案：D

解析：量子测出效率（DQE）为入射 X 线 S/N 与输出面 S/N 之比，表示有效 X 线的效率，与输入荧光面厚度相关，与分辨力成反向关系，DQE 为 70% 时较为适宜。

18. 答案：A

解析：变换系数是输入屏入射 X 线的平均射线量与输出屏图像平均灰度之比，变换系数越大则图像越亮。

19. 答案：B

解析：脉冲式透视方式最大管电流比 X 线连续发生方式高，往往使用 2 ~ 6 ms 的脉冲 X 线，能降低图像运动伪影。

20. 答案：C

解析：传统的摄像管包括光电式和光导式两类，光导式摄像管中又包括氧化铅摄像管、硫化锌-硫化镉光导摄像管等，其性能因摄像管而异，目前使用较多的是固体摄像管（CCD），它将逐渐取代传统的摄像管。

21. 答案：D

解析：TV 显示器的作用是显示透视和摄影图像，手术中使用的 TV 显示器应该是没有闪烁现象的高扫描线显示器，阴极射线管 TV 显示器的扫描线需达到 1050 线以上。

22. 答案：E

解析：TV 显示器上显示图像的对比度是由影像增强器、TV 摄像机、γ 补偿、TV 显示器等构成单元的输入输出特性总和决定的。

23. 答案：B

解析：在焦点附近安置的多叶遮线片结构对消除焦点外 X 线非常有用，这种方形的多叶遮线片由二层组成，内层能将焦点外 X 线除去，外层控制照射野，同时消除内层多叶遮线片的半影。

24. 答案：A

解析：准直器中内置滤过装置是为了减轻 X 线低吸收部分产生的晕影。

25. 答案：C

解析：使用附加滤过吸收低能光子不仅可以降低受检者辐射剂量，也能减少术者方向产生的散射线。

26. 答案：E

解析：降低辐射效果与滤过材料的种

类、厚度、被照体厚度以及管电压大小有关。

27. 答案：C

解析：用于医学影像设备中的平板探测器主要分为三大类，非晶体硅、非晶体硒和 CCD 探测器，目前以非晶硅数字平板探测器多见，非晶硅数字平板探测器又称做碘化铯平板探测器。

28. 答案：D

解析：具有 X 线-可见光-电荷图像-数字图像的成像过程，通常称为间接转换型平板探测器。

29. 答案：B

解析：碘化铯（非晶硅探测器也称作碘化铯平板探测器）具有良好的 X 线-电荷转换特性，接收单个 X 线光子可产生 800～1000 个光电子。

30. 答案：E

解析：直接数字化 X 线成像的平板探测器利用非晶硒的光电导性，将 X 线直接转换成电信号，经模数转换后形成数字化影像。

31. 答案：E

解析：非晶硅平板探测器的结构主要包括：①X 线转换介质；②探测器单元阵列；③高速信号处理；④数字影像传输。

32. 答案：D

解析：非晶硅平板探测器是将 X 线光子→可见光→电荷信号→数字信号→数字图像转变的过程。

33. 答案：C

解析：平板探测器的像素小，为 139 μm，图像的空间分辨力可达 3.6 LP/mm。

34. 答案：B

解析：CCD 探测器 X 线成像原理是：X 线在荧光屏上产生的光信号由 CCD 探测器接收，随之将光信号转换成电荷并形成数字 X 线图像。

35. 答案：C

解析：在数字 X 线成像设备中，非晶硒的图像优于非晶硅，非晶硅的图像优于 CCD。

36. 答案：E

解析：微机控制电动高压注射器与普通电动式高压注射器相比，控制的精度更高、性能更稳定、更安全可靠、操作运用更方便。

37. 答案：D

解析：高压注射器电加热器使注射药液的温度保持在 37℃。

38. 答案：B

解析：高压注射器的注射压力由控制电路来监测与限制主电路采样电机电流，如果在短时间内速度无法下降，高压注射器报错并停止注射。

39. 答案：A

解析：对比剂流速的选择依据导管端所在血管的血流速度，一般流速应等于或略小于其血流速度。

40. 答案：D

解析：当注射的速度从 0 ml/s 上升至设定的注射速度，这一时间段称为线性上升速率，一般上升时间设定在 0.5 s 比较合适。

41. 答案：A

解析：医务人员接受的辐射属于散射线辐射，辐射 X 线主要从散射体发出。

42. 答案：B

解析：心血管造影时，距离地面 100 cm、150 cm 高度检测不同方向的散射线量的分布不同，被照体左侧比右侧散射线量大。

43. 答案：E

解析：步进式血管造影对比剂用量减少。

44. 答案：C

解析：无论何种方向摄影，对距 X 线中心线束 1 m 以内区域的术者防护尤为重要。

45. 答案：C

解析：在DSA检查和治疗中，目前有从上臂插管进行造影的方法，此时术者所处的操作位置比在下肢插入导管时与X线中心的距离更近，因此所受辐射剂量更大，这点理应引起注意。

46. 答案：E

解析：X线的防护方法有时间防护、距离防护和屏蔽防护；照射时间越长，个人累积的剂量就越大；照射量与距离的平方成反比。

47. 答案：B

解析：从对甲状腺的防护效果看，床置式防护板所起的作用小，但使用悬挂式防护板能起到很好的防护作用。

48. 答案：A

解析：对头颈部防护时使用悬挂式防护板效果好，对生殖腺防护使用床置式防护板效果好。

49. 答案：D

解析：影像增强器与受检者的距离（PID）对图像锐利度的影响与X线焦点大小有关，用0.6 mm焦点的X线管摄影时，增加PID使图像锐利度提高。

50. 答案：B

解析：泛影葡胺为高渗对比剂，优维显、三代显、碘海醇为次高渗对比剂，威视派克为等渗对比剂（渗透压与血浆渗透压接近）。

51. 答案：A

解析：用于DSA检查的水溶性碘对比剂属于有机碘化合物，其基本结构为：苯环2、4、6位上有碘原子，1、3、5位上有增加水溶性基团或侧链结合物。

52. 答案：C

解析：对比剂分子中含有一个苯环结构的称为单体，因此单体中含有3个碘原子。

53. 答案：E

解析：对比剂分子中含有二个苯环相连结构的称双聚体，因此双聚体中含有碘原子数为6个。

54. 答案：B

解析：离子型对比剂溶于水后发生电离，由此而得名。离子型对比剂渗透压高，不良反应较常见。

55. 答案：C

解析：非离子型对比剂是三碘苯甲酸酰胺类结构的衍生物，在水中不产生电离，对血浆渗透压无影响。

56. 答案：A

解析：非离子型对比剂分子中不含羧基，为提高其亲水性，常在其侧链上结合羟基。

57. 答案：D

解析：双酸二聚体对比剂中的胆影葡胺能与不含侧链的血浆蛋白结合，经胆道排泄，因此被用作经静脉注射的胆系造影。

58. 答案：E

解析：属于非离子型二聚体对比剂的代表性药物是碘曲仑。

59. 答案：E

解析：目前认为，对比剂引起的不良反应与组胺引起的反应相似，与化学传递物质游离、急性活化反应、过敏反应、抗原-抗体反应有关。

60. 答案：C

解析：从重度不良反应发生率统计结果来看，非离子型对比剂比离子型对比剂的安全性提高6倍。

61. 答案：A

解析：分配系数是表示亲水性的指标，可比较不同对比剂的差别。对比剂分配系数越小，亲水性越高，水溶性越好。

62. 答案：B

解析：单体离子型对比剂的分配系数比单体非离子型对比剂的分配系数小，原因与前者分子中存在着离子基团有关。

63. 答案：A

解析：离子型对比剂中的钠盐或甲基盐是引起血管内皮损伤或血脑屏障破坏的主要原因之一。

64. 答案：B

解析：渗透压与化合物在溶液中的离子浓度有关，离子浓度越高，渗透压越高。

65. 答案：E

解析：注射高渗对比剂可引起血管内皮损伤，红细胞损害，血脑屏障损害，心、肾损害等。

66. 答案：B

解析：渗透压高的对比剂使体液中的水分子从血管外向血管内移动，造成血容量增高，从而引起血管扩张、血管内皮细胞损伤、红细胞变性等。

67. 答案：D

解析：注射水溶性对比剂经肾脏排出大约有99%，高浓度对比剂作用于肾脏可引起肾小管损伤等。

68. 答案：A

解析：影响对比剂黏稠度的主要因素是成分浓度和分子量，相同对比剂碘含量越高则黏稠度越大，分子量大的双聚体型比单聚体型对比剂黏稠度大。对比剂黏稠度与温度也有关，温度越高则黏稠度越低。

69. 答案：B

解析：血管造影和心血管造影感染发生率小于1%，TIPSS为2%，人工血管植入为0～15%，中心静脉营养插管为3%～5%，脓肿引流为6.4%，经皮胆道引流为20%。

70. 答案：C

解析：预防患者感染的对策中，最常见的方法是无菌操作，要充分消毒伤口和穿刺部位，检查室内不直接参与操作的工作人员也要戴帽子和口罩，以保持清洁。合理安排手术顺序，本着先无菌手术、后有菌手术的原则。

71. 答案：E

解析：医务人员被患者感染的主要原因是被针刺，也就是传染性疾病患者的血液或体液接触到工作人员。也有患者血液或体液飞溅到工作人员口腔黏膜、皮肤伤口、眼睛等部位引起的感染。

72. 答案：D

解析：预防医护人员感染的方法包括遵守传染病防护法，正确使用防护用具，接种防护疫苗。预防感染中需要注意的是：提取患者的血液、体液时必须使用医用手套，容器必须有盖，使用过的针头、手术刀放在专用容器内，清洁被血液污染的检查床时使用医用手套，避免局部麻醉用量不足时患者躁动造成穿刺术者针刺事故。

73. 答案：A

解析：被HIV患者的血液或体液感染后，最迟在1 h以内使用治疗艾滋病的药物。

74. 答案：B

解析：发生针刺事故时，术者首先应快速清洗。

75. 答案：C

解析：DSA是用碘化铯荧光体探测将接收到的X线信息变为光学图像，经影像增强器增强后，摄像机扫描，所得到的图像信号经A/D转换，处理后形成减影影像，再经D/A转换形成血管像。

76. 答案：E

解析：DSA减影程序：摄取普通片、制备mask片（蒙片）、摄取血管造影片、形成减影片。

77. 答案：A

解析：在造影期间进行两次曝光，一次是在对比剂到达兴趣区之前，一次是在对比剂到达兴趣区并出现最大浓度时，对比剂到达兴趣区之前的图像称为mask像。

78. 答案：B

解析：造影期间进行两次曝光，一次是在对比剂到达兴趣区之前，一次是在对比剂到达兴趣区并出现最大浓度时，对比剂到达兴趣区出现最大浓度时的图像称造影像。

79. 答案：C

解析：DSA 的信号是由对比剂的摄影浓度决定的。

80. 答案：E

解析：DSA 显示血管及病变的能力与血管内碘浓度及曝光剂量的平方根的积成正比。

81. 答案：D

解析：若欲使一直径 2 mm 及其内 1 mm 狭窄血管得到同样的显示，则需要将碘浓度加倍或曝光量增加 4 倍。

82. 答案：E

解析：如果碘浓度提高 3 倍，对于同样的血管尺寸和精度，所需的曝光量仅为 1/9。

83. 答案：D

解析：时间-视频密度曲线间接地反映兴趣区血管内碘的清除过程。

84. 答案：B

解析：IA-DSA，特别是在选择和超选择性血管造影中，对比剂团注不需要一定的传输与涂布，这样，IA-DSA 显示的时间-视频密度曲线必然是高峰窄底。

85. 答案：A

解析：在 DSA 检查中，血管显影所需对比剂最低限度的碘量与血管直径成反比。

86. 答案：E

解析：正常情况下肺循环时间为 4 s，脑循环时间为 8 s，肾及肠系膜循环时间为 12 s，脾循环时间为 16 s。

87. 答案：A

88. 答案：B

89. 答案：D

90. 答案：C

解析：外周静脉法对比剂到达各部位的大致时间为：上腔、下腔静脉 3 ~ 5 s，右心房4 ~ 6 s，右心室 5 ~ 7 s，肺血管及左心房 6 ~ 7 s，左心房 6 ~ 8 s，主动脉 7 ~ 9 s，颈总动脉、锁骨下动脉、肝动脉、肾动脉及脾动脉 8 ~ 10 s，颅内动脉及髂动脉 9 ~ 11 s，股动脉 10 ~ 12 s，四肢动脉 11 ~ 13 s。

二、多选题

91. 答案：ABCD

解析：DSA 设备的发展向一体化、程序化、自动化、智能化等方向发展。

92. 答案：ABCDE

解析：DSA 与传统血管造影相比，其优势是：所需对比剂浓度低、用量少；显像清析，能使直径 0.5 mm 的小血管显示，血管相互重叠少；运动性伪影发生概率减小；放射辐射剂量减小；成像质量高，诊断准确性增加，同时有利于介入治疗。

93. 答案：ABCDE

解析：选择性 IV - DSA 可用于门静脉、腔静脉、髂静脉、肾静脉、逆行股深静脉等部位的疾病诊断和介入治疗。

94. 答案：ABD

解析：X 线高压发生装置是向 X 线管两端施加高电压用以产生 X 线的装置，DSA 设备中需要使用能产生高千伏、短脉冲、输出稳定的高压发生器。

95. 答案：ABC

解析：X 线控制器能控制管电压、管电流和摄影时间等参数。

96. 答案：CE

解析：DSA 摄影时要使用 0.6 mm 焦点的 X 线管，患者体重大或大角度摄影等情况下需要采用 1.0 mm 焦点的 X 线管进行。

97. 答案：CD

解析：X 线管的冷却方式有风冷和水冷两种方式。

98. 答案：ABCDE

解析：影像增强器的基本构造由输入屏、光电面、电子透镜、输出屏和管套组成。

99. 答案：AB

解析：影像增强器具有影像转换功能和图像增强功能。

100. 答案：BCD

解析：影像增强器输入屏大小有别，胸部和四肢 DSA 摄影时增强器需要 12 英寸、14 英寸或 16 英寸。

全真模拟试卷三

一、单选题

1. 下列哪项不是 DSA 检查前所需选择的成像参数
   A. 减影方式
   B. X 线焦点
   C. 采集帧率
   D. 曝光时间
   E. 空调温度
2. 采像时，在视野密度低的部分加入一些吸收 X 线的物质是为了
   A. 补偿滤过
   B. 防止饱和状伪影
   C. 防止 X 线衰减
   D. 防止 X 线吸收
   E. 防止伪影的产生
3. 关于 mask 像选择时机的说法，不正确的是
   A. mask 像可在后处理中重新选择
   B. mask 像可在对比剂出现之前选择
   C. mask 像可以在对比剂充盈最佳时选择
   D. mask 像可以在对比剂消失时选择
   E. mask 像只能在充盈前选择
4. 对比剂的用量按受检者的体重计算，儿童一次用量为
   A. 4 ~ 5 ml/kg
   B. 3 ~ 4 ml/kg
   C. 1.2 ~ 1.5 ml/kg
   D. 1.0 ml/kg
   E. 0.5 ml/kg
5. 对比剂的用量按受检者的体重计算，成人总量为
   A. 0.5 ml/kg
   B. 1.0 ml/kg
   C. 1.2 ~ 1.5 ml/kg
   D. 3 ~ 4 ml/kg
   E. 4 ~ 5 ml/kg
6. 根据对比剂-血管直径曲线可知，血管里对比剂的量与血管直径之间的关系是
   A. 成反比
   B. 成正比
   C. 成等比
   D. 成对数关系
   E. 不成比例
7. DSA 检查时注射流率的选择原则
   A. 根据导管的长度
   B. 应与导管尖端所在部位血流速度相

适应
C. 根据导管的直径
D. 根据导管尖端所在的位置
E. 血管内血流速度

8. 影响注射流率的因素，不正确的是
A. 导管的内径
B. 对比剂的黏稠度
C. 导管与血管的方位
D. 导管长度、单或侧孔
E. 导管的粗细

9. 关于流率的说法，错误的是
A. 与导管的长度成反比
B. 与对比剂黏度系数成反比
C. 与注射压力成反比
D. 与导管半径的 4 次方成正比
E. 与注射压力成正比

10. 导管的半径增加 1 倍，那么注射流率应
A. 减少 8 倍
B. 增加 8 倍
C. 减少 16 倍
D. 增加 16 倍
E. 增加 32 倍

11. 关于对比剂黏稠度的说法，正确的是
A. 不同浓度对比剂黏稠度相同
B. 对比剂浓度越低黏稠度越高
C. 温度越高黏稠度越小
D. 温度越低黏稠度越小
E. 不同对比剂的黏稠度相同

12. 关于注射压力的单位换算，不正确的是
A. 1 磅/in^2 （PSI） $=0.07$ kg/cm^2
B. 1 kg/cm^2 $=14.22$ 磅/in^2
C. 1 巴（bar） $=10^5$ N/m^2 $=1.02$ kg/cm^2
D. 1 mmHg $=133.222$ Pa
E. 1 kg/cm^2 $=1\times10^2$ Pa

13. 关于对比剂注射加速度的说法，正确的是
A. 加速度越大注射越快
B. 加速度越大注射越慢
C. 加速度越小注射越快
D. 注射的快慢与加速度无关
E. 压力不受加速度变化的影响

14. 造影导管顶端的最佳位置是
A. 置于血管中间
B. 与血管长轴平行
C. 紧贴血管壁
D. 置于血管中间并与血管长轴平行
E. 紧靠兴趣区

15. 根据“拉普拉斯”定律，关于动脉瘤的说法，正确的是
A. 凸面压强大于凹面压强
B. 凹面压强大于凸面压强
C. 两面压强一样
D. 两面压强差与单位膜长的张力成反比
E. 两面压强差与曲率半径成正比

16. 关于导管顶端所在位置的常用判断方法，错误的是
A. 人体的骨性标志
B. 血管的解剖部位
C. 心血管内的压力值变化
D. 试验性注药
E. 根据肌肉组织定位

17. 关于矩阵格栅的说法，正确的是
A. 格栅的线条越多，图像越清晰，分辨力越强
B. 格栅的线条越少，图像越清晰，分辨力越强
C. 格栅的线条越多，图像越清晰，分辨力越低
D. 格栅的线条越少，图像越清晰，分辨力越低
E. 格栅线条的多少对图像清晰度、分辨力影响不大

18. DSA 成像设备的灰阶多为
A. 20 bit
B. 18 bit

C. 16 bit
D. 14 bit
E. 12 bit

19. DSA 影像增强器或平板检测器具备最低的显像能力为
A. 50 帧/s
B. 40 帧/s
C. 30 帧/s
D. 20 帧/s
E. 10 帧/s

20. 影响 DSA 成像链的设备因素不包括
A. X 线源
B. 自稳压器
C. 影像增强器
D. 平板探测器
E. 电视摄像系统

21. 关于 DSA 设备 X 线源要求的叙述，错误的是
A. 具有产生高千伏短脉冲和恒定输出的高压发生器
B. 具有大小焦点
C. 具有大功率的 X 线球管
D. 配备遮光栅和 X 线滤过装置
E. 具有连续式高压发生器

22. DSA 检查技术中被视为基本体位的是
A. 正位
B. 侧位
C. 正位和侧位
D. 左、右斜位
E. 头、足向倾斜体位

23. 在 DSA 检查中，患者心脏跳动、吞咽、呼吸和胃肠蠕动形成的伪影可能是
A. 运动伪影
B. 饱和伪影
C. 模糊伪影
D. 星形伪影
E. 卷积伪影

24. 下列血管造影不适宜采用脉冲方式减影的是
A. 脑血管
B. 心血管
C. 颈动脉
D. 肝动脉
E. 四肢动脉

25. 下列部位造影不宜采用超脉冲方式减影的是
A. 心脏
B. 心室
C. 冠脉
D. 肾脏
E. 主动脉

26. 适当地选择图像间隔的帧数，进行时间之隔差方式减影能够消除
A. 相位偏差
B. 运动伪影
C. 饱和伪影
D. 边缘伪影
E. 模糊伪影

27. 使用 DSA 的路标技术最后获得的插管路标是
A. 数字化透视图像
B. 辅助 mask 图像
C. 减影图像
D. 仅含对比剂的血管像
E. 不含对比剂的血管像

28. 关于心电触发脉冲方式的说法，不正确的是
A. 与心脏大血管的搏动节律相匹配
B. 图像与其节律同相位
C. 曝光的时间点是变化的
D. 心电触发 X 线脉冲与固定频率工作方式不同
E. 曝光的时间点是不变化的

29. 心电触发脉冲方式中，外部心电图信号以几种方式触发采像
A. 1 种方式
B. 2 种方式
C. 3 种方式

D. 4 种方式
E. 5 种方式

30. 心电触发方式主要用于哪项 DSA 检查
A. 心脏大血管
B. 脑血管
C. 四肢血管
D. 腹腔血管
E. 盆腔血管

31. 目前广泛应用于临床的 DSA 检查方式为
A. IV-DSA
B. 外周 IV-DSA
C. 中心 IV-DSA
D. IA-DSA
E. 选择性和超选择性 IA-DSA

32. 外周 IV-DSA 对比剂到达动脉系统时，原来的平均碘浓度被稀释为
A. 1/200
B. 1/150
C. 1/100
D. 1/50
E. 1/20

33. 关于 IA-DSA 检查的说法，错误的是
A. 对比剂直接进入兴趣区
B. 对比剂稀释少
C. 对患者的损伤大
D. 影像重叠少
E. 便于小血管显示

34. 关于 IA-DSA 优点的说法，错误的是
A. 对比剂用量少
B. 对比剂浓度高
C. 血管相互重叠少
D. 减少运动性伪影
E. 改善了小血管的显示

35. 关于动态 DSA 成像的叙述，正确的是
A. mask 像与造影像不必完全重叠
B. 球管和人体规律运动
C. 球管和探测器规律运动
D. 人体和探测器规律运动
E. 球管、人体和探测器规律运动

36. 下列不宜用数字电影减影的部位是
A. 四肢
B. 心脏
C. 冠状动脉
D. 腹部
E. 肺部

37. 下列部位最适宜采用旋转 DSA 检查的是
A. 肝脏
B. 肾
C. 脑血管
D. 盆腔
E. 四肢

38. 步进式血管造影主要用于
A. 心血管
B. 脑血管
C. 腹部血管
D. 四肢血管
E. 盆腔血管

39. 遥控对比剂跟踪技术主要适应于
A. 颈动脉狭窄
B. 四肢血管狭窄
C. 腹腔动脉狭窄
D. 肺动脉狭窄
E. 髂动脉狭窄

40. 关于窗宽的叙述，正确的是
A. 窗宽是指显示图像时所选的灰阶范围
B. 窗宽小显示的灰阶范围大
C. 窗宽小图像的对比度弱
D. 窗宽较宽时，显示图像对比度强
E. 窗宽较宽时，适应于显示密度差别大的组织结构

41. 关于窗位的叙述，错误的是
A. 窗位系指窗宽的上限及下限的平均值
B. 窗位是以每个像素值的强度增加一个固定值

C. 选择窗位的原则应根据检查的要求
D. 选择组织器官最佳密度值
E. 根据对比度的要求

42. 关于图像的合成或积分的叙述，错误的是
A. 图像的合成或积分是一种空间滤过处理
B. 积分因素越多，图像噪声越高
C. 积分因素越多，图像噪声越低
D. 积分法能有效地使图像平滑
E. 提高信噪比，改善图像质量

43. 对病变感兴趣区的分析方法，不常用的是
A. 对病变区进行勾边增强
B. 对病变区进行系列放大
C. 对病变区进行加、减、乘、除运算
D. 建立时间-密度曲线
E. 对病变进行缩小

44. DSA 图像存储目的不包括
A. 便于传输
B. 为了诊断
C. 便于观察
D. 数据交换
E. 数据保存

45. 心、血管诊断、观察和数据交换时的数据量为
A. 1000 ~ 2000 幅/人
B. 2000 ~ 5000 幅/人
C. 5000 ~ 6000 幅/人
D. 6000 ~ 8000 幅/人
E. 8000 ~ 10 000 幅/人

46. 记录、保存图像质量的要求不包括
A. 满足会诊要求
B. 向患者及家属交代病情
C. 方便患者观察
D. 能动态显示
E. 达到原始图像同等质量水平

47. DSA 血管图像数据保存的意义不包括
A. 检查过程存档
B. 复查时观察病情变化
C. 特殊病例资料积累
D. 证据
E. 收取利润

48. 据美国心脏学会统计，心、血管摄影时平均每次检查生成的图像为
A. 1000 幅
B. 1500 幅
C. 2000 幅
D. 2200 幅
E. 5000 幅

49. 考虑图像记录存储介质性能时不包括
A. 携带方便
B. 存取速度
C. 再现性
D. 存储容量
E. 检索性能

50. 下列哪项存储方式相对较安全可靠
A. U 盘
B. 光盘
C. 电脑
D. 磁带
E. 胶片

51. 关于图像压缩的叙述，错误的是
A. 图像压缩能减少数据量
B. 图像压缩分为无损压缩和有损压缩
C. 无损压缩不减少数据量
D. 有损压缩能大幅度减少数据量
E. 无损压缩能再现原图像

52. ACR/NEMA V1.0 标准是哪一年制定的
A. 1979 年
B. 1980 年
C. 1983 年
D. 1985 年
E. 1988 年

53. DICOM 3.0 标准是哪一年制定的
A. 1985 年
B. 1988 年
C. 1990 年

D. 1992 年
E. 1994 年

54. DVD-R 和 DVD-ROM 的容量是 CD-R 的多少倍
A. 2 倍
B. 2~3 倍
C. 3~4 倍
D. 4~5 倍
E. 6 倍

55. DVD-R 和 DVD-ROM 数据的传送速度是 CD-R 的多少倍
A. 2~4 倍
B. 4~8 倍
C. 8~16 倍
D. 16~32 倍
E. 32~64 倍

56. 影响 DSA 系统图像质量的因素不包括
A. 密度
B. 对比度
C. 分辨力特性
D. 噪声特性
E. 图像伪影

57. 碘的 K 系吸收为
A. 20 keV
B. 33.17 keV
C. 60 keV
D. 70 keV
E. 88 keV

58. 关于影响 I.I. -TV 系统分辨力特性的叙述，错误的是
A. X 线管焦点尺寸和几何放大率
B. I.I. 的 MTF
C. 光学系统的 MTF
D. TV 系统的 MTF
E. X 线量

59. 关于噪声在图像上的显示，不包括
A. 条纹
B. 网纹
C. 斑点
D. 细粒
E. 雪花

60. 运动性伪影产生的原因不包括
A. 呼吸运动
B. 胃肠蠕动
C. 心脏搏动
D. 躁动
E. 血液流动

61. 设备伪影不包括
A. 漩涡伪影
B. 饱和伪影
C. 软件伪影
D. 几何伪影
E. X 线束硬化效应

62. 心脏大血管造影高压注射器注射的速度为
A. >10 ml/s
B. >15 ml/s
C. >20 ml/s
D. >30 ml/s
E. >40 ml/s

63. DSA 检查的适应证不包括
A. 血管性疾病
B. 严重的动脉硬化
C. 肿瘤性疾病
D. 心脏冠状动脉疾病
E. 血管外伤的诊治

64. DSA 检查的禁忌证不包括
A. 碘过敏
B. 严重的心、肝、肾功能不全
C. 严重的凝血功能障碍
D. 严重的动脉硬化
E. 动脉瘤

65. 穿刺插管所致的并发症不包括
A. 休克
B. 局部血肿
C. 假性动脉瘤
D. 动静脉瘘
E. 严重心律失常

66. DSA 造影检查患者的术前准备不包括
A. 碘过敏试验
B. 消毒手术包
C. 肌注镇静剂
D. 穿刺部位备皮
E. 向患者家属简述造影目的、手术过程

67. 肝动脉造影检查常用的穿刺部位是
A. 肱动脉
B. 腋动脉
C. 股动脉
D. 髂动脉
E. 股静脉

68. DSA 检查结束后穿刺部位压迫不少于
A. 5 min
B. 10 min
C. 15 min
D. 20 min
E. 30 min

69. DSA 检查结束后患者至少平卧多长时间可以下床活动
A. 4 h
B. 8 h
C. 12 h
D. 24 h
C. 36 h

70. 用于粗大血管造影的器械不包括
A. 穿刺针
B. 导管鞘
C. 造影导管
D. 导引导管
E. 引流导管

71. 血管造影检查中导丝的主要作用是
A. 将导管引入血管
B. 定位
C. 路标
D. 防止导管折断
E. 防止导管堵塞

72. 肝动脉造影选用什么导管
A. 头端呈“C”形
B. 头端呈“RH”形
C. 单弯导管
D. Corbra 导管
E. 猪尾状导管

73. 关于微导管的叙述，错误的是
A. 用于超选择造影和治疗
B. 直径小于 4 F
C. 神经介入的微导管直径有的仅为 1.3 F
D. 微导管表面光滑
E. 微导管配有微导丝

74. 血管内自膨式支架主要用于
A. 颈动脉
B. 脑血管
C. 椎动脉
D. 冠状动脉
E. 肾动脉

75. 球囊扩张支架主要用于
A. 颈动脉
B. 锁骨下动脉
C. 腹主动脉
D. 股动脉
E. 肾动脉

76. 目前用于颅内动脉瘤栓塞的材料主要为
A. 脱落球囊
B. 明胶海绵
C. 弹簧圈
D. 医用胶
E. 记忆合金

77. 联合抗肿瘤药物用于肿瘤动脉栓塞的材料为
A. 吸收性明胶海绵
B. 脱落球囊
C. 弹簧圈
D. 碘化油
E. PVA 颗粒

78. 介入放射学是由现代医学发展起来的

一门新兴的临床医学，其基础为
A. 影像设备
B. 影像诊断技术
C. 介入器材
D. 血管介入
E. 非血管介入

79. 第 1 例经皮直接穿刺主动脉造影是在
A. 1928 年
B. 1929 年
C. 1931 年
D. 1953 年
E. 1960 年

80. 首创经皮股动脉穿刺技术的是
A. Santos
B. Fossmann
C. Seldinger
D. Judkins
E. Dotter

81. 首次应用经皮冠状动脉腔内成形术（PTCA）的是
A. Santos
B. Fossmann
C. Judkins
D. Dotter
E. Gruentzig

82. 介入放射学传入我国并迅速发展起来的是在
A. 20 世纪 70 年代初
B. 20 世纪 70 年代末
C. 20 世纪 80 年代末
D. 20 世纪 80 年代初
E. 20 世纪 90 年代初

83. Wallace 在《Cancer》杂志上以“Interventional Radiology”为题系统地阐述介入放射学概念是在
A. 1970 年
B. 1976 年
C. 1977 年
D. 1979 年
E. 1981 年

84. 肿瘤介入治疗方式不包括
A. 供血动脉栓塞
B. 药物灌注
C. 动脉内照射
D. 术前栓塞
E. 血管成形术

85. 血管性疾病的介入治疗不包含
A. 动脉内照射
B. PTC
C. 溶栓治疗
D. 血管畸形
E. TIPSS

86. PTPA 主要应用于
A. 食管狭窄
B. 气管狭窄
C. 肾动脉狭窄
D. 主动脉狭窄
E. 冠状动脉狭窄

87. 经导管向有关动脉内灌注加压素主要用于
A. 胃肠道出血
B. 肝破裂出血
C. 脾破裂出血
D. 肾破裂出血
E. 肿瘤破裂出血

88. 经皮非血管介入诊疗引导设备不包括
A. X 线机
B. CT
C. MR
D. B 超
E. 腹腔镜

89. 下列哪项不是非血管介入治疗方法
A. 经皮穿刺活检
B. 抽吸引流
C. 取栓
D. 取石
E. 取异物

90. 下列哪项可以减少胸部穿刺的并发症

A. X 线设备引导
B. 超声引导
C. CT 引导
D. 用细针
E. 取坐位

二、多选题

91. 影像增强器主要性能参数有
A. 输入屏标称尺寸
B. 量子检出率 DQE
C. 变换系数 G_X
D. 对比度
E. 中心分辨力

92. TV 摄像机的作用与功能是
A. 记录影像
B. 阅读影像
C. 擦除影像
D. 传输影像
E. 叠加影像

93. TV 显示器上显示的图像对比度取决于
A. 影像增强器
B. TV 摄像机
C. γ 补偿
D. TV 显示器
E. 电源

94. 关于 DSA 临床应用的叙述，错误的是
A. 椎动脉造影常规是 25°～30°汤氏位和水平侧位
B. Judkins 法行冠状动脉造影时，应先行右冠状动脉造影，再行左冠状动脉造影
C. 肺栓塞患者肺动脉造影除常规正侧位外，要加照斜位
D. 肝癌患者行 TAE 术时栓塞物质首选明胶海绵
E. 下肢血管造影的体位常采用正位即可

95. 导管床具备的条件是
A. 一定的硬度
B. 合适的高度
C. 移动轻便
D. 具备步进功能
E. 不易疲劳的床垫

96. 数字平板探测器主要分为
A. 非晶硅
B. 非晶硒
C. CCD
D. CR
E. DR

97. 非晶硅平板探测器的结构包括
A. 保护层
B. 碘化铯闪烁体层
C. 非晶硅光电二极管阵列
D. 行驱动电路
E. 图像信号读取电路

98. 非晶硅平板探测器的优点是
A. 成像速度快
B. 良好的空间分辨力
C. 良好的密度分辨力
D. 信噪比高
E. 图像层次丰富

99. 非晶硒平板探测器的结构包括
A. X 线传播介质
B. 探测器单元列阵
C. 高速信号处理
D. 数字影像传输
E. 数字图像重建

100. 高压注射器的基本结构包括
A. 注射头
B. 主控箱
C. 操作面板
D. 多向移动臂
E. 移动架

全真模拟试卷三答案及解析

一、单选题

1. 答案：E

解析：DSA 检查前要选择的相关成像参数包括减影方式、X 线焦点大小、采集帧率、曝光时间、注射方式等。

2. 答案：B

解析：采像时，在视野密度低的部分加入一些吸收 X 线的物质，使 X 线在被照射区域内的衰减接近均匀，以防止饱和伪影。

3. 答案：E

解析：mask 像和充盈像的相减组合可在造影前设定，若出来的图像不理想，可在后处理中重新选择 mask 像和充盈像；mask 像既可以在对比剂出现之前选择，也可以在对比剂充盈最佳时选择，还可以选择在对比剂从血管中消失之后。

4. 答案：C

解析：在对比剂的用量上，按受检者的体重计算，成人一次 1.0 ml/kg，儿童一次 1.2 ~ 1.5 ml/kg；注药总量成人 3 ~ 4 ml/kg，儿童4 ~ 5 ml/kg。

5. 答案：D

6. 答案：A

解析：根据对比剂-血管直径曲线可知，血管里对比剂的量与血管直径成反比。

7. 答案：B

解析：选择流率的原则应与导管尖端所在部位血流速度相适应。

8. 答案：E

解析：DSA 所选用的注射流率应大于造影时血管内的实际所需流率，因为注射流率受多种因素的影响，即造影导管的内径、长度、单或侧孔、对比剂的黏稠度、导管与血管的方位等。

9. 答案：C

解析：实验表明，流率与导管的长度成反比，与对比剂的黏滞系数成反比，与导管半径的四次方及注射的压力成正比。

10. 答案：D

解析：导管的半径增加 1 倍，注射流率就会增加 16 倍。

11. 答案：C

解析：对比剂的黏稠度可由其性质、浓度、温度决定，不同的对比剂具有不同的黏度；对比剂的温度越高，黏度越小。

12. 答案：E

解析：各种压力单位有如下的换算关

系：1 磅/in^2（PSI）=0.07 kg/cm^2；1 kg/cm^2=14.22 磅/in^2；1 巴（bar）=10^5 N/m^2=1.02 kg/cm^2，1 kg/cm^2=9.806 65×10^2 Pa，1 mmHg=133.222 Pa。

13. 答案：A

解析：注射加速度是速度的时间变化率，加速度越大，单位时间速度变化越快，即对比剂在注射过程中的速度越来越快。

14. 答案：D

解析：造影导管顶端的位置最好置于血管中间并与血管长轴平行。

15. 答案：B

解析：根据球面“拉普拉斯”定律，一个由弹性膜形成的球面，其凹面压强大于凸面压强；两侧的压强差与单位膜长的张力成正比，与曲率半径成反比。

16. 答案：E

解析：判断导管顶端所在位置的常用方法有：人体的骨性标志、血管的解剖部位、心血管内的压力值变化和试验性注药。

17. 答案：A

解析：摄像机扫描就是将图像矩阵化，矩阵的排列呈格栅状，格栅中所分的线条越多，图像越清晰，分辨力越强。

18. 答案：D

解析：表示像素浓度的数值有数十至数千级，以 2 的乘方数 bit 表示，目前 DSA 成像设备的灰阶多为 14 bit，CCD 探测仪为 12 bit。

19. 答案：C

解析：影像增强器或平板探测器应具有 30 帧/s 以上的显像能力。

20. 答案：B

解析：影响 DSA 成像链的设备因素包括 X 线源、影像接收器（包括影像增强器或数字平板探测器）、电视摄像系统。

21. 答案：E

解析：DSA 的图像在以每秒几帧至几十帧之间快速形成，这就要求具有产生高千伏、短脉冲和恒定输出的高压发生器，具有大小焦点和大功率的 X 线球管，配备遮光栅和 X 线滤过装置。

22. 答案：C

解析：DSA 检查技术中常把正、侧位视为基本体位，再加上一些特殊体位，如左、右斜位和头、足倾斜的多种复合角度体位。

23. 答案：A

解析：在 DSA 检查中，患者自主和不自主的移动、心脏跳动、吞咽、呼吸和胃肠蠕动可能形成的伪影为运动性伪影。

24. 答案：B

解析：脉冲方式主要适应于脑血管、颈动脉、肝动脉、四肢动脉等活动较少的部位。

25. 答案：D

解析：超脉冲方式具有频率高、脉宽窄的特点，主要适应于心脏、冠脉、主动脉等活动快的部位，图像的运动模糊小。

26. 答案：B

解析：适当地选择图像间隔的帧数，进行时间之隔差方式减影能够消除相位偏差造成的图像运动性伪影。

27. 答案：D

解析：DSA 的路标技术是以透视的自然像作辅助 mask，用含对比剂的充盈像取代辅助 mask 作实际 mask，与后来不含对比剂的透视像相减，获得仅含对比剂的血管像。

28. 答案：E

解析：心电触发 X 线脉冲与固定频率工作方式不同，它与心脏大血管的搏动节律相匹配，以保证系列中所有的图像与其节律同相位，释放曝光的时间点是变化的，以便掌握最小的心血管运动时刻。

29. 答案：C

解析：心电触发脉冲方式中，外部心电图信号以三种触发采集：连续心电图标记，脉冲心电图标记，脉冲心电图门控。

30. 答案：A

解析：心电触发方式主要用于心脏大血管 DSA 检查。

31. 答案：E

解析：随着介入放射学的发展及广泛的临床应用，以选择性和超选择性 IA-DSA 为主。

32. 答案：A

解析：在外周静脉法中，当对比剂从外周静脉到达动脉系统时，其原来的平均碘浓度被稀释为 1/20。

33. 答案：C

解析：IA-DSA 的应用相当广泛，对比剂团注不需要很长时间的传输，影像的重叠少，对患者的损伤小，对比剂直接进入兴趣动脉或接近兴趣动脉，对比剂稀释要轻微得多，可明显改善小血管的显示。

34. 答案：B

解析：IA-DSA 的优点：对比剂用量少，浓度低；稀释的对比剂减少了患者的不适，从而减少了运动性伪影；血管相互重叠少，明显改善了小血管的显示；灵活性大，便于介入治疗，无大的损伤。

35. 答案：E

解析：动态 DSA 成像过程中 mask 像与造影像必须完全重叠才能显示 DSA 减影的血管图像；将 DSA 成像过程中球管、人体和探测器的规律运动下获得 DSA 图像的方式称为动态 DSA。

36. 答案：A

解析：DCM 以数字式快速短脉冲进行采集图像，实时成像 25~50 帧/s，双向 25 帧/s，单向 50 帧/s。这种采集方式用于心脏、冠状动脉等运动部位，也用于不易配合的腹部、肺部、头颅的血管。

37. 答案：C

解析：旋转 DSA 血管造影是用 C 型臂所具有的一种三维图像采集方法，尤其对脑血管、心腔和冠状动脉血管是非常适宜的一种血管造影方法。

38. 答案：D

解析：步进式血管造影采用脉冲曝光采集图像，实时减影成像。主要用于四肢动脉的 DSA 检查和介入治疗。

39. 答案：B

解析：遥控对比剂跟踪技术，操作者可用速度曲线的编程式自动控制速度，使之进行造影跟踪摄影，该技术对四肢动脉闭塞性病变或狭窄性病变特别适应。

40. 答案：A

解析：窗宽是指显示图像时所选的灰阶范围，窗宽小显示的灰阶范围小，图像的对比度强，适应于显示密度差别大的组织结构；窗宽较宽时，显示的灰阶范围大，图像的对比度差，层次丰富，适应于显示密度较近的组织结构。

41. 答案：B

解析：窗位系指窗宽的上限及下限的平均值，窗位是以每个像素值的强度加或减一个固定值，选择窗位的原则应根据检查的要求，采取与要观察的组织器官最佳密度值为窗位，再根据对比度的要求，选用适当的窗宽进行图像观察，即可得到比较满意的效果。

42. 答案：B

解析：图像的合成或积分是一种空间滤过处理，积分因素越多，图像噪声越低。图像积分法能相当有效地使一个图像平滑化，并减少噪声的内涵。图像合成积分的特征：提高信噪比，改善图像质量等。

43. 答案：E

解析：对病变感兴趣区的分析方法常用的有：对病变区进行勾边增强，建立图像轮廓、突出病灶，便于诊断和测量；对病变区进行系列放大、灰度校准及转换；对病变区进行加、减、乘、除运算，图像换算，以观察病变的细致程度等。

44. 答案：A

解析：DSA 采集的图像可通过胶片和各种数字存储介质记录，图像存储目的是为了诊断、观察、数据交换和数据保存。

45. 答案：B

解析：心、血管诊断、观察和数据交换时的数据量为 2000～5000 幅/人。

46. 答案：C

解析：记录、保存的图像质量要能满足会诊要求和向患者及家属交代病情时使用，在院内各诊室能动态显示。会诊等场合对图像质量要求高，应达到与原始图像同等质量水平，但向患者交代病情时所用的图像力求清晰。

47. 答案：E

解析：数据保存的意义包括检查过程存档（证据）、复查时观察疾病变化、特殊病例资料积累等。

48. 答案：D

解析：据美国心脏学会统计，心、血管摄影时平均每次检查生成 2200 幅图像，PTCA 时随着摄影次数增加可生成 4000～5000 幅图像。

49. 答案：A

解析：比较不同图像记录存储介质性能时应考虑的内容：存取速度、存储容量、再现性、可信性、检索性能、成本、操作性能。

50. 答案：B

51. 答案：C

解析：图像压缩能减少数据量，可以使容量、速度以及成本等与数据量有关的负担减轻。图像压缩分为无损压缩和有损压缩两种，无损压缩仅能消除不必要的数据，能再现原图像；有损压缩对必要数据也有一定程度消减，虽然能大幅度减少数据量，但不能如实地再现原图像；无损压缩通常能减少一半数据量。

52. 答案：D

解析：1985 年美国放射学院（ACR）和美国国家电子制造协会（NEMA）共同制定了 ACR/NEMA V1.0，1988 年制定了 V2.0，但由于文件中所涉及的范围小和局限性原因，以及与之相关的设备水平限制而没有普及起来。

53. 答案：E

解析：1994 年，伴随网络技术的广泛应用，经过大幅修改后确定的 DICOM 3.0 成为新标准，开始在世界范围内推广普及医学标准化。

54. 答案：D

解析：DVD-R 和 DVD-ROM 的容量是 CD-R 的 4～5 倍。

55. 答案：C

解析：DVD-R 和 DVD-ROM 数据的传送速度是 CD-R 的 8～16 倍。

56. 答案：A

解析：影响 DSA 系统图像质量的因素包括：对比度、分辨力特性、噪声特性、图像伪影和对比剂注射参数等。

57. 答案：B

解析：碘的 K 系吸收为 33.17 keV，铅的 K 系吸收为 88 keV，光子能量为33.17～88 keV之间时，碘比铅对 X 线吸收大。

58. 答案：E

解析：影响 I.I.－TV 系统分辨力特性的主要因素包括：X 线管焦点尺寸和几何放大率；I.I. 的 MTF；光学系统的 MTF；TV 系统的 MTF。

59. 答案：A

解析：图像亮度的随机变化为图像噪声，噪声在图像上显示为斑点、细粒、网纹或雪花状。

60. 答案：E

解析：运动性伪影产生的原因：自主或不自主运动、呼吸运动、胃肠蠕动、心脏搏动、躁动。

61. 答案：B

解析：设备伪影包括：摄影系统不稳定引起的条纹状或漩涡状伪影、软件伪影、X线束的几何伪影、X线束硬化效应。

62. 答案：C

解析：高压注射参数之一是注射速度，心脏、大血管造影时需要20 ml/s以上的注射速度。

63. 答案：B

解析：DSA适应证：血管瘤、血管畸形、血管狭窄、血管闭塞、血栓形成等血管性疾病的介入治疗，血管手术后随访，肿瘤性疾病，心脏冠状动脉疾病，血管外伤的诊断与治疗。

64. 答案：E

解析：DSA检查的禁忌证包括：碘过敏；严重的心、肝、肾功能不全；严重的凝血功能障碍，严重的动脉硬化；高热、急性感染及穿刺部位感染；恶性甲状腺功能亢进、骨髓瘤；女性月经期及妊娠3个月以内者。

65. 答案：A

解析：穿刺插管所致的并发症：局部血肿、假性动脉瘤、动静脉瘘、严重心律失常等。对比剂过敏所致严重并发症：休克、惊厥等。

66. 答案：B

解析：DSA检查患者的术前准备：碘过敏试验，禁食，肌注镇静剂，穿刺部位备皮，向患者家属简述造影目的、手术过程。

67. 答案：C

解析：动脉造影在常规消毒铺巾及穿刺部位消毒后，采用Seldinger技术，在局麻下行股动脉穿刺（或选用肱动脉、腋动脉）。肝动脉造影检查常用的穿刺部位为股动脉。

68. 答案：C

解析：DSA检查结束后穿刺部位压迫止血至少15 min。

69. 答案：D

解析：DSA检查结束后患者平卧24 h可以下床活动。

70. 答案：E

解析：用于粗大血管造影的器械有不同种类的穿刺针、导管鞘、造影导管、导引导管、普通导丝、三通、加压输液装置和“Y”形阀等。

71. 答案：A

解析：血管造影检查中导丝具有将导管引入血管或机体其他管腔的作用，而且是协助导管选择进入细小血管分支或其他病变腔隙以及操作更换导管的重要工具。

72. 答案：B

解析：肝动脉造影一般选用头端呈“RH”导管。

73. 答案：B

解析：微导管适合应用于超选择性造影，特点是导管纤细，一般直径小于3 F，神经介入所用的微导管直径甚至仅为1.3 F。微导管表面光滑并配有微导丝，可做细小迂曲血管分支的超选择性检查、治疗。

74. 答案：A

解析：自膨式支架主要用于较大的血管，如：颈动脉、锁骨下动脉和腹主动脉。

75. 答案：E

解析：球囊扩张支架为按特定设计刻出缝隙的不锈钢管，扩张成为网络样支架支撑在血管内，用于颅内的小动脉、椎动脉、冠状动脉、肾动脉等。

76. 答案：C

解析：最初用于栓塞治疗的方法是脱落球囊法，目前弹簧圈已逐渐取代球囊而成为介入治疗的主要栓塞材料，特别是对动脉瘤的介入治疗起着重要的作用。

77. 答案：D

解析：近年来，栓塞材料的研究和使用有较快的发展，碘化油等栓塞材料加抗肿瘤药物用于肿瘤动脉栓塞，可获得更显著的治疗效果。

78. 答案：B

解析：介入放射学是由现代医学发展起来的一门新兴的临床医学，它是以影像诊断技术为基础，在影像设备引导下，通过导管等介入器材，对疾病进行治疗、采集组织或其他标本进行医学诊断的科学。介入放射学可分为血管介入和非血管介入两部分。

79. 答案：A

解析：1928 年 Santos 等完成了第 1 例经皮直接穿刺主动脉造影。

80. 答案：C

解析：1953 年 Seldinger 首创经皮股动脉穿刺技术。

81. 答案：E

解析：1977 年 Gruentzig 首次应用经皮冠状动脉腔内成形术。

82. 答案：D

解析：介入放射学是 20 世纪 80 年代初传入我国并发展起来的。

83. 答案：B

解析：1976 年 Wallace 在《Cancer》杂志上以"Interventional Radiology"为题系统地阐述介入放射学概念，1979 年欧洲放射学会召开了第一次介入放射学会议并作了专题介绍，此命名才逐渐在国际学术界达成共识。

84. 答案：E

解析：肿瘤介入治疗包括：供血动脉栓塞、药物灌注、动脉内照射、术前栓塞肿瘤血管等。

85. 答案：A

解析：血管性疾病介入治疗包括：经皮腔内血管成形术、溶栓治疗、血管畸形、TIPSS、血管再建。动脉内照射为肿瘤介入治疗。

86. 答案：C

解析：PTA 或 PTPA 是经皮肾动脉成形术，多用于肾源性高血压，通过将狭窄的肾动脉扩张，从而降低血管压力。PTA 应用于冠状动脉，称为经皮冠状动脉成形术（PTCA）。

87. 答案：A

解析：经导管向有关动脉内滴注加压素，以控制胃肠道出血。

88. 答案：E

解析：经皮非血管介入诊疗是在医学影像设备如 X 线、CT、MR、B 超等设备的引导下，利用各种器械，通过血管以外的人体生理腔道的自然开口或直接穿刺脏器，对一些疾病进行诊断和治疗的技术。

89. 答案：C

解析：非血管介入主要应用范围：经皮活检、抽吸引流、胆道取石、取异物。血栓形成取栓为血管介入治疗范围。

90. 答案：D

解析：胸部穿刺较常见的并发症为气胸、出血，但用细针的并发症甚少。

二、多选题

91. 答案：ABCDE

92. 答案：ABC

解析：TV 摄像机的作用是将光学图像转换成电子信号，功能大致分 3 个过程。

93. 答案：ABCD

解析：TV 显示器上显示的图像对比度由影像增强器、TV 摄像机、γ 补偿、TV 显示器等构成单元的输入、输出总和决定的。

94. 答案：BD

解析：Judkins 法行冠状动脉造影时，应先行左冠状动脉造影，再行右冠状动脉造影。肝癌患者行 TAE 术时栓塞物质首选混合抗癌药和油性对比剂的碘油。

95. 答案：ABCDE

96. 答案：ABC

解析：数字平板探测器主要分为：非

晶硅平板探测器、非晶硒平板探测器和CCD探测器。

97. 答案：BCDE

解析：非晶硅平板探测器的结构包括碘化铯闪烁体层、非晶硅光电二极管阵列、行驱动电路以及图像信号读取电路4部分。

98. 答案：ABCDE

解析：非晶硅平板探测器具有成像速度快，良好的空间分辨力及密度分辨力，信噪比高，图像层次丰富等优点。

99. 解析：ABCD

解析：非晶硒平板探测器结构主要包括：X线传播介质，探测器单元列阵，高速信号处理，数字影像传输。

100. 答案：ABCDE

解析：高压注射器由注射头、主控箱、操作面板、多向移动臂及移动架组成。

《 全真模拟试卷四

一、单选题

1. 从主动脉弓凸侧发出的三条较大的血管自右向左依次为
   A. 头臂干、左颈总动脉、左锁骨下动脉
   B. 头臂干、无名动脉、左锁骨下动脉
   C. 头臂干、无名动脉、左颈总动脉
   D. 无名动脉、头臂干、左颈总动脉
   E. 无名动脉、头臂干、左锁骨下动脉
2. 颈内动脉颅内段分几段
   A. 3段
   B. 4段
   C. 5段
   D. 6段
   E. 7段
3. 颈总动脉于什么平面分为颈内动脉和颈外动脉
   A. 舌骨
   B. 甲状软骨
   C. 下颌骨
   D. 第5颈椎
   E. 第6颈椎
4. 眼动脉起自
   A. 神经节段
   B. 海绵窦段
   C. 池段
   D. 前膝段
   E. 后膝段
5. 下列哪项不是头颈部DSA检查的目的与适应证
   A. 颅内小动脉瘤
   B. 颅内占位性病变
   C. 颈动脉狭窄
   D. 术后随访
   E. 颅骨骨折
6. 椎动脉摄影的常规体位是
   A. 正位和水平侧位
   B. 汤氏位和水平侧位
   C. 正位左45°斜位
   D. 正位右45°斜位
   E. 60°~65°斜位像
7. 立体摄影和旋转DSA有利于哪项显示
   A. 动脉瘤
   B. 颅内肿瘤
   C. 动静脉畸形
   D. 脑梗死
   E. 脑血管破裂
8. 为了提高头部微小血管的显示能力，

可采用

A. Towne 摄影

B. 双向摄影

C. 放大摄影

D. 立体摄影

E. 旋转摄影

9. 下列不宜采用介入栓塞治疗的是

A. 动静脉畸形

B. 脑动脉瘤

C. 硬膜动静脉瘘

D. 颈内动脉海绵窦瘘

E. 颈内动脉狭窄

10. 治疗颈内动脉海绵窦瘘时，balloon 的最佳位置是

A. 颈内动脉

B. 颈内静脉

C. 颈内动脉瘘口

D. 海绵窦内

E. 瘘口附近

11. 关于心脏解剖的叙述，错误的是

A. 位于胸腔中纵隔内

B. 为一倒置的圆锥体

C. 心尖朝向下方

D. 心底朝向上方

E. 心脏长轴与正中矢状面成45°

12. 主动脉根部与3个半月瓣相对应有3个膨大，膨大部分称为

A. 主动脉窦

B. 左冠窦

C. 右冠窦

D. 无冠窦

E. 前冠状窦

13. 关于左冠状动脉的叙述，错误的是

A. 主要供应左心

B. 长0.5~3 cm

C. 管径4.5 cm

D. 开口位于左冠状窦侧壁内面1/3处

E. 分为前降支和回旋支

14. 不是右冠状动脉主要分支的是

A. 右圆锥支

B. 右心室支

C. 后降支

D. 左心室后支

E. 回旋支

15. 急性心肌梗死的溶栓时间为

A. 3 h 以内

B. 6 h 以内

C. 8 h 以内

D. 10 h 以内

E. 12 h 以内

16. 下列哪项不是右冠状动脉造影的特点

A. 两个相互垂直角度

B. 头倾位和足倾位复合角度

C. 侧位增强器左前斜45°~55°

D. 正位增强器右前斜35°~45°

E. 直接正位摄影

17. 左冠状动脉造影每次对比剂的用量为

A. 2~4 ml

B. 4~6 ml

C. 6~8 ml

D. 8~10 ml

E. 10~12 ml

18. 右冠状动脉造影每次对比剂的用量为

A. 2~4 ml

B. 4~6 ml

C. 6~8 ml

D. 8~10 ml

E. 10~12 ml

19. 房间隔缺损分型不包括

A. 左向右分流

B. 中央型

C. 上腔型

D. 静脉窦型

E. 混合型

20. 动脉导管未闭的栓塞治疗中，建立的钢丝轨道是

A. 股动脉—主动脉—PDA

B. 股动脉—主动脉—PDA—肺动脉

C. 股动脉—主动脉—PDA—肺动脉—右心室
D. 股动脉—主动脉—PDA—肺动脉—右心室—右心房
E. 股动脉—主动脉—PDA—肺动脉—右心室—右心房—股静脉

21. 肺动脉起始位置的体表定位标志是
A. 左侧第 2 胸肋关节水平
B. 右心室
C. 主动脉弓下方
D. 第 3 胸椎水平
E. 第 4 胸椎水平

22. 肺动脉在什么位置分为左、右肺动脉
A. 第 2 胸椎平面
B. 气管分叉的前方
C. 胸骨柄平面
D. 第 3 胸椎平面
E. 第 4 胸椎平面

23. 关于支气管动脉的叙述，不正确的是
A. 支气管动脉干管径为 1 ~ 2 mm
B. 一般有 2 ~ 4 支
C. 右侧以 2 支多见
D. 右侧多数与右上肋间动脉共干
E. 支气管动脉开口相当于第 5、6 椎体处

24. 下列哪项不是肺静脉的分支
A. 左肺上静脉
B. 左肺下静脉
C. 右肺上静脉
D. 右肺下静脉
E. 右肺前静脉

25. 关于肋间动脉的叙述，错误的是
A. 主要供应肋间肌
B. 主要供应椎旁肌
C. 主要供应支气管
D. 主要供应胸背部肌肉
E. 主要供应壁层胸膜

26. 关于胸廓内动脉的叙述，错误的是
A. 起始于锁骨下动脉
B. 不是乳腺的供养动脉
C. 起点与椎动脉相对应
D. 分支分布于胸前壁
E. 分支分布于心包和膈肌

27. 胸部 DSA 检查常规摄取正侧位的是
A. 肺动脉
B. 支气管动脉
C. 锁骨下动脉
D. 腋动脉
E. 胸廓内动脉

28. 肺动脉造影因心脏运动选用超脉冲方式采集的速率是
A. 5 帧/s
B. 6 帧/s
C. 12 帧/s
D. 25 帧/s
E. 30 帧/s

29. 支气管动脉造影对比剂注射的流速为
A. 1 ~ 2 ml/s
B. 2 ~ 3 ml/s
C. 3 ~ 4 ml/s
D. 4 ~ 5 ml/s
E. 5 ~ 6 ml/s

30. 支气管肺癌血供主要是
A. 支气管动脉
B. 肺动脉
C. 肋间动脉
D. 胸廓内动脉
E. 肺静脉

31. 下列哪项不是咯血的常见原因
A. 支气管扩张
B. 肺结核
C. 原发性肺癌
D. 肺脓肿
E. 肺空洞

32. 支气管动脉栓塞物不包括
A. 吸收性明胶海绵条
B. 吸收性明胶海绵颗粒
C. 碘化油

D. 金属弹簧圈
E. 微弹簧圈

33. 腹主动脉下端分为左、右髂动脉的定位标志是
A. 第3腰椎水平
B. 第4腰椎水平
C. 第5腰椎水平
D. $L_5 \sim S_1$ 椎间隙
E. 骶1椎体水平

34. 腹腔动脉开口的平面位于
A. 胸11椎体
B. 胸11~胸12椎体水平
C. 胸12~腰1椎体水平
D. 腰1水平
E. 腰1~腰2椎体水平

35. 腹腔动脉分出几支血管
A. 2支
B. 3支
C. 4支
D. 5支
E. 6支

36. 腹腔动脉分支中最粗大的一支是
A. 脾动脉
B. 肝固有动脉
C. 肝总动脉
D. 胃左动脉
E. 胃十二指肠动脉

37. Couinalld 根据肝内门脉的走行将肝分为几个区域
A. 2个
B. 4个
C. 5个
D. 8个
E. 10个

38. 肝脏受肝动脉和门静脉二重血流支配，其血供比率为
A. 1:1
B. 1:2
C. 1:3
D. 1:4
E. 1:5

39. 胰腺周围走行的血管不包括
A. 肠系膜上动脉
B. 脾动脉
C. 肠系膜下静脉
D. 脾静脉
E. 肝动脉

40. 下列哪项静脉血液不汇入下腔静脉
A. 肾静脉
B. 右副肾静脉
C. 肝静脉
D. 门静脉
E. 右精巢静脉

41. 下列血管中不属于门静脉系的是
A. 肠系膜上静脉
B. 肝静脉
C. 肠系膜下静脉
D. 脾静脉
E. 胃静脉

42. 下列盆腔血管的分支属于脏侧支的是
A. 直肠动脉
B. 髂腰动脉
C. 上臀动脉
D. 下臀动脉
E. 阴部内动脉

43. 下列哪项不是腹部 DSA 检查的目的与适应证
A. 动脉硬化症的诊治
B. 动脉瘤的诊治
C. 动静脉瘘的诊治
D. 肿瘤的诊治
E. 腹腔感染

44. 腹腔动脉和肝动脉造影常规采用
A. 侧位
B. 左前斜位
C. 正位
D. 右前斜位
E. 7°~15°斜位

45. 下列哪项血管造影需加摄不同角度斜位
A. 胰腺动脉
B. 肾上腺动脉
C. 动脉瘤
D. 脾动脉
E. 胆系供养动脉

46. 腹腔动脉造影每次对比剂用量为
A. 30～40 ml
B. 25～30 ml
C. 15～20 ml
D. 12～16 ml
E. 8～10 ml

47. 腹主动脉造影的注射流率为
A. 15～20 ml/s
B. 6～8 ml/s
C. 5～7 ml/s
D. 4～6 ml/s
E. 3～5 ml/s

48. 肾动脉内超选择性造影时压限为
A. 600 磅
B. 450 磅
C. 300 磅
D. 150 磅
E. 100 磅

49. 肝动脉 DSA 和超声波检查组合使用的对比剂是
A. 泛影葡胺
B. 优维显
C. 欧乃派克
D. 威视派克
E. 二氧化碳

50. 动脉 CTA 检查经导管注入对比剂的含碘量是
A. 50 mgI/ml
B. 150 mgI/ml
C. 300 mgI/ml
D. 350 mgI/ml
E. 370 mgI/ml

51. CT 门静脉造影对比剂注入方式为
A. 穿刺门静脉直接注入
B. 腹腔干动脉导管注入
C. 肠系膜上动脉导管注入
D. 肠系膜下动脉导管注入
E. 外周静脉途径间接注入

52. 肝细胞肝癌肝动脉供血占
A. 60%
B. 70%
C. 80%
D. 90%
E. 100%

53. 肝动脉导管栓塞术（TAE）的禁忌证是
A. 肝癌破裂
B. 门静脉主干闭塞
C. 肿瘤侵犯肝内门静脉
D. 肝动脉-门静脉瘘
E. 肝动脉-肝静脉瘘

54. 肝癌肝动脉导管栓塞术（TAE）最佳栓塞物为
A. 无水乙醇
B. 无水乙醇＋化疗药物
C. 碘化油
D. 碘化油＋化疗药物
E. 吸收性明胶海绵颗粒

55. 胃肠道出血每分钟超过多少时，造影可见对比剂外溢
A. 0.1 ml
B. 0.2 ml
C. 0.3 ml
D. 0.4 ml
E. 0.5 ml

56. 外伤损伤腹部血管时 DSA 造影不可能见到
A. 对比剂外溢
B. 血管阻塞
C. 血管移位
D. 无血管区域充盈缺损

E. 血管畸形

57. 脾功能亢进患者进行部分脾栓塞的程度是
A. 20%~30%
B. 30%~40%
C. 40%~50%
D. 50%~60%
E. 60%~70%

58. 下列哪项不适宜采用球囊扩张
A. 深静脉血栓
B. 肺动脉狭窄
C. 肾动脉狭窄
D. Budd-Chiari 综合征
E. TIPSS

59. 关于上肢动脉的叙述，错误的是
A. 左侧上肢动脉是锁骨下动脉的延续
B. 右侧上肢动脉是无名动脉的延续
C. 左锁骨下动脉起自主动脉弓
D. 右锁骨下动脉起自无名动脉
E. 锁骨下动脉至第 1 肋骨外侧缘改名为腋动脉

60. 关于上肢静脉的叙述，正确的是
A. 深、浅静脉均有静脉瓣
B. 深静脉有静脉瓣
C. 深静脉无静脉瓣
D. 浅静脉有静脉瓣
E. 浅静脉无静脉瓣

61. 下列哪项不是腘动脉的主要分支
A. 膝上动脉
B. 膝中动脉
C. 膝下动脉
D. 腓动脉
E. 胫前和胫后动脉

62. 下支静脉不包括
A. 浅静脉
B. 深静脉
C. 交通静脉
D. 浅静脉主要由大隐静脉和小隐静脉构成
E. 浅大静脉

63. 四肢动脉造影不用于
A. 血管闭塞性疾病
B. 血管破裂性疾病
C. 动脉瘤
D. 血管畸形
E. 功能性疾病

64. 四肢动脉瘤形成的先天性原因是
A. 动脉硬化
B. 外伤
C. 血管畸形
D. 动脉炎
E. 细菌感染

65. 四肢血管的功能性疾病不包括
A. 外伤
B. 血管痉挛
C. Raynaud 病
D. 胸廓出口综合征
E. 膝窝动脉捕捉综合征

66. 四肢静脉造影不用于
A. 闭塞性疾病
B. 血栓症
C. 静脉瘤
D. 静脉瓣功能的评价
E. 感染性病变

67. 上肢动脉造影对比剂浓度不超过
A. 30%
B. 40%
C. 50%
D. 60%
E. 70%

68. 手背穿刺行上肢静脉造影的流速为
A. 1~2 ml/s
B. 2~3 ml/s
C. 3~4 ml/s
D. 4~5 ml/s
E. 5~6 ml/s

69. 髂总动脉造影对比剂总量为
A. 5~10 ml

B. 10～15 ml
C. 15～20 ml
D. 20～25 ml
E. 25～30 ml

70. 逆行 IV-DSA，导管置于股总静脉，注射流率为
A. 1～2 ml/s
B. 2～3 ml/s
C. 3～4 ml/s
D. 4～5 ml/s
E. 5～6 ml/s

71. 下肢顺行 IV-DSA 的注射流率为
A. 1 ml/s
B. 2 ml/s
C. 3 ml/s
D. 4 ml/s
E. 5 ml/s

72. 下肢顺行 IV-DSA 对比剂的总量为
A. 30～40 ml
B. 40～50 ml
C. 50～60 ml
D. 60～70 ml
E. 70～80 ml

73. 上、下肢动静脉造影以多少帧频成像
A. 1 帧/s
B. 2 帧/s
C. 3 帧/s
D. 4 帧/s
E. 5 帧/s

74. 正常对比剂在下肢动脉内流动速度约为
A. 5 cm/s
B. 20 cm/s
C. 5～15 cm/s
D. 15～20 cm/s
E. 20～25 cm/s

75. 下列四肢血管摄影中不需要密度补偿的是
A. 大腿
B. 小腿
C. 腕部
D. 手部
E. 足部

76. 上肢动脉和静脉造影的常规体位是
A. 正位
B. 正侧位
C. 侧位
D. 左前斜位
E. 右前斜位

77. 下肢血管造影的体位常用
A. 正位
B. 正侧位
C. 侧位
D. 左前斜位
E. 右前斜位

78. 经足背静脉行下肢静脉造影在踝部上方加止血带是为了观察
A. 足背静脉
B. 大隐静脉
C. 小隐静脉
D. 深静脉
E. 浅静脉

79. 胃肠道动脉性出血介入栓塞治疗，术后并发症不包括
A. 腹痛
B. 肠缺血
C. 脾梗死
D. 肠坏死
E. 异位栓塞

80. 经颈静脉肝内门静脉分流术（TIPSS）的术前准备不包括
A. 血常规及出凝血检查
B. 肝肾功能测定
C. 应用广谱抗生素及肠道清洁准备
D. 胃肠道口服钡餐检查
E. 术前 4 h 禁食、禁水及对比剂过敏试验

81. 经颈静脉肝内门静脉分流术（TIPSS），

在肝内由肝静脉向门静脉穿刺过程中，通常采用
A. 肝右静脉—门静脉右支
B. 肝右静脉—门静脉主干
C. 肝右静脉—门静脉左支
D. 肝中静脉—门静脉右支
E. 肝左静脉—门静脉右支
82. 经颈静脉肝内门静脉分流术（TIPSS）的禁忌证不包括
A. 严重的门静脉狭窄、阻塞性病变
B. 中至重度肝功能异常及肝性脑病前兆
C. 无器质性心脏病，伴轻度心功能不全
D. 难以纠正的凝血功能异常
E. 有严重的全身性感染
83. 下列哪项不是 Budd-Chiari 综合征的内容
A. 肝脏肿大
B. 腹水
C. 腹壁静脉曲张
D. 下肢水肿
E. 高血压
84. TIPSS 是指
A. 经颈肝内门静脉肝静脉分流术
B. 经颈肝内肝动脉门静脉分流术
C. 经颈肝内肝静脉下腔静脉分流术
D. 经颈肝内门静脉下腔静脉分流术
E. 经颈肝内肝动脉肝静脉分流术
85. 下列哪项不是 TIPSS 的适应证
A. 肝硬化后期
B. 反复门静脉高压消化道出血
C. 肝移植术前等待期
D. 急性肝炎
E. 肝硬化早期肝癌不伴肝外淋巴结和（或）远处转移
86. BRTO 是用球囊闭塞哪个部位
A. 胃冠状静脉
B. 胃短静脉
C. 门静脉
D. 肾静脉
E. 脾-肾和（或）胃-肾分流道
87. 右锁骨下动脉起自
A. 主动脉弓
B. 无名动脉
C. 右颈总动脉
D. 左颈总动脉
E. 胸主动脉
88. 下列哪项是动脉硬化闭塞症的造影表现
A. 管腔狭窄
B. 对比剂外溢
C. 虫蚀现象
D. 蚯蚓征象
E. 充盈缺损
89. 下列哪项不是后天性动脉瘤的病因
A. 动脉硬化
B. 肿瘤
C. 外伤
D. 动脉炎
E. 细菌感染
90. 血管畸形造影必须有的征象是
A. 管腔狭窄
B. 对比剂外溢
C. 粗大的引流静脉
D. 蚯蚓征象
E. 充盈缺损

二、多选题

91. 微机控制电动高压注射器与普通电动式高压注射器相比，其优点是
A. 精度更高
B. 更稳定
C. 更安全
D. 操作更方便
E. 体积更大
92. 高压注射器的压力单位是
A. PSI
B. mmHg

C. kg
D. kPa
E. AUTO

93. 高压注射器的延迟方式有
A. 时间延迟
B. 曝光延迟
C. 注射延迟
D. 程序延迟
E. 加热延迟

94. 高压注射器注射流率的单位有
A. ml/g
B. ml/s
C. ml/min
D. ml/h
E. ml/kg

95. 高压注射器通过控制下列哪项满足造影要求
A. 对比剂剂量
B. 流速
C. 浓度
D. 注射压力
E. 注射时间

96. 高压注射器参数设置主要包括调节对比剂的哪些项目
A. 对比剂种类
B. 注射流速
C. 总量
D. 压力
E. 注射时机

97. 高压注射器压力的设定与哪些因素有关
A. 导管种类
B. 导管尺寸
C. 注射速度
D. 对比剂浓度
E. 对比剂温度

98. 关于离子型对比剂的叙述，正确的是
A. 溶于水后发生电离
B. 对比剂渗透压高
C. 不良反应比较常见
D. 苯环上结合羧基
E. 碱性溶液中溶解好

99. 血管造影常用的非离子型对比剂有
A. 碘异酞醇
B. 碘苯六醇
C. 碘普罗胺
D. 泛影葡胺
E. 胆影葡胺

100. 对比剂的药理作用包括
A. 化学反应
B. 物理反应
C. 过敏反应
D. 化学毒性
E. 物理毒性

全真模拟试卷四答案及解析

一、单选题

1. 答案：A

解析：从主动脉弓凸侧发出的三条较大的血管自右向左依次为：头臂干、左颈总动脉、左锁骨下动脉。

2. 答案：C

解析：颈内动脉颅内段从下至上分为5段：神经节段、海绵窦段、前膝段、池段、后膝段。

3. 答案：B

解析：颈总动脉于甲状软骨水平分为颈内动脉和颈外动脉。

4. 答案：D

解析：眼动脉起自前膝段或与池段之间。

5. 答案：E

解析：头颈部DSA的目的与适应证：颅内小动脉瘤、动静脉畸形、颅内出血的原因；颅内占位性病变；颈动脉及其分支狭窄；颅内病变随访。

6. 答案：B

解析：椎动脉造影常规采用25°~30°汤氏位和水平侧位。

7. 答案：A

解析：立体摄影和旋转DSA是获取立体信息的有效方法，利于动脉瘤的显示。

8. 答案：C

解析：放大摄影可以提高细小血管的空间分辨力能力，显示出100 μm的血管，提高头部微小血管显示能力。

9. 答案：E

解析：动静脉畸形、脑动脉瘤、硬膜动静脉瘘、颈内动脉海绵窦瘘均可采用不同方式的介入栓塞治疗。

10. 答案：D

解析：颈内动脉海绵窦瘘（CCF）可以经导管进行栓塞治疗，在导管前端将balloon通过颈内动脉瘘口插入海绵窦内，balloon进入海绵窦静脉之后膨胀、堵住瘘口。

11. 答案：D

解析：心脏位于胸腔的中纵隔内，两肺之间，为一倒置的圆锥体，心尖朝向下方，心底朝向右后上方，心脏长轴倾斜，与正中矢状面成45°。

12. 答案：A

解析：主动脉根部与3个半月瓣相对应，有3个半月球状膨大部称为主动脉窦，分别是左冠窦、右冠窦、无冠窦。

13. 答案：C

解析：左冠状动脉开口位于左冠状窦侧壁内面1/3处，主要供应左半心，长0.5~3 cm，管径4.5 mm，分为前降支和回旋支。

14. 答案：E

解析：右冠状动脉主要分支：右圆锥支，右心室支，后降支，左心室后支，房室结支，心房支。

15. 答案：B

解析：急性心肌梗死在6 h内考虑溶栓治疗。

16. 答案：E

解析：右冠状动脉造影用两个相互垂直角度摄影及头倾和足倾复合体位角度采集，常用侧位增强器左前斜45°~55°，正位增强器右前斜35°~45°。

17. 答案：D

解析：左冠状动脉造影每次对比剂的用量为8~10 ml。

18. 答案：C

解析：右冠状动脉造影每次对比剂的用量为6~8 ml。

19. 答案：A

20. 答案：E

21. 答案：A

解析：肺动脉在左侧第2胸肋关节水平起自右心室，斜向左后上方走行，在主动脉弓下方。

22. 答案：B

解析：肺动脉在气管分叉的前方分为左、右肺动脉，全长一般为3~4 cm。

23. 答案：C

解析：正常支气管动脉干的管径仅为1~2 mm，一般有2~4支，右侧以1支多见，右侧多数与右上肋间动脉共干，支气管动脉开口相当于第5、6椎体处。

24. 答案：E

解析：肺静脉左右各两支，分别为左肺上静脉和左肺下静脉、右肺上静脉和右肺下静脉，起自肺门且分别注入左心房。

25. 答案：C

解析：肋间动脉主要供应肋间肌、椎旁肌、胸背部肌肉、壁层胸膜和脊髓等组织。

26. 答案：B

解析：胸廓内动脉起始于锁骨下动脉，起点与椎动脉相对应，分支分布于胸前壁、心包和膈肌。乳腺的供养动脉包括胸廓内动脉、腋动脉的分支和上位肋间动脉分支三组。

27. 答案：A

解析：肺动脉造影常规正侧位取像，肺栓塞者加斜位摄影。支气管动脉造影常规取正位像，必要时加摄侧位或斜位，锁骨下动脉、腋动脉、胸廓内动脉常规正位即可。

28. 答案：D

解析：肺动脉造影因心脏运动选用超脉冲方式采集，以25帧/s曝光像采集到静脉回流左房。

29. 答案：B

解析：支气管动脉造影对比剂用量为5~10 ml，流速为2~3 ml/s，或手推对比剂行DSA采集。

30. 答案：A

解析：肺癌主要由支气管动脉供血，根据这一循环特点，利用支气管动脉插管进行选择性支气管动脉造影，确定供血的支气管后，将化疗药物注入靶血管，达到在短时间内杀伤癌细胞的目的。

31. 答案：E

解析：咯血的常见原因：支气管扩张、肺结核、原发性肺癌、肺脓肿和真菌感染。

32. 答案：C

解析：支气管动脉栓塞的栓塞物质为吸收性明胶海绵、金属Coil等固体栓塞材料。碘化油为液体栓塞物质，不用于支气管动脉的栓塞治疗。

33. 答案：B

解析：腹部大动脉下行腰椎的左前方，于第4椎体水平分为左右髂动脉。

34. 答案：C

解析：腹腔动脉于第12胸椎至第1腰椎水平处，从腹部大动脉向前分叉，立即分为向右的肝动脉和向左的脾动脉以及左上方的胃左动脉。

35. 答案：B

36. 答案：A

解析：腹腔动脉分支中最粗大的一条是脾动脉。

37. 答案：D

解析：Couinalld 根据肝内门脉的走行将肝分为8个区域，S1~S8。

38. 答案：C

解析：肝脏受肝动脉和门静脉二重血流支配，其血供比率被认为是1:3。

39. 答案：E

解析：胰在后腹腔内，分为头、体、尾3个部分，胰的周围走行着肠系膜上动脉、脾动脉、肠系膜下静脉、脾静脉等许多血管。

40. 答案：D

解析：下腔静脉收集胸部以下静脉血的主干，与第4~5腰椎处的髂静脉合流，上行穿横膈进入右房，这其间左、右肾静脉，右副肾静脉，右精巢静脉，肝静脉流入。

41. 答案：B

解析：来自胰、脾的血液送往肝脏的过程中汇集肠系膜上静脉、肠系膜下静脉、脾静脉、胃静脉等成为门脉。

42. 答案：A

解析：骨盆血管作为壁侧支的有：髂腰动脉、外侧髂骨动脉、上臀动脉、下臀动脉、闭锁动脉、阴部内动脉；作为脏侧支的有：直肠动脉、子宫动脉、下膀胱动脉。

43. 答案：E

解析：腹部DSA用于动脉硬化症、动脉瘤、动静脉瘘的诊治；用于肿瘤性病变的诊治；了解上述血管的走行导常等。

44. 答案：C

解析：腹腔动脉和肝动脉造影均采用正位；对于动脉瘤或血管主干相互重叠者，可选用不同角度的左或右前斜位，以使病变充分显示。

45. 答案：C

解析：胰腺供养动脉、脾动脉及胆系供养动脉造影一般用正位；对于血管性病变，如动脉瘤、动静脉瘘、动静脉畸形，需要显示病变全貌，则加摄不同角度斜位。

46. 答案：B

解析：腹主动脉造影对比剂每次用量为30~40 ml，腹腔动脉造影每次为25~30 ml,肠系膜上动脉造影每次为15~20 ml，肠系膜下动脉12~16 ml，胃十二指肠动脉8~10 ml。

47. 答案：A

解析：腹主动脉造影注射流率为15~20 ml/s，腹腔动脉造影流率为6~8 ml/s，肠系膜上动脉造影流率为5~7 ml/s，肠系膜下动脉造影流率为4~6 ml/s，胃十二指肠动脉造影流率为3~5 ml/s。

48. 答案：D

解析：肾动脉内超选择性造影时，每次对比剂用量6~8 ml，注射流率4~6 ml/s,压限150磅。

49. 答案：E

解析：US Angiography 是在超声下进行检查，导管插入肝动脉，持续注入扩散速度快的 CO_2 对比剂，对连续动态观察肝肿瘤很有作用。

50. 答案：A

解析：动脉CTA是将导管插入到目标动脉，导管内注入50 mgI/ml稀释的对比剂，边注射边 CT 扫描，用于肝肿瘤及胰癌的诊断。

51. 答案：C

解析：CTAP 在肠系膜上动脉导管内注入 150 mgI/ml 稀释对比剂，边注入边 CT 扫描，注入 30～40 s 后扫描全肝。

52. 答案：E

解析：肝的血流受门静脉和肝动脉双重支配，正常肝脏其比率为 3∶1（门静脉∶肝动脉），而肝细胞肝癌接近 100% 只有肝动脉营养。

53. 答案：B

解析：门静脉主干有肿瘤浸润闭塞时，栓塞肝动脉，患者的肝实质无血液供养，此属 TAE 的禁忌证。

54. 答案：D

解析：肝动脉 TAE 栓塞物质以混合抗癌药物和油性对比剂的碘油为首选。

55. 答案：E

解析：胃肠道出血活动期，每分钟超过 0.5 ml 者，造影时可见对比剂外溢的征象。

56. 答案：E

解析：外伤损伤腹部血管时，造影可见：①对比剂外溢；②血管阻塞；③血管移位；④无血管区域充盈缺损；⑤外伤性动静脉瘘；⑥外伤性动脉瘘；⑦脏器破裂。

57. 答案：D

解析：脾功能亢进患者部分脾栓塞，使用吸收性明胶海绵，可以栓塞到脾容量 50%～60% 程度，进行选择性分支栓塞。若栓塞少则达不到治疗效果，栓塞多则发生严重的不良反应。

58. 答案：A

解析：肺动脉狭窄、肾动脉狭窄、Budd-Chiari 综合征、TIPSS 均需用球囊扩张。

59. 答案：B

解析：双侧上肢动脉都是锁骨下动脉的延续。左锁骨下动脉起自主动脉弓，右锁骨下动脉起自无名动脉，锁骨下动脉至第 1 肋骨外侧缘改名为腋动脉。

60. 答案：A

解析：上肢深、浅静脉均有静脉瓣。

61. 答案：D

解析：腘动脉的主要分支有：膝上、中、下动脉，胫前和胫后动脉。腓动脉为胫后动脉的分支。

62. 答案：E

解析：下支静脉主要由浅静脉、深静脉和交通静脉组成；浅静脉主要由大隐静脉和小隐静脉构成。

63. 答案：B

解析：四肢动脉造影用于血管闭塞性疾病，动脉瘤，血管畸形、功能性疾病，骨、软组织肿瘤等。

64. 答案：C

解析：四肢动脉瘤后天性原因主要是因为动脉硬化、外伤、动脉炎、细菌感染等。

65. 答案：A

解析：四肢血管功能性疾病包括：血管痉挛、Raynaud 病、胸廓出口综合征、膝窝动脉捕捉综合征等。

66. 答案：E

解析：四肢静脉造影用于闭塞性疾病、血栓症、静脉瘤、静脉瓣功能的评价。

67. 答案：B

解析：上肢动脉造影对比剂浓度不超过 40%。

68. 答案：A

解析：上肢静脉造影对比剂浓度为 30%～40%，手背穿刺时流速为 1～2 ml/s。

69. 答案：C

解析：下肢 IA-DSA 对比剂浓度不超过 40%，髂总动脉造影对比剂总量为 15～20 ml。

70. 答案：B

解析：逆行下肢IV-DSA，导管前端置于患侧髂外静脉远端或股总静脉，对比剂浓度30%～40%，对比剂总量15～18 ml，注射流率2～3 ml/s。

71. 答案：A

解析：下肢顺行IV-DSA，对比剂浓度为30%～40%，对比剂总量为60～70 ml，注射流率为1 ml/s，或30～40 ml/min，压限150磅。

72. 答案：D

73. 答案：B

解析：上、下肢动静脉造影均可选用DSA脉冲方式成像，2帧/s。

74. 答案：C

解析：正常对比剂在下肢动脉内流动速度为5～15 cm/s。

75. 答案：A

解析：四肢血管摄影中，最需要密度补偿的是：手、腕、足部、小腿。

76. 答案：B

解析：上肢动脉和静脉造影的常规是正侧位。

77. 答案：A

解析：下肢血管造影的体位常用正位。

78. 答案：D

解析：经足背静脉行下肢静脉造影在踝部上方加止血带是为了观察深静脉。

79. 答案：C

题解：肠系膜动脉介入栓塞治疗不会造成脾动脉异位栓塞。

80. 答案：D

解析：TIPSS术前不必进行胃肠道口服钡餐检查，且检查时间过近，硫酸钡反而会影响TIPSS术中视野。

81. 答案：A

解析：TIPSS术中，目前的肝内进行门静脉穿刺操作器械决定了此种肝内穿刺方案。

82. 答案：C

解析：轻度心功能不全可以在术前通过药物得以改善，并不是TIPSS手术的禁忌证。

83. 答案：E

解析：高血压不是Budd-chiari综合征的内容。

84. 答案：A

解析：TIPSS是经颈肝内门静脉分流术。

85. 答案：D

解析：急性肝炎需内科保守处理，不是TIPSS的适应证。

86. 答案：E

解析：BRTO是球囊闭塞下逆行性经静脉的栓塞术。

87. 答案：B

解析：右锁骨下动脉起自无名动脉，沿第1肋骨上缘向外下方走行。

88. 答案：C

解析：对比剂通过动脉粥样硬化阻断处可见“虫蛀”影像。

89. 答案：B

解析：肿瘤不会造成动脉瘤。

90. 答案：D

解析：血管畸形有动静脉瘘和血管扩张症状，造影可以看到血液从动脉流入静脉或扩张的蛇形血管。

二、多选题

91. 答案：ABCD

解析：微机控制电动高压注射器与普通电动式高压注射器相比，其优点是：控制的精度更高、性能更稳定、更安全可靠、操作运用更方便。

92. 答案：ACDE

解析：高压注射器的压力有四种单位：PSI（磅/平方英寸）、kg（公斤）、kPa（千帕）、AUTO（大气压）。

93. 答案：BC

解析：高压注射器的延迟方式有X线

曝光延迟和注射延迟两种。

94. 答案：BCD

解析：流率的单位有 ml / s（毫升 / 秒）、ml / min（毫升 / 分）、ml / h（毫升 / 小时）。

95. 答案：ABD

解析：高压注射器通过控制对比剂的剂量、流速、注射压力等满足造影要求。

96. 答案：BCDE

解析：高压注射器参数的设置主要是调节对比剂的注射流速、总量、压力及选择注射时机等。

97. 答案：BCDE

解析：注射所需压力与注射速度、对比剂浓度、对比剂温度、导管尺寸等相关因素有关。

98. 答案：ABCDE

解析：离子型对比剂溶于水后发生电离，离子型对比剂渗透压高，不良反应比较常见，苯环上结合有羧基，在氢氧化钠碱性溶液中溶解良好。

99. 答案：ABC

解析：血管造影常用的离子型对比剂药物有碘异酞醇（碘必乐）、碘苯六醇（欧乃派克）、碘普罗胺（优维显）。

100. 答案：CDE

解析：对比剂的药理作用包括化学毒性、物理毒性及过敏反应。

全真模拟试卷五

一、单选题

1. 在头、腹部或四肢 DSA 中，图像采集速度采用
   A. 1～3 帧/s
   B. 3～8 帧/s
   C. 8～12 帧/s
   D. 12～15 帧/s
   E. 15～30 帧/s
2. 以下哪项不属于常规减影程序
   A. 摄取普通平片
   B. 制备 mask 片，或称蒙片
   C. 摄取血管造影片
   D. 把 mask 片与血管造影片重叠一起翻印成减影片
   E. 再蒙片
3. 下列哪项不属于 DSA 图像记录存储介质
   A. 胶片
   B. 硬盘
   C. 磁带
   D. 光磁盘
   E. 显示器
4. 下列不属于 DSA 图像记录存储介质的是
   A. VTR
   B. CD-R
   C. HD
   D. FPD
   E. 磁带
5. 不属于评价图像记录介质性能的是
   A. 存取容量
   B. 检索性能
   C. 操作流程
   D. 操作性能
   E. 可信性
6. 心脏摄影用 DICOM 标准，图像存储压缩比例为
   A. 2:1
   B. 4:1
   C. 6:1
   D. 8:1
   E. 10:1
7. 心脏摄影用 DICOM 标准，压缩方式为
   A. SLIC
   B. MPEG
   C. LZW
   D. JPEG
   E. JBIG

8. 关于心脏摄影用 DICOM 标准的描述，错误的是
A. 存储介质是 CD-R
B. 存储压缩比例为 2:1 的无损压缩
C. 记录图像矩阵为 512×512，8 bit
D. 压缩方式为 JPEG
E. 每张光盘最多存储 2400 幅图像
9. 选择图像存储和图像数据交换方式时，无需注意的是
A. 图像数据量
B. 图像观察频度
C. 存储图像的使用人群
D. 存储图像的场所
E. 检查结果送达场所
10. 通常情况下，DVD-R 容量是 CD-R 容量的
A. 1~2 倍
B. 3~4 倍
C. 4~5 倍
D. 5~6 倍
E. 6~7 倍
11. DVD-R 数据传输速度是 CD-R 数据传输速度的
A. 2~4 倍
B. 4~8 倍
C. 8~16 倍
D. 16~32 倍
E. 32~64 倍
12. 下列哪项不是影响 DSA 图像质量的因素
A. 图像的观察频度
B. 噪声特性
C. 分辨力特性
D. 图像伪影
E. 对比剂注射参数
13. 下列哪项不是影响 DSA 影像对比度的主要因素
A. 散射线
B. 影像增强器内散射
C. I. I. -TV 系统的输入特性
D. I. I. -TV 系统的输出特性
E. X 线管电流
14. 碘的 K 系吸收为
A. 31. 17 keV
B. 33. 17 keV
C. 35. 17 keV
D. 37. 17 keV
E. 39. 17 keV
15. 铅的 K 系吸收为
A. 38 keV
B. 58 keV
C. 68 keV
D. 88 keV
E. 98 keV
16. 当光子能量为 33. 17~88 keV 之间时，下列说法正确的是
A. 碘不吸收 X 线
B. 碘比铅对 X 线的吸收大
C. 铅比碘对 X 线的吸收大
D. 碘和铅对 X 线的吸收一样大
E. 铅不吸收 X 线
17. 光子能量超过多少时，碘对 X 线的吸收变小
A. 20 keV
B. 30 keV
C. 40 keV
D. 50 keV
E. 60 keV 以上
18. 综合考虑影像对比度、X 线穿透力和患者受照射剂量，用碘对比剂进行血管造影时，应将 X 线管电压设定为
A. 50~60 kV
B. 60~70 kV
C. 70~80 kV
D. 80~90 kV
E. 90 kV 以上
19. 在 DSA 检查中，下列哪项是造成图像对比度下降的主要原因

A. 散射线
B. 对比剂注射速度
C. 影像增强器系统的输出特性
D. 影像增强器系统的输入特性
E. 对比剂注射时间

20. 不属于 I. I-TV 系统分辨力的特性指标是
A. X 线管焦点尺寸和几何放大率
B. 影像增强器的 MTF
C. 光学系统的 MTF
D. TV 系统的 MTF
E. CCD 系统的 MTF

21. 对摄像管而言，下列说法错误的是
A. 扫描线数越多或电子束扫描间距越小，影像分辨力越高
B. 扫描线数越多，数据量越大
C. 目前设备中常用的二极管摄像管扫描面积为 10 mm×10 mm，扫描线数为 1050 线
D. 摄像管的分辨力特性与入射光量和方向也有关
E. 摄像管的 MTF 比 CCD 的 MTF 高

22. 关于 CRT 显示器的叙述，错误的是
A. CRT 显示器的分辨力取决于电子应答特性
B. CRT 显示器的分辨力取决于电子束光点大小
C. CRT 显示器的分辨力取决于荧光体层内的散射
D. 目前 1000 线 CRT 显示器影像并不比激光打印机的图像逊色
E. CRT 显示器的分辨力特性与显示器灰度、对比度设定状态和扫描线方向无关

23. 根据采样定理，用△x 间隔（1 个像素大小）对图像进行采样时，数字图像的最大分辨力为
A. 1/2△x
B. 1/3△x
C. 1/4△x
D. 1/5△x
E. 1/6△x

24. 对数字图像而言，下列说法错误的是
A. 矩阵越小，图像最大分辨力越高
B. 矩阵越大，显示图像细节越好
C. 矩阵越大，图像数据量也越大
D. 矩阵太大，给图像传输速度带来不利
E. 临床应用应根据检查目的选择合适的矩阵

25. 关于 DSA 图像与图像噪声的说法，正确的是
A. DSA 图像是减影图像，结构斑点经减影被去除
B. DSA 图像是减影图像，X 线量子斑点经减影被去除
C. DSA 图像是减影图像，电气系统噪声经减影被去除
D. DSA 图像噪声主要受结构斑点影响
E. DSA 图像噪声随着入射 X 线量减少、量子斑点减少而降低

26. 关于 DSA 图像与图像噪声的说法，错误的是
A. DSA 图像是减影图像，结构斑点经减影被去除
B. DSA 图像是减影图像，X 线量子斑点经减影被去除
C. DSA 图像噪声主要受 X 线量子斑点和电气系统噪声影响
D. 随着入射 X 线量增加，量子斑点减少，噪声降低
E. 电气系统噪声通常随着图像矩阵增加和采集速度增加而变大

27. 关于图像噪声的说法，错误的是
A. 图像亮度的随机变化称为图像噪声
B. 噪声在图像上显示为斑点、细粒、网纹或雪花状等
C. 噪声特性不受分辨力特性影响

D. 图像边缘强化处理，在使图像锐利度增加的同时也使噪声变大

E. 随着入射 X 线量增加，量子斑点减少，噪声降低

28. 以下不属于运动性伪影的是
A. 呼吸运动
B. 胃肠蠕动
C. 心脏搏动
D. 摄影系统不稳定
E. 身体躁动

29. 不属于设备伪影的是
A. 摄像机等性能不稳定引起的条纹状或漩涡状伪影
B. 成像视野内结构密度差别过大，出现斑片状信号缺失的伪影
C. 软件伪影
D. X 线束的几何伪影
E. X 线束硬化效应引起的伪影

30. 心脏、大血管造影时，一般需要注射对比剂的速度至少为
A. 3 ml/s
B. 8 ml/s
C. 10 ml/s
D. 12 ml/s
E. 20 ml/s 以上

31. 通过高压注射器灌注抗癌剂时，一般注射速度不超过
A. 0.1 ml/s
B. 0.5 ml/s
C. 1 ml/s
D. 1.5 ml/s
E. 2.0 ml/s

32. 关于高压注射器的叙述，错误的是
A. 高压注射器的驱动以流量控制方式为主
B. 注射时通过馈电补偿，使马达的旋转速度保持稳定
C. 高压注射器的实际注射速度受导管的长度及内径影响
D. 高压注射器的注射速度调节范围要大，精度要高
E. 当超过设定的注射量、注射速度及注射压力时，应能自动停止注射

33. 下列哪项不是 DSA 的适应证
A. 血管瘤
B. 血管狭窄
C. 血管炎症活动期
D. 肿瘤的介入治疗
E. 冠状动脉疾病

34. 下列哪项是 DSA 的禁忌证
A. 甲状腺囊肿
B. 血栓形成
C. 心律不齐
D. 女性月经期及妊娠 3 个月内
E. 冠心病

35. 下列哪项不是 DSA 的禁忌证
A. 碘过敏
B. 严重的心、肝、肾功能不全
C. 骨髓瘤
D. 肿瘤治疗后的随访
E. 严重的凝血功能障碍

36. DSA 穿刺插管的并发症不包括
A. 局部血肿
B. 假性动脉瘤
C. 动静脉瘘
D. 动脉切割
E. 对比剂过敏

37. 下列哪项不是对比剂所致的严重并发症
A. 喉头水肿
B. 荨麻疹
C. 休克
D. 急性肺水肿
E. 急性肾衰

38. 患者介入术前准备需提前几小时禁食禁水
A. 6 h
B. 5 h

C. 4 h

D. 3 h

E. 2 h

39. 微导管直径一般小于

A. 3 F

B. 4 F

C. 5 F

D. 6 F

E. 7 F

40. 静脉 DSA 造影时，与动脉内碘浓度无关的因素是

A. 注射速率

B. 对比剂浓度

C. 对比剂剂量

D. 注射时间

E. 静脉 DSA 成像方式

41. 下列注射位置中，属于中心静脉法 DSA 的是

A. 将导管置于肘正中静脉处

B. 将导管置于门静脉处

C. 将导管置于股静脉处

D. 将导管置于贵要静脉上行 10 cm 以上

E. 将导管置于右心房与上下腔静脉开口附近

42. 下列哪项不是血管介入的范畴

A. PTA

B. PTCD

C. PTCA

D. PTVE

E. TIPSS

43. 下列哪项不是非血管介入的范畴

A. PTRA

B. 脓肿或囊肿引流

C. 肾造口

D. 泌尿道取石

E. 肠套叠压力整复

44. 经导管血管栓塞术是

A. PTA

B. TAI

C. TACE

D. TAE

E. TIPSS

45. 头臂干发自

A. 左颈总动脉

B. 胸主动脉

C. 左锁骨下动脉

D. 右颈总动脉

E. 主动脉弓

46. 胃左动脉是哪支血管的分支

A. 腹腔动脉

B. 胃十二指肠动脉

C. 肠系膜上动脉

D. 肠系膜下动脉

E. 肝总动脉

47. 左冠状动脉前降支的分支不包括

A. 室间隔支

B. 左室前支

C. 右室前支

D. 对角支

E. 回旋支

48. 颈内动脉颅内段的第一分支是

A. 眼动脉

B. 后交通动脉

C. 垂体上动脉

D. 脉络膜前动脉

E. 穿支

49. 甲状腺上动脉发自

A. 左颈内动脉

B. 颈外动脉

C. 左锁骨下动脉

D. 舌动脉

E. 上颌动脉

50. 颈外动脉的终末支是

A. 面动脉

B. 咽升动脉

C. 枕动脉

D. 上颌动脉

E. 颞浅动脉

51. 基底动脉由哪些动脉汇合而成
A. 双侧颈内动脉
B. 双侧颈外动脉
C. 双侧椎动脉
D. 双侧胸廓内动脉
E. 双侧大脑后动脉

52. 胸主动脉分支中，发出心包支和纵隔支的是
A. 纵隔支动脉
B. 肋间后动脉
C. 支气管动脉
D. 食管动脉
E. 膈上动脉

53. 不供血给胰腺的动脉是
A. 肝总动脉
B. 胃十二指肠动脉
C. 脾动脉
D. 肠系膜上动脉
E. 肠系膜下动脉

54. 直肠上动脉起自
A. 腹腔动脉
B. 肠系膜上动脉
C. 骶中动脉
D. 肠系膜下动脉
E. 髂总动脉

55. 颈内动脉颅内段的主要分支不包括
A. 颞浅动脉
B. 后交通动脉
C. 脉络膜前动脉
D. 大脑前动脉
E. 大脑中动脉

56. 大脑静脉窦不包括
A. 上矢状窦
B. 蝶窦
C. 下矢状窦
D. 直窦
E. 窦汇

57. 颅脑 DSA 检查中，椎动脉造影常规采用水平侧位和
A. 左右 45°斜位
B. 左右 60°~65°斜位
C. 正位
D. 25°~30°汤氏位
E. 35°~40°汤氏位

58. 动脉瘤好发部位的摄影中，前交通动脉正位采用
A. RAO or LAO 20° + CAU 15°
B. RAO or LAO 30° + CAU 15°
C. RAO or LAO 40° + CAU 15°
D. RAO or LAO 50° + CAU 15°
E. 35°~40°汤氏位

59. 蛛网膜下腔出血最常见的病因是
A. 脑膜瘤
B. 脑血管痉挛
C. 高血压
D. 脑转移瘤
E. 动脉瘤破裂

60. 烟雾病是颅内哪部分血管的病变引起的
A. 大脑前动脉
B. 大脑中动脉
C. 大脑后动脉
D. 小脑后下动脉
E. Wills 动脉环

61. 颈内动脉海绵静脉窦瘘多由哪项引起
A. 外伤
B. 梗塞
C. 炎症
D. 肿瘤
E. 高血压

62. 冠脉 DSA 中，急性心梗几小时内需考虑溶栓治疗
A. 72 h
B. 48 h
C. 24 h
D. 12 h
E. 6 h

63. 冠脉 DSA 中，左心室造影常用的摄影位置是
A. RAO 60° + CAU 30°，LAO 60° + CAU 30°
B. RAO 60° + CRA 30°，LAO 30° + CRA 30°
C. RAO 30° + CAU 30°，LAO 60° + CAU 30°
D. RAO 30° + CRA 30°，LAO 30° + CAU 30°
E. RAO 45° + CRA 45°，LAO 45° + CRA 45°
64. 冠脉 DSA 前，左、右冠状动脉插管过程中常用的摄影位置是
A. LAO 35°~40°
B. LAO 45°~60°
C. LAO 55°~70°
D. LAO 40°~55°
E. LAO 25°~40°
65. 常规左心室造影对比剂的流率和用量是
A. 5~10 ml/s，每次 35~40 ml
B. 10~20 ml/s，每次 35~40 ml
C. 15~20 ml/s，每次 35~40 ml
D. 25~30 ml/s，每次 35~40 ml
E. 30~35 ml/s，每次 35~40 ml
66. 冠脉 DSA 中，左、右冠状动脉造影常用的对比剂剂量是
A. 手推每次 50 ml
B. 手推每次 35~40 ml
C. 高压注射器每次 35~40 ml
D. 高压注射器每次 20~30 ml
E. 手推每次 8~10 ml
67. 先天性心脏病中最常见的是
A. 动脉导管未闭
B. 风湿性心脏病
C. 室间隔缺损
D. 房间隔缺损
E. 肺心病
68. 支气管动脉在降主动脉上的开口位置是在
A. 第 2、3 胸椎水平
B. 第 3、4 胸椎水平
C. 第 4、5 胸椎水平
D. 第 5、6 胸椎水平
E. 第 6、7 胸椎水平
69. 心脏和冠脉 DSA 技术的目的不包括
A. 评价左心室功能
B. 冠心病及心肌缺血的诊断
C. 冠脉狭窄部位进行搭桥术前及术后的评价
D. 主动脉瓣和二尖瓣病变，准备做瓣膜置换前的检查
E. 风湿性心脏病的检查和评价
70. 胸部 DSA 技术的目的不包括
A. 慢性支气管炎肺气肿的诊断和治疗
B. 咯血的定位诊断和支气管动脉栓塞治疗
C. 肺癌的诊断和支气管动脉内灌注化疗
D. 肺内孤立球形病变的鉴别诊断
E. 肺动脉栓塞的肺内侧支循环情况及建立治疗方案
71. 胸部 DSA 中，肺动脉主干造影常用对比剂的流率和用量是
A. 5~10 ml/s，每次 20~30 ml
B. 15~20 ml/s，每次 30~40 ml
C. 10~15 ml/s，每次 40~50 ml
D. 25~30 ml/s，每次 50~60 ml
E. 30~35 ml/s，每次 60~70 ml
72. 胸部 DSA 中，肺动脉主干造影常用的采集速率是
A. 10 帧/s
B. 15 帧/s
C. 25 帧/s
D. 30 帧/s
E. 35 帧/s
73. 胸部 DSA 中，支气管动脉造影常用对

比剂的流率和用量是
A. 1~2 ml/s，每次 3~4 ml
B. 2~3 ml/s，每次 5~10 ml
C. 3~4 ml/s，每次 10~20 ml
D. 5~6 ml/s，每次 20~30 ml
E. 6~7 ml/s，每次 20~30 ml

74. 胸部介入治疗咯血的常见病不包括
A. 支气管扩张
B. 肺结核
C. 原发性肺癌
D. 肺脓肿
E. 肺动脉栓塞

75. 腹腔动脉造影观察门静脉时，采集时间需要
A. 3~4 s
B. 5~8 s
C. 10~15 s
D. 15~20 s
E. 25~30 s

76. 腹部 DSA 检查中，腹腔动脉造影对比剂的流率和用量是
A. 1~2 ml/s，每次 3~4 ml
B. 3~4 ml/s，每次 10~12 ml
C. 5~6 ml/s，每次 15~20 ml
D. 6~8 ml/s，每次 25~30 ml
E. 8~10 ml/s，每次 30~40 ml

77. 腹部 DSA 检查中，肾动脉造影对比剂的流率和用量是
A. 3~4 ml/s，每次 10~12 ml
B. 5~7 ml/s，每次 10~15 ml
C. 6~8 ml/s，每次 25~30 ml
D. 8~10 ml/s，每次 20~30 ml
E. 10~15 ml/s，每次 30~40 ml

78. 腹部 DSA 检查中，膈动脉造影对比剂的流率和用量是
A. 1~2 ml/s，每次 3~4 ml
B. 3~4 ml/s，每次 6~8 ml
C. 5~6 ml/s，每次 15~20 ml
D. 6~8 ml/s，每次 25~30 ml
E. 8~10 ml/s，每次 30~40 ml

79. 肝癌患者 TAE 术后，CT 检查碘油在癌性血管内聚集情况的最佳时间是
A. 介入治疗后 1~2 周
B. 介入治疗后 3~4 周
C. 介入治疗前 1~2 周
D. 介入治疗前 3~4 周
E. 介入治疗后 1~2 天

80. 腹部 DSA 检查中，正常肝脏门静脉与肝动脉的血流比是
A. 1:1
B. 2:1
C. 3:1
D. 4:1
E. 5:1

81. 下列哪项是肝动脉栓塞的绝对禁忌证
A. 肝动脉破裂
B. 肿瘤破裂出血
C. 肝动脉门静脉瘘伴门静脉左支瘤栓形成
D. 肝动脉肝静脉瘘
E. 门静脉主干及左、右支内广泛瘤栓形成

82. 腹部 DSA 检查时，消化道出血速率至少是多少才能被检出
A. 0.5 ml/min
B. 1 ml/min
C. 2 ml/min
D. 3 ml/min
E. 5 ml/min

83. 腹部 DSA 检查时，下列哪项不是胃肠道出血的常见病因
A. 肿瘤
B. 动静脉畸形
C. 动脉瘤
D. 炎性溃疡
E. 结石

84. 下列哪项不是腹部外伤的 DSA 造影

表现
A. 对比剂外溢
B. 动静脉瘘
C. 腹主动脉瘤
D. 脏器破裂
E. 血管移位

85. 腹部DSA时，部分性脾栓塞术一般不超过全脾容量的
A. 10%~20%
B. 20%~30%
C. 30%~40%
D. 40%~50%
E. 50%~60%

86. 腹部DSA时，PTRA可用于
A. 肾癌
B. 肾动脉狭窄
C. 肾盂肾炎
D. 外伤后肾动脉破裂出血
E. 肾穿刺活检出血

87. 诊断布-加综合征的“金标准”是
A. 胃镜
B. 超声
C. CTA
D. MRA
E. DSA

88. 介入治疗布-加综合征的适应证不包括
A. 多数下腔静脉及肝静脉膜性病变
B. 部分下腔静脉局限性节段性病变
C. 介入治疗后再狭窄或再闭塞者
D. 严重肾功能障碍
E. 肝移植术后下腔静脉及肝静脉狭窄者

89. 与Budd-Chiari综合征治疗无关的方法是
A. PTA治疗
B. ES治疗
C. TIPSS治疗
D. 经导管局部溶栓术
E. TACE治疗

90. 发现肝脏多发血管瘤，应首选哪种治疗方法
A. 内科药物治疗
B. 外科切除
C. 肝移植
D. 介入治疗
E. 放射治疗

二、多选题

91. 对比剂的化学毒性可造成下列哪些方面的损害
A. 肾功能损伤
B. 神经症状
C. 心律不齐
D. 凝血障碍
E. 红细胞损伤

92. 对比剂的物理特性包括
A. 发热
B. 血管痛
C. 血压低
D. 血量增加
E. 血管内皮损伤

93. 对比剂过敏反应包括
A. 喷嚏
B. 发痒
C. 荨麻疹
D. 气管痉挛
E. 浮肿

94. 血管造影时引起的感染包括
A. 患者的感染
B. 家属的感染
C. 操作者感染
D. 空气的污染
E. 重复感染

95. 医护人员的感染途径包括
A. 被针刺
B. 口腔黏膜
C. 皮肤伤口
D. 眼睛
E. 被患者打伤

96. 医护人员预防感染的原则是
A. 防止被针刺
B. 不让有伤口的皮肤暴露在外
C. 防止黏膜被感染源污染
D. 防操作台面污染
E. 防止患者污染

7. 预防医护人员感染的方法有
A. 遵守传染病防护法
B. 正确使用防护用具
C. 接种预防疫苗
D. 避免与患者交谈
E. 避免与患者接触

98. 预防感染的防护用具包括
A. 手术衣
B. 手套
C. 眼镜
D. 口罩
E. 铅围裙

99. DSA 的减影程序包括
A. 摄取普通平片
B. 制备 Mask 片
C. 摄取血管造影片
D. 形成减影片
E. 图像叠加

100. 关于普通平片与血管造影片的描述，正确的是
A. 相同部位
B. 相同条件
C. 图像相同
D. 密度相反
E. 像素相同

《 全真模拟试卷五答案及解析

一、单选题

1. 答案：B

解析：在头、腹部或四肢 DSA 中，图像采集速度常采用 3～8 帧/s。

2. 答案：E

解析：再蒙片是 DSA 中校正配准不良的图像后处理方法。

3. 答案：E

解析：DSA 采集图像的介质有胶片、VTR、硬盘（HD）、磁带、光磁盘（HD）、CD-R 等。

4. 答案：D

解析：FPD 是平板探测器，使 DSA 图像实现直接数字化，不属于 DSA 图像记录存储介质。

5. 答案：C

解析：比较不同图像记录介质性能时，不必考虑操作流程。

6. 答案：A

解析：心脏摄影用 DICOM 标准，存储压缩比例为 2∶1 的无损压缩。

7. 答案：D

解析：心脏摄影用 DICOM 标准，压缩方式为 JPEG。

8. 答案：E

解析：心脏摄影用 DICOM 标准，每张光盘最多存储 4800 幅图像。

9. 答案：D

解析：选择图像存储和图像数据交换方式时不需考虑存储图像的场所。

10. 答案：C

解析：DVD-R 容量是 CD-R 容量的 4～5 倍。

11. 答案：C

解析：DVD-R 数据传输速度是 CD-R 数据传输速度的 8～16 倍。

12. 答案：A

解析：图像的观察频度不是影响 DSA 系统图像质量的因素。

13. 答案：E

解析：X 线管电压是影响 DSA 影像对比度的重要因素。

14. 答案：B

解析：碘的 K 系吸收为 33. 17 keV。

15. 答案：D

解析：铅的 K 系吸收为 88 keV。

16. 答案：B

解析：当光子能量为 33. 17～88 keV 之

间时，碘比铅对 X 线的吸收大。

17. 答案：E

解析：光子能量在 60 keV 以上时，碘对 X 线的吸收变小。

18. 答案：C

解析：综合考虑影像对比度、X 线穿透力和患者受照射剂量，用碘对比剂进行血管造影时，应将 X 线管电压设定为 70 ~ 80 kV。

19. 答案：A

解析：在 DSA 检查中，散射线是造成对比度下降的主要原因。

20. 答案：E

解析：CCD 系统的 MTF 不是影响影像增强器-TV 系统分辨力特性的因素。

21. 答案：E

解析：CCD 的 MTF 比摄像管的 MTF 高。

22. 答案：E

解析：CRT 显示器的分辨力特性与显示器灰度、对比度设定状态和扫描线方向有关。

23. 答案：A

解析：根据采样定理，用 Δx 间隔（1 个像素大小）对图像进行采样时，数字图像的最大分辨力为 $1/2\Delta x$。

24. 答案：A

解析：对数字图像而言，矩阵越大，图像最大分辨力越高。

25. 答案：A

解析：DSA 图像是减影图像，结构斑点经减影被去除。

26. 答案：B

解析：DSA 图像是减影图像，但 X 线量子斑点经减影不能被去除。

27. 答案：C

解析：噪声特性受分辨力特性影响。

28. 答案：D

解析：摄影系统不稳定产生的伪影不属于运动性伪影。

29. 答案：B

解析：成像视野内结构密度差别过大，易造成饱和状态伪影。

30. 答案：E

解析：心脏、大血管造影时需要 20 ml/s以上的注射速率。

31. 答案：A

解析：通过高压注射器灌注抗癌剂时，一般注射速度不超过 0.1 ml/s。

32. 答案：C

解析：高压注射器通过马达的负荷进行馈电补偿，使马达的旋转速度不受导管种类（长度、内径）的影响，以维持稳定的对比剂注射速度。

33. 答案：C

解析：血管炎症活动期是 DSA 的禁忌证，需先内科处理。

34. 答案：D

解析：女性月经期及妊娠 3 个月内是 DSA 的禁忌证，易出现感染及胎儿受损。

35. 答案：D

解析：肿瘤治疗后的随访是 DSA 的适应证。

36. 答案：E

解析：对比剂过敏是碘剂过敏的并发症，不是穿刺插管所致。

37. 答案：B

解析：荨麻疹是对比剂常见并发症，不是严重并发症。

38. 答案：C

解析：患者介入术前准备，需提前 4h 禁食禁水。

39. 答案：A

解析：微导管的特点是导管纤细，一般直径小于 3F。

40. 答案：A

解析：静脉 DSA 造影时，动脉内碘浓度取决于所给予碘剂的总量，与注射速率无关。在对比剂团块通过心腔和肺动脉时，不论速度如何，均会被稀释。

41. 答案：E

解析：静脉DSA的中心静脉法注射对比剂是把导管送至右心房与上下腔静脉开口附近。

42. 答案：B

解析：PTCD是经皮胆道造影及引流术，属非血管介入。

43. 答案：A

解析：PTRA是肾动脉成形术，属血管介入。

44. 答案：D

解析：经导管血管栓塞术的英文是transcatheter arteral embolization，简写为TAE。

45. 答案：E

解析：头臂干是主动脉弓的第一大分支。

46. 答案：A

解析：胃左动脉一般发自腹腔动脉。

47. 答案：E

解析：回旋支是左冠状动脉的另一分支。

48. 答案：A

解析：眼动脉是颈内动脉颅内段第一大分支。

49. 答案：B

解析：甲状腺上动脉是颈外动脉的第一分支。

50. 答案：E

解析：颞浅动脉是颈外动脉的终末分支。

51. 答案：C

解析：双侧椎动脉汇合成基底动脉。

52. 答案：C

解析：支气管动脉同时分出心包支和纵隔支。

53. 答案：E

解析：肠系膜下动脉不供血给胰腺。

54. 答案：D

解析：肠系膜下动脉发出左结肠动脉、乙状结肠动脉和直肠上动脉。

55. 答案：A

解析：颞浅动脉是颈外动脉的分支。

56. 答案：B

解析：蝶窦不是静脉窦，属于鼻窦。

57. 答案：D

解析：椎动脉造影常规采用水平侧位和25°~30°汤氏位，以减少血管重叠。

58. 答案：A

解析：前交通动脉瘤正位采用RAO or LAO 20° + CAU 15°。

59. 答案：E

解析：动脉瘤破裂是造成蛛网膜下腔出血最常见的病因。

60. 答案：E

解析：烟雾病是Wills动脉环的狭窄或引起闭塞的病变。

61. 答案：A

解析：颈内动脉海绵静脉窦瘘多由外伤引起，造成海绵静脉窦部的颈内动脉处断裂形成动静脉瘘。

62. 答案：E

解析：急性心梗6h内需考虑溶栓治疗。

63. 答案：C

解析：RAO 30° + CAU 30°及LAO 60° + CAU 30°是左心室造影常用的摄影位置。

64. 答案：B

解析：左、右冠状动脉插管过程中，影像增强器呈LAO 45°~60°使动脉口展开，便于插管操作。

65. 答案：D

解析：左心室造影常用的对比剂量的流率是25~30 ml/s，每次35~40 ml。

66. 答案：E

解析：左、右冠状动脉造影不能用高

压注射器，必须手推，每次 8～10 ml，2 秒钟内连续推完。

67. 答案：D

解析：房间隔缺损在先天性心脏病中发病率居第一位。

68. 答案：D

解析：支气管动脉在降主动脉上的开口位置大致集中在右支气管和隆突水平附近，约相当于第 5、6 椎体处。

69. 答案：E

解析：风湿性心脏病检查不是心脏和冠脉 DSA 技术的目的。

70. 答案：A

解析：慢性支气管炎肺气肿诊治不是胸部 DSA 技术的目的，需内科检查和处理。

71. 答案：B

解析：肺动脉主干造影时常用的对比剂用量为每次 30～40 ml，流率 15～20 ml/s，注射压力 400～600 磅。

72. 答案：C

解析：肺动脉造影因心脏的运动选用超脉冲方式采集，25 帧/s。

73. 答案：B

解析：支气管动脉造影可选用脉冲方式采集，对比剂用量 5～10 ml，流率 2～3 ml/s。

74. 答案：E

解析：肺动脉栓塞的临床症状无咯血。

75. 答案：D

解析：腹腔动脉造影观察门静脉时，采集时间在 15～20 s。

76. 答案：D

解析：腹腔动脉造影的对比剂用量每次 25～30 ml，注射流率 6～8 ml/s，压限 150～300 磅。

77. 答案：B

解析：肾动脉造影对比剂用量每次 10～15 ml，注射流率 5～7 ml/s，压限 150～300 磅。

78. 答案：B

解析：膈动脉造影对比剂用量每次 6～8 ml，注射流率 3～4 ml/s，压限 150 磅。

79. 答案：A

解析：介入治疗后 1～2 周 CT 扫描，可以观察肿瘤区域的碘油情况，用于 HCC、小转移灶的检出。

80. 答案：C

解析：肝的血流受门静脉和肝动脉的双重支配，正常肝脏其比率为 3:1。

81. 答案：E

解析：若门脉主干有肿瘤浸润闭塞时，栓塞肝动脉，肝实质无血液供养，会导致肝功能衰竭。

82. 答案：A

解析：胃肠道出血活动期，超过 0.5 ml/min 者，造影时可见对比剂直接外溢的征象。

83. 答案：E

解析：腹腔内结石不会造成胃肠道出血。

84. 答案：C

解析：腹主动脉瘤不会因外伤引起。

85. 答案：E

解析：用吸收性明胶海绵栓塞到脾容量的 50%～60%，若栓塞少则得不到治疗效果，过多则发生严重的不良反应。

86. 答案：B

解析：经皮腔内肾动脉成形术（PTRA）是利用球囊导管对狭窄部进行扩张治疗肾血管性高血压。

87. 答案：E

解析：DSA 是诊断血管性疾病的金标准。

88. 答案：D

解析：严重肾功能障碍属于各种介入治疗的禁忌证。

89. 答案：E

解析：TACE 是治疗肝脏恶性肿瘤的介入治疗方法，与 Budd-Chiari 综合征治疗无关。

90. 答案：D

解析：发现肝脏多发血管瘤应首选介入治疗，其他治疗方法均不适合。

二、多选题

91. 答案：ABCDE

解析：对比剂的化学毒性可造成肾功能损伤、神经症状、心律不齐、凝血障碍、红细胞损伤。

92. 答案：ABCDE

解析：对比剂的物理特性可引起发热、血管痛、血压低、血量增加、血管内皮损伤、红细胞变形、脱水等。

93. 答案：ABCDE

解析：对比剂过敏样反应包括喷嚏、发痒、荨麻疹、浮肿、支气管痉挛、嗜睡等。

94. 答案：AC

解析：血管造影时引起的感染分为两种，一种是患者的感染；一种是操作者的感染。

95. 答案：ABCD

解析：医护人员被患者感染的主要原因是被针刺，也有患者的血液或体液飞溅到工作人员的口腔黏膜、皮肤伤口、眼睛等部位引起的感染。

96. 答案：ABC

解析：医护人员预防感染要注意以下 3 个原则：防止被针刺；不让有伤口的皮肤暴露在外；防止黏膜被感染源污染。

97. 答案：ABC

解析：预防医护人员感染的方法包括遵守传染病防护法，正确使用防护用具，接种预防疫苗。

98. 答案：ABCD

解析：预防感染的防护用具包括手术衣、手套、眼镜、口罩等。

99. 答案：ABCD

解析：DSA 减影程序：摄取普通平片，制备 Mask 片，摄取血管造影片，把 Mask 片与血管血管造影片重叠一起印成减影片。

100. 答案：AB

解析：普通平片与血管造影片应为同一部位、同条件曝光。Mask 片与普通平片的图像完全相同，而密度正好相反。

全真模拟试卷六

一、单选题

1. 数字减影血管造影 DSA 的英文是
   A. digital signal acquisition
   B. data signal acquisition
   C. data subtraction angiography
   D. digital subtraction angiography
   E. data signal acquisition
2. DSA 技术的诞生与多项技术的发展有关，下列不正确的是
   A. 图像处理技术
   B. 光电子技术
   C. 平板探测器技术
   D. 数字电子技术
   E. 影像增强技术
3. 影像增强器的应用促进了介入技术的发展，下列不正确的是
   A. 实现介入技术的隔室操作
   B. 实现在明室中透视
   C. 降低了介入医师的辐射剂量
   D. 避免了直接大剂量的 X 线摄影
   E. 实现间接小剂量的 X 线摄影
4. 第一台数字减影血管造影设备是由哪国研制成功的
   A. 英国
   B. 德国
   C. 法国
   D. 日本
   E. 美国
5. 有关外周静脉法 DSA 图像的描述，错误的是
   A. 图像分辨力低
   B. 血管影像模糊
   C. 血管影像相互重叠
   D. 易产生饱和状伪影
   E. 影像质量差
6. 目前，DSA 已很少使用的血管造影方式是
   A. 外周静脉法和中心静脉法
   B. 外周静脉法和超选择性动脉法
   C. 外周静脉法和选择性动脉法
   D. 选择性动脉 DSA 和中心静脉法
   E. 中心静脉法和选择性动脉法
7. 以下哪种方法不能解决 DSA 图像空间分辨力低、噪声大的问题
   A. 降低对比剂浓度
   B. 图像的加权
   C. 扩大图像采集矩阵
   D. 图像的积分

E. 图像的滤波

8. 以下哪种技术手段不能克服影像增强器视野小，一个部位需要多次曝光的问题

A. 改进影像增强器的输入野

B. 采用遥控对比剂跟踪技术

C. 采用步进式 DSA 技术

D. 使感兴趣区部位尽可能靠近检测器

E. 采用旋转式 DSA 技术

9. 可以避免运动性伪影的 DSA 技术是

A. 超短脉冲快速曝光

B. 遥控对比剂跟踪技术

C. 步进式 DSA 技术

D. 使感兴趣区部位尽可能靠近检测器

E. 旋转式 DSA 技术

10. 当成像部位的血管重叠较为严重时，以下 DSA 技术不能提高影像质量的是

A. 采用旋转式 DSA 技术

B. 采用多角度分别减影

C. 采用超选择性动脉 DSA 技术

D. 提高采集速率

E. 提高对比剂浓度

11. 关于 DSA 与传统心血管造影相比具有的优势，不正确的是

A. 需要的对比剂浓度低

B. 需要的对比剂用量少

C. 能提供心脏软组织结构影像

D. 密度分辨力高，可使密度差值为 1% 的影像显示出来

E. 时间分辨力高，单位时间内可获得较多的画面

12. 下列不属于动脉 DSA 技术优于静脉 DSA 技术的是

A. 成像质量高，诊断准确性增加

B. 血管相互重叠少

C. 放射辐射剂量减少

D. 影像清晰，能使直径 0.5 mm 的小血管清晰显示

E. 对比剂的浓度高、用量小

13. 下列哪项不是 DSA 设备中 X 线高压发生装置所需具备的性能

A. 短时间内能多次曝光、能长时间连续摄影

B. 高频交流电频率高

C. 高压脉动率大

D. X 线有效能量高

E. 具备脉冲透视功能

14. DSA 摄影时，X 线管最大阳极热容量必须达到

A. 100 HU

B. 200 HU

C. 300 HU

D. 400 HU

E. 500 HU

15. 关于 DSA 影像增强器主要性能参数的叙述，错误的是

A. 输入屏标称尺寸表示影像增强器输入屏大小

B. 量子检出效率 DQE 在 70% 以上较为适宜

C. 变换系数 Gx 越大则图像越暗

D. 对比度是指在影像增强器视野中心放置和移去不透 X 线物质时的输出灰度比

E. 9 英寸影像增强器的中心分辨力应 ≥50 LP/cm

16. 关于自动曝光控制的叙述，错误的是

A. 可提高 DSA 图像质量

B. 可降低患者的辐射剂量

C. 可控制曝光时间

D. 可实时追踪 X 线吸收变化

E. DSA 检查一般不选择手动曝光条件

17. 关于 DSA 常用数字脉冲透视方式的叙述，错误的是

A. 可使患者受辐射剂量下降

B. 使用的是 2～6 ms 程度的脉冲 X 线

C. 可降低图像运动伪影的影响

D. 可降低目标区域照射量

E. 脉冲式透视方式最大管电流比X线连续发生方式低

18. 关于DSA中CRT显示器空间分辨力表现能力的影响因素，错误的是
A. 受显示器电子应答特性的影响
B. 受显示器电子束光点大小的影响
C. 受显示器荧光体层内的散射情况影响
D. 受显示器本身亮度、对比度设定状态的影响
E. 受显示器屏幕尺寸的影响

19. DSA的附加滤过装置可降低受检者辐射剂量，其影响效果不正确的是
A. 与滤过材料的种类有关
B. 与滤过材料的厚度有关
C. 与管电压大小有关
D. 与管电流大小有关
E. 与被照体厚度有关

20. 关于DSA导管床应具备的特点，错误的是
A. X线管倾斜角度摄影时，图像中不出现导管台边缘的金属边框影
B. 大倾斜角度摄影时，导管台与机架应无碰撞冲突
C. 下肢血管摄影时，应使用具备旋转DSA功能的床板
D. 应配有长时间躺卧也不易疲劳的床垫
E. 应易于清除血液、消毒液及对比剂等附着的污染

21. 关于DSA装置的机架应具备的特点，错误的是
A. 摄影过程中，术者能按无菌要求操作机架
B. 机架具有按预设角度自动复位功能
C. 除双向摄影DSA装置外，机架与导管台应有防撞传感器，避免发生碰撞
D. 术者从各个方向操作导管时均不受机架干扰
E. 机架电缆表面应有覆盖物，方便清洁

22. 控制平板探测器整体图像形成的部件是
A. 模/数转换器
B. 行驱动电路
C. 通信接口电路
D. 中央时序控制器
E. 读取电路

23. 非晶硅平板探测器点阵的密度决定了DSA装置的哪一特性
A. DQE
B. 动态范围
C. 信噪比
D. 空间分辨力
E. 密度分辨力

24. 下列哪项不是非晶硅平板探测器在DSA装置中应用所具备的优点
A. 成像速度快
B. 直接数字转换
C. 信噪比高
D. 曝光宽容度大
E. 密度分辨力高

25. 下列哪项不是非晶硒平板探测器的结构
A. 探测器单元阵列部分
B. 碘化铯闪烁体层部分
C. 数字影像传输部分
D. X线转换介质部分
E. 高速信号处理部分

26. 可以作为CCD探测器光敏元件的是
A. TFD
B. TFT
C. FPD
D. PSP
E. MOS

27. 关于CCD探测器优点的描述，错误的是

A. 图像几何变形较小
B. 空间分辨力较高
C. 对入射信号的线性响应较好
D. 动态范围广
E. 固有噪声系数极低

28. 关于高压注射器基本结构的叙述，错误的是
A. 注射头
B. 操作面板
C. 专用电源
D. 多向移动臂
E. 移动支架

29. 高压注射器注射头的电加热器应使对比剂温度保持在
A. 33℃
B. 34℃
C. 35℃
D. 36℃
E. 37℃

30. 关于高压注射器延迟技术的叙述，错误的是
A. 延迟技术的选择取决于造影方法
B. 动脉 DSA 常选用注射延迟技术
C. DSA 延迟时间需根据导管端至兴趣区距离而定
D. 曝光延迟是指先曝光采集图像，后注射对比剂
E. 超选择性动脉 DSA 可选用注射延迟

31. 高压注射器参数设置不正确的是
A. 选择注射时机
B. 调节对比剂温度
C. 调节对比剂用量
D. 调节对比剂的注射压力
E. 调节对比剂的注射流率

32. 关于高压注射器各项参数设置的影响因素，错误的是
A. 对比剂浓度
B. 对比剂温度
C. 对比剂用量
D. 血管的直径
E. 导管尺寸

33. 关于高压注射器注射参数设置的影响因素，错误的是
A. 需考虑穿刺部位因素的影响
B. 需考虑靶血管因素的影响
C. 需考虑对比剂浓度因素的影响
D. 需考虑导管的类型因素的影响
E. 需考虑对比剂温度因素的影响

34. 关于对比剂流率设定的叙述，正确的是
A. 流率参数应等于其血流速度
B. 流率参数应等于或略大于其血流速度
C. 流率参数应大于其血流速度
D. 流率参数应等于或略小于其血流速度
E. 流率参数应小于其血流速度

35. 在 DSA 中，哪项不需采用较低的对比剂流率
A. 动脉硬化
B. 广泛夹层动脉瘤
C. 脑出血
D. 室壁瘤
E. 肝血管瘤

36. 关于对比剂流率大小与导管半径的关系，正确的是
A. 对比剂流率大小与导管的半径成反比
B. 对比剂流率大小与导管半径的二次方成正比
C. 对比剂流率大小与导管半径的二次方成反比
D. 对比剂流率大小与导管半径的四次方成正比
E. 对比剂流率大小与导管半径的四次方成反比

37. 关于对比剂流率大小与导管长度的关系，正确的是

A. 对比剂流率与导管长度成正比
B. 对比剂流率与导管长度成反比
C. 对比剂流率与导管长度的二次方成正比
D. 对比剂流率与导管长度的二次方成反比
E. 对比剂流率与导管长度无关

38. IV-DSA 所需对比剂剂量、浓度与 IA-DSA 比较，正确的是
A. 对比剂剂量相同、浓度较高
B. 对比剂剂量较小、浓度较高
C. 对比剂剂量较大、浓度较低
D. 对比剂剂量较小、浓度较低
E. 对比剂剂量较大、浓度较高

39. 关于 DSA 血管显影所需对比剂最低含碘量与血管直径的关系，正确的是
A. 对比剂最低含碘量与血管直径成正比
B. 对比剂最低含碘量与血管直径成反比
C. 对比剂最低含碘量与导管直径的二次方成正比
D. 对比剂最低含碘量与导管直径成正比
E. 对比剂最低含碘量与导管直径成反比

40. 高压注射器压力设定过高易导致
A. 动脉夹层
B. 血管破裂
C. 血栓形成
D. 动脉痉挛
E. 气栓形成

41. 关于高压注射器压力的设定，错误的是
A. 对比剂温度在30℃时比25℃时所需压力大
B. 导管越细所需的压力越大
C. 导管越长所需的压力越大
D. 选择注射速度越快所需的压力越大
E. 药物浓度越高所需的压力越大

42. 关于 DSA 造影设定对比剂上升速率的叙述，错误的是
A. 一般上升时间设定在 0.5 s 较合适
B. 上升速度过快，可导致对比剂在到达靶血管前被血液稀释
C. 注射速度从 0 ml/s 上升至设定的注射速度，这一时间段称为线性上升速率
D. 上升速度过快，可能导致导管顶端从靶血管脱出
E. 上升速度过快，可能导致损伤血管壁

43. 关于心导管检查时散射线量的分布，错误的是
A. 上臂插管与股动脉插管进行心导管检查时，上臂插管的术者所受辐射剂量较大
B. 从高度看，100 cm 高度平面的散射线量比 150 cm 时多
C. 从斜位方向看，管球侧的散射线量有增多倾向
D. 从 LAO 60°摄影位置看，术者在 150 cm 高度平面上所受的散射线量比较多
E. 股动脉插管造影检查时，右前斜位摄影时术者所受的散射线量比左前斜位时多

44. X 线辐射防护方法包括距离防护，是因为
A. 照射量与距离成正比
B. 照射量与距离平方成正比
C. 照射量与距离成反比
D. 照射量与距离平方成反比
E. 照射量与距离四次方成反比

45. 关于 X 线防护铅衣的描述，错误的是
A. 防护铅衣分为围裙式和大衣式两种
B. 铅当量分为 0.25 mm、0.35 mm、0.55 mm 等规格

C. 目的是吸收原发射线造成的辐射
D. 辐射防护的效果与防护衣的形状有关
E. 辐射防护的效果与防护衣的铅当量有关

46. 附加滤过板有利于降低患者皮肤受辐射剂量，最适合的是
A. 铜
B. 铝
C. 铅
D. 铁
E. 锌

47. 下列哪种对比剂属于离子型对比剂
A. 优维显
B. 碘帕醇
C. 碘海醇
D. 碘曲仑
E. 胆影葡胺

48. 常被用作脑室和脊髓造影，属于非离子型二聚体对比剂的是
A. 优维显
B. 碘曲仑
C. 碘帕醇
D. 碘海醇
E. 复方泛影葡胺

49. 关于对比剂的描述，正确的是
A. 离子型对比剂在水溶液中不产生电离
B. 开发离子型对比剂的目的就是要降低渗透压
C. 二聚体型对比剂分为离子型和非离子型
D. 离子型对比剂不良反应小
E. 离子型对比剂渗透压低

50. 不属于对比剂化学毒性反应的是
A. 可造成肾功能损伤
B. 可造成神经症状
C. 可造成血压降低
D. 可造成凝血障碍
E. 可造成红细胞损伤

51. 不属于对比剂物理特性反应的是
A. 可引起血量增加
B. 可引起血管心律不齐
C. 可引起血管内皮损伤
D. 可引起红细胞变形
E. 可引起脱水

52. 关于对比剂不良反应的描述，正确的是
A. 对比剂物理特性反应的轻重与对比剂注射速度无关
B. 对比剂化学毒性反应的轻重与对比剂注射速度无关
C. 对比剂物理特性反应的轻重与使用的对比剂剂量无关
D. 对比剂化学毒性反应的轻重与使用的对比剂剂量无关
E. 对比剂过敏样反应的轻重与使用的对比剂剂量无关

53. 关于对比剂水溶性的描述，错误的是
A. 理想的对比剂应该是完全亲水的
B. 碘原子本身具有高度亲水特性
C. 对比剂的水溶性与对比剂的生物学安全性密切相关
D. 对比剂的分配系数越小，则其亲水性越高，水溶性越好
E. 水溶性很大程度上取决于分子的空间结构和与水的结合能力

54. 关于对比剂的描述，错误的是
A. 对比剂的药理作用包括化学毒性、物理特性反应以及过敏样反应
B. 对比剂的渗透压与化合物在溶液中的离子浓度有关
C. 对比剂黏稠度与碘含量、浓度和分子量有关
D. 对比剂黏稠度与温度有关
E. 注射的水溶性碘对比剂大约有 90% 经肾脏排出

55. 以下哪种介入手术的感染概率最大

A. 冠脉造影
B. 人工血管植入
C. 经皮胆道引流
D. 中心静脉营养插管
E. TIPSS

56. 医护人员为避免在介入治疗中被患者感染，错误的是
A. 避免被针刺伤
B. 避免有伤口的皮肤暴露在外
C. 避免黏膜被感染源污染
D. 避免为传染性疾病患者实施介入手术
E. 注意无菌操作

57. 关于医护人员在介入治疗中预防感染的叙述，错误的是
A. 在手术区附近操作高压注射器时应使用医用手套
B. 清洁被血液污染的血管造影床时应使用医用手套
C. 术者以外的工作人员在患者附近操作时应穿着手术衣
D. 使用过的针头、手术刀等要按要求放在专用托盘内
E. 遵守传染病防护法

58. 在同一减影序列中，关于 mask 图像与血管造影图像的描述，正确的是
A. 可以是不同部位、相同条件
B. 应为相同部位、相同条件
C. 可以为不同部位、不同条件
D. 可以为相同部位、不同条件
E. 部位和条件可以相同也可以不同

59. 关于照片的减影程序，顺序正确的是
A. 制备 mask 片、摄取普通平片、摄取血管造影片、mask 片与血管造影片重叠减影
B. 摄取血管造影片、制备 mask 片、摄取普通平片、mask 片与普通平片重叠减影
C. 摄取普通平片、制备 mask 片、摄取血管造影片、mask 片与血管造影片重叠减影
D. 摄取血管造影片、制备 mask 片、摄取普通平片、mask 片与血管造影片重叠减影
E. 摄取普通平片、制备 mask 片、摄取血管造影片、mask 片与普通平片重叠减影

60. 关于 mask 片与普通平片的描述，正确的是
A. 图像相反，密度相反
B. 图像相反，成像时间不同
C. 图像和密度都相同
D. 图像相同，密度相反
E. 图像密度相同，成像时间不同

61. 造影期间的 mask 像指的是
A. 未注射对比剂时的图像
B. 对比剂到达兴趣区之前的图像
C. 对比剂到达兴趣区时的图像
D. 对比剂到达兴趣区并出现最大浓度时的图像
E. 对比剂到达兴趣区后最小浓度时的图像

62. 造影期间的造影像指的是
A. 未注射对比剂时的图像
B. 对比剂到达兴趣区之前的图像
C. 对比剂刚到达兴趣区时的图像
D. 对比剂到达兴趣区并出现最大浓度时的图像
E. 对比剂到达兴趣区后最小浓度时的图像

63. 关于 DSA 信号的描述，错误的是
A. DSA 信号是由对比剂的摄影浓度决定的
B. 摄影浓度是指血管内碘浓度与血管直径的乘积
C. DSA 差值信号的大小受血管直径的影响
D. DSA 差值信号的大小受血管内碘浓

度的影响

E. 随着血管内碘浓度与血管直径乘积的增加，DSA 差值信号减弱

64. 关于 DSA 信噪比的描述，正确的是

A. SNR 与碘浓度的平方和曝光剂量乘积成正比

B. SNR 与碘浓度的平方根和曝光剂量乘积成正比

C. SNR 与碘浓度和曝光剂量乘积成正比

D. SNR 与碘浓度和曝光剂量的平方乘积成正比

E. SNR 与碘浓度和曝光剂量平方根的积成正比

65. 欲使一直径 4 mm 及其内 2 mm 狭窄的血管得到同样的显示，下列描述正确的是

A. 可将碘浓度减半

B. 可将碘浓度增加 4 倍

C. 可将曝光量加倍

D. 可将曝光量减半

E. 可将曝光量增加 4 倍

66. 关于摄影延迟及注射延迟的叙述，错误的是

A. 摄影延迟是指先注射对比剂，后曝光采集图像

B. 延迟的选择可通过高压注射器设置

C. 延迟的选择取决于造影方法

D. 延迟的选择取决于导管顶端至造影部位的距离

E. IA-DSA 特别是选择性和超选择性动脉造影时，应选用摄影延迟

67. 正常情况下，肾及肠系膜循环的时间是

A. 4 s

B. 8 s

C. 12 s

D. 16 s

E. 20 s

68. 外周静脉法对比剂到达各部位的时间，错误的是

A. 上、下腔静脉 10 ~ 12 s

B. 右心室 5 ~ 7 s

C. 肺血管及左心房 6 ~ 7 s

D. 主动脉 7 ~ 9 s

E. 肾动脉及脾动脉 8 ~ 10 s

69. 关于采集帧率的描述，错误的是

A. 超脉冲式采集帧率可达 50 帧/s

B. 头颅、四肢、盆腔等部位 2 ~ 3 帧/s

C. 腹部、肺部、颈部 6 帧/s

D. 心脏和冠状动脉 15 帧/s

E. 对不易配合者可取 25 帧/s

70. 下列描述错误的是

A. 心脏 DSA 成像需采用高帧率采集，对比剂注射速率快、剂量大

B. 四肢血管成像需采用低帧率采集，对比剂浓度低

C. 四肢末梢血管成像需采用摄影延迟

D. 补偿滤过是指采集图像时将视野内的组织密度较高的部分加入一些吸收 X 线的物质

E. 补偿滤过可防止饱和状伪影的产生

71. 在 DSA 的成像中关于对比剂浓度的叙述，错误的是

A. IV-DSA 的浓度一般为 60%~80%

B. 外周静脉法对比剂的浓度比中心静脉法低

C. IA-DSA 对比剂的浓度一般为 40%~60%

D. 对比剂浓度的选择和导管端至兴趣区的距离有关

E. 超选择性动脉法比选择性动脉法对比剂浓度要低

72. 关于对比剂用量的叙述，错误的是

A. 成人一次量为 1.0 ml/kg

B. 儿童一次量为 1.2 ~ 1.5 ml/kg

C. 成人总量 3 ~ 4 ml/kg

D. 儿童总量 4 ~ 5 ml/kg

E. 血管里所需最低对比剂的量与血管的直径成正比

73. 关于 DSA 注射流率的描述，错误的是
A. 注射流率低于导管端所在部位的血流速度时，显影效果较好
B. DSA 所选用的注射流率往往大于造影时血管内实际所需要的流率
C. 注射流率与导管的长度成反比
D. 注射流率与对比剂的黏滞系数成反比
E. 注射流率与注射压力成正比

74. 关于 DSA 注射斜率的描述，错误的是
A. 注射斜率指的是对比剂到达预选流率所需要的时间
B. 相当于对比剂注射速度达到稳态时的冲量
C. 冲量越小，线性上升速率越大
D. 线性上升速率的选择和导管端所处的位置有关
E. 一般来说，在靶血管承受范围内，线性上升速率与血管的显示率成正比

75. 关于对比剂的注射加速度及多次注射的叙述，错误的是
A. 加速度越大，造影效果越好
B. 加速度越大，对比剂注入的时间越短
C. 多次注射可选用首次注射流率
D. 多次注射可选用末次注射流率
E. 多次注射可设定不同时间注入不同的对比剂量

76. 下列哪项不是判断导管顶端位置的常用方法
A. 导管直径大小
B. 人体骨性标志
C. 血管解剖部位
D. 血管内压力值变化
E. 试注对比剂

77. 关于图像矩阵化的描述，错误的是
A. 摄像机扫描就是将图像矩阵化
B. 由纵横排列的直线相互垂直相交而成
C. 一般纵行线的条数大于横行线
D. 矩阵中所分线条越多，图像越清晰
E. 矩阵中所分线条越多，分辨力越强

78. 下列哪项不属于 DSA 的常见矩阵
A. 128 × 128
B. 256 × 256
C. 512 × 512
D. 1024 × 1024
E. 2048 × 2048

79. 关于图像像素化的描述，错误的是
A. 像素就是矩阵中被分割的小单元
B. 图像的数字化就是测量每个像素的衰减值
C. 每个像素必须产生 2 个二进制数字
D. 第一个二进制数字相当于线数
E. 第二个二进制数字相当于像素在这条线上的位置

80. 关于图像模/数转换的叙述，错误的是
A. 是将来自摄像机的视频信号数字化
B. 是将不连续的物理量变成连续的物理量
C. 扫描中高电压代表电视信号明亮的部分
D. 扫描中低电压代表电视信号黑暗的部分
E. 按扫描规律顺序将像素的明暗变化转变为电信号

81. 关于 DSA 装置的描述，错误的是
A. 要求具有高千伏、长脉冲的高压发生器
B. 要求具有输出恒定的高压发生器
C. 具有大功率的 X 线球管
D. 配置有功能完善的遮光栅
E. 配置有 X 线滤过装置

82. 关于 DSA 影像检测器的描述，错误的是

A. 应具有10帧/s以上的显像能力
B. 具有理想的光敏性
C. 足够的亮度、较高的分辨力
D. 较高的对比度
E. 最小的失真度

83. DSA电视摄像系统中，系统动态幅度的信噪比一般是
A. 500:1左右
B. 1000:1左右
C. 1500:1左右
D. 2000:1左右
E. 2500:1左右

84. 为获得精确的影像信息，每帧图像水平稳定度的差异要小于
A. 1%
B. 5%
C. 10%
D. 15%
E. 20%

85. 与连续成像相比，关于脉冲成像的描述，错误的是
A. 单位时间内摄影帧频低
B. 每帧图像接受X线剂量大
C. 图像对比分辨力较高
D. 四肢、头、颈部常用脉冲方式成像
E. 心脏大血管常用脉冲方式成像

86. 超脉冲成像方式适用于
A. 四肢血管造影
B. 脑血管造影
C. 颈部血管造影
D. 盆腔血管造影
E. 心脏大血管造影

87. 关于摄影条件的描述，错误的是
A. X线剂量与密度分辨力成正比
B. DSA的曝光参数分为“自动曝光”和“手动曝光”
C. 对密度高且厚的部位常选用“自动曝光”方式
D. 选用测试曝光可以帮助选择最合适的曝光条件
E. 对密度低且薄的部位常选用“自动曝光”方式

88. 关于DSA信号的描述，错误的是
A. DSA信号是蒙片与造影片相减之后分离出的差值信号
B. DSA信号随着血管直径增加而增强
C. DSA信号随着血管内碘浓度的增加而增强
D. DSA信号随着造影部位的血流速度增加而增强
E. 血管显影所需的对比剂最低碘含量与血管直径成反比

89. 在DSA造影中，下列哪项不是形成运动伪影的因素
A. 心脏跳动
B. 吞咽动作
C. 呼吸运动
D. 胃肠蠕动
E. 血液流动

90. 目前DSA常用的减影方式是
A. 时间减影
B. 密度减影
C. 空间减影
D. 能量减影
E. 混合减影

二、多选题

91. DSA摄影前要选择的参数有
A. 减影方式
B. X线焦点
C. 曝光时间
D. 注射延迟类型
E. 注射时间

92. 下列是DSA造影检查中对比剂的总用量，正确的是
A. 成人一次用量1.0 ml / kg
B. 儿童一次用量1.2～1.5 ml / kg
C. 成人总量为3～4 ml / kg
D. 儿童总量为4～5 ml / kg

E. 老年人用量可增加

93. 影响对比剂注射流率的因素有
A. 导管的内径
B. 导管的长度
C. 单或侧孔
D. 对比剂的黏稠度
E. 导管与血管的方位

94. 摄像机的矩阵有
A. 4096×4096
B. 2048×2048
C. 1024×1024
D. 512×512
E. 256×256

95. 一幅完整的DSA图像形成需经过哪些成像链
A. X线球管和X线能谱滤过器
B. 滤光栅
C. 影像增强管
D. 光学系统
E. 电视摄像机和A/D转换器

96. 四肢血管的介入治疗包括
A. 血管成形术
B. 血栓溶解术
C. 血管栓塞术
D. 局部穿刺术
E. 局部引流术

97. DSA X线球管要求具备
A. 大焦点
B. 小焦点
C. 大功率
D. 耐高温
E. 防静电

98. DSA影像增强器或平板探测器应具备
A. 30帧/s以上的显像能力
B. 理想的光敏度
C. 足够的亮度
D. 较高的分辨力和对比度
E. 最小的失真度

99. 消除伪影、减少噪声、提高兴趣区信噪比，改善DSA图像质量可采取
A. 利用再蒙片
B. 图像配准
C. 图像合成
D. 边缘增强
E. 窗口技术

100. IA－DSA的优点是
A. 对比剂用量少
B. 影像分辨力高
C. 曝光时间短
D. 信噪比高
E. 无血管重叠

全真模拟试卷六答案及解析

一、单选题

1. 答案：D

解析：数字减影血管造影 DSA 的英文是 digital subtraction angiography。

2. 答案：C

解析：平板探测器技术属于直接数字影像转换技术，较 DSA 技术晚。

3. 答案：A

解析：目前介入操作技术仍为同室操作。

4. 答案：E

解析：DSA 是由美国威斯康星大学的 Mistretta 小组和亚利桑那大学的 Nadelman 小组首先研制成功的。

5. 答案：D

解析：外周静脉注药获得的减影图像分辨力低，血管影像模糊且相互重叠，易产生运动性伪影，影像质量差。

6. 答案：A

解析：目前 DSA 的外周静脉法和中心静脉法基本废弃。

7. 答案：A

解析：图像空间分辨力低、噪声大，可通过增加像素量、扩大矩阵、图像的加权、积分和滤波等处理来解决。

8. 答案：E

解析：影像增强器的视野小，一个部位需要多次曝光，可通过改进影像增强器的输入野，采用遥控对比剂跟踪技术和步进式的曝光摄影来解决。

9. 答案：A

解析：运动部位的成像以及运动性伪影的产生，可使用超短脉冲快速曝光加以改善。

10. 答案：E

解析：由于 DSA 设备对碘信号检测的敏感性，意味着在造影检查过程中仅需要使用低碘浓度的对比剂团。若给予较高浓度的对比剂不仅不能增加检测到的信号量，反而会遮蔽一些有用的信息。

11. 答案：C

解析：DSA 能消除心脏血管以外的结构，仅留下造影的心血管影像，图像清晰且分辨力高。

12. 答案：E

解析：动脉 DSA 与静脉 DSA 比较，所需对比剂的浓度低、用量小。

13. 答案：C

解析：高频交流电频率越高则高压脉动率越小，X线有效能量越高。

14. 答案：D

解析：DSA摄影时，由于需要重复和长时间曝光，最大阳极热容量必须要达到400 HU。

15. 答案：C

解析：变换系数Gx表示输入屏入射X线的平均射线量与输出屏图像平均灰度之比，变换系数越大则图像越亮。

16. 答案：B

解析：自动曝光控制装置可使患者接受适当的辐射剂量的情况下，保持稳定的图像质量。

17. 答案：E

解析：脉冲式透视方式最大管电流比X线连续发生方式高。

18. 答案：E

解析：CRT显示器的空间分辨力表现能力与屏幕尺寸无关。

19. 答案：D

解析：辐射减低效果与滤过材料种类和厚度、被照体厚度以及管电压大小有关。

20. 答案：C

解析：下肢血管摄影时，应使用具备步进功能的导管床。

21. 答案：C

解析：双向摄影DSA装置的机架与导管台应有防撞传感器，能避免发生碰撞。

22. 答案：D

解析：在中央时序控制器的统一控制下，居于行方向的行驱动电路与居于列方向的读取电路将电荷信号逐行取出，转换为串行脉冲序列并量化为数字信号。

23. 答案：D

解析：非晶硅平板探测器点阵的密度决定了图像的空间分辨力。

24. 答案：B

解析：非晶硅平板探测器通常被称作间接转换型平板探测器。

25. 答案：B

解析：碘化铯闪烁体层是非晶硅平板探测器的主要结构。

26. 答案：E

解析：CCD探测器常用的光敏元件有MOS电容和光敏二极管两大类。

27. 答案：A

解析：CCD探测器的成像结构易造成图像的几何变形。

28. 答案：C

解析：高压注射器由注射头、主控箱、操作面板、多向移动臂及移动支架组成。

29. 答案：E

解析：高压注射器注射头的电加热器应使对比剂温度保持在37℃。

30. 答案：D

解析：曝光延迟是指先注射对比剂，后曝光采集图像。

31. 答案：B

解析：高压注射器参数设置主要包括调节对比剂注射流率、总量、压力及选择注射时机等。

32. 答案：C

解析：对比剂用量为高压注射器需设定的参数之一，不属于影响因素。

33. 答案：A

解析：高压注射器注射参数的设置需根据血管的直径、走向、扭曲度、受检血管范围而定，同时受对比剂浓度、对比剂温度、导管尺寸、导管的类型等相关因素影响。

34. 答案：D

解析：对比剂流率的设定依据靶血管的血流速度而定，一般流率应等于或略小于其血流速度。

35. 答案：E

解析：肝血管瘤血运丰富，不需采用较低的对比剂流率。

36. 答案：D

解析：导管半径的微小变化将会引起对比剂流率的显著变化，对比剂流率大小与导管半径的四次方成正比。

37. 答案：B

解析：对比剂流率与导管长度成反比。

38. 答案：E

解析：IV-DSA 与 IA-DSA 比较，每次采集所需对比剂剂量较大、浓度较高。

39. 答案：B

解析：DSA 血管显影所需对比剂最低含碘量与血管直径成反比。

40. 答案：B

解析：高压注射器压力设定过高易导致血管破裂。

41. 答案：A

解析：对比剂温度在 30℃时比 25℃时所需压力小。

42. 答案：B

解析：设定对比剂上升速度太慢，可能导致对比剂在到达靶血管前被血液稀释。

43. 答案：E

解析：股动脉插管造影检查时，左前斜位方向摄影时所受的散射线量比右前斜位时多。

44. 答案：D

解析：照射量与距离平方成反比，因此可通过增加人员与 X 线焦点之间距离来限制个人所受剂量。

45. 答案：C

解析：X 线防护铅衣目的是吸收散射线造成的辐射，原发射线造成的辐射没有被考虑在内。

46. 答案：A

解析：附加滤过实际效果与滤过板材料和厚度有关，铜材料的滤过板最为合适。

47. 答案：E

解析：胆影葡胺属于离子型二聚体对比剂。

48. 答案：B

解析：碘曲仑是非离子型二聚体对比剂的代表性药物。

49. 答案：C

解析：二聚体型对比剂分为离子型和非离子型。

50. 答案：C

解析：对比剂物理特性反应可引起血压降低。

51. 答案：B

解析：对比剂化学毒性反应可诱发心律不齐。

52. 答案：E

解析：对比剂理、化因素引起不良反应的轻重与对比剂使用剂量及注射速度密切相关，对比剂过敏样反应的轻重与使用的对比剂剂量无关。

53. 答案：B

解析：碘原子本身具有高度疏水特性。

54. 答案：E

解析：注射的水溶性碘对比剂大约有 99% 经肾脏排出。

55. 答案：C

解析：非血管系统的各种造影发生感染的概率高于血管造影和血管内介入治疗。

56. 答案：D

解析：医护人员应做好预防消毒工作，力求做到零感染。

57. 答案：D

解析：使用过的针头、手术刀等要按要求放在专用容器内，并加盖覆盖。

58. 答案：B

解析：普通平片与血管造影片应为同部位、同条件曝光。

59. 答案：C

解析：照片的减影程序为：摄取普通平片、制备 mask 片、摄取血管造影片、mask 片与血管造影片重叠减影。

60. 答案：D

解析：所谓mask片就是与普通平片的图像完全相同，而密度正好相反的的图像。

61. 答案：B

解析：在造影期间的两次曝光，mask像指的是对比剂到达兴趣区之前的图像。

62. 答案：D

解析：在造影期间的两次曝光，造影像指的是对比剂到达兴趣区并出现最大浓度时的图像。

63. 答案：E

解析：随着血管内碘浓度与血管直径乘积的增加，DSA差值信号增强。

64. 答案：E

解析：SNR与碘浓度和曝光剂量平方根的积成正比。

65. 答案：E

解析：欲使一直径4 mm及其内2 mm狭窄的血管得到同样的显示，则需要将碘浓度加倍或将曝光量增加4倍。

66. 答案：E

解析：IA-DSA特别是选择性和超选择性动脉造影时，应选用注射延迟。

67. 答案：C

解析：正常情况下肾及肠系膜循环的时间是12 s。

68. 答案：A

解析：外周静脉法对比剂到达上腔、下腔静脉需3~5 s。

69. 答案：D

解析：心脏和冠状动脉的采集帧率在25帧/s以上。

70. 答案：D

解析：补偿滤过是指采集图像时应将视野内组织密度较低的部分加上一些吸收X线的物质，使X线在被照射区域内的衰减接近均匀。

71. 答案：B

解析：外周静脉法对比剂的浓度比中心静脉法高。

72. 答案：E

解析：根据对比剂-血管直径曲线可知，血管里所需最低对比剂的量与血管的直径成反比。

73. 答案：A

解析：注射流率低于该部位的血流速度时，对比剂被血液稀释，显影效果差。

74. 答案：C

解析：冲量越大，对比剂进入血管内越快，线性上升速率也就越高。

75. 答案：A

解析：如果选用加速度过大，就会使对比剂在极短的时间内注入，血管有发生破裂的危险。

76. 答案：A

解析：判断导管顶端位置的常用方法有：人体骨性标志、血管解剖部位、血管内压力值变化、试注对比剂。

77. 答案：C

解析：一般纵行线与横行线的条数相等。

78. 答案：A

解析：DSA的常见矩阵有256×256、512×512、1024×1024、2048×2048。

79. 答案：C

解析：每个像素必须产生3个二进制数字，第一个二进制数字相当于线数，第二个二进制数字相当于像素在这条线上的位置，第三个二进制数字为被编码的灰阶信息。

80. 答案：B

解析：模/数转换是将连续的物理量变成不连续的物理量。

81. 答案：A

解析：DSA图像在以每秒数帧的速度形成，这就要求具有产生高千伏、短脉冲和恒定输出的高压发生器。

82. 答案：A

解析：DSA影像检测器应具有30帧/s

以上的显像能力。

83. 答案：B

解析：DSA电视摄像系统中，系统动态幅度的信噪比在1000:1左右。

84. 答案：A

解析：为获得精确的影像信息，每帧图像水平稳定度的差异要小于1%。

85. 答案：E

解析：心脏大血管等易活动的部位常用超脉冲方式成像来获取高清晰度的动态减影图像。

86. 答案：E

87. 答案：E

解析：对密度低且薄的部位常选用“手动曝光”方式。

88. 答案：D

解析：DSA信号与造影部位的血流速度无直接关系。

89. 答案：E

解析：在DSA检查过程中，患者本身自主或不自主的移动可能形成运动伪影，而血液的流动不会造成运动伪影。

90. 答案：A

解析：时间减影是目前DSA设备的常用减影方式。

二、多选题

91. 答案：ABCDE

解析：DSA检查前要选择的相关参数如减影方式、矩阵大小，增强输入野的尺寸、摄像机光圈大小、X线焦点、球管负载、X线脉冲宽度、千伏和毫安值、采集帧率、mask的帧数、放大的类型、曝光时间、注射延迟类型和时间、对比剂总量和浓度、注射流率、噪声消除方式等。

92. 答案：ABCD

解析：对比剂总用量按患者体重计算，成人一次用量1.0 ml/kg，儿童一次用量1.2～1.5 ml/kg，成人总量为3～4 ml/kg，儿童总量为4～5 ml/kg。

93. 答案：ABCDE

解析：注射流率受多种因素的影响，即导管的内径、长度、单或侧孔、对比剂的黏稠度、导管与血管的方位关系等。

94. 答案：BCDE

解析：摄像机常见的矩阵有256×256、512×512、1024×1024、2048×2048。

95. 答案：ABCDE

解析：一幅完整DSA图像形成必须经过X线球管和X线能谱滤过器、滤光栅、影像增强管、光学系统、电视摄像机和A/D转换器等。

96. 答案：ABC

解析：四肢血管的介入治疗包括血管狭窄成形术、动脉血栓溶解术、动脉栓塞术。

97. 答案：ABC

解析：DSA的X线源具有大小焦点和大功率的X线球管。

98. 答案：ABCDE

解析：增强器或平板探测器应具备30帧/s以上的显像能力，理想的光敏度，足够的亮度，较高的分辨率和对比度，最小的失真度，以适应不同部位的DSA成像。

99. 答案：ABCDE

解析：充分利用再蒙片、图像配准、图像合成、边缘增强、窗口技术等多种处理技术来消除伪影、减少噪声、提高兴趣区信噪比，改善DSA图像质量。

100. 答案：ABCDE

解析：IA－DSA可明显减少对比剂浓度和用量，提高影像分辨力，缩短曝光时间，获取高信噪比、无血管重叠的清晰图像。

全真模拟试卷七

多选题

1. DSA 设备的发展方向是
   A. 一体化
   B. 程序化
   C. 自动化
   D. 智能化
   E. 多元化
2. DSA 与传统血管造影相比具有的优势是
   A. 对比剂用量少、浓度低
   B. 显像清析
   C. 运动性伪影减小
   D. 辐射剂量减小
   E. 成像质量高
3. 选择性 IV-DSA 可用于下列哪些静脉疾病的诊断和治疗
   A. 门静脉
   B. 腔静脉
   C. 髂静脉
   D. 肾静脉
   E. 股深静脉
4. 对于 DSA 高压发生器的要求是
   A. 输出稳定
   B. 高千伏
   C. 低毫安
   D. 短脉冲
   E. 长时间
5. 下列选项中受 X 线控制器控制的是
   A. 管电压
   B. 管电流
   C. 摄影时间
   D. 对比度
   E. 密度
6. DSA 摄影时使用的焦点有
   A. 0.2 mm
   B. 0.4 mm
   C. 0.6 mm
   D. 0.8 mm
   E. 1.0 mm
7. X 线管的冷却方式包括
   A. 直接冷却方式
   B. 间接冷却方式
   C. 风冷方式
   D. 水冷方式
   E. 风、水结合方式
8. 影像增强器的基本构造包括
   A. 输入屏
   B. 光电面

C. 电子透镜
D. 输出屏
E. 管套
9. 影像增强器具有
A. 影像转换功能
B. 图像增强功能
C. 输入功能
D. 输出功能
E. 转接功能
10. 通常情况下，胸部和四肢 DSA 摄影时增强器需要多大
A. 9 英寸
B. 12 英寸
C. 14 英寸
D. 16 英寸
E. 18 英寸
11. 影像增强器主要性能参数有
A. 输入屏标称尺寸
B. 量子检出率 DQE
C. 变换系数 G_X
D. 对比度
E. 中心分辨力
12. TV 摄像机的作用与功能是
A. 记录影像
B. 阅读影像
C. 擦除影像
D. 传输影像
E. 叠加影像
13. TV 显示器上显示的图像对比度取决于
A. 影像增强器
B. TV 摄像机
C. γ 补偿
D. TV 显示器
E. 电源
14. 关于 DSA 临床应用的叙述，错误的是
A. 椎动脉造影常规是 25°~30° 汤氏位和水平侧位
B. Judkins 法行冠状动脉造影时，应先行右冠状动脉造影，再行左冠状动脉造影
C. 肺栓塞患者肺动脉造影除常规正侧位外，要加照斜位
D. 肝癌患者行 TAE 术时栓塞物质首选明胶海绵
E. 下肢血管造影的体位常采用正位即可
15. 导管床具备的条件是
A. 一定的硬度
B. 合适的高度
C. 移动轻便
D. 具备步进功能
E. 不易疲劳的床垫
16. 数字平板探测器主要分为
A. 非晶硅
B. 非晶硒
C. CCD
D. CR
E. DR
17. 非晶硅平板探测器的结构包括
A. 保护层
B. 碘化铯闪烁体层
C. 非晶硅光电二极管阵列
D. 行驱动电路
E. 图像信号读取电路
18. 非晶硅平板探测器的优点是
A. 成像速度快
B. 良好的空间分辨力
C. 良好的密度分辨力
D. 信噪比高
E. 图像层次丰富
19. 非晶硒平板探测器的结构包括
A. X 线传播介质
B. 探测器单元阵列
C. 高速信号处理
D. 数字影像传输
E. 数字图像重建
20. 高压注射器的基本结构包括
A. 注射头

B. 主控箱
C. 操作面板
D. 多向移动臂
E. 移动架

21. 微机控制电动高压注射器与普通电动式高压注射器相比，其优点是
A. 精度更高
B. 更稳定
C. 更安全
D. 操作更方便
E. 体积更大

22. 高压注射器的压力单位是
A. PSI
B. mmHg
C. kg
D. kPa
E. AUTO

23. 高压注射器的延迟方式有
A. 时间延迟
B. 曝光延迟
C. 注射延迟
D. 程序延迟
E. 加热延迟

24. 高压注射器注射流率的单位有
A. ml/g
B. ml/s
C. ml/ min
D. ml/h
E. ml/kg

25. 高压注射器通过控制下列哪项满足造影要求
A. 对比剂剂量
B. 流速
C. 浓度
D. 注射压力
E. 注射时间

26. 高压注射器参数设置主要包括调节对比剂的哪些项目
A. 对比剂种类
B. 注射流速
C. 总量
D. 压力
E. 注射时机

27. 高压注射器压力的设定与哪些因素有关
A. 导管种类
B. 导管尺寸
C. 注射速度
D. 对比剂浓度
E. 对比剂温度

28. 关于离子型对比剂的叙述，正确的是
A. 溶于水后发生电离
B. 对比剂渗透压高
C. 不良反应比较常见
D. 苯环上结合羧基
E. 碱性溶液中溶解好

29. 血管造影常用的非离子型对比剂有
A. 碘异酞醇
B. 碘苯六醇
C. 碘普罗胺
D. 泛影葡胺
E. 胆影葡胺

30. 对比剂的药理作用包括
A. 化学反应
B. 物理反应
C. 过敏反应
D. 化学毒性
E. 物理毒性

31. 对比剂的化学毒性可造成下列哪些方面的损害
A. 肾功能损伤
B. 神经症状
C. 心律不齐
D. 凝血障碍
E. 红细胞损伤

32. 对比剂的物理特性包括
A. 发热
B. 血管痛

C. 血压低
D. 血量增加
E. 血管内皮损伤

33. 对比剂过敏反应包括
A. 喷嚏
B. 发痒
C. 荨麻疹
D. 气管痉挛
E. 水肿

34. 血管造影时引起的感染包括
A. 患者的感染
B. 家属的感染
C. 操作者感染
D. 空气的污染
E. 重复感染

35. 医护人员的感染途径包括
A. 被针刺
B. 口腔黏膜
C. 皮肤伤口
D. 眼睛
E. 被患者打伤

36. 医护人员预防感染的原则是
A. 防止被针刺
B. 不让有伤口的皮肤暴露在外
C. 防止黏膜被感染源污染
D. 防止操作台面污染
E. 防止患者污染

37. 预防医护人员感染的方法有
A. 遵守传染病防护法
B. 正确使用防护用具
C. 接种预防疫苗
D. 避免与患者交谈
E. 避免与患者接触

38. 预防感染的防护用具包括
A. 手术衣
B. 手套
C. 眼镜
D. 口罩
E. 铅围裙

39. DSA 的减影程序包括
A. 摄取普通平片
B. 制备 Mask 片
C. 摄取血管造影片
D. 形成减影片
E. 图像叠加

40. 关于普通平片与血管造影片的描述，正确的是
A. 相同部位
B. 相同条件
C. 图像相同
D. 密度相反
E. 像素相同

41. DSA 摄影前要选择的参数有
A. 减影方式
B. X 线焦点
C. 曝光时间
D. 注射延迟类型
E. 注射时间

42. 下列是 DSA 造影检查中对比剂的总用量，正确的是
A. 成人一次用量 1.0 ml/kg
B. 儿童一次用量 1.2 ~ 1.5 ml/kg
C. 成人总量为 3 ~ 4 ml/kg
D. 儿童总量为 4 ~ 5 ml/kg
E. 老年人用量可增加

43. 影响对比剂注射流率的因素有
A. 导管的内径
B. 导管的长度
C. 单或侧孔
D. 对比剂的黏稠度
E. 导管与血管的方位

44. 摄像机的矩阵有
A. 4096 × 4096
B. 2048 × 2048
C. 1024 × 1024
D. 512 × 512
E. 256 × 256

45. 一幅完整的 DSA 图像形成需经过哪些

成像链
A. X 线球管和 X 线能谱滤过器
B. 滤光栅
C. 影像增强管
D. 光学系统
E. 电视摄像机和 A/D 转换器

46. 四肢血管的介入治疗包括
A. 血管成形术
B. 血栓溶解术
C. 血管栓塞术
D. 局部穿刺术
E. 局部引流术

47. DSA X 线球管要求具备
A. 大焦点
B. 小焦点
C. 大功率
D. 耐高温
E. 防静电

48. DSA 影像增强器或平板探测器应具备
A. 30 帧/s 以上的显像能力
B. 理想的光敏度
C. 足够的亮度
D. 较高的分辨力和对比度
E. 最小的失真度

49. 消除伪影、减少噪声、提高兴趣区信噪比，改善 DSA 图像质量可采取
A. 利用再蒙片
B. 图像配准
C. 图像合成
D. 边缘增强
E. 窗口技术

50. IA-DSA 的优点是
A. 对比剂用量少
B. 影像分辨力高
C. 曝光时间短
D. 信噪比高
E. 无血管重叠

51. 四肢血管摄影中最需要补偿的部位是
A. 腕部
B. 小腿
C. 手部
D. 足部
E. 髋部

52. 下列可能形成运动伪影的是
A. 患者移动
B. 心脏跳动
C. 吞咽运动
D. 呼吸运动
E. 胃肠蠕动

53. 下列最好采用脉冲成像方式的是
A. 四肢
B. 头部
C. 颈部
D. 心脏
E. 肺动脉

54. 下列采用超脉冲成像方式的是
A. 四肢
B. 头部
C. 颈部
D. 心脏
E. 肺动脉

55. DSA 脉冲减影方式的特点是
A. 连续单一曝光
B. 射线量大
C. 图像信噪比高
D. 图像质量好
E. 频率高

56. DSA 超脉冲减影方式的特点是
A. 射线量大
B. 图像运动模糊小
C. 频率高
D. 脉宽窄
E. 具有动态解像率

57. DSA 路标减影方式分为哪几个阶段
A. 活动的数字化透视
B. 活动的减影透视
C. 活动图像与透视 mask 相减

D. 活动的图像采集
E. 活动的图像传输

58. 下列属于 DSA 心电触发脉冲采像方式的是
A. 连续心电图标记
B. 脉冲心电图标记
C. 脉冲心电图门控
D. X 线脉冲控制
E. 图像质量控制

59. 关于 DSA 成像方式的叙述，正确的是
A. IV-DSA 和 IA-DSA
B. 外周静脉法和中心静脉法
C. 选择性 IA-DSA 和超选择性 IA-DSA
D. 以选择性 IA-DSA 和超选择性 IA-DSA 为主
E. 目前中心静脉法已很少应用

60. 关于上肢动脉造影的叙述，正确的是
A. 对比剂浓度不超过 40%
B. 对比剂流速 6~8 ml/s
C. 对比剂总量 10~15 ml
D. 限压 150 磅
E. 使用端孔导管

61. 下列首选选择性 IV-DSA 的是
A. 右心
B. 肺动脉
C. 动脉导管未闭
D. 肾动脉狭窄
E. 深静脉血栓

62. 空间滤过是在一幅图像上选择性增强或减弱特殊空间频率成分，包括
A. 图像增强
B. 图像重建
C. 高通滤过
D. 中通滤过
E. 低通滤过

63. 图像存储的目的是为了
A. 诊断
B. 观察
C. 数据交换
D. 数据保存
E. 方便患者

64. 数据保存的意义在于
A. 会诊需要
B. 医院需要
C. 检查过程存档
D. 复查时观察疾病变化
E. 特殊病例资料积累

65. 比较不同图像记录存储介质性能时，应考虑
A. 存取速度
B. 存储容量
C. 检索性能
D. 操作性能
E. 成本

66. 四肢动脉造影适用于
A. 血管闭塞性疾病
B. 动脉瘤
C. 血管畸形
D. 功能性疾病
E. 骨、软组织肿瘤

67. 影响 DSA 系统图像质量的因素有
A. 对比度
B. 分辨力
C. 噪声特性
D. 图像伪影
E. 对比剂注射参数

68. DSA 成像过程中所形成的伪影包括
A. 图像伪影
B. 设备伪影
C. 运动伪影
D. 饱和状伪影
E. 胶片伪影

69. 下肢静脉主要有
A. 无名静脉
B. 贵要静脉
C. 浅静脉
D. 深静脉
E. 交通静脉

70. 血管性疾病 DSA 的适应证包括
A. 血管瘤
B. 血管畸形
C. 血管狭窄
D. 血管闭塞
E. 血栓形成

71. 肿瘤性疾病 DSA 的适应证包括
A. 了解肿瘤的血供及范围
B. 肿瘤的介入治疗
C. 肿瘤治疗后的随访
D. 肿瘤的性质
E. 肿瘤发生的部位

72. 心脏冠状动脉疾病 DSA 的适应证包括
A. 冠心病的诊断
B. 心肌缺血的诊断
C. 冠状动脉疾病的介入治疗
D. 心脏疾病的诊断
E. 心脏疾病的介入治疗

73. DSA 的禁忌证包括
A. 碘剂过敏
B. 严重的心、肝、肾功能不全
C. 严重的凝血功能障碍
D. 穿刺部位感染
E. 女性月经期及妊娠 3 个月以内者

74. DSA 穿刺插管所致并发症包括
A. 局部血肿
B. 假性动脉瘤
C. 血管破裂
D. 血栓形成
E. 导管折断

75. DSA 患者术前准备应包括
A. 碘过敏试验
B. 检测心、肝、肾功能
C. 穿刺部位备皮
D. 签署知情同意书
E. 建立静脉通道

76. DSA 手术器械准备包括
A. 消毒手术包
B. 穿刺针
C. 导管、导丝
D. 扩张器
E. 注射器若干

77. DSA 造影设备的准备包括
A. 电源
B. 稳压器
C. DSA 设备
D. 高压注射器
E. 抢救设备

78. DSA 检查的药物准备包括
A. 肝素
B. 利多卡因
C. 生理盐水
D. 对比剂
E. 各类抢救药

79. 下列属于血管性介入治疗的是
A. 血管成形术
B. 动脉内照射
C. 溶栓治疗
D. TIPSS
E. 药物灌注

80. 下列属于肿瘤介入治疗的是
A. 血管瘤栓塞
B. 药物灌注
C. 动脉内照射
D. 术前栓塞
E. 血管内支架

81. 常用血管治疗方式有
A. 经皮穿刺活检
B. 穿刺抽吸引流
C. 经导管血管栓塞法
D. 经皮腔内血管成形术
E. 血管内药物灌注治疗

82. 胫后动脉的分支包括
A. 足背动脉
B. 足底动脉深支
C. 腓动脉
D. 胫骨滋养动脉
E. 足底外侧动脉

83. 非血管介入诊疗所用的医学影像设备有
A. X 线机
B. CT
C. MR
D. B 超
E. PET-CT
84. 胫前动脉的分支有
A. 足背动脉
B. 足底动脉深支
C. 腓动脉
D. 胫骨滋养动脉
E. 足底外侧动脉
85. 属于非血管介入的相关技术有
A. 栓塞术
B. 成形术与支架术
C. 穿刺切割术
D. 穿刺活检术
E. 引流术
86. 从主动脉凸面发出的三条较大的动脉是
A. 右锁骨下动脉
B. 左锁骨下动脉
C. 右颈总动脉
D. 左颈总动脉
E. 头臂干
87. 颈内动脉颅内段分为
A. 神经节段
B. 海绵窦段
C. 前膝段
D. 池段
E. 后膝段
88. 头颈部 DSA 摄影技术包括
A. 双向摄影
B. 立体摄影
C. 旋转摄影
D. 放大摄影
E. 局部摄影
89. 在颅内动脉瘤血管造影中，要求显示
A. 动脉瘤的部位
B. 动脉瘤的大小
C. 动脉瘤的形状
D. 狭窄的位置
E. 与周围动脉的关系
90. 头颈部 DSA 对应的介入放射学包括
A. 动静脉畸形
B. 脑动脉瘤
C. 硬膜动静脉瘘
D. 颈内动脉海绵窦瘘
E. 血管发育不良
91. 主动脉根部的主动脉窦包括
A. 上冠窦
B. 下冠窦
C. 左冠窦
D. 右冠窦
E. 无冠窦
92. 左冠状动脉主干分为
A. 前降支
B. 回旋支
C. 右圆锥支
D. 右心室支
E. 左心室后支
93. 右冠状动脉主要分支有
A. 斜角支
B. 右圆锥支
C. 右心室支
D. 后降支
E. 左心室后支
94. 左心室造影的摄影体位有
A. 右前斜位 30° + 向头斜 20°~30°
B. 左前斜位 60° + 向头斜 30°
C. 右前斜 35°~45°
D. 左前斜 45°~55°
E. 足倾斜 20°~35°
95. 右冠状动脉造影的摄影体位有
A. 右前斜位 30° + 向头斜 20°~30°
B. 左前斜位 60° + 向头斜 30°
C. 右前斜 35°~45°

D. 左前斜 45°~55°

E. 足倾斜 20°~35°

96. 腘动脉的主要分支有

A. 膝上动脉

B. 膝中动脉

C. 膝下动脉

D. 胫前动脉

E. 胫后动脉

97. 房间隔缺损分为

A. 中央型

B. 上腔型

C. 下腔型

D. 静脉窦型

E. 混合型

98. 关于支气管动脉的叙述，正确的是

A. 管径 1~2 mm

B. 有 2~4 支

C. 右侧 1 支多见

D. 开口相当于胸椎 5、6 椎体处

E. 不与脊髓动脉交通

99. 胸部 DSA 摄影体位常规采用正位的有

A. 肺动脉

B. 锁骨下动脉

C. 支气管动脉

D. 腋动脉

E. 胸廓内动脉

100. 咯血的常见疾病有

A. 支气管扩张

B. 肺结核

C. 肺癌

D. 肺脓肿

E. 真菌感染

《 全真模拟试卷七答案及解析

1. 答案：ABCD

解析：DSA 设备的发展向一体化、程序化、自动化、智能化等方向发展。

2. 答案：ABCDE

解析：DSA 与传统血管造影相比，其优势是：所需对比剂浓度低、用量少；显像清晰，能使直径 0.5 mm 的小血管显示，血管相互重叠少；运动性伪影发生概率减小；放射辐射剂量减小；成像质量高，诊断准确性增加，同时有利于介入治疗。

3. 答案：ABCDE

解析：选择性 IV-DSA 可用于门静脉、腔静脉、髂静脉、肾静脉、逆行股深静脉等部位的疾病诊断和介入治疗。

4. 答案：ABD

解析：X 线高压发生装置是向 X 线管两端施加高电压用以产生 X 线的装置，DSA 设备中需要使用能产生高千伏、短脉冲、输出稳定的高压发生器。

5. 答案：ABC

解析：X 线控制器能控制管电压、管电流和摄影时间等参数。

6. 答案：CE

解析：DSA 摄影时要使用 0.6 mm 焦点的 X 线管，患者体重大或大角度摄影等情况下需要采用 1.0 mm 焦点的 X 线管进行。

7. 答案：CD

解析：X 线管的冷却方式有风冷和水冷两种方式。

8. 答案：ABCDE

解析：影像增强器的基本构造由输入屏、光电面、电子透镜、输出屏和管套组成。

9. 答案：AB

解析：影像增强器具有影像转换功能和图像增强功能。

10. 答案：BCD

解析：影像增强器输入屏大小有别，胸部和四肢 DSA 摄影时增强器需要 12 英寸、14 英寸或 16 英寸。

11. 答案：ABCDE

12. 答案：ABC

解析：TV 摄像机的作用是将光学图像转换成电子信号，功能大致分 3 个过程。

13. 答案：ABCD

解析：TV 显示器上显示的图像对比度是由影像增强器、TV 摄像机、γ 补偿、TV

显示器等构成单元的输入、输出总和决定的。

14. 答案：BD

解析：Judkins 法行冠状动脉造影时，应先行左冠状动脉造影，再行右冠状动脉造影。肝癌患者行 TAE 术时栓塞物质首选混合抗癌药和油性对比剂的碘油。

15. 答案：ABCDE

16. 答案：ABC

解析：数字平板探测器主要分为：非晶硅平板探测器、非晶硒平板探测器和 CCD 探测器。

17. 答案：BCDE

解析：非晶硅平板探测器的结构包括碘化铯闪烁体层、非晶硅光电二极管阵列、行驱动电路以及图像信号读取电路 4 部分。

18. 答案：ABCDE

解析：非晶硅平板探测器具有成像速度快、良好的空间及密度分辨力、信噪比高、图像层次丰富等优点。

19. 解析：ABCD

解析：非晶硒平板探测器结构主要包括：X 线传播介质，探测器单元阵列，高速信号处理，数字影像传输。

20. 答案：ABCDE

解析：高压注射器由注射头、主控箱、操作面板、多向移动臂及移动架组成。

21. 答案：ABCD

解析：微机控制电动高压注射器与普通电动式高压注射器相比，其优点是：控制的精度更高、性能更稳定、更安全可靠、操作运用更方便。

22. 答案：ACDE

解析：高压注射器的压力有四种单位：PSI（磅 / 平方英寸）、kg（公斤）、kPa（千帕）、AUTO（大气压）。

23. 答案：BC

解析：高压注射器的延迟方式有 X 线曝光延迟和注射延迟两种。

24. 答案：BCD

解析：流率的单位有 ml/s（毫升/秒）、ml/min（毫升/分）、ml/h（毫升/小时）。

25. 答案：ABD

解析：高压注射器通过控制对比剂的剂量、流速、注射压力等满足造影要求。

26. 答案：BCDE

解析：高压注射器参数的设置主要是调节对比剂的注射流速、总量、压力及选择注射时机等。

27. 答案：BCDE

解析：注射所需压力与注射速度、对比剂浓度、对比剂温度、导管尺寸等相关因素有关。

28. 答案：ABCDE

解析：离子型对比剂溶于水后发生电离，离子型对比剂渗透压高，不良反应比较常见，苯环上结合有羧基，在氢氧化钠碱性溶液中溶解良好。

29. 答案：ABC

解析：血管造影常用的非离子型对比剂有碘异酞醇（碘必乐）、碘苯六醇（欧乃派克）、碘普罗胺（优维显）。

30. 答案：CDE

解析：对比剂的药理作用包括化学毒性、物理毒性及过敏反应。

31. 答案：ABCDE

解析：对比剂的化学毒性可造成肾功能损伤、神经症状、心律不齐、凝血障碍、红细胞损伤。

32. 答案：ABCDE

解析：对比剂的物理特性可引起发热、血管痛、血压低、血量增加、血管内皮损伤、红细胞变形、脱水等。

33. 答案：ABCDE

解析：对比剂过敏样反应包括喷嚏、发痒、荨麻疹、水肿、支气管痉挛、嗜睡等。

34. 答案：AC

解析：血管造影时引起的感染分为两种，一种是患者的感染；一种是操作者的感染。

35. 答案：ABCD

解析：医护人员被患者感染的主要原因是被针刺，也有患者的血液或体液飞溅到工作人员的口腔黏膜、皮肤伤口、眼睛等部位引起的感染。

36. 答案：ABC

解析：医护人员预防感染要注意以下三个原则：防止被针刺；不让有伤口的皮肤暴露在外；防止黏膜被感染源污染。

37. 答案：ABC

解析：预防医护人员感染的方法包括遵守传染病防护法，正确使用防护用具，接种预防疫苗。

38. 答案：ABCD

解析：预防感染的防护用具包括手术衣、手套、眼镜、口罩等。

39. 答案：ABCD

解析：DSA 减影程序：摄取普通平片，制备 Mask 片，摄取血管造影片，把 Mask 片与血管血管造影片重叠一起印成减影片。

40. 答案：ABD

解析：普通平片与血管造影片应为同一部位、同条件曝光。Mask 片与普通平片的图像完全相同，而密度正好相反。

41. 答案：ABCDE

解析：DSA 检查前要选择的相关参数如减影方式、矩阵大小、增强输入野的尺寸、摄像机光圈大小、X 线焦点、球管负载、X 线脉冲宽度、千伏和毫安值、采集帧率、mask 的帧数、放大的类型、曝光时间、注射延迟类型和时间、对比剂总量和浓度、注射流率、噪声消除方式等。

42. 答案：ABCD

解析：对比剂总用量按患者体重计算，成人一次用量 1.0 ml/kg，儿童一次用量 1.2～1.5 ml/kg，成人总量为 3～4 ml/kg，儿童总量为 4～5 ml/kg。

43. 答案：ABCDE

解析：注射流率受多种因素的影响，即导管的内径、长度、单或侧孔、对比剂的黏稠度、导管与血管的方位关系等。

44. 答案：BCDE

解析：摄像机常见的矩阵有 256 × 256、512 × 512、1024 × 1024、2048 ×2048。

45. 答案：ABCDE

解析：一幅完整 DSA 图像形成必须经过 X 线球管和 X 线能谱滤过器、滤光栅、影像增强管、光学系统、电视摄像机和 A / D 转换器等。

46. 答案：ABC

解析：四肢血管的介入治疗包括血管狭窄成形术、动脉血栓溶解术、动脉栓塞术。

47. 答案：ABC

解析：DSA 的 X 线源具有大小焦点和大功率的 X 线球管。

48. 答案：ABCDE

解析：增强器或平板探测器应具备 30 帧/s 以上的显像能力，理想的光敏度，足够的亮度，较高的分辨力和对比度，最小的失真度，以适应不同部位的 DSA 成像。

49. 答案：ABCDE

解析：充分利用再蒙片、图像配准、图像合成、边缘增强、窗口技术等多种处理技术来消除伪影、减少噪声、提高兴趣区信噪比，改善 DSA 图像质量。

50. 答案：ABCDE

解析：IA-DSA 可明显减少对比剂浓度和用量，提高影像分辨力，缩短曝光时间，获取高信噪比、无血管重叠的清晰图像。

51. 答案：ABCD

解析：四肢血管摄影中最需要补偿的部位是腕部、小腿、手部、足部。

52. 答案：ABCDE

解析：在DSA检查中，患者本身和不自主移动、心脏跳动、吞咽、呼吸或胃肠蠕动等，可能形成运动伪影。

53. 答案：ABC

54. 答案：DE

解析：四肢、头、颈等不易活动的部位常采用脉冲成像方式，而心脏、大血管等易活动的部位则采用超脉冲成像方式。

55. 答案：ABCD

解析：脉冲成像方式以一连串单一的曝光为其特点，射线剂量较大，所获得图像信噪比高，图像质量好，是一种普遍采用的方式。

56. 答案：BCDE

解析：DSA超脉冲减影方式具有频率高、脉宽窄、具有动态解像率、图像的运动模糊小的特点。

57. 答案：ABC

解析：DSA路标减影方法分3个阶段：活动的数字化透视；活动的减影透视；活动的图像与透视mask相减，显示DSA的减影图像。

58. 答案：ABC

解析：外部心电图信号以三种方式触发采像：连续心电图标记，脉冲心电图标记，脉冲心电图门控。

59. 答案：ABCDE

解析：DSA的成像方式分为IV-DSA和IA-DSA，IV-DSA又分为外周静脉法和中心静脉法，IA-DSA又分为选择性IA-DSA和超选择性IA-DSA，以选择性IA-DSA和超选择性IA-DSA为主。

60. 答案：ABCD

解析：上肢动脉造影对比剂浓度不超过40%，对比剂流速6～8ml/s，对比剂总量10～15ml，限压150磅。

61. 答案：ABCE

解析：上、下腔静脉疾患，四肢静脉疾患，右心、肺动脉、肺静脉疾病，先天性的单发、复合或复杂的心血管畸形应首选选择性IV-DSA。

62. 答案：CDE

解析：空间滤过是在一幅图像上选择性增强或减弱特殊空间频率成份，它分为：低通滤过、高通滤过、中通滤过。

63. 答案：ABCD

解析：图像存储的目的是为了诊断、观察、数据交换、数据保存，不同目的对存储系统的性能要求也不相同。

64. 答案：CDE

解析：数据保存的意义在于：检查过程存档、复查时观察疾病变化、特殊病例资料积累等。

65. 答案：ABCDE

解析：比较不同图像记录存储介质性能时，应考虑：存取速度，存储容量，再现性，检索性能，成本，操作性能。

66. 答案：ABCDE

解析：四肢动脉造影适用于血管闭塞性疾病，动脉瘤，血管畸形，功能性疾病，骨、软组织肿瘤。

67. 答案：ABCDE

解析：影响DSA系统图像质量的因素包括对比度、分辨力、噪声特性、图像伪影和对比剂注射参数等。

68. 答案：BCD

解析：DSA成像过程中所形成的虚假影像，泛指影像失真，主要包括：运动伪影、饱和状伪影、设备伪影。

69. 答案：CDE

解析：下肢静脉主要有浅静脉、深静脉、交通静脉。

70. 答案：ABCDE

解析：血管性疾病DSA的适应证包括血管瘤、血管畸形、血管狭窄、血管闭塞、血栓形成。

71. 答案：ABC

解析：肿瘤性疾病 DSA 的适应证包括了解肿瘤的血供及范围、肿瘤的介入治疗、肿瘤治疗后的随访。

72. 答案：ABCDE

解析：心脏冠状动脉疾病 DSA 的适应证包括冠心病和心肌缺血的诊断、冠状动脉疾病的介入治疗、心脏疾病的诊断与介入治疗。

73. 答案：ABCDE

解析：DSA 禁忌证包括碘剂过敏，严重的心、肝、肾功能不全，严重的凝血功能障碍，严重动脉硬化，高热、急性感染及穿刺部位感染，恶性甲状腺功能亢进、骨髓瘤，女性月经期及妊娠 3 个月以内者。

74. 答案：ABCDE

解析：穿刺插管所致并发症包括暂时性动脉痉挛、局部血肿、假性动脉瘤、夹层动脉瘤、动静脉瘘、动脉切割、血管破裂、气栓、血栓形成、动脉粥样硬化斑块脱落、动脉栓塞、严重心律失常、导管在动脉内折断。

75. 答案：ABCDE

解析：患者术前准备包括碘过敏试验；检测心、肝、肾功能及出凝血时间、血小板计数；术前 4 小时禁食；术前半小时肌注镇静剂；穿刺部位备皮；签署知情同意书；儿童及不合作者施行全身麻醉；建立静脉通道，便于术中给药和急救。

76. 答案：ABCDE

解析：手术器械准备包括消毒手术包；穿刺针、扩张器、导管、导丝；注射器若干。

77. 答案：CDE

解析：造影设备准备包括 DSA 设备、高压注射器、抢救设备。

78. 答案：ABCDE

解析：药物准备包括肝素，利多卡因，生理盐水，各类抢救药；对比剂。

79. 答案：ACD

解析：血管疾病介入治疗包括经皮血管成形术、心脏瓣膜成形、血管内支架、房间隔或室间隔缺损封堵、溶栓治疗、动脉导管未闭栓塞、血管畸形以及血管瘤栓塞治疗、下腔静脉滤器、TIPSS、血管再建。

80. 答案：BCD

解析：肿瘤介入治疗包括肿瘤的供血动脉栓塞与药物灌注、动脉内照射、术前肿瘤血管栓塞等。

81. 答案：CDE

解析：常用血管治疗方式有经导管血管栓塞法、经皮腔内成形术、血管内药物灌注治疗等。

82. 答案：CDE

解析：胫后动脉为腘动脉的直接延续，主要分支有腓动脉、胫骨滋养动脉、足底外侧动脉。

83. 答案：ABCD

解析：经皮非血管介入诊疗所用的医学影像设备有 X 线机、CT、MR、B 超。

84. 答案：AB

解析：胫前动脉下行延续为足背动脉，末端形成足背动脉弓和足底深支。

85. 答案：CDE

解析：属于介入放射学非血管介入的相关技术有穿刺切割术、穿刺活检术、穿刺引流术等。

86. 答案：BDE

解析：从主动脉凸面发出的三条较大的动脉，自右向左依次为头臂干、左颈总动脉、左锁骨下动脉。

87. 答案：ABCDE

解析：颅内段从下至上分为 5 段：神经节段、海绵窦段、前膝段、池段、后膝段。

88. 答案：ABCD

解析：头颈部 DSA 摄影技术包括双向摄影系统、立体摄影和旋转 DSA、放大摄影。

89. 答案：ABCDE

解析：在颅内动脉瘤血管造影中，要求显示动脉瘤的部位、大小、形状、狭窄的位置及与周围动脉的关系。

90. 答案：ABCD

解析：头颈部 DSA 对应的介入放射学包括动静脉畸形、脑动脉瘤、硬膜动静脉瘘、颈内动脉海绵窦瘘。

91. 答案：CDE

解析：主动脉根部与 3 个半月瓣相对应，有 3 个半月球状膨大部称为主动脉窦，分别是左冠窦、右冠窦、无冠窦。

92. 答案：AB

解析：左冠状动脉主干分为前降支和回旋支。

93. 答案：BCDE

解析：右冠状动脉主要分支有右圆锥支、右心室支、后降支、左心室后支、房室结支、心房支。

94. 答案：AB

解析：左心室造影通常取右前斜位 30° + 向头斜 20°~30°及左前斜位 60° + 向头斜 30°。

95. 答案：CD

解析：右冠状动脉造影一般取两个相互垂直的位置即可，常用侧位增强器左前斜 45°~55°，正位增强器右前斜 35°~45°。

96. 答案：ABCDE

解析：腘动脉的主要分支有膝上、中、下动脉，胫前和胫后动脉。

97. 答案：ABDE

解析：房间隔缺损根据缺损的解剖部位，主要分为中央型、上腔型、静脉窦型、混合型。

98. 答案：ABCD

解析：正常支气管动脉管径 1~2 mm，一般有 2~4 支，右侧 1 支多见，开口相当于胸椎 5、6 椎体处，有的与脊髓动脉相交通。

99. 答案：BCDE

解析：支气管动脉造影常规摄取正位，必要时加摄侧位或斜位，锁骨下动脉、腋动脉、胸廓内动脉常规摄取正位即可，必要时加照 15°~30°的斜位。

100. 答案：ABCDE

解析：咯血的常见疾病有支气管扩张、肺结核、肺癌、肺脓肿、真菌感染。

第四章　乳腺及数字成像技术

全真模拟试卷一

一、单选题

1. 乳腺摄影质量要求不包括
   A. 背景最大密度：≥3.0
   B. 影像密度：1.0～3.0
   C. 影像质量：能显示 0.2mm 的细小钙化
   D. 对比度良好、锐利度好、噪声适度、无伪影
   E. 背景最大密度：>4.0
2. 目前诊断乳腺癌首选的影像学检查方法是
   A. 乳腺 X 线摄影
   B. 乳腺超声
   C. 乳腺 MRI
   D. 临床乳房检查
   E. 乳房自查
3. 关于软 X 线的叙述，错误的是
   A. 波长较短
   B. 波长较长
   C. 能量较低
   D. 穿透物质的能力较弱
   E. 适于软组织摄影
4. 标准的乳腺 X 线摄影剂量测量量是
   A. 皮肤剂量
   B. 照射量
   C. 全乳平均剂量
   D. 平均腺体剂量
   E. 腺体中心剂量
5. 关于乳腺摄影质量控制的叙述，不正确的是
   A. 提供一种有效的、一致性的检测和评估
   B. 动态监测影像质量的方法
   C. 提供患者的温馨环境
   D. 在对影像质量产生不利影响之前排除故障
   E. 放射技师是排除潜在故障的第一道防线
6. 乳腺钼靶摄影的最佳时间是
   A. 月经前期
   B. 月经期
   C. 月经中期
   D. 经期结束后 1 周内
   E. 与经期无关
7. 关于乳腺压迫程度的叙述，正确的是
   A. 乳房压力的耐受性与事先解释无关
   B. 适当压迫程度与医患关系无关
   C. 位于患者不能忍受时

D. 应位于组织紧张和不致疼痛的范围之间
E. 应位于组织紧张的范围内

8. 最佳的数字化乳腺图像质量的衡量标准是
A. DQE
B. MTF
C. AGD
D. SNR
E. SER
9. 乳腺摄影中伪影的产生因素不包括
A. 被照体设计错误
B. 固定滤线栅
C. 高频处理过度
D. 处理算法的选择
E. 左右标记错误
10. 关于乳腺摄影使用软射线的原因，错误的是
A. 腺体结构密度对比较小
B. 腺体对 X 线吸收差别小
C. 管电压降低，物质与 X 线的作用以康普顿效应为主
D. 管电压降低，物体原子序数不同造成的 X 线对比越大
E. 软射线使密度相近的软组织对射线的吸收系数差别加大
11. 成功的导管造影不应出现的征象是
A. 导管充盈缺损
B. 导管外对比剂聚集及淋巴管显影
C. 导管中断破坏
D. 导管扩张
E. 导管狭窄
12. 乳腺 X 线摄影中，放大位所用 X 线管焦点的测量尺寸不超过
A. 1mm
B. 2mm
C. 0. 1mm
D. 0. 2mm
E. 0. 3mm
13. 关于乳腺 X 线摄影辐射风险的叙述，错误的是
A. 有其他非损害性检查时，不应首先考虑放射诊断检查
B. 应尽量减少受检者受照剂量
C. 对于孕妇、儿童、老年人需采用放射线诊断检查
D. 对某些敏感部位和重要器官应采取适当的屏蔽措施
E. 监测乳腺 X 线摄影时授予乳腺的剂量是重要的
14. 乳腺 X 线摄影中，内外侧斜位的诊断学标准中不包括
A. 胸大肌显示充分
B. 乳头无下垂
C. 乳房下皱褶展开，乳房后下缘的皮肤皱褶应最小化或不存在
D. 所有脉管、纤维束和胸大肌边缘均清晰显示
E. 乳头位于照片中心横轴线上
15. CC 位体位设计时，技师应处的正确位置是
A. 站在患者所检查乳房的内侧
B. 站在患者非检查乳房的内侧
C. 站在患者所检查乳房的前侧
D. 站在患者所检查乳房的外侧
E. 站在患者所检查乳房的后侧
16. 计算机辅助诊断（CAD）最初应用的部位是
A. 肺部
B. 乳腺
C. 关节
D. 血管造影
E. 腹部
17. 不适合用于乳腺摄影检查的设备是
A. 普通 DR
B. CT
C. 超声

D. MRI
E. 钼靶 X 线摄影

18. 乳腺导管造影适应证是
A. 内分泌性溢乳
B. 病理性乳头溢液
C. 乳腺炎
D. 哺乳期
E. 对比剂过敏者

19. 下述采用钼靶的 X 线机是
A. 口腔专用机
B. 乳腺专用机
C. 体层专用机
D. 胃肠专用机
E. DR 胸片机

20. 关于乳腺内外斜位影像显示标准，错误的是
A. 左、右乳腺照片影像对称放置呈球形
B. 腺体后部的脂肪组织充分显示
C. 胸大肌显示充分
D. 乳头呈切线位显示
E. 无皮肤皱褶

21. CC 位上 PNL 的长度应比 MLO 位短多少
A. 1cm
B. 1. 5cm
C. 2cm
D. 3cm
E. 5mm

22. 乳腺影像常见的伪影不包括
A. 肩部
B. 头发
C. 对侧乳腺
D. 皮肤沉积物
E. 运动伪影

23. 乳腺 CC 位主要重点要包含的腺体是
A. 外侧缘
B. 内侧缘
C. 前缘
D. 上缘
E. 下缘

24. 乳腺摄影需要压迫，其原因不包括
A. 减少腺体厚度
B. 减少剂量
C. 散射线增加
D. 提高影像清晰度
E. 使腺体照片密度均匀

25. 关于乳腺摄影用的 X 线描述，错误的是
A. 能量低
B. 波长较长
C. 穿透物质的能力较强
D. 管电压小于 40kV
E. 为软 X 线

26. 乳腺摄影主要利用 X 线的
A. 康普顿效应
B. 光电效应
C. 电子对效应
D. 光核反应
E. 相关散射

27. 数字乳腺摄影用的平板探测器其像素尺寸应小于
A. 50μm
B. 80m
C. 100μm
D. 150μm
E. 200μm

28. 数字乳腺摄影系统提供的动态范围应大于
A. 8bit
B. 10bit
C. 12bit
D. 14bit
E. 16bit

29. 关于染色升华热敏成像技术的叙述，不正确的是
A. 利用热感技术使染料以“压印”的方式实现图像打印

B. 成像介质为相纸或胶片
C. 介质内有成像乳剂
D. 成像介质的颜色来源是打印色带
E. 没有复杂的激光发光和投射系统

30. 热敏成像技术中，直接在胶片上产生“热印”作用实现影像还原是通过
A. 红外激光
B. 激光
C. 热敏头
D. X 线
E. 氦 - 氖激光

31. 关于热敏成像技术的叙述，不正确的是
A. 通过热敏头直接实现影像还原
B. 胶片对应区受热后产生光学密度
C. 激光发射器、偏转扫描系统为主要部件
D. 分为直接热敏成像和染色热升华成像技术
E. 不需要配自动洗片机

32. 激光光热式成像所采用的激光二极管的优点，不包括
A. 非常大的光点直径
B. 激光二极管在红外区发射
C. 宽的动态幅度
D. 激光光源寿命长
E. 成像速度快速

33. 激光打印成像，胶片曝光利用的是
A. 激光束
B. 软 X 线
C. 紫外线
D. 阴极射线
E. 电子线

34. 干式激光相机完成胶片的“幅式扫描曝光”后，胶片进入哪里显影
A. 加热鼓
B. 显影槽
C. 自动洗片机
D. 定影槽
E. 清水池

35. 激光打印机，其激光束的强度调整依靠
A. 调节器
B. 数字电机
C. 多角光镜
D. 聚焦透镜
E. 电流计镜

36. 激光打印机，胶片在电机带动下在 Y 轴完成“幅式打印”，称为
A. X 轴快速扫描
B. Y 轴幅式打印
C. Y 轴慢速扫描
D. Y 轴快速扫描
E. 线式打印

37. 激光打印机的激光束按“行式打印”在胶片上，这种方式亦称
A. X 轴快速扫描
B. 幅式打印
C. Y 轴慢速扫描
D. Z 轴快速扫描
E. 线式打印

38. 干式激光打印机中的光热成像系统控制中枢是
A. 激光光源
B. 激光功率调制系统
C. 数据传输系统
D. 整机控制系统
E. 胶片传送系统

39. 干式激光打印机一般采用的是
A. 氦氖激光器
B. 紫外激光器
C. 红外激光器
D. 氦激光器
E. 氖激光器

40. 干式激光胶片在片基的底面涂有一层深色的吸光物质，以吸收产生光渗现象的光线，防止反射光对乳剂再曝光，提高影像清晰度，这层是

A. 乳剂层
B. 防反射层
C. 片基层
D. 结合层
E. 保护层

41. 干式胶片较湿式胶片有优势，不正确的是
A. 分辨力高
B. 感光度高
C. 加工过程耗能低
D. 含银量高，形成的影像稳定
E. 显影加工过程无污染

42. 干式激光胶片的的结构，不含
A. 保护层
B. 感光层
C. 结合层
D. 片基层
E. 防光晕层

43. 关于激光胶片的乳剂层的特点描述，错误的是
A. 卤化银乳剂呈六面体晶型
B. 胶片增感染料不同，则适应不同的激光光谱
C. 采用浓缩乳剂、低胶银比和薄层挤压涂布技术
D. 具有防静电剂
E. 具有防灰雾剂

44. 红外激光胶片感色相对光谱在
A. 420nm
B. 550nm
C. 633nm
D. 720nm
E. 1024nm

45. 氦氖激光胶片感色相对光谱高峰在
A. 420nm
B. 550nm
C. 633nm
D. 820nm
E. 1024nm

46. 关于医用专业打印的叙述，不正确的是
A. 对图像打印分辨力和灰阶度不作要求
B. 为专门的医用打印成像设备
C. 需获得国家食品药品监督部门许可
D. 打印介质需与相同品牌机器相对应
E. 可为干式激光成像打印机

47. LASER 的中文名称是
A. 激光
B. 阴极显像管
C. 激光胶片
D. 对比剂
E. 反射层

48. 不需显影、定影技术的打印技术是
A. 湿式激光打印
B. 激光照射成像
C. 视频多幅相机
D. 传统 X 线照片技术
E. 暗房自动打印机

49. 关于医用多媒质打印机的叙述，错误的是
A. 可以打印胶片
B. 可以打印相纸
C. 黑白胶片、彩色相纸可任意选择
D. 黑白胶片、彩色相纸可同机打印
E. 不可以打印彩色胶片

50. 医学图像的发展历程，从成像技术上看，最早用于医学影像诊断的是
A. 视频多幅相机
B. 湿式激光胶片成像
C. 干式激光胶片成像
D. 激光照射
E. 热敏成像

51. 模/数转换器把模拟量通过采样转换成离散的数字量，该过程称为
A. 采集
B. 重建
C. 格栅化

D. 数字化
E. 网络化

52. 无需调整窗宽/窗位就能使高密度和低密度组织同时得到良好的显示功能的是
A. 双能量减影
B. 组织均衡化
C. 体层合成
D. 时间减影
E. 骨密度测量

53. 关于双曝光能量减影的叙述，错误的是
A. 运用两张成像板（IP）进行曝光
B. 在一次屏息内运用平板探测器快速地获取两幅影像
C. 可以分别获得显示软组织和骨骼的影像
D. 双能量减影可以快速获得“高”和“低”能量影像
E. 能提供 3 种图像：标准影像、软组织、骨组织影像

54. 由载体表现出来的单位信息量被称为
A. 摄影
B. 影像
C. 信息信号
D. 成像过程
E. 成像系统

55. 非晶硅平板探测器中进行光电转换的元件是
A. 碘化铯闪烁体
B. 开关二极管
C. 光电二极管
D. 电容器
E. 模数转换器

56. 医学物理师的职责范围不包括
A. 设备性能
B. 影像质量评估
C. 患者剂量评价
D. 操作者安全
E. 患者体位的设计

57. 关于数字图像的形成，不正确的叙述是
A. 数字图像的形成经过图像数据的采集、重建和处理
B. 图像处理的方法有点阵处理、局部处理和框架处理
C. 数字化是指利用各种接收器件通过曝光或扫描等形式将收集到的模拟信号转换成数字形式
D. 数据采集的最后一步是量化
E. 量化级数越多，数字化过程的误差越大

58. 完成图像重建工作的部件是
A. 成像板
B. 计算机
C. 影像增强器
D. 显示器
E. 图像存储器

59. 不属于图像后处理技术的是
A. 多平面重组
B. MIP
C. SSD
D. VRT
E. 容积扫描

60. 数字 X 线影像形成的过程不包括
A. 采集
B. 量化
C. 转换
D. 显示
E. 存档

61. 薄层重建的数据基础是
A. 图像数据
B. 原始数据
C. 窗口数据
D. 显示矩阵数据
E. 扫描数据

62. 决定医用激光打印机中激光曝光强度的是

A. 像素灰度值
B. 像素尺寸大小
C. 像素空间位置
D. 像素信号顺序
E. 像素信号来源

63. 医用干式激光打印机的技术优势不包括
A. 影像打印质量好
B. 照片质量稳定性好
C. 无废弃药液污染
D. 可接驳多台成像设备
E. 对胶片信号匹配要求低

64. 激光胶片的核心物质是
A. 激光
B. 卤化银颗粒
C. 明胶
D. T 颗粒
E. 聚酯片基

65. 数字化 X 线摄影采用 X 线探测器检测透过人体的 X 线信号，计算机图像处理后
A. 得到模拟图像，多用阅片灯观察
B. 得到数字图像，多用阅片灯观察
C. 得到模拟图像，采用普通显示器观察
D. 得到数字图像，采用医用专业显示器观察
E. 得到数字图像，采用示波器观察

66. 关于模拟和数字相关概念中，错误的是
A. 信息科学中，能够计数的离散量称为数字信号
B. 信息科学中，不能计数的连续量称为模拟信号
C. 模拟图像在水平和垂直方向上的像点位置变化，以及每个像点位置上的密度（或亮度）变化是连续的
D. 数字图像是将模拟图像分解成有限个小区域，每个小区域中密度是连续的
E. 模拟信号和数字信号是可以相互转换的

67. RIS 的含义是
A. 图像存储与传输系统
B. 临床信息系统
C. 放射科信息系统
D. 医院信息系统
E. 实验室信息系统

68. 关于干式激光打印应用的特点，与环保相关的是
A. 机身小巧
B. 安装简捷
C. 省去暗室设备
D. 不需要显影液和定影液
E. 胶片的装取全部明室处理

69. 激光热成像 PTG 胶片成像层中，卤化银的主要作用是
A. 提供银源
B. 生成潜影
C. 防止伪影
D. 减轻光晕
E. 防止静电

70. 采用面曝光成像方式的探测器，但不属于平板探测器的是
A. 多丝正比电离室气体探测器
B. 闪烁晶体/光电二极管线阵探测器
C. 非晶硅探测器
D. CCD 探测器
E. 非晶硒探测器

71. DR 设备的基本构成不包括
A. X 线发生单元
B. X 线采集单元
C. 放射科信息系统
D. 摄影架/床单元
E. 信息图像处理单元

72. 间接转换方式的 FPD 其信号转换过程是
A. X 线信号 - 光信号 - 电信号

B. X 线信号 – 电信号 – 数字信号
C. X 线信号 – 数字信号 – 数字图像
D. X 线信号 – 潜影 – 电信号
E. X 线信号 – 潜影 – 数字信号

73. 下列哪项不属于非晶硒型 FPD 的结构
A. 保护层
B. 反射层
C. 闪烁晶体层
D. 探测元阵列层
E. 信号处理电路层

74. 医用 CRT 显示器中电子枪的组成不包括
A. 灯丝
B. 阴极
C. 栅极
D. 聚焦极
E. 荧光屏

75. 液晶显示器的关键部件为
A. 背光光源
B. 阴极射线管
C. 液晶分子
D. 液晶面板
E. 偏转装置

76. 现较为常用的高压注射器的类型是
A. 脉冲型
B. 持续型
C. 流率型
D. 压力型
E. 时间控制型

77. 关于 PACS 系统的 C/S 架构的描述错误的是
A. 需要安装应用程序，才能查询数据，调取影像
B. C/S 架构常用在局域网内，因此信息安全性更高
C. 运行速度较快，界面更加灵活友好
D. 所有客户端必须安装相同的操作系统和软件
E. 打开万维网浏览器（比如 IE）就可以查询数据和调取影像

78. 关于医学影像存储的描述错误的是
A. 由在线高速主存储设备、近线存储设备以及备份存储设备构成
B. 在线高速主存储设备用于短期存储、高速调阅数据的需要
C. 近线存储设备满足数据长期存储的需要
D. 在线高速主存储设备存取速度最快
E. 备份存储设备分为在线备份存储设备和近线备份存储设备

79. 关于 C/S 架构模式的叙述错误的是
A. 即客户机/服务器架构
B. 信息安全性高
C. 需要安装软件
D. 常用于局域网中
E. 软件升级容易

80. DICOM 的中文名称是
A. 医院信息通讯标准
B. 医学数字存储标准
C. 医学信息对象标准
D. 医学数字成像与通信
E. 医学数字图像与传输

81. RIS 传输到影像采集设备使用的协议是
A. Worklist 协议
B. HL7
C. VPN
D. WLAN
E. HIS

82. 关于 PACS 在医学影像部门的临床应用，错误的是
A. 有效提高影像部门的工作效率
B. 大幅减少录入、整理等辅助工作
C. 可以对比浏览病人多年前的历史图像和报告资料
D. 不能进行二维或者三维的图像后处理
E. 可进行计算机辅助诊断

83. 远程诊断中起到实现医师身份认证、

数据传输加密、数据篡改失效等必要功能的技术是

A. VPN 技术
B. 电子签章技术
C. PACS
D. 无线网络连接技术
E. 家庭宽带

84. PACS 系统的基本组成不包括

A. 登记工作站
B. 数字图像采集
C. 胶片打印系统
D. 数据存储
E. 通讯和网络

85. PACS 中的 A 是指

A. 图像
B. 数字图像采集
C. 存档、归档
D. 数据存储
E. 获取

86. DR 的种类不包括

A. 光激励发光型
B. CCD 型
C. 直接转换型
D. 间接转换型
E. 多丝正比电离室

87. 位于间接型平板探测器顶层的物质是

A. 光激励荧光体
B. 碘化铯闪烁晶体
C. 非晶硅
D. 非晶硒
E. CCD

88. 非晶硒平板探测器的叙述错误的是

A. X 线光子直接转换成电信号
B. DQE 和 MTF 高
C. 动态范围大，可达 $10^4 \sim 10^5$
D. 刷新速度快，可快速动态摄影
E. 曝光宽容度大

89. 关于非晶硅平板探测器的评价错误的是

A. 非晶硅光电二极管将可见光转换成电子信号
B. CsI 将 X 线光子转换成可见光，会产生一定的散射和反射
C. 非晶硅抗辐射能力强
D. 对环境要求高，需要较高的偏置电压
E. 是目前 DR 成像设备中使用最多的类型机之一

90. 关于数字合成体层成像的临床应用特点错误的是

A. 一次体层运动采集可回顾性重建
B. 可行立位体层摄影
C. 辐射剂量相对小
D. 可在显示器上进行多层面的连续观察
E. 注意产生金属伪影

二、多选题

91. DR 的优点包括

A. 时间分辨力提高
B. 患者受照射剂量小
C. DQE 和 MTF 的性能增加
D. 操作方便快捷
E. 对比度的范围减少

92. 影响乳腺影像质量的相关因素包括

A. 压迫
B. 曝光条件
C. 对比度
D. 清晰度
E. 噪声

93. 乳腺摄影质量控制必须保证达到的目标包括

A. 提供丰富诊断信息的高质量图像
B. 图像质量在信息附载量和光密度方面能与其他筛检中心一致
C. 尽可能多地筛查出乳腺癌
D. 在符合诊断信息量要求的前提下，确保辐射剂量最低

E. 减少受检者的痛苦

94. 在数字化乳腺摄影中，噪声的分类包括

A. 加性噪声

B. 乘性噪声

C. 量化噪声

D. 量子噪声

E. “胡椒盐”噪声

95. 关于干银胶片的成像过程叙述，正确的是

A. 成像过程实际上是一个催化过程

B. 潜影中心 + 还原剂形成催化中心

C. 催化中心在 X 线照射时促使有机酸银与还原剂发生氧化还原反应

D. 干银胶片所形成的最初的潜影靠的是少量的对光线敏感的卤化银

E. 激光胶片使用时应注意防额外的“热源”

96. 关于激光胶片存放叙述，正确的是

A. 要注意有效期

B. 片盒应平放储存

C. 温度以 20℃ 为宜，最低不能低于 5℃

D. 相对湿度为 30% ~ 50%

E. 避免高温

97. 关于激光打印机的分类，正确的是

A. 分氦 - 氖激光打印机和红外激光打印机

B. 分湿式激光打印机、干式激光打印机

C. 最先应用于激光相机的是气体氦氖激光器

D. 应用不同的激光器，必须选用相匹配的胶片才能保证正确显影

E. 干式激光打印机一般采用氦 - 氖激光器

98. 关于氦 - 氖激光打印机的叙述，正确的是

A. 具有衰减慢、性能稳定的优点

B. 氦 - 氖激光束可以被聚焦到原子级

C. 可获得较高的清晰度图像

D. 激光器至少要预热 10 分钟

E. 具有电注入、体积小特点

99. 关于红外激光打印机的叙述，正确的是

A. 调制速率高

B. 寿命长、体积小

C. 效率高、直接调制输出方便

D. 抗震性能较好

E. 激光束可以被聚焦到原子级

100. 关于干式激光胶片的感光成像层的描述，正确的是

A. 感光物质占成像总重量的 0.75% ~ 15%

B. 非感光的银源物质占成像层总重量的 20% ~ 70%

C. 银离子还原剂占成像层总重量的 5% ~ 10%

D. 黏合剂占成像层总重量的 20% ~ 70%

E. 根据需要可以添加促进剂、染料

全真模拟试卷一答案及解析

一、单选题

1. 答案：A

2. 答案：A

解析：乳腺 X 线摄影是目前诊断乳腺癌首选的影像学检查方法。

3. 答案：A

解析：软 X 线的波长较长，能量较低，穿透物质的能力较弱，适于软组织摄影。

4. 答案：D

解析：标准的乳腺摄影剂量测量量是平均腺体剂量。

5. 答案：C

解析：乳腺摄影的质量控制提供一种有效的、一致性的检测和评估，是动态监测影像质量的方法，在对影像质量产生不利影响之前排除故障，作为乳腺摄影的质量控制的参与者，放射技师是排除潜在故障的第一道防线。

6. 答案：D

解析：乳腺钼靶摄影的最佳时间是经期结束后 1 周内。

7. 答案：D

解析：乳腺压迫程度应位于组织紧张和不致疼痛的范围之间。

8. 答案：A

解析：最佳的数字化乳腺图像质量的衡量标准是量子检出效率（DQE）。

9. 答案：E

解析：左右标记错误不属于乳腺摄影中伪影的产生因素。

10. 答案：C

解析：管电压降低，物质与 X 线的作用以光电效应为主。

11. 答案：B

解析：成功的导管造影，不应出现导管外对比剂聚集及淋巴管显影。

12. 答案：D

解析：乳腺 X 线摄影中，放大位所用 X 线管焦点的测量尺寸不超过 0.2mm，一般采用 0.1mm。

13. 答案：C

解析：对于孕妇、儿童、老年人，需避免采用放射线诊断检查。

14. 答案：E

解析：乳腺 X 线摄影中，内外侧斜位的诊断学标准中不包括乳头位于照片中心横轴线上。

15. 答案：A

解析：头尾位（CC 位）体位设计时，技师应处的正确位置是站在患者所检查乳房的内侧。

16. 答案：B

解析：计算机辅助诊断（CAD）最初（1998 年）是以计算机辅助诊断探测仪的形式出现，将模拟的乳腺照片影像通过这种探测仪转换成数字信息，然后由内置的病例分析软件进行分析、处理，最后给出一个诊断的参考意见。

17. 答案：A

18. 答案：B

解析：内分泌性溢乳是生理性的，属于正常，不需要造影检查；乳腺导管造影术的禁忌证为乳腺炎、哺乳期和对对比剂过敏者。

19. 答案：B

20. 答案：A

解析：内外斜位影像显示标准，左、右乳腺照片影像对称放置呈菱形。

21. 答案：A

解析：在 MLO 位正确体位的前提下，CC 位上 PNL 的长度应比 MLO 位短 1cm。

22. 答案：E

解析：常见的伪影有持片指纹、肩部、对侧乳腺、头发、皮肤沉积物。

23. 答案：B

解析：乳腺的内侧后部组织是 MLO 位中最容易漏掉的区域。因此，在 CC 位中最重要的是要包含乳腺的后内侧缘。

24. 答案：C

解析：压迫可减少腺体厚度，从而减少剂量、散射线和影像模糊。良好而有规则的压迫，可使腺体照片密度均匀。压迫同时能固定乳腺，从而消除运动伪影。

25. 答案：C

解析：乳腺是软组织摄影，需使用能量低、波长较长、穿透物质的能力较弱的软 X 线，即 40kV 以下管电压产生的 X 线。

26. 答案：B

解析：因为乳腺 X 线摄影采用低千伏（40kV 以下）进行检查，而随着管电压 kV 值的降低，康普顿效应逐渐减少，光电效应增加。

27. 答案：C

解析：乳腺摄影需要对极小物体进行探测和分类，特别是微钙化灶可以小到 100 ~ 200μm，任何平板探测器都必须能够对这些感兴趣的极小微钙化灶进行成像，所以平板探测器的像素尺寸范围应在 50 ~ 100μm 之间。

28. 答案：D

解析：为满足由厚到薄的乳腺组织同时清晰地显示出来，在典型的乳腺图像上，可以分辨 3100 个灰度水平，为使系统不致图像信息损失，系统应提供 14bit 以上的动态范围。

29. 答案：C

解析：染色升华热敏成像技术利用热感技术使染料从气态到固态、固态到气态互相转化的过程以“压印”的方式实现图像打印，其成像介质为相纸或胶片，介质内没有成像乳剂，其颜色来源是打印色带。

30. 答案：C

解析：与激光扫描成像不同的是，热敏成像是通过热敏头实现影像“转印”的，以高温阵列式打印头取代了复杂的激光发射器、偏转扫描系统和光学失真矫正系统等。

31. 答案：C

解析：与激光扫描成像不同的是，热敏成像是通过热敏头实现影像“转印”的，以高温阵列式打印头取代了复杂的激光发射器、偏转扫描系统和光学失真矫正系统等。

32. 答案：A

解析：激光光热式成像所采用的激光

二极管具有以下优点：①非常小的光点直径（80/40μm，300/650dpi，dpi 为每英寸点数）。②激光二极管在红外区发射。③光发射源非常稳定。④精确的可调动功率光发射。⑤宽的动态幅度（不限制灰度级别的数量）。⑥激光光源寿命长。⑦快速的成像速度（每秒超过 200 万点）。

33. 答案：A

解析：激光扫描系统是激光打印机的核心部件，包括激光发生器、调节器、发散透镜、多角光镜、聚焦透镜、高精度电机以及滚筒等。其功能是完成激光扫描，使胶片曝光。

34. 答案：A

解析：干式激光相机是将形成潜影的胶片送到加热鼓进行显影，而湿式激光相机是送到自动洗片机显影。

35. 答案：A

解析：激光束的强度可由调节器调整，调节器受数字信号控制。

36. 答案：C

解析：激光打印机的光源为激光束，激光束通过激光分散透镜系统投射到一个在 X 轴方向上转动的多角光镜，或电流计镜上再折射，折射后的激光束再通过聚焦透镜系统按“行式打印”在胶片上，这种方式亦称 X 轴快速扫描。与此同时，胶片在高精度电机的带动下精确地在 Y 轴上均匀地向前移动，完成整个胶片的“幅式打印”，这称为 Y 轴慢速扫描。

37. 答案：A

38. 答案：D

解析：控制系统是整个光热成像系统控制中枢，负责系统各部件状态的统筹控制，主要包括激光器的开启或关闭，激光功率调制系统和扫描光学系统中的电机或振镜调节和控制，以及胶片传送系统的运行等。

39. 答案：C

解析：干式激光打印机一般采用红外激光器，湿式激光打印机一般采用氦 - 氖激光器。

40. 答案：B

解析：防反射层在片基的底面涂有一层深色的吸光物质，以吸收产生光渗现象的光线，防止光反射对乳剂再曝光，提高影像清晰度。

41. 答案：D

解析：含银量低，干银胶片只是通过少量的卤化银感光形成潜影，而最终形成的影像则靠的是一些粒径极小的，而遮盖力很高的非感光的银源物质。

42. 答案：E

解析：含防反射层。

43. 答案：A

解析：为提高激光胶片的成像性能，乳剂层与传统卤化银胶片比较有如下特点：①单分散卤化银乳剂呈八面体晶型。②调配不同的增感染料，使胶片适应不同的激光光谱。③采用浓缩乳剂、低胶银比和薄层挤压涂布技术，以适应高温快显特点。④乳剂层中适量加入防静电剂、防腐蚀剂、防灰雾剂和坚膜剂等成分。

44. 答案：D

解析：氦氖激光胶片感色相对光谱高峰在 633nm（DuPont 氦氖激光胶片在 350 ~500nm 也敏感）；红外激光胶片感色相对光谱在 670 ~820nm。

45. 答案：C

46. 答案：A

解析：医用专业打印是指使用专门的医用打印成像设备，考虑到要用于医疗影像诊断，这类设备需要获得国家食品药品监督部门颁布的医疗器械许可证才能在医疗领域销售和使用，其打印精度高，对图像打印分辨力和灰阶度都有特殊要求。

47. 答案：A

解析：激光（light amplification by

stimulated emission of radiation，LASER）即为“辐射光子激发发光放大”的缩写词。

48. 答案：B

解析：从20世纪90年代开始，不需要显影、定影技术的干式打印技术被广泛推广和使用，利用激光照射成像和热敏成像的干式打印机在逐步取代湿式激光打印机。

49. 答案：E

解析：近年来，随着CT、MR、PET技术的进展，大量的彩色图像出现，一种医用多媒质的打印机开始被投入使用。这种打印机不仅可以打印胶片，还可以打印相纸，而且，黑白胶片、彩色胶片、彩色相纸可以任意选择，同机打印。

50 答案：A

解析：医学图像的发展历程，从成像技术上看，基本可以划分为三个阶段：视频多幅照相（Mulit - Video - Camera）→湿式激光打印（Wet - Laser - Printing）→干式打印（Dry Printing）技术（包括激光照射成像和热敏成像）。

51. 答案：D

52. 答案：B

53. 答案：A

54. 答案：C

55. 答案：C

解析：光电二极管是非晶硅平板探测器中进行光电转换的元件。

56. 答案：E

解析：患者体位的设计属于技师的职责。

57. 答案：E

解析：量化级数越多，数字化过程的误差越小。

58. 答案：B

解析：通过计算机完成图像重建工作。

59. 答案：E

60. 答案：E

61. 答案：B

62. 答案：A

63. 答案：E

64. 答案：B

65. 答案：D

66. 答案：D

67. 答案：C

68. 答案：D

69. 答案：B

70. 答案：D

解析：非晶硅、非晶硒等为平板探测器，CCD探测器为非平板探测器。

71. 答案：C

解析：DR设备是一种高度集成化的成像设备。组件主要包括5个相对独立的单元，即X线发生单元、X线采集单元、摄影架/床单元、信息图像处理单元。

72. 答案：A

解析：间接数字X线摄影先由某种闪烁发光晶体物质吸收X线光子能量后以可见荧光的形式将能量释放出来，经空间电路传递，由光电二极管采集，转换后获得可测量的电信号。

73. 答案：C

解析：非晶硒平板探测器与非晶硅平板探测器一样也为多层结构，所不同的是非晶硒平板探测器没有荧光转换层。

74. 答案：E

解析：CRT是一个电真空器件，由电子枪和荧光屏构成。电子枪是阴极射线管的主要组成部分，包括灯丝、阴极、栅极、加速阳极和聚焦极。

75. 答案：D

76. 答案：C

解析：高压注射器有两种类型：压力型和流率型。流率型注射器速度由于流率控制可任意选择，现较多使用。

77. 答案：E

解析：在B/S架构的PACS系统中，

医学影像显示工作站只需要打开万维网浏览器（比如 IE）就可以查询数据和调取影像了。

78. 答案：E

解析：通常情况下，在 PACS 系统的建立时就会同步建立一套完整的图像备份存储，备份存储设备分为在线备份存储设备和离线备份存储设备。

79. 答案：E

解析：C/S 架构不利于软件升级和随时扩大应用范围。

80. 答案：D

解析：DICOM 的英文全称是 Digital Imaging and Communications in Medicine，中文直译为“医学数字成像与通信”。

81. 答案：A

解析：医嘱信息由 HIS 到 RIS 的过程，使用了 HL7 消息；而从 RIS 传输到影像采集设备，则使用到了 DICOM 工作列表（Worklist）协议。

82. 答案：D

解析：可以提取 PACS 中的医学图像对其进行二维或者三维的图像后处理，甚至进行计算机辅助诊断。

83. 答案：B

解析：由于诊断的过程在远程实现，电子签章技术实现了医师身份认证、数据传输加密、数据篡改失效等必要功能。

84. 答案：C

解析：PACS 系统的基本组成包括：各类工作站、数字影像采集、通讯和网络、医学影像存储、医学影像管理五个部。

85. 答案：C

解析：PACS（Picture Archiving and Communication System），图像存储与传输系统。

86. 答案：A

解析：在 CR 成像系统中，IP 作为辐射接收部件替代了常规 X 线摄影用的胶片，成为影像记录的载体。成像板上涂有一层“光激励荧光体（PSP）”，具有“光激励发光（PSL）”的特性。

87. 答案：B

解析：位于探测器顶层的碘化铯（CsI）闪烁晶体，受到 X 线照射后将入射的 X 线光子转换为可见光。

88. 答案：D

解析：以硒为基础的探测器由于曝光后存在的潜影滞后，刷新速度慢，动态摄影速度受到限制。

89. 答案：D

解析：非晶硒 FPD 对环境要求高，需要较高的偏置电压。

90. 答案：E

解析：数字合成体层成像不产生金属伪影。

二、多选题

91. 答案：ABCD

解析：DR 的优点包括：时间分辨力提高、患者受照射剂量小、DQE 和 MTF 的性能增加、操作方便快捷，对比度的范围宽。

92. 答案：ABCDE

解析：影响乳腺影像质量的相关因素包括压迫、曝光条件、对比度、清晰度以及噪声。

93. 答案：ABD

解析：乳腺摄影质量控制必须保证达到的目标包括：提供丰富诊断信息的高质量图像；图像质量在信息附载量和光密度方面能与其他筛检中心一致；在符合诊断信息量要求的前提下，确保辐射剂量最低。不包括尽可能多地筛查出乳腺癌以及减少受检者的痛苦。

94. 答案：ABCDE

解析：在数字化乳腺摄影中，噪声的分类包括加性噪声、乘性噪声、量化噪声、量子噪声以及“胡椒盐”噪声，其中主要是量子噪声。

95. 答案：ABDE

解析：催化中心在加热时会促使非感光的有机酸银与还原剂发生氧化还原反应，生成永久的银影像。

96. 答案：ACDE

解析：胶片在仓库存放时要注意有效期，在通风阴凉干燥室内片盒应立式储存，注意胶片不能折弯，否则会卡片。温度以20℃为宜，最低不能低于5℃，相对湿度为30% ~50%。避免潮湿、高温、日照、放射源、不良气体等。

97. 答案：ABCD

解析：干式激光打印机一般采用红外激光器，湿式激光打印机一般采用氦－氖激光器。

98. 答案：ABCD

解析：气体激光器具有衰减慢、性能稳定的优点。氦－氖激光束可以被聚焦到原子级，再加上选用特殊的超微粒激光胶片，可获得较高的清晰度图像，且造价低。气体激光（氦－氖）其波长为633nm，接通激光器后至少要预热10分钟，使其达到一定温度后才能运转。

99. 答案：ABCD

解析：红外激光发生器是20世纪80年代起步，它具有电注入、调制速率高、寿命长、体积小、效率高、直接调制输出方便、抗震性能较好等特点。

100. 答案：ABDE

解析：银离子还原剂，其用量约占成像层总重量的0.2% ~5%。

全真模拟试卷二

一、单选题

1. 关于热敏干式打印胶片热敏层的叙述，错误的是
   A. 热敏层中含有许多微胶囊
   B. 胶囊壁是热敏性高分子材料
   C. 胶囊周围含有无色的显色剂
   D. 胶囊内含有卤化银
   E. 胶囊内含有无色的可发色材料（成色剂）
2. 照射量的原有单位为
   A. R
   B. Gy
   C. rad
   D. Sv
   E. $C \cdot kg^{-1}$
3. 成像过程中，潜影加热的适宜温度是
   A. 100℃
   B. 110℃
   C. 120℃
   D. 130℃
   E. 140℃
4. 应用分割曝光模式识别技术的目的是
   A. 能进行任意分割摄影
   B. 使曝光条件的设置随意化
   C. 降低劳动强度
   D. 使直方图分析能根据各个分割区域的曝光情况独立进行
   E. 降低受检者受辐射剂量
5. 骨髓致命性再障单次短时照射中受到的总剂量当量（/Sv）是
   A. 0.5
   B. 1.0
   C. 1.5
   D. 2.0
   E. 2.5
6. 关于数字融合X线体层摄影的描述，错误的是
   A. 类似于传统的直线断层
   B. 用数字探测器替代屏片系统
   C. 用乳腺成像方面具有显著优势
   D. 可进行三维重建显示
   E. 总体剂量远低于单次摄影曝光剂量
7. IP读取扫描像素点尺寸一般为
   A. 50～80 μm
   B. 100～200 μm
   C. 250～300 μm
   D. 350～400 μm
   E. 450～500 μm

8. 使用碳基胶片成像技术的是
   A. 红外激光打印技术
   B. 氦氖激光打印技术
   C. 激光诱导成像技术
   D. 直热式干式打印技术
   E. 光 - 热成像干式打印技术
9. 有关 PTG 干式激光打印机的叙述，错误的是
   A. 对胶片感光依靠激光束扫描
   B. 胶片显影依据加热辊筒
   C. 依靠加热辊温度的变化成像
   D. 加热显影时间一般在 15 秒左右（取一固定值）
   E. 使获得的黑白影像黑化度控制在 $D_{max}>3.0$，$D_{min}<0.25$
10. 激光热成像技术的英文缩写是
   A. ABC
   B. ECR
   C. PTG
   D. PHZ
   E. IHZ
11. 关于双面阅读 CR 装置的描述，错误的是
   A. 成像板两侧都有荧光
   B. 基板是透明的
   C. 反面添加一套采集装置
   D. 可以采集更多的荧光
   E. 成像板的厚度进一步降低
12. 摄影体位设计的考虑因素不包括
   A. 摄影条件
   B. 人体姿势
   C. 胶片的放置
   D. 中心线入射方向
   E. 中心线入射角度
13. 激光打印机激光扫描胶片的时间通常为
   A. $10^{-3}\sim10^{-2}$秒
   B. $10^{-4}\sim10^{-3}$秒
   C. $10^{-5}\sim10^{-4}$秒
   D. $10^{-6}\sim10^{-5}$秒
   E. $10^{-7}\sim10^{-6}$秒
14. 以 DV8900 打印机为例，每小时可输出的图像有
   A. 100 幅
   B. 150 幅
   C. 200 幅
   D. 250 幅
   E. 300 幅
15. 乳腺 X 线摄影图像上，多少灰度水平是可以辨认的
   A. 2100
   B. 2500
   C. 3100
   D. 3500
   E. 5200
16. 实际上，影像的清晰度决定于适宜人眼辨别能力的
   A. QA
   B. QC
   C. ROC
   D. MTF
   E. TQM
17. 质控技师的职责与设备性能相关的特殊检查不包括
   A. 设备的可视性检查
   B. 准直性能的评估
   C. 伪影的评价
   D. kVp 的精度和重复性
   E. AEC 系统的性能评估
18. 数字化乳腺摄影探测器中，碘化铯的典型厚度范围是
   A. 50～150 μm
   B. 100～200 μm
   C. 100～250 μm
   D. 150～250 μm
   E. 200～300 μm
19. 胸部能量减影一般仅用于
   A. 后前位

B. 前后位
C. 侧位
D. 双斜位
E. 所有 X 线摄影体位

20. 实验表明，多少幅数字乳腺融合 X 线体层摄影的影像剂量与一幅屏－片乳腺摄影的剂量相同
A. 3
B. 5
C. 8
D. 9
E. 10

21. 乳腺 X 线摄影中为了获得边缘强化、提高影像清晰度，利用相位对比 X 线摄影，其最佳的焦点和放大率为
A. 0.1 的焦点、1.5 倍的放大率
B. 0.1 的焦点、1.75 倍的放大率
C. 0.1 的焦点、2 倍的放大率
D. 0.3 的焦点、1.75 倍的放大率
E. 0.3 的焦点、2 倍的放大率

22. 乳腺活检是对乳腺病变定性的一种有效的检查方法，下列叙述中错误的是
A. 活检装置需安装在摄影平台上
B. 应将腺体病灶的大致部位置于摄影平台中央
C. 可使用随机压迫器
D. 需 ±15°两次曝光
E. 需在两幅影像中标记出病灶中心

23. 对于乳腺内的微小钙化最敏感的检查方法是
A. 乳腺红外线检查
B. 乳腺软 X 线检查
C. B 超检查
D. 乳腺 CT
E. 乳腺 MRI

24. 最佳的数字化乳腺图像质量的衡量标准是
A. DQE
B. MTF
C. AGD
D. ESE
E. SNR

25. 英文缩写 CAD 代表的是
A. 电荷耦合器件
B. 自动曝光控制
C. 计算机辅助检测
D. 薄膜晶体管
E. 平板探测器

26. 乳腺解剖结构的基本单元是
A. 腺叶
B. 乳腺小叶
C. 小叶间隔
D. 乳腺导管
E. 腺泡

27. 乳腺的大体解剖的构成不包括
A. 乳腺组织
B. Cooper 韧带
C. 胸大肌
D. 胸小肌
E. 皮下脂肪

28. 关于副乳的描述，错误的是
A. 是多余的乳腺没有退化或退化不全的异常现象
B. 常见的部位在腋窝，亦可见于胸壁、腹部、腹股沟等处
C. 少数患者有遗传倾向
D. 副乳内不含腺体组织，均为脂肪
E. 少数有副乳的人可以发生乳腺癌

29. 关于乳腺摄影机 X 线管的特点，错误的是
A. 功率小
B. 焦点小
C. 几何尺寸大
D. 靶面材料为钼或铑
E. 高压低

30. 下列叙述，哪项不是 X 线管产生 X 线必备的条件
A. 电子源

B. 高速电子的产生
C. 电子的骤然减速
D. 轨道电子结合能
E. 高真空

31. 关于X线的叙述，错误的是
A. X线光子能量与电子能量有关
B. 电子能量与管电压有关
C. X线光子能量的大小和它的波长成反比关系
D. 连续X线是高速电子与靶物质原子核相互作用而产生的
E. 特性X线是高速电子冲击靶物质外层轨道电子而产生的

32. 属于X线化学效应的是
A. 穿透作用
B. 荧光作用
C. 电离作用
D. 感光作用
E. 生物效应

33. 伦琴因发现X线而获得诺贝尔物理奖的年份是
A. 1865年
B. 1895年
C. 1896年
D. 1901年
E. 1905年

34. 下列描述，哪项突出了X线具有微粒性的表现
A. 反射
B. 干涉
C. 衍射
D. 波长和频率
E. 与物质作用发生能量交换

35. 以下哪项不是影响X线强度的因素
A. 管电压
B. 管电流
C. 半价层
D. 高压波形
E. 靶物质

36. 实际应用中，表示X线强度的是
A. kVp
B. mAs
C. mA
D. kVp × mAs
E. HVL

37. 关于连续X线强度的空间分布的描述，错误的是
A. 高速电子撞击阳极靶面产生的X线分布与靶面倾斜角度有关
B. 在X线管长轴方向，近阳极端X线强度弱
C. 在X线管长轴方向，近阴极端X线强度强
D. 在X线管长轴且垂直于有效焦点平面内，其X线分布是对称性的
E. 在X线管短轴且垂直于有效焦点平面内，其X线分布基本上是对称性的

38. 下列X线与物质相互作用形式中，哪一种作用形式不产生电离过程
A. 相干散射
B. 光电效应
C. 康普顿效应
D. 电子对效应
E. 光核反应

39. 关于光电效应产生的条件，叙述错误的是
A. 光子能量与电子结合能必须接近相等才容易产生光电效应
B. 光电效应大约和能量的三次方成正比
C. 轨道电子结合的越紧，越容易产生光电效应
D. 在低原子序数元素中，光电效应都产生在K层
E. 光电效应发生概率和原子序数的三次方成正比

40. 关于光电效应的叙述，错误的是

A. 使受检者接受的照射量比任何其他作用少
B. 光电效应可增加射线对比度
C. 对胶片不产生灰雾
D. 光电效应不产生有效的散射
E. 光电效应≈1/（能量）^{3}

41. 关于康普顿效应的叙述，错误的是
A. 康普顿效应也称散射效应
B. 是以光子击脱原子的内层轨道电子而发生的
C. 摄影中所遇到的散射线几乎都来自这种散射
D. 是X线诊断能量范围内，与物质相互作用的另一种主要形式
E. 在实际工作中，无法避免散射线的产生

42. 关于X线与物质相互作用效应产生概率的叙述，错误的是
A. 对低能量的射线，以光电效应为主
B. 在摄影中遇到的散射线几乎都来自康普顿效应
C. 对比剂的原子序数高，以光电效应为主
D. 骨骼的作用形式以光电效应为主
E. 相干散射不产生电离过程

43. 影响X线物质吸收衰减的因素中，错误的是
A. X线能量
B. 吸收物质的原子序数
C. 物质密度
D. 物质面积
E. 每克物质的电子数

44. 把X线束中的低能成分吸收的装置是
A. 遮光筒
B. 准直器
C. 滤过板
D. 滤线栅
E. 缩光器

45. 人体各组织中对X线的衰减最大的是
A. 骨
B. 肌肉
C. 脂肪
D. 水
E. 空气

46. 关于X线滤过的描述，错误的是
A. X线滤过是预先把X线束中的低能成分吸收掉
B. 固有滤过一般用铝当量表示
C. 固有滤过是指X线机本身的滤过
D. 对低能量射线采用铝滤过板
E. 对高能量射线采用铜与铝的复合滤过板，使用时铜面朝向受检者

47. X线剂量单位中，单位名称为戈瑞（Gy）的是
A. 照射量
B. 照射量率
C. 吸收剂量
D. 吸收剂量率
E. 剂量当量

48. 在辐射防护中常用的单位是
A. 照射量
B. 照射量率
C. 吸收剂量
D. 吸收剂量率
E. 剂量当量

49. 生物体受到X线照射后，由于分子的变化会引起DNA和蛋白质的生物构造的变化。此变化发生在
A. 物理阶段
B. 物理化学阶段
C. 化学阶段
D. 生物学阶段
E. 生物化学阶段

50. 人体组织对X线照射高感受性的组织是
A. 肠上皮
B. 汗腺
C. 甲状腺

D. 结缔组织
E. 眼晶体

51. 人体组织对 X 线照射低敏感性的组织是
A. 淋巴组织
B. 口腔黏膜
C. 肾上腺
D. 甲状腺
E. 神经组织

52. 关于 X 线防护原则的叙述，错误的是
A. 建立剂量限制体制
B. 缩短与射线源距离
C. 固有防护为主，个人防护为辅
D. X 线工作者与受检者防护兼顾
E. 降低个人受照剂量

53. 对公众个人全身年剂量当量限值应低于
A. 5 mSv
B. 10 mSv
C. 15 mSv
D. 20 mSv
E. 50 mSv

54. 为便于比较各种防护材料的屏蔽性能，通常以下列哪项为参照物
A. 铜
B. 铅
C. 铝
D. 锡
E. 钨

55. 间接转换型平板探测器的组成不包括
A. 基板层
B. 光电二极管
C. 非晶硅 TFT 阵列
D. 碘化铯晶体层
E. 集电矩阵

56. 关于连续 X 线的解释，正确的是
A. 是高速电子冲击靶物质内层轨道电子而产生的
B. 是高速电子与靶物质的原子核相互作用而产生的
C. X 线光子能量与电子能量无关
D. 连续 X 线中高速电子的能量没有丢失
E. X 线总能量与靶物质的原子序数无关

57. 关于特性 X 线的解释，错误的是
A. 是高速电子冲击靶物质内层轨道电子而产生的
B. L 层电子比 K 层电子的能量少
C. 70keV 以下不产生钨的特性 X 线
D. 150kVp 以上，特性 X 线减少
E. 特性 X 线能量与靶物质的原子序数有关

58. X 线诊断机房的主防护铅当量的厚度应为
A. 1 mm
B. 2 mm
C. 3 mm
D. 4 mm
E. 5 mm

59. IP 的组成不包括
A. 表面保护层
B. 光激励发光物质层
C. 防光晕层
D. 基板
E. 背面保护层

60. 关于 CR 的成像原理，错误的是
A. X 线照射到成像板的光激励荧光体时，其晶体结构中“陷阱”部位吸收并存储了 X 线能量
B. 在光激励发光过程中，荧光体在附加的适当波长的激光能量的激励下，将俘获的能量释放出来
C. 成像板上涂有一层“光激励存储荧光体”，选用的材料必须具有“光激励发光”的特性
D. 曝光后的成像板由于吸收 X 线而发生电离，在光激励荧光体的晶体中

产生电子/空穴对

E. 曝光后的成像板在阅读器内，必须用高能量、高度聚焦的激光扫描

61. 关于相位对比乳腺摄影系统，错误的是

A. X线穿透物体时，会发生强度衰减和相位移动

B. 导致X线强度衰减的主要原因是光电效应及康普顿散射

C. 形成相位移动的主要原因是X线发生了折射和干扰

D. 根据相位位移变化所形成的图像称为相位对比成像

E. PCM系统只利用了相位对比成像，与吸收对比成像无关

62. 关于非晶硅平板探测器及其工作原理，正确的是

A. 非晶硅平板探测器属于直接转换型平板探测器

B. 主要分为碘化铯+非晶硅、荧光体+非晶硅两类

C. 将入射的X线光子转换为可见光的是光电二极管

D. 将可见光转换成电信号的是模/数转换器

E. 在闪烁晶体上形成储存电荷

63. 关于碘化铯的特点，错误的是

A. 碘化铯的晶体不是直接生长在基板上

B. 碘化铯针状结构的通道使吸收的X线直接达到探测器表面

C. 碘化铯能很好地吸收X线，并且在数字图像产生之前瞬间产生光学图像

D. 碘化铯/非晶硅平板探测器的X线探测、图像采集和读出都是相互独立的过程

E. 碘化铯比传统的闪烁体明显减少了X线的伪影

64. 下列哪项是探测器的主要性能指标

A. TFT

B. ROC

C. MTF 和 DQE

D. SNR

E. NEQ

65. 可以快速获得“高”和“低”能量影像的是

A. 体层合成

B. 时间减影

C. 双能量减影

D. 数字减影血管造影

E. 骨密度测量

66. 激光打印的优点不包括

A. 多接口性

B. 网络化

C. 高效性

D. 文字注释

E. 需手动添加显影液

67. 激光打印机的构成不包括

A. 激光打印系统

B. 打片系统

C. 胶片传输系统

D. 信息传递与存储系统

E. 控制系统

68. 氦氖激光片的吸收光谱峰值为

A. 533 nm

B. 633 nm

C. 733 nm

D. 833 nm

E. 933 nm

69. 激光打印胶片的结构组成不包括

A. 保护层

B. 感光乳剂层

C. 荧光体层

D. 片基

E. 防光晕层

70. 激光打印胶片的结构组成中，防止曝光时片基背面的光反射作用的是

A. 保护层

B. 感光乳剂层
C. 荧光体层
D. 片基
E. 防光晕层

71. 关于激光打印胶片的特性，错误的是
A. 激光打印胶片要求高对比度、高清晰度
B. 激光打印胶片对激光感光
C. 激光打印胶片属于高质量影像输出的方法之一
D. 目前市场使用的激光打印胶片大多是感绿的
E. 激光打印胶片的感光特性是防光晕效果好、影像清晰、能提供丰富的诊断信息

72. 以下哪项不属于干式成像
A. 激光热成像
B. 激光诱导成像
C. 冲洗加工成像
D. 喷墨打印成像
E. 直热式成像

73. 激光热成像胶片成像层各组分不包括
A. 卤化银
B. 显影还原剂
C. 调色剂
D. 定影剂
E. 防灰雾剂与稳定剂

74. 激光热成像技术的优势不包括
A. 顺应环保趋势
B. 医院运营成本高
C. 提高医院工作效率
D. 强大的接驳能力
E. 自动影像质量控制体系

75. 乳腺摄影主要利用 X 线的
A. 光电效应
B. 康普顿效应
C. 生物效应
D. 散射效应
E. 电子效应

76. 医疗干式胶片的发色起始温度是
A. 50℃
B. 70℃
C. 80℃
D. 90℃
E. 100℃

77. 构成实用性的 TG 和 PTG 的基本组分不包括
A. 光敏性卤化银
B. 热敏性银源
C. 还原剂
D. 稳定剂
E. 黏合剂

78. 关于电离辐射的生物效应，错误的是
A. 电离辐射产生多种类型的生物效应
B. 组织反应过去称为非随机效应和确定性效应
C. 组织反应存在阈值量
D. 随机效应没有阈值剂量
E. 机体对辐射的反应仅仅是单个细胞对辐射损伤的累积反应

79. UNSCEAR 2000 年报告将辐射致癌过程分为 4 个阶段，下列错误的是
A. 肿瘤形成的原因
B. 肿瘤形成的始动
C. 肿瘤形成的促进
D. 肿瘤转化
E. 肿瘤形成的进展

80. ICRP 2006 年建议书草案推荐的遗传效应的危害调整标称危险系数，对整个人群和成年工作人员分别为
A. $0.1\times10^{-2}Sv^{-1}$和$0.2\times10^{-2}Sv^{-1}$
B. $0.2\times10^{-2}Sv^{-1}$和$0.1\times10^{-2}Sv^{-1}$
C. $0.2\times10^{-2}Sv^{-1}$和$0.3\times10^{-2}Sv^{-1}$
D. $0.3\times10^{-2}Sv^{-1}$和$0.1\times10^{-2}Sv^{-1}$
E. $0.1\times10^{-2}Sv^{-1}$和$0.1\times10^{-2}Sv^{-1}$

81. 影响电离辐射生物效应中，与电离辐射有关的因素不包括
A. 辐射种类

B. 机体种系
C. 照射部位
D. 照射面积
E. 照射方式

82. 人体对辐射高度敏感的组织是
A. 骨骼
B. 心脏
C. 肾
D. 淋巴组织
E. 中枢神经系统

83. 人体对辐射不敏感的组织是
A. 骨骼
B. 心脏
C. 肾
D. 淋巴组织
E. 中枢神经系统

84. 影响电离辐射生物效应的因素主要是
A. 电离辐射
B. 受照机体
C. 电离辐射和受照机体
D. 不同种系
E. 辐射种类

85. 直接转换 DR 中应用的转换介质是
A. 非晶硅
B. 非晶硒
C. 碘化铯
D. 成像板
E. 增感屏

86. X 线诊断机房的副防护铅当量的厚度应为
A. 1 mm
B. 2 mm
C. 3 mm
D. 4 mm
E. 5 mm

87. X 线通过人体后，透射线强度与原射线的关系是
A. 指数衰减关系
B. 线性衰减关系
C. 与距离平方成正比
D. 康普顿散射效应关系
E. 透射线强度是原射线强度的一半

88. 用辐射的权重因子修正后的吸收剂量是
A. 有效剂量
B. 当量剂量
C. 照射量
D. 比释动能
E. 吸收剂量率

89. 放射工作人员防止眼晶体发生确定性效应的年剂量限值是
A. 20 mSv
B. 70 mSv
C. 100 mSv
D. 150 mSv
E. 300 mSv

90. 放射工作人员全身均匀照射时，防止随机性效应的年剂量限值是
A. 5 mSv
B. 10 mSv
C. 25 mSv
D. 50 mSv
E. 80 mSv

二、多选题

91. 影响 X 线强度的因素
A. 照射时间
B. 管电压
C. 管电流
D. 靶物质
E. 高压波形

92. 关于光电效应的叙述，正确的是
A. 光电效应可产生特性放射、光电子及正离子
B. 轨道电子结合越紧越易产生光电效应
C. 光电效应可增加射线对比度
D. 光电效应易产生有效的散射
E. 根据光电效应原理，为减少受检者的照射，在适当情况下要采用低能

量射线

93. 关于X线照片对比度概念的叙述，错误的是

A. 影片中最大密度和最小密度之差

B. 影片中不同组织间的密度差

C. 被照体组织间密度差在胶片中的反映

D. 影片中的黑白差别

E. 影片中的亮度比

94. 影响X线照片影像颗粒性的因素有

A. X线量子斑点

B. 胶片卤化银颗粒的尺寸和分布

C. 胶片对比度

D. 增感屏荧光体的尺寸和分布

E. 胶片清晰度

95. 图像受X线摄影体位设计影响的是

A. 被照体厚度

B. 焦点、被照体、胶片三者位置与距离的关系

C. X线焦点的成像质量

D. X线中心线投射屏－片系统的状态

E. 被照体体表面积

96. 关于影像质量综合评价的概念是

A. 以诊断学要求为依据

B. 以解剖学的角度设计摄影体位

C. 以物理参数为客观评价手段

D. 以满足诊断要求所需的摄影技术条件为保证

E. 同时充分考虑减少辐射剂量

97. 胸部后前位X线摄影成像技术标准包括

A. 标称焦点值：≤1.3

B. FFD：180 mm

C. 摄影管电压：125 kV

D. 曝光时间：<20 ms

E. 总滤过：≥2.0 mmAl当量

98. 对人体无损伤的医学影像成像技术不包括

A. 常规X线

B. US

C. CT

D. MR

E. NM

99. 关于A/D和D/A的叙述，正确的是

A. A/D转换是将数字量转换为模拟量

B. D/A转换是将模拟量转换为数字量

C. A/D和D/A是计算机与外界联系的重要部件

D. A/D是图像显示系统中的主要组成部分

E. D/A转换实际上是A/D转换的逆转

100. 下列属于模拟图像的是

A. X线透视荧光屏图像

B. 计算机图像

C. I. I－TV影像

D. 传统X线照片

E. 激光打印胶片图像

全真模拟试卷二答案及解析

一、单选题

1. 答案：D

解析：热敏层中含有许多微胶囊，胶囊壁是热敏性高分子材料，胶囊周围含有无色的显色剂，胶囊内含有无色的可发色材料（成色剂）。

2. 答案：A

解析：照射量的 SI 单位为库伦/千克（C/kg），原有单位为伦琴（R），$1R = 2.58 \times 10^{-4}$ C/kg。

3. 答案：C

解析：PTG 形成黑色影像的金属银主要来自热敏性银源，潜影加热温度120℃。

4. 答案：D

解析：该方法基于多区域分割、直方图统计及模糊逻辑系统对数码图像的曝光进行分析与判断。

5. 答案：C

解析：造成骨髓造血功能低下致命性再障阈值为1.5 Sv。

6. 答案：A

7. 答案：A

8. 答案：C

解析：激光诱导成像技术：热激光成像与单一碳基胶片技术的结合。

9. 答案：A

解析：目前，实际应用的 PTG 成像材料及设备不能直接捕获原始影像，数字影像捕获设备（如 CT、CR、DR、MR 等）捕获原始影像得到数字影像信息，存储于计算机中。打印机接收这些数据后，用以驱动激光或热打印头，再把图像信息输出到胶片上。经热辊显影（120℃左右，15 秒，所需能量 0.1 J/cm^2 以下），可获得 $D_{max} > 3.0$ 及 $D_{min<} < 0.25$ 的黑白影像。

10. 答案：C

解析：激光热成像技术 Photo Thermo Graphic。

11. 答案：E

解析：可以稍增加成像板的厚度，在没有明显降低锐利度的同时来提高 X 线吸收率，这可以通过信号组合参量来加以控制。

12. 答案：A

解析：摄影条件与摄影体位设计无关。

13. 答案：D

14. 答案：C

解析：DV8900 每小时可输出 200 幅

图像。

15. 答案：C

16. 答案：D

17. 答案：A

解析：质控技师的职责与设备性能相关，包括：影像质量评估、受检者剂量评估和操作者安全。特殊检查包括：乳腺摄影设备的配置评估、准直性能评估、系统分辨率、增感屏感度的一致性、AEC 系统的性能评估、伪影的评价、影像质量评价、kVp 精度和重复性、线束质量评估、乳腺体表照射量、平均腺体剂量和辐射输出率、显示器亮度和室内照度。设备的可视性检查属于摄影技师的职责。

18. 答案：C

19. 答案：A

20. 答案：C

21. 答案：B

解析：目前的研究结果表示，乳腺相位对比 X 线摄影使用 0.1 的焦点、1.75 倍的放大率是最适合的。

22. 答案：C

解析：乳腺活检需使用活检专用压迫器。

23. 答案：B

解析：乳腺软 X 线检查对钙化最敏感。

24. 答案：A

解析：量子检测效率（DQE）是数字 X 线摄影最准确的图像质量测量方法。

25. 答案：C

解析：计算机辅助检测是 Computer Assisted Detection 即 CAD。

26. 答案：B

解析：乳腺小叶是乳腺解剖结构的基本单元。

27. 答案：D

解析：乳腺大体解剖由乳腺组织、Cooper 韧带、胸大肌、皮下脂肪、腋窝淋巴结、乳头、乳晕、皮肤构成。

28. 答案：D

解析：副乳内含有少量腺体组织，大部分为脂肪组织。

29. 答案：C

解析：乳腺摄影机 X 线管的几何尺寸小。

30. 答案：D

解析：X 线管产生 X 线必须具备：电子源、高速电子的产生、X 线管必须保持高度真空、电子的骤然减速。

31. 答案：E

解析：特性 X 线是高速电子冲击靶物质内层轨道电子而产生的。

32. 答案：D

解析：X 线化学效应有：感光作用，着色作用。

33. 答案：D

解析：1901 年伦琴因发现 X 线而获得诺贝尔物理奖。

34. 答案：E

解析：X 线在与物质作用发生能量交换时，突出了微粒性的表现。

35. 答案：C

解析：X 线强度受管电压、管电流、靶物质及高压波形的影响。

36. 答案：D

解析：在实际应用中，常以量与质的乘积表示 X 线强度，表示 X 线量的是 mAs，质则是光子的能量（也称穿透力，kVp）。

37. 答案：D

解析：在 X 线管长轴且垂直于有效焦点平面内，近阳极端 X 线强度弱，近阴极端强，其 X 线分布是非对称性的。

38. 答案：A

解析：相干散射不产生电离过程，在 X 线诊断能量范围内，相干散射产生的概率只占 5%。

39. 答案：B

解析：光子能量的增加，反而会使光电作用的概率下降。实际上，光电效应大约和能量的三次方成反比。

40. 答案：A

解析：因光子的能量全部被吸收，这就使受检者接受的照射量比任何其他作用都多。

41. 答案：B

解析：康普顿效应是以光子击脱原子的外层轨道电子而发生的。

42. 答案：D

解析：X 线与骨骼的作用形式，在低能量时主要是光电作用，在高能量时则变为散射作用是主要的。

43. 答案：D

解析：影响 X 线物质吸收衰减的因素有：X 线能量、吸收物质的原子序数、物质的密度、每克物质的电子数。

44. 答案：C

解析：把 X 线束中的低能成分吸收的装置是滤过板。

45. 答案：A

解析：人体各组织对 X 线的衰减按骨、肌肉、脂肪、空气的顺序由大变小。

46. 答案：E

解析：对高能量射线采用铜与铝的复合滤过板，使用时铜面朝向 X 线管。

47. 答案：C

解析：吸收剂量的单位为戈瑞（Gy）。

48. 答案：E

解析：在辐射防护中常用的单位是剂量当量。

49. 答案：E

解析：生物体受到 X 线照射后的生物化学阶段由数秒到数小时，由于分子的变化会引起 DNA 和蛋白质的生物构造的变化。

50. 答案：A

解析：组织对 X 线照射高感受性组织：造血组织、淋巴组织、生殖腺、肠上皮、胎儿。

51. 答案：E

解析：人体组织对 X 线照射低感受性组织：脂肪组织、神经组织、结缔组织。

52. 答案：B

解析：X 线强度与距离的平方成反比，因此，作为防护需增大与射线源的距离。

53. 答案：A

解析：对公众个人全身年剂量当量限值应低于 5 mSv。

54. 答案：B

解析：为便于比较各种防护材料的屏蔽性能，通常以铅为参照物。

55. 答案：E

解析：间接转换型平板探测器由基板层、光电二极管、非晶硅 TFT 阵列、碘化铯晶体层等组成。

56. 答案：B

解析：连续 X 线是高速电子与靶物质的原子核相互作用而产生的。

57. 答案：B

解析：L 层电子比 K 层电子的能量多。

58. 答案：B

解析：X 线诊断机房的主防护应有 2 mm 铅当量的厚度。

59. 答案：C

解析：IP 是由表面保护层、光激励发光物质层、基板层和背面保护层组成。

60. 答案：E

解析：曝光后的成像板在阅读器内，必须用低能量、高度聚焦和放大的红色激光扫描。

61. 答案：E

解析：PCM 指相位对比乳腺摄影系统，它采用相位对比技术，弥补 X 线吸收系数相近的组织间对比度的不足，将相位对比技术和传统的吸收对比技术组合起来，获得边缘增强效应，使乳腺肿瘤和周围组织之间，肿瘤组织内部及周围正常组织之间的边缘都得到强化勾勒，为发现更微小的肿瘤及钙化提供可能。

62. 答案：B

解析：非晶硅平板探测器属于间接转换型平板探测器，主要分为碘化铯 + 非晶硅、荧光体 + 非晶硅两类，入射的 X 线光子转换为可见光的是非晶硅探测器，将入射的 X 线光子转换为可见光，在光电二极管自身的电容上形成存储电荷。

63. 答案：A

解析：碘化铯的晶体直接生长在基板上。

64. 答案：C

解析：探测器的主要性能指标包括调制传递函数（MTF）和量子检测效率（DQE）。

65. 答案：C

解析：双能量减影可以快速获得高和低能量影像。

66. 答案：E

解析：激光打印的优点包括影像打印质量好、多接口性、连续打印、高效性、具有质量控制系统、文字注释、网络化。

67. 答案：B

解析：激光打印机由激光打印、胶片传送、信息传递与存储、控制等系统部分组成。

68. 答案：B

解析：氦氖激光打印胶片适用的激光波长为 633 nm。

69. 答案：C

解析：激光打印胶片的结构组成包括：保护层、感光乳剂层、片基、防光晕层。

70. 答案：E

解析：防光晕层的作用是防止曝光时片基背面的光反射作用。

71. 答案：D

解析：目前市场使用的激光打印胶片大多是感红或感红外的。

72. 答案：C

解析：干式成像分激光成像（包括激光热成像、激光诱导成像）和非激光成像（包括喷墨打印成像、热打印成像，其中热打印成像又分为燃料升华成像和直热式成像）两大类。

73. 答案：D

解析：激光热成像胶片组成包括：卤化银、银源、显影还原剂、调色剂、防灰雾剂与稳定剂、黏合剂。

74. 答案：B

解析：激光热成像技术的优势包括顺应环保趋势、降低医院运营成本、提高医院工作效率、强大的接驳能力、稳定的影像质量、自动影像质量控制体系。

75. 答案：A

解析：随着管电压的降低，物质对 X 线的吸收以光电效应为主。

76. 答案：E

解析：医疗干式胶片的发色起始温度是 100℃。

77. 答案：A

解析：构成实用性的 TG 和 PTG 的基本组分是热敏性银源、还原剂、稳定剂以及黏合剂。

78. 答案：E

解析：机体对辐射的反应是群体现象，而不仅仅是单个细胞对辐射损伤的累积反应。

79. 答案：A

解析：UNSCEAR 2000 年报告将辐射致癌过程分为 4 个阶段，即肿瘤形成的始动、肿瘤形成的促进、肿瘤转化和肿瘤形成的进展。

80. 答案：B

81. 答案：B

解析：影响电离辐射生物效应中与电

离辐射有关的因素包括辐射种类、吸收剂量、剂量率、分次照射、照射部位、照射面积、照射方式。

82. 答案：D

解析：人体对辐射高度敏感的组织有：淋巴组织、胸腺、骨髓、胃肠上皮、性腺和胚胎组织等。

83. 答案：A

解析：人体对辐射不敏感的组织有：肌肉组织、软骨、骨组织和结缔组织。

84. 答案：C

解析：影响电离辐射生物效应的因素主要来源于两个方面，一个是与电离辐射有关的因素，另一个是与受照机体有关的因素。

85. 答案：B

解析：直接转换探测器使用了光电导材料，能将所吸收的光子转换成电荷，典型的材料为非晶硒。

86. 答案：A

解析：X 线诊断机房的主防护应有 2 mm 铅当量的厚度、副防护应有 1 mm 铅当量的厚度。

87. 答案：A

解析：$I = I_0 e^{-ux}$

88. 答案：B

解析：对吸收剂量进行修正从而产生当量剂量。

89. 答案：D

90. 答案：D

二、多选题

91. 答案：BCDE

解析：X 线强度受管电压、管电流、靶物质和高压波形的影响。

92. 答案：ABC

解析：光电效应不产生有效散射，可增加射线对比度，为减少受检者的照射，在适当情况下要采用高能量射线。

93. 答案：ABDE

解析：照片对比度是指被照体相邻组织间密度差在胶片中的反映。

94. 答案：ABCD

解析：影响影像颗粒性的因素：X 线量子斑点、胶片卤化银颗粒的尺寸和分布、胶片对比度、增感屏荧光体尺寸和分布。

95. 答案：BCD

解析：X 线摄影体位设计与影像质量的关系受焦点、被照体、胶片三者位置与距离的关系，X 线焦点的成像质量，X 线中心线投射屏 - 片系统状态的影响。

96. 答案：ACDE

解析：影像质量综合评价的概念包括以诊断学要求为依据、以物理参数为客观评价手段、以满足诊断要求所需的摄影技术条件为保证、同时充分考虑减少辐射剂量。

97. 答案：ABCD

解析：胸部后前位 X 线摄影成像技术标准中总滤过：≥3. 0 mmAI 当量。

98. 答案：ACE

解析：对人体有损伤的医学影像学成像技术有常规 X 线检查、CT、NM。

99. 答案：CE

解析：D/A 转换是将数字信号转换为模拟信号，A/D 转换是将模拟信号转换为数字信号，两者是可逆的。转换后的数字信号送入计算机图像处理器后重建图像。

100. 答案：ACD

解析：X 线透视荧光屏图像、传统 X 线照片和 I. I – TV 影像均属于模拟图像。

全真模拟试卷三

一、单选题

1. 关于软组织 X 线摄影的叙述，错误的是
   A. X 线管用金属钼做靶面
   B. 管电压在 40 kV 以下
   C. 能量较低
   D. X 线波长较短
   E. 为检查乳腺的有效方法
2. 乳腺摄影的总滤过不包括
   A. 管壳铍窗滤过
   B. 油层滤过
   C. 靶面材料
   D. 组合机头窗口材料
   E. 附加滤过
3. 乳腺摄影时对腺体适当加压会提高摄影效果，其原因错误的是
   A. 通过减小乳腺厚度使散射线减少，提高对比度
   B. 使乳腺内的结构分离，易于病变显示
   C. 减少了被检体-影像接收器的距离，分辨力提高
   D. 固定了乳腺，减少了产生运动模糊的概率
   E. 适当的压迫使乳腺平展，使密度的一致性减低
4. 2003 年，美国妇女 20～59 岁癌症致死的首位因素是
   A. 肺癌
   B. 宫颈癌
   C. 乳腺癌
   D. 子宫内膜癌
   E. 卵巢癌
5. 可以通过“早发现、早诊断、早治疗”提高治愈率和生存率，效果最佳的两种恶性肿瘤是
   A. 肺癌和乳腺癌
   B. 肺癌和宫颈癌
   C. 肺癌和卵巢癌
   D. 乳腺癌和卵巢癌
   E. 乳腺癌和宫颈癌
6. 乳腺摄影在压迫过程中，压迫器应保持和影像接收器平面平行，其偏差不能超过
   A. 2 cm
   B. 1 cm
   C. 0.5 cm
   D. 0.2 cm

E. 0.1 cm

7. 乳腺 X 线摄影最常使用的附加体位是
A. 90°侧位
B. 定点压迫位
C. 放大位
D. 夸大头尾位
E. 乳沟位

8. 关于乳腺摄影附加体位的描述，错误的是
A. 90°侧位和标准体位结合成三角形来确定乳腺病变定位
B. 定点压迫位通常结合小焦点放大摄影来提高乳房细节的分辨力
C. 夸大头尾位能显示乳房内侧的深部病变
D. 乳沟位适用于增加乳房后内深部病变的显示
E. 放大位摄影时，X 线管焦点的尺寸不能超过 0.2 mm

9. 关于乳腺影像质量影响因素的叙述，错误的是
A. 不充分压迫导致的运动模糊常见于 MLO 位
B. 光学密度在 1.0 以下的照片区域即为曝光不足
C. 光学密度为 1.0 时最有利于对病变的观察
D. 与 CC 位相比，运动模糊更多地发生在 MLO 位
E. 量子斑点更容易在高对比胶片上显示

10. 与曝光量水平密切相关的是
A. 加性噪声
B. 乘性噪声
C. 量化噪声
D. “胡椒盐”噪声
E. 量子噪声

11. WHO 指出乳腺每次曝光的平均腺体剂量不能高于
A. 1 mGy
B. 2 mGy
C. 3 mGy
D. 4 mGy
E. 5 mGy

12. 乳腺平均腺体剂量的英文缩写为
A. AGD
B. DQE
C. ESE
D. CCD
E. TFT

13. 乳腺组织中对辐射最敏感的是
A. 脂肪
B. 皮肤
C. 乳晕
D. 乳导管
E. 腺体

14. 成年女性乳房位于胸廓前第几肋水平的筋膜浅层与深层中间
A. 第 1~5 肋间
B. 第 2~5 肋间
C. 第 1~6 肋间
D. 第 2~6 肋间
E. 第 3~6 肋间

15. 关于乳腺摄影机 X 线发生系统的叙述，错误的是
A. 钼靶 X 线管功率小、焦点小、几何尺寸小
B. 钼靶 X 线管为双焦点
C. 乳腺摄影最适宜的 X 线波长为 0.06~0.09 nm
D. 乳腺摄影主要应用钼靶辐射的连续 X 线
E. 乳腺摄影机将 X 线管焦点安置在胸壁正上方

16. 下列叙述不是铑靶 X 线管优势的是
A. 对于致密性乳腺有更好的穿透能力
B. 能提供更短的曝光时间
C. 降低曝光剂量

D. 特别适合亚洲女性的致密乳腺
E. 适宜连续工作

17. 钼靶铑滤过的组合适用于
A. 低密度乳腺
B. 中等密度乳腺
C. 较高密度乳腺
D. 高密度乳腺
E. 极高密度乳腺（如植入物）

18. 乳腺摄影 X 线机固定的焦—片距为
A. 700 mm
B. 650 mm
C. 600 mm
D. 550 mm
E. 500 mm

19. 加压后乳腺厚度小于多少时应用滤线栅的效果不显著
A. 70 mm
B. 60 mm
C. 50 mm
D. 40 mm
E. 30 mm

20. 钼靶软 X 线主要用于乳腺摄影，其诊断的主要意义在于可发现
A. 乳腺增生
B. 早期乳腺癌
C. 乳腺钙化
D. 乳腺炎
E. 乳腺肥大

21. 摄影程序的成像过程为
A. 能量→检测→信号→图像形成
B. 信号→能量→检测→图像形成
C. 能量→信号→检测→图像形成
D. 能量→转换→检测→图像形成
E. 能量→检测→转换→图像形成

22. 如果把被照体作为信息源，X 线作为信息载体，那么 X 线诊断的过程就是一个
A. 信息传递与转换的过程
B. 能量传递与释放的过程
C. 信息还原的过程
D. X 线信息检测的过程
E. 信息转换与释放的过程

23. X 线信息影像的形成主要取决于
A. 被照体因素
B. 被照体因素和射线因素
C. 射线因素
D . X 线能量
E. 被照体因素与散射线

24. X 线照片影像的形成是利用了
A. X 线具有的穿透作用、电离作用、生物效应
B. X 线具有的穿透作用、荧光作用、感光作用、电离作用、生物效应
C. X 线具有的穿透作用、荧光作用、感光的特性及被照体对 X 线吸收差异的存在
D. X 线具有的穿透作用、荧光作用、电离作用、生物效应
E. X 线具有的穿透作用、荧光作用、感光的特性及电离作用

25. 构成照片影像的五大要素为
A. 密度、对比度、锐利度、颗粒度、失真度
B. 密度、对比度、灰雾度、颗粒度、失真度
C. 分辨力、对比度、锐利度、颗粒度、失真度
D. 分辨力、对比度、锐利度、颗粒度、噪声
E. 密度、对比度、锐利度、颗粒度、分辨力

26. 下列哪个是构成照片影像的几何因素
A. 密度
B. 对比度
C. 锐利度
D. 失真度
E. 颗粒度

27. 照片影像密度的公式为

A. $\log_{10}I/I_0$
B. $\log_{10}I-I_0$
C. $\log_{10}I_0/I$
D. I/I_0
E. $I-I_0/I_0$

28. 入射光强度为 I_0，透射光强度为 I，照片影像透光率为
A. I/I_0
B. I_0/I
C. $I-I_0$
D. I_0-I
E. I_0-I/I

29. 人眼对影像密度的识别范围为
A. 0.25～2.0
B. 1.5～2.0
C. 0.3～1.5
D. 1.0～1.5
E. 1.5～2.0

30. 下列哪种因素不影响照片密度
A. 照射量
B. 管电压
C. 摄影距离
D. 入射光强度 I_0
E. 散射线

31. 下列描述中，哪项是错误的
A. 作用于胶片的 X 线感光效应与管电压 n 次方成正比
B. 使用低电压摄影时，管电压对照片密度的影响要大于高电压技术
C. 低电压摄影时，管电压要求严格，宽容度大
D. 高电压摄影时，摄影条件选择的通融性大
E. 低电压摄影时，管电压要求严格，宽容度小

32. 胶片对比度取决于
A. 被照体的原子序数
B. 被照体的密度
C. 被照体的厚度
D. 胶片特性曲线的最大斜率或平均斜率
E. 被照体的原子序数与密度

33. X 线照片上相邻组织影像的密度差称为
A. 照片对比度
B. 胶片对比度
C. 射线对比度
D. 影像对比度
E. X 线信息影像

34. 下列哪项不是消除散射线的方法
A. 利用 X 线束限制器，减少散射线的发生
B. 利用加大肢－片距，使用金属后背盖的暗盒和使用滤线栅的方法，减少到达胶片的散射线
C. 相对抵消作用在胶片上的散射线效果
D. 增加管电压
E. 使用滤线栅

35. 滤线栅铅条高度与充填物幅度的比值称为
A. 栅比
B. 栅密度
C. 栅焦距
D. 栅形
E. 栅距

36. 下列描述中，哪项是错误的
A. 栅比值相同，栅密度大的散射线消除作用差
B. 栅密度相同，栅比大的散射线消除效果好
C. 按结构分类，滤线栅又分为活动栅和静止栅
D. 栅密度表示在滤线栅表面上单位距离内，铅条与其间距形成的线对数，常用线/cm 表示
E. 栅比值越高其清除散射线的作用越好

37. 模拟影像重复性______，一旦成像，无法改变或进行后处理，灰度动态范围______
A. 较好、大
B. 较好、小
C. 较差、小
D. 较差、大
E. 一般、大

38. 图像处理涉及到很多算法问题，其最基本的方法是
A. 点阵处理、整体处理
B. 局部处理、统计处理
C. 框架处理、精确处理
D. 点阵处理、局部处理、框架处理
E. 整体处理

39. CR 影像的特点不包括
A. 灵敏度较高
B. 具有较高的线性度
C. 动态范围大
D. 时间分辨率高
E. 识别性能优越

40. 正常条件下，成像板的使用寿命为
A. 1000 次
B. 10000 次
C. 20000 次
D. 50000 次
E. 100000 次

41. 在四象限理论中，第一象限
A. 显示入射的 X 线剂量与 IP 的光激励发光强度的关系
B. 显示 EDR 的功能，即描述了输入到影像阅读装置的光激励发光强度与通过 EDR 决定的阅读条件所获得的数字输出信号之间的关系
C. 显示了影像的增强处理功能，它使影像能够达到最佳的显示，以求最大程度地满足临床诊断需求
D. 显示输出影像的特征曲线
E. 显示了入射光强度与透射光强度的关系

42. 直方图分析必须根据各个分割区域的曝光情况独立进行，以获得图像的最佳密度和对比度。在 CR 系统中分割模式有四种类型
A. 无分割、平均分割、水平分割、四分割
B. 无分割、垂直分割、平均分割、四分割
C. 无分割、垂直分割、水平分割、平均分割
D. 无分割、垂直分割、水平分割、四分割
E. 平均分割、垂直分割、水平分割、四分割

43. 空间频率处理技术是一种
A. 边缘锐利技术
B. 图像识别技术
C. 改变对比度技术
D. 改变灰度技术
E. 提高分辨率技术

44. DR 探测器的主要结构为
A. 导电层和保护层
B. 顶层电极、电介层和高压电源
C. 硒层和集点矩阵层
D. 玻璃衬底层和输入/输出电路
E. 硒层和高压电源

45. 集点矩阵层中包含的 TFT 是
A. 薄膜晶体管
B. 发光晶体管
C. 非晶硒
D. 非晶硅
E. 氢化非晶硅

46. 下列叙述中，除哪项以外都为非晶硒平板探测器的特性
A. 直接光电转换
B. 量子检出率 DQE 较高
C. 曝光宽容度小
D. 后处理功能强大

E. 直接读出

47. 非晶硅平板探测器基本结构为
 A. 非晶硅层、非晶硅光电二极管阵列、行驱动电路、图像信号读取电路
 B. 硒层、非晶硅光电二极管阵列、行驱动电路、图像信号读取电路
 C. 碘化铯闪烁体层、硒层和集点矩阵层、行驱动电路、图像信号读取电路
 D. 碘化铯闪烁体层、非晶硅光电二极管阵列、行驱动电路、图像信号读取电路
 E. 碘化铯闪烁体层、非晶硅光电二极管阵列、硒层和集点矩阵层、图像信号读取电路

48. 非晶硅平板探测器与非晶硒平板探测器的区别在于
 A. 信号读出
 B. 荧光材料层和探测元阵列层的不同
 C. A/D 转换
 D. 信号输出
 E. 信号放大

49. CCD 的特性描述中，错误的是
 A. 空间分辨率低
 B. 光电灵敏度高、动态范围大
 C. 较小的失真
 D. 惰性极小、高性能、长寿命
 E. 高性能、长寿命

50. CCD 的空间分辨率是由下列哪项决定的
 A. CCD 信号输出方式
 B. CCD 探测器
 C. 光敏像元
 D. CCD 器件终端
 E. CCD 的寿命

51. 影响照片锐利度的因素是
 A. 摄影条件的选择
 B. 被照体厚度、密度、原子序数
 C. 照射野
 D. 几何模糊、移动模糊、屏－片体系模糊
 E. 散射线

52. 照片影像的总体模糊度中，影响最大的因素是
 A. 被照体厚度
 B. 屏－片体系模糊
 C. 几何模糊
 D. 移动模糊
 E. 入射的 X 线剂量

53. 量子斑点（量子噪声）占整个 X 线照片斑点的百分比是
 A. 40%
 B. 55%
 C. 62%
 D. 67%
 E. 92%

54. 在影像密度、对比度、锐利度的关系中，错误的是
 A. 密度低则对比度、锐利度都低下
 B. 即使对比度相同，如果照片范围极小也难以辨认
 C. 在高密度的近旁，若有对比度小的组织影像则难辨认
 D. 对比度是影像密度与锐利度存在的基础
 E. 密度是影像对比度与锐利度存在的基础

55. 影响影像放大的主要因素，错误的是
 A. 焦－片距一定时，物体影像放大取决于物－片距
 B. 焦－片距一定时，物－片距越远，影像放大越大
 C. 物－片距不变，焦－片距越近，影像放大越大
 D. 物－片距不变，焦－片距越近，影像放大越小
 E. 物－片距不变，焦－片距越远，影像放大越小

56. 不属于影像变形控制应遵循的原则是
  A. 物 – 片距越大则变形越小
  B. 被照体平行于胶片时，放大变形最小
  C. 被照体接近中心线，并尽量靠近胶片时影像的位置变形最小
  D. 中心线摄入点应通过被检部位，并垂直于胶片时，影像的形状变形最小
  E. 物 – 片距越大则变形越大
57. 线衰减系数的 SI 单位是
  A. m^{-1}
  B. cm^{-1}
  C. s^{-1}
  D. s
  E. m^2/kg
58. 质量衰减系数的 SI 单位是
  A. m^{-1}
  B. cm^{-1}
  C. s^{-1}
  D. s
  E. m^2/kg
59. 照片或显示器上呈现的黑白图像的各点表现的不同等级的灰度称为
  A. 噪声
  B. 量化
  C. 比特
  D. 灰阶
  E. 像素
60. 组成图像矩阵的基本单元是
  A. 体素
  B. 元素
  C. 灰阶
  D. 视野
  E. 像素
61. 激光打印机控制系统的组成部分包括
  A. 键盘和控制板
  B. 控制板和记忆板
  C. 记忆板和各种控制键
  D. 电源和各种控制键
  E. 电源和控制板
62. 关于激光打印的工作原理，说法不正确的是
  A. 激光打印机的曝光光源是激光束
  B. 曝光光源的特征是低能量单色光，瞬间曝光
  C. 激光束的强度是由调节器控制的，调节器接受数字信号的控制
  D. 胶片在高精度电机带动下精确地在 Y 轴方向上均匀地移动，从而完成整个画面的扫描
  E. 像素的数字大小决定了激光曝光的强度
63. 下列关于激光打印机按激光光源的不同分类，说法正确的是
  A. 氦氖激光打印机和半导体激光打印机
  B. 干式打印机和湿式打印机
  C. 干式打印机和半导体激光打印机
  D. 氦氖激光打印机和湿式打印机
  E. 半导体激光打印机和湿式打印机
64. 关于电离辐射产生的生物效应，说法不正确的是
  A. 组织反应
  B. 辐射遗传效应
  C. 非癌症疾病
  D. 随机效应
  E. 辐射致癌反应
65. 组织反应过去又被称为
  A. 非随机效应和确定性效应
  B. 随机效应和遗传效应
  C. 非随机效应和遗传效应
  D. 致癌效应和遗传效应
  E. 随机效应和非确定性效应
66. 下列哪项不是半导体激光打印机的优点
  A. 电注入
  B. 寿命长

C. 体积小
D. 使用方便
E. 调制速率低

67. 下列关于激光打印胶片的分类，按激光波长分类，不正确的是
A. 氦氖激光打印胶片
B. 半导体红激光打印胶片
C. 半导体红外激光打印胶片
D. 半导体紫外激光打印胶片
E. 半导体激光打印胶片

68. 下列哪项不是激光打印胶片的结构组成
A. 保护层
B. 感光乳剂层
C. 片基
D. 防水层
E. 防光晕层

69. 下列关于激光打印胶片，说法不正确的是
A. 保护层的主要作用是保护感光层，具备防止静电的作用
B. 有些胶片也采用100 μm厚的涤纶片基作为支持体
C. 防光晕层的作用是防止曝光时片基背面的光反射作用
D. 感光乳剂层是胶片的核心物质
E. 防光晕层的颜色和乳剂层的感光光谱没有任何关系

70. 关于激光打印胶片感光特性的说法，不正确的是
A. 对比度高
B. 灰雾低
C. 色污染高
D. 防光晕效果好
E. 高密度高

71. 关于激光热成像胶片的叙述，说法不正确的是
A. 激光热成像技术最早发明于1964年
B. 1995年成功地应用于医疗影像
C. 激光热成像技术的成像原理可从PTG胶片的组成及PTG成像过程两方面理解
D. 10年以来PTG技术获得了很大的发展，成为当今医疗数字影像输出最优先的选择
E. 1996年KODAK公司正式推出Dry View 8700成像系统

72. 人体对辐射轻度敏感的组织是
A. 肌肉组织和结缔组织
B. 内皮细胞和皮肤上皮
C. 胚胎组织和皮肤上皮
D. 唾液腺和胚胎组织
E. 中枢神经系统和心脏

73. 关于激光热成像技术的构成及其作用说法，不正确的是
A. 保护层的作用是保护成像层，防止伪影生成
B. 背层作用是防止静电及曝光光晕对影像的不良影响
C. 基层是0.18 cm厚的蓝色透明聚酯片基，在片基的另一面涂有防光晕层
D. 调色剂使显影影像能获得黑色的色调
E. 激光热成像胶片有基层、光敏成像层、保护层、背层

74. 关于激光热成像技术胶片成像层各部分的功能，说法不正确的是
A. 成像层中的光敏成分与传统胶片相似，都是卤化银晶体
B. 传统胶片中，卤化银既是光敏主体，又是显影时提供银离子还原成银原子的“仓库”。
C. 激光热成像技术胶片中，卤化银既是感光主体，又是提供银离子还原成银原子的“仓库”
D. 卤化银只负责形成潜影
E. 显影时的“银源”来自于大量的有

机银

75. 激光热成像技术胶片中所使用的显影还原剂需满足下列条件，哪项不正确

A. 常温下不能还原银盐的弱还原剂

B. 常温下为固体，熔点适合特定的显影温度

C. 显影时能有效地阻止由羧酸盐分解产生的自由基

D. 带有叔丁基取代基的双酚衍生物具有较低的反应活性

E. 显影时具有良好的扩散性

76. 关于调色剂，下列说法不正确的是

A. 调色剂对激光热成像技术的成像体系来说是很重要的化合物

B. 调色剂的作用是为了得到适当的金属银的结构

C. 羧酸银作为银源的成像系统，生成的是黑色的影像色调

D. 改进色调的主要途径是在配方中加入能增强色调的化合物

E. 通过调色剂的修饰作用改变最终银影像色调，是控制影像颜色的主要途径

77. 关于防灰雾剂与稳定剂，说法不正确的是

A. 常规卤化银感光材料在显影加工后，有定影过程以除去多余的卤化银

B. 目前主要应用的稳定剂为三溴甲基衍生物，被认为是显影时的关键组分

C. 在任何条件下组成部分都会相互作用生成金属银

D. 在热显影加工过程中，其氧化物能与显影还原剂形成氢键络合物

E. 初始灰雾，指材料刚生产出来时的初始灰雾密度

78. 关于随机性效应的叙述，正确的是

A. 非随机效应和癌症效应

B. 遗传效应和确定性效应

C. 癌症和遗传效应

D. 非随机效应和确定性效应

E. 癌症和确定性效应

79. 关于激光热成像技术胶片的种类，目前市场上主要的胶片是

A. DVB + 和 DI – HL

B. PIN 和 SD – P

C. DI – HL 和 PIN

D. SD – P 和 DVB

E. DVB 和 DI – HL

80. 关于激光热成像技术胶片的种类及其特点，说法不正确的是

A. KODAK DVB 胶片是 2006 年以前的产品，适用于 KODAK 各种干式相机

B. KODAK DVB + 胶片是 DVB 的改进产品，适用于 KODAK 各种干式相机

C. KODAK DVC 胶片是透明片基的 PTG 胶片

D. KODAK DVM 胶片是乳腺专用的胶片

E. KODAK DVB + 胶片的冷蓝色影像色调没有 KODAK DVB 胶片好

81. 以 DV 8900 为例，PTG 干式激光系统可获得小于多少 Dmin 的黑白影像

A. 0. 1

B. 0. 15

C. 0. 2

D. 0. 25

E. 0. 3

82. 关于 PTG 优点的叙述，说法不正确的是

A. 速度快

B. 影像质量好

C. 无环境污染

D. 网络接驳性好

E. 操作复杂

83. 非放射专业学生教学期间单个器官剂量年当量限值是
A. 5 mSv
B. 6 mSv
C. 7 mSv
D. 8 mSv
E. 9 mSv

84. 传统上的遗传疾病分类，说法正确的是
A. 染色体畸变病和单基因遗传病
B. 染色体畸变病和单因素病
C. 多因素病和双基因遗传病
D. 染色体畸变病和单因素病
E. 双基因遗传病和多因素病

85. FUJI DI AT 胶片用于哪种型号的相机
A. DRYSTAR 2000
B. DRYSTAR 3000
C. DRYSTAR 4500
D. DRY PIX 2000
E. DRY PIX 1000

86. 下列叙述中，不是热力头组成部分的是
A. 放热电极
B. 散热片
C. 放热电阻
D. 控制电路部分
E. 打印头

87. 在放热部分中，在 11.8 L/mm 的直线上配置了多少个放热电阻和电极
A. 3070
B. 3071
C. 3072
D. 3073
E. 3074

88. FUJI DI HT 胶片用于哪种型号的相机
A. DRYSTAR 2000
B. DRYSTAR 3000
C. DRYSTAR 4500
D. DRY PIX 2000
E. DRY PIX 1000

89. 关于直热式成像技术与光热成像技术的说法，不正确的是
A. 成像原理相似
B. 都是基于有机羧酸银的热敏作用
C. 两者材料的组分清单基本不同
D. 光热成像胶片是光敏材料，也是热敏材料
E. 直热式成像胶片不含光敏材料，是热敏材料成像

90. 不是构成实用性的直热式成像技术与光热成像技术基本组成部分的是
A. 热敏性银源
B. 还原剂
C. 稳定剂
D. 黏合剂
E. 化学剂

二、多选题

91. 数字影像的优势在于
A. 抗干扰能力强
B. 图像的密度分辨力高
C. 可进行图像的后处理
D. 图像的空间分辨力高
E. 可以存储、调阅、拷贝和传输

92. X 线数字影像可以通过哪种方式获取或转换
A. FD
B. CCD
C. CR
D. a－Si
E. a－Se

93. 辐射防护原则
A. 辐射防护的正当性
B. 防护水平最优化
C. 剂量限值与约束
D. 接受辐射者知情同意
E. 严格控制照射野

94. 下列对比剂中属于非离子型对比剂的是

A. 碘异酞醇
B. 碘苯六醇
C. 泛影葡胺
D. 胆影葡胺
E. 碘普罗胺

95. 下列属于X线物理效应的是
A. 穿透作用
B. 荧光作用
C. 电离作用
D. 感光作用
E. 干涉、衍射、折射与反射作用

96. 影响X线影像质量的基本因素是
A. 对比度
B. 颗粒度
C. 窗宽
D. 清晰度
E. 窗位

97. 人体对辐射高敏感的组织有
A. 皮肤上皮
B. 内分泌腺
C. 淋巴组织
D. 骨髓
E. 胸腺

98. 胸部后前位的显示标准包括
A. 锁骨下密度易于肺纹理的追踪
B. 左心影内可分辨出肺纹理
C. 肝肺重叠处可追踪到肺纹理
D. 肩胛骨投影于肺野之外
E. 心脏、纵隔边缘清晰锐利

99. 图像处理的基本方法是
A. 数字处理
B. 点阵处理
C. 局部处理
D. 框架处理
E. 函数处理

100. 属于CR系统构成的是
A. 成像板
B. 影像阅读器
C. 影像处理工作站
D. 影像存储系统
E. 打印机

全真模拟试卷三答案及解析

一、单选题

1. 答案：D

解析：软组织 X 线摄影的波长较长。

2. 答案：C

解析：乳腺摄影的总滤过包括管壳铍窗滤过、油层滤过、组合机头窗口材料、附加滤过。

3. 答案：E

解析：适当的压迫使乳房平展，提高了密度的一致性。

4. 答案：C

解析：乳腺癌是美国妇女 20 ~ 59 岁癌症致死的首要因素。

5. 答案：E

解析：可以通过"早发现、早诊断、早治疗"提高治愈率和生存率，效果最佳的两种恶性肿瘤是乳腺癌和宫颈癌。

6. 答案：B

解析：乳腺摄影在压迫过程中，压迫器应保持和影像接收器平面平行，此偏差不能超过 1cm 范围。

7. 答案：A

解析：90°侧位是乳腺 X 线摄影最常使用的附加体位。

8. 答案：C

解析：夸大头尾位能显示乳房外侧部位的深部病变。

9. 答案：C

解析：光学密度为 1.4 ~ 2.0 时最有利于对病变的观察。

10. 答案：E

解析：量子噪声与技师选择的曝光量水平密切相关。

11. 答案：C

解析：乳腺每次曝光的平均腺体剂量 ≤3 mGy。

12. 答案：A

解析：平均腺体剂量的英文缩写为 AGD。

13. 答案：E

解析：乳腺的腺体组织相对于乳腺的其他组织对辐射最敏感。

14. 答案：D

解析：成年女性乳房位于胸廓前第 2 ~ 6 肋间水平的筋膜浅层与深层中间。

15. 答案：D

解析：乳腺摄影主要应用钼靶辐射的特征 X 线，这种波长的特征射线可以使乳腺组织产生较好的对比度，有利于乳腺结构的显示。

16. 答案：E

解析：铑靶 X 线管阳极热容量较低，不适宜连续工作。

17. 答案：B

解析：钼靶铑滤过适用于中等密度乳腺。

18. 答案：B

解析：乳腺 X 线摄影固定的焦－片距离为 650 mm。

19. 答案：D

解析：加压后乳腺厚度小于 40 mm 时应用滤线栅的效果不显著。

20. 答案：B

解析：乳腺筛查 X 线摄影是早期乳腺癌检查最有效的方法。

21. 答案：C

解析：在信息影像的形成过程中，摄影用光或其他能量来表现被照体信息状态以二维形式记录，并以可视光学影像记录。像是一种能量为信息的载体，将载体表现出来的信息信号加以配列，就形成了表现信息的影像，此配列称为成像系统。摄影程序的成像过程为能量→信号→检测→图像形成。

22. 答案：A

解析：X 线透过被照体时，由于物体的吸收、散射而减弱，透射线仍能按原方向直进，作用在某种介质上，从而形成了可见的 X 线影像而用于诊断，它是一个信息传递与转换的过程。

23. 答案：B

解析：X 线信息影像的形成取决于被照体因素（原子序数、密度、厚度）和射线因素（线质、线量、散射线）等。

24. 答案：C

解析：X 线与临床医学成像有关的主要特性有如下几点：穿透作用、荧光作用、感光作用、电离作用、生物效应，其中 X 线信息影像的形成取决于被照体因素（原子序数、密度、厚度）和射线的穿透作用、荧光作用、感光作用的特性。

25. 答案：A

解析：构成照片影像的五大要素为：密度、对比度、锐利度、颗粒度、失真度。

26. 答案：D

解析：构成照片影像的五大要素为：密度、对比度、锐利度、颗粒度、失真度，其中前四项为构成照片影像的物理因素，后者为构成照片影像的几何因素。

27. 答案：C

解析：当入射光强度为 I_0，透射光强度为 I，则透光率为 I/I_0，阻光率为透光率的倒数 I_0/I，密度即是阻光率以 10 为底的对数。

28. 答案：A

解析：透光率为透射光强度与入射光强度的比值

29. 答案：A

解析：人眼对影像密度识别范围为 0.25～2.0，此即诊断密度范围。既要符合诊断要求，并且影像层次丰富。即低密度部分不低于人眼识别最低密度，而影像密度高的部分又能清晰显示出细节来。

30. 答案：E

解析：影响照片影像密度的因素为：照射量、管电压、摄影距离、屏－片系统、被照体厚度与密度、照片冲洗因素，散射线影响照片对比度。

31. 答案：C

解析：作用于胶片的 X 线感光效应与管电压 n 次方成正比，所以当胶片对应影像处于线性关系时，密度的变化则与管电压的 n 次方成比例。管电压从 40 kVp 到 150 kVp 时，n 的变化从 4 降到 2。所以，使用低电压摄影时，管电压对照片密度的影响要大于高电压技术。高电压摄影时摄影条件选择的通融性大，低电压摄影时管电压要求严格，宽容度小。

32. 答案：D

解析：射线对比度是含有被照体组织信息而无法识别的影像信息来源，它只有通过传媒介质的转换才能形成可见影像，如X线照片影像。那么，X线胶片对射线对比度的放大能力，即为胶片对比度。它取决于胶片特性曲线的最大斜率（γ值）或平均斜率（G）。

33. 答案：A

解析：X线照片上相邻组织影像的密度差称为照片对比度。因此，照片对比度是依赖于被照体不同组织对X线的吸收及被穿透所产生的射线对比度，同时也是胶片对射线对比度的放大能力的结果。

34. 答案：D

解析：管电压升高，引起康普顿散射，散射线会更多。

35. 答案：A

解析：滤线栅铅条高度与充填物幅度的比值称为栅比，表示其吸收散射线的能力。栅比值包括5∶1、6∶1、8∶1、10∶1、12∶1、16∶1、34∶1多种，栅比值越高其清除散射线的作用越好。

36. 答案：A

解析：栅比表示滤线栅清除散射线的能力，比值越高其清除作用越好。栅比值相同时，栅密度越大的散射线消除作用越好。

37. 答案：C

解析：这是模拟图像的最大缺点之一。

38. 答案：D

解析：图像处理涉及很多算法问题，其最基本的方法，即点阵处理、局部处理、框架处理。

39. 答案：D

解析：CR影像的特点包括灵敏度较高、具有较高的线性度、动态范围大、识别性优越、CR系统曝光宽容度较大；CR的不足包括时间分辨率低、空间分辨率低。

40. 答案：B

解析：成像板的使用寿命为10000次，超出使用次数成像质量会降低。

41. 答案：A

解析：第一象限显示入射的X线剂量与IP的光激励发光强度的关系；第二象限显示EDR的功能，即描述了输入到影像阅读装置的光激励发光强度与通过EDR决定的阅读条件所获得的数字输出信号之间的关系；第三象限显示了影像的增强处理功能，它使影像能够达到最佳的显示，以求最大程度地满足临床的诊断需求；第四象限显示输出影像的特征曲线。

42. 答案：E

解析：在直方图分析中，CR系统中分割模式有四种类型：平均分割、垂直分割、水平分割、四分割。

43. 答案：A

解析：空间频率处理技术是一种边缘锐利技术，它是通过对频率响应的调节突出边缘组织的锐利轮廓。

44. 答案：C

解析：探测器主要由导电层、电介层、硒层、顶层电极和集点矩阵层、玻璃衬底层、保护层，以及高压电源和输入/输出电路所组成，其中硒层和集点矩阵层是主要结构。

45. 答案：A

解析：集点矩阵层中包含TFT（thin film transistor，薄膜晶体管）、储能电容。

46. 答案：C

解析：非晶硒探测器的转换性在1∶10000范围内是线性的，非晶硒的吸收效率很高。电信号在很宽的X线曝光范围内显示出良好的线性，即使曝光欠佳，通过全自动的影像处理也能产生相对较好的影像。

47. 答案：D

解析：非晶硅平板探测器基本结构为：碘化铯闪烁体层、非晶硅光电二极管阵列、行驱动电路、图像信号读取电路。

48. 答案：B

解析：非晶硅平板探测器与非晶硒平板探测器，其信号读出、放大、A/D 转换和输出等部分基本相同。

49. 答案：A

解析：CCD 的空间分辨力高，目前 X 线系统使用的 CCD 面阵敏感器，其中光敏单元总数大多在 40 万～50 万个。4096 × 4096 的面阵器件，整机分辨力超过 1000 电视线。

50. 答案：C

解析：光敏像元的数量决定了 CCD 的空间分辨率。

51. 答案：D

解析：影响照片锐利度的因素：几何模糊、移动模糊、屏－片体系模糊，其中影响最大的是移动模糊，其次是几何模糊。

52. 答案：D

53. 答案：E

解析：人们所看到的 X 线照片斑点通常被认为主要是量子斑点形成的，占整个 X 线照片斑点的 92%。

54. 答案：D

解析：密度是影像对比度与锐利度存在的基础，照片对比度可因密度改变而改变。

55. 答案：D

解析：影像放大率 $M = 1 + \frac{b}{c-b}$，M：放大率，b：物－片距，c：焦－片距。

56. 答案：A

解析：影像的变形控制应遵循的原则：被照体平行于胶片时，放大变形最小；被照体接近中心线并尽量靠近胶片时，影像的位置变形最小；中心线摄入点通过被检部位并垂直于胶片时，影像的形状变形最小；物－片距越大则变形越大。

57. 答案：A

58. 答案：E

59. 答案：D

解析：灰阶是指在照片或显示器上所呈现的黑白图像上的各点表现出不同等级的灰度。

60. 答案：E

解析：像素又称像元，是组成图像矩阵中的基本单元。

61. 答案：A

解析：控制系统的组成部分包括键盘、控制板及各种控制键。

62. 答案：B

解析：曝光光源的特征是高能量单色光，瞬间曝光。

63. 答案：A

解析：激光打印机没有明确的分类标准，通常可按激光光源的不同进行分类，分为氦氖激光打印机和半导体激光打印机。

64. 答案：D

解析：电离辐射产生的生物效应包括：组织反应、辐射遗传效应、非癌症疾病、辐射致癌反应、出生前照射的效应等。

65. 答案：A

解析：组织反应过去又被称为非随机效应和确定性效应。

66. 答案：E

解析：半导体激光器具有电注入、寿命长、体积小、使用方便等优点。

67. 答案：D

解析：激光打印胶片的分类，按激光波长不同可分为：氦氖激光打印胶片、半导体红激光打印胶片、半导体红外激光打印胶片。

68. 答案：D

解析：激光打印胶片的结构组成包括：保护层、感光乳剂层、片基、防光晕层。

69. 答案：E

解析：防光晕层的颜色应该和乳剂层的感光光谱相匹配。

70. 答案：C

解析：激光打印胶片的感光特性是：对比度高、灰雾低、色污染低、防光晕效果好、高密度高。

71. 答案：B

解析：激光热成像技术于1996年成功应用于医疗影像。

72. 答案：E

解析：人体对辐射轻度敏感的组织是中枢神经系统、内分泌腺和心脏等。

73. 答案：C

解析：基层是0.18 mm厚的蓝色透明聚酯片基，在片基的另一面涂有防光晕层。

74. 答案：C

解析：激光热成像技术胶片中，卤化银只是感光主体，但不是提供银离子还原成银原子的“仓库”。

75. 答案：D

解析：带有叔丁基取代基的双酚衍生物具有较高的反应活性。

76. 答案：C

解析：羧酸银作为银源的成像系统，生成的是金黄色或棕色的影像色调。

77. 答案：C

解析：在一定条件下组成部分才会相互作用生成金属银。

78. 答案：C

解析：随机性效应指癌症和遗传效应。

79. 答案：A

解析：目前市场上主要的胶片就是DVB+、DI-HL、SD-P。

80. 答案：E

解析：KODAK DVB+胶片拥有更好的冷蓝色影像色调，以及更好的影像视觉对比度。

81. 答案：E

82. 答案：E

解析：PTG之所以发展很快，就是因为该技术显示了操作简单、速度快、影像质量好、无环境污染和网络接驳性好等优点。

83. 答：A

84. 答案：A

解析：传统将遗传疾病分为单基因遗传病、染色体畸变病、多因素病。

85. 答案：E

86. 答案：E

解析：热力头的组成包括：放热部分（由放热电阻和电极组成）、控制电路部分、散热片。

87. 答案：C

解析：在放热部分中，在11.8 L/mm的直线上配置了3072个放热电阻和电极。

88. 答案：D

89. 答案：C

解析：直热式成像技术实际上与光热成像技术的成像原理相似，两者材料的组成部分在清单上也大致相同。

90. 答：E

解析：构成实用性的直热式成像技术与光热成像技术的基本组成部分是热敏性银源、还原剂、稳定剂、黏合剂。

二、多选题

91. 答案：ABCE

解析：数字影像与模拟影像相比其优势在于抗干扰能力强，图像的密度分辨力高，数字图像可进行后处理，可以存储、调阅、拷贝和传输。

92. 答案：ABCDE

解析：X线数字影像可以通过以下五种方式获取或转换：胶片数字化仪（FD）、计算机X线摄影（CR）、电荷耦合器（CCD）、碘化铯/非晶硅平板探测器（a-Si）、非晶硒平板探测器（a-Se）。

93. 答案：ABC

解析：辐射防护包括辐射防护的正当性、防护水平的最优化、剂量限值与约束三原则。

94. 答案：ABE

解析：泛影葡胺和胆影葡胺属于离子型对比剂。

95. 答案：ABCE

解析：感光作用及着色作用属于化学效应。

96. 答案：ABD

解析：窗宽、窗位是数字图像中的窗口技术，并非X线影像质量的基本因素。

97. 答案：CDE

解析：人体对辐射高敏感的组织有淋巴组织、胸腺、骨髓、胃肠上皮、性腺和胚胎组织等。

98. 答案：ABCDE

解析：胸部后前位的显示标准包括锁骨下密度易于肺纹理的追踪、左心影内可分辨出肺纹理、肝肺重叠处可追踪到肺纹理、肩胛骨投影于肺野之外、心脏及纵隔边缘清晰锐利。

99. 答案：BCD

解析：图像处理的基本方法是点阵处理、局部处理、框架处理。

100. 答案：ABCD

解析：CR系统由成像板、影像阅读器、影像处理工作站、影像存储系统构成。

全真模拟试卷四

一、单选题

1. 从整体来讲，乳腺摄影在放射诊断实践中应遵循辐射防护的三原则是
   A. 放射诊断的正当化、实践的正当性、受检者的剂量限制
   B. 放射诊断防护的最优化、受检者的剂量限制、实践的正当性
   C. 放射诊断的正当化、实践的正当性、距离及剂量防护
   D. 放射诊断的正当化、放射诊断防护的最优化、受检者的剂量限制
   E. 距离防护、剂量防护、屏蔽防护
2. 乳腺辐射致癌危险度的权重系数为
   A. 0.05
   B. 0.15
   C. 0.25
   D. 0.35
   E. 0.45
3. 在评估乳腺摄影的潜在致癌辐射风险度时，不属于考虑范围的是
   A. 腺体组织对辐射最敏感
   B. 脂肪组织对辐射最敏感
   C. 平均腺体剂量要比最大腺体剂量更有利于表示致癌风险的评估
   D. 重点关心的人群是40岁以上的妇女
   E. 含脂肪成分较大的中老年妇女乳腺
4. 乳腺摄影检查中每个个体的剂量可能受哪几个因素的影响
   A. 选择的图像接收器、滤线栅的选择、照射野的大小
   B. 乳腺压迫程度、乳腺大小和肥胖度、照射野的大小
   C. 选择的图像接收器、滤线栅的选择、X线束能量（HVL、kVp）
   D. 滤线栅的选择、X线束能量（HVL、kVp）、照射野的大小
   E. 照射野的大小、滤线栅的选择、X线束能量（HVL、kVp）
5. 近几年来，特别是靶/滤过组合，已推荐用于获取较厚乳腺或腺体成分高的乳腺X线摄影的是
   A. 铑/铑或钼/铑组合
   B. 铑/铑或钨/铑组合
   C. 铑/铑或铜/铑组合
   D. 铑/铑或铬/铑组合
   E. 铑/铑或钼/铜组合
6. 美国ACR推荐使用RMI-156型或NA18-220型乳腺模体。这种典型的乳

腺模体相当于乳房厚度

A. 4.0 cm

B. 4.1 cm

C. 4.2 cm

D. 4.3 cm

E. 4.4 cm

7. 下列叙述中，哪项是乳腺摄影潜在致癌风险的首选测量

A. 皮肤剂量

B. 平均腺体剂量（D_g）

C. 腺体中段平板组织剂量（D_{mg}）

D. 皮肤剂量与平均腺体剂量的比值（D_s/D_g）

E. 腺体中段平板组织剂量与平均腺体剂量的比值（D_{mg}/D_g）

8. D_g能用简单的关系式 $D_g = X_a \cdot D_{gN}$ 计算，为了求得较高精确度，要注意 D_{gN} 值与4个量有关，它们分别是

A. 选择的图像接收器、X线管的靶物质（钼、铑、钨）和过滤板的材料（钼、铑、铝）、乳腺厚度、乳腺类型

B. 线束能量（HVL和kVp）、X线管的靶物质（钼、铑、钨）和过滤板的材料（钼、铑、铝）、乳腺厚度、乳腺类型

C. 线束能量（HVL和kVp）、选择的图像接收器、乳腺厚度、乳腺类型

D. 线束能量（HVL和kVp）、X线管的靶物质（钼、铑、钨）和过滤板的材料（钼、铑、铝）、乳腺厚度、选择的图像接收器

E. 线束能量（HVL和kVp）、选择的图像接收器、乳腺厚度、乳腺类型

9. 平均乳腺组成成分、压迫厚度为4.5 cm的乳腺，一次曝光的平均腺体剂量（D_g）应不超过

A. 1 mGy

B. 2 mGy

C. 3 mGy

D. 4 mGy

E. 5 mGy

10. 对大多数有滤线栅乳腺摄影的乳腺剂量是无滤线栅摄影的多少倍

A. 2.0~2.5

B. 2.5~3.0

C. 3.0~3.5

D. 3.5~4.0

E. 4.5~5.0

11. 在乳腺压迫程度中，“持续”的压迫可降低剂量到

A. 30%

B. 40%

C. 50%

D. 60%

E. 70%

12. 压迫乳腺厚度在很大程度上影响乳腺X线摄影的剂量，压迫时乳腺面积变化很大，其对剂量影响

A. 不变

B. 较小

C. 较大

D. 与面积成正比

E. 与面积成反比

13. 乳腺属于软组织，其组织密度和对射线的吸收系数差异分别为

A. 相对较低、非常大

B. 相对较低、非常小

C. 相对较高、非常小

D. 相对较高、非常大

E. 相对适中、非常小

14. 管电压在多少以下的X线称为软射线

A. 30 kV

B. 35 kV

C. 40 kV

D. 50 kV

E. 60 kV

15. 乳腺影像的特征指标与普通射线影像

不一样，影像黑化度（Dmax）要求

A. >2.0

B. >3.0

C. >4.0

D. >5.0

E. >6.0

16. 乳腺摄影特别要求高清晰度、高分辨力、低噪声、______细节分辨力、______灰雾

A. 高、低

B. 高、高

C. 低、低

D. 低、高

E. 高、中等

17. 乳腺照片的可见密度范围依赖于观片灯的亮度及环境条件，亮度一般在

A. 1000～2000 cd/m^2

B. 2000～3000 cd/m^2

C. 3000～7000 cd/m^2

D. 7000～10 000 cd/m^2

E. 4000～8000 cd/m^2

18. 下列哪项为照片上相邻光学密度的差异

A. 对比度

B. 锐利度

C. 清晰度

D. 噪声

E. 信噪比

19. 钨的原子序数为 74，而钼的原子序数为

A. 40

B. 41

C. 42

D. 43

E. 45

20. 乳后脂肪间隙的 X 线表现是

A. 乳头后方呈放射状向乳腺深部走行的致密影

B. 皮肤与腺体之间的高度透亮带

C. 乳腺内部片状的致密阴影

D. 乳腺组织与胸壁之间的透亮带

E. 乳腺上部皮下脂肪层中线条状影

21. 悬吊韧带在正常乳腺平片的哪一层结构较易辨认

A. 表皮层

B. 腺体后脂肪层

C. 皮下脂肪层

D. 腺体组织层

E. 胸部肌肉层

22. 平片上正常淋巴结的诊断指标是

A. 淋巴结的短轴小于 0.5 cm

B. 淋巴结的长轴小于 0.5 cm

C. 淋巴结的短轴小于 1.0 cm

D. 淋巴结的长轴小于 1.0 cm

E. 淋巴结的短轴小于 1.5 cm

23. X 线平片上正常腺体分型为

A. Wolfe 分型

B. BI－RADS 分型

C. Wolfe 分型和 BI－RADS 分型

D. 国人的分型

E. Wolfe 分型、EBI－RADS 分型、国人的分型

24. 正常乳腺 BI－RADS 1 型的 X 线特征是

A. 脂肪组织占 50%～75%，腺体组织占 25%～50%

B. 脂肪含量占 75% 以上，腺体含量占 25% 以下

C. 脂肪含量占 25%～50%，腺体含量占 50%～75%

D. 脂肪含量占 25% 以下，腺体含量占 75% 以上

E. 脂肪组织占 50% 以下，腺体组织占 50% 以上

25. 正常乳腺 BI－RADS 4 型的 X 线特征是

A. 脂肪含量占 75% 以上，腺体含量占 25% 以下

B. 脂肪组织占 25%～50%，腺体组织占 50%～75%

C. 脂肪含量占25%～50%，腺体含量占50%～75%
D. 脂肪含量占25%以下，腺体含量占75%以上
E. 脂肪组织占50%以下，腺体组织占50%以上

26. 下列哪项不是影响乳腺密度的主要因素
A. 体重
B. 年龄
C. 生育史
D. 服激素史
E. 乳腺增生史

27. 下列哪项不是影响两侧乳腺密度不对称的主要因素
A. 图像的质量
B. 腺体重叠
C. 先天变异
D. 哺乳史
E. 病理因素

28. 在X线平片上乳腺癌最常发生的部位是
A. 乳晕后大导管
B. 乳晕下区域
C. 腺体组织和脂肪组织交界区
D. 腺体组织
E. 腺体后脂肪组织

29. CR经X线照射后，在IP上存留的是
A. 模拟图像
B. 数字图像
C. 黑白影像
D. 彩色图像
E. 电信号

30. CR是通过什么进行成像的
A. 光激励存储荧光体
B. 非晶硒等光电转换晶体
C. 稀土
D. 影像增强器
E. 光电倍增管

31. CR影像的载体是
A. FPD
B. IP
C. CCD
D. PSL
E. I. I

32. 关于IP的叙述，正确的是
A. IP由基层、荧光体层、保护层构成
B. IP由基层、晶体层构成
C. IP用于检测图像数据
D. IP用于存储图像数据
E. IP用于传输图像数据

33. CR和常规X线摄影的不同之处在于
A. 使用成像板代替胶片
B. X线发生器不同
C. 人体X线吸收系数不同
D. 对CR图像的观察与分析不同
E. 将已摄影的X线胶片数字化

34. 关于CR摄影系统成像板的叙述，不正确的是
A. IP上的信息可永久保存
B. IP上的信息为模拟信号
C. IP可反复使用
D. IP代替胶片可保存X线影像
E. IP信息未读取时呈潜影状态

35. CR的工作流程不包括
A. 信息预处理
B. 信息采集
C. 信息转化
D. 信息处理
E. 信息存储与输出

36. 关于CR特点的叙述，不正确的是
A. 数字成像
B. 成像载体可重复使用
C. 动态成像
D. 可进行数字图像处理
E. 可使用普通X线机球管

37. CR成像过程中，IP将X线转化为
A. 电信号

B. 可见光
C. 数字信号
D. 高能射线
E. 银离子

38. 关于CR的叙述，不正确的是
A. CR将透过人体的X线影像信息记录于IP上，而不是记录于胶片上
B. IP不能重复使用
C. IP上的潜影经激光扫描系统读取，并转换为数字信号
D. 影像的数字化信号经图像处理系统处理，可在一定范围内调节图像
E. CR的数字化图像信息可用磁带、磁盘和光盘长期保存

39. 关于胶片保存与管理的叙述，正确的是
A. 标准储存条件为5～10℃
B. 片盒应水平放置
C. 标准储存湿度为30%～40%
D. 有效期一般为出厂后18个月
E. 冷藏的胶片可直接使用

40. 下列哪项技术的应用，可使肺癌检测的敏感性提高10%、特异性提高20%
A. 计算机辅助诊断
B. 双能量减影
C. 数字减影血管造影
D. 立体计算机辅助定位
E. 多模式立体成像

41. 红外激光胶片的吸收光谱峰值为
A. 250 nm
B. 550 nm
C. 633 nm
D. 820 nm
E. 950 nm

42. 下列不能用于感光材料的是
A. AgCl
B. AgBr
C. AgI
D. AgF
E. AgBr + AgI

43. 关于胶片特性曲线的叙述，错误的是
A. 描绘曝光量与密度之间关系
B. 横坐标为密度
C. 由足部、直线部、肩部、反转部构成
D. 足部曝光不足
E. 产生反转是由于潜影溴化的结果

44. 关于胶片特性曲线的叙述，正确的是
A. 描绘曝光量与密度之间关系
B. 各部分为线性关系
C. 由足部、直线部、肩部、上升部构成
D. 足部曝光过度
E. 产生反转是由于曝光不足所致

45. 胶片特性曲线不能提供感光材料的参数是
A. 本底灰雾
B. 感光度
C. 对比度
D. 颗粒度
E. 宽容度

46. 关于胶片特性曲线的叙述，正确的是
A. 产生反转是由于曝光不足所致
B. 为线性
C. 胶片感光速度越快初感点越高
D. 直线部密度与曝光量成反比
E. 可表示感光材料的特性

47. 下列叙述正确的是
A. 感光材料未经曝光直接显影后产生的密度为片基灰雾
B. 感光材料未经显影直接定影后产生的密度为最小密度
C. 乳剂灰雾和片基灰雾合成本底灰雾
D. 片基灰雾不能直接测量
E. 乳剂灰雾可直接测量

48. 医用胶片产生密度1.0所需曝光量的倒数为
A. 感光度

B. 宽容度
C. 相对感度
D. 灰雾度
E. 对比度

49. X线胶片对射线对比度的放大能力称为
A. 相对感度
B. 平均斜率
C. 胶片对比度
D. 照片对比度
E. 感光度

50. 照片上各组织间的密度差异称为
A. 组织对比度
B. 胶片对比度
C. 照片对比度
D. 物体对比度
E. X线对比度

51. 照片影像的对比度与射线对比度的比为
A. 感光度
B. 相对感度
C. 平均斜率
D. 反差系数
E. 宽容度

52. 物质在射线激发下将吸收的能量以可见光的形式释放，称为
A. 发射现象
B. 荧光现象
C. 感光现象
D. 吸收现象
E. 衰变现象

53. 关于荧光体的叙述，正确的是
A. 分为单纯型、赋活型
B. 钨酸钙为赋活型
C. 稀土类为单纯型
D. 赋活剂降低活性
E. 融剂避免母体结晶

54. X线胶片特性曲线的直线部是指
A. 照片密度与照射量的变化不成比例的部分
B. 照片密度与照射量的变化成正比例的部分
C. 不是摄影中力求应用的部分
D. 照片密度与照射量没联系的部分
E. 也称为肩部

55. 对潜影不起决定作用的因素是
A. 被照体的原子序数
B. 被照体的厚度
C. 被照体的形状
D. X线的质与量
E. X线的散射线

56. 激光打印机的结构不包括
A. 激光打印系统
B. 胶片传输系统
C. 信息传递与存储系统
D. 透镜曝光快门系统
E. 控制系统

57. 激光打印成像，胶片曝光利用的是
A. 紫外线
B. 激光束
C. 电子线
D. 阴极射线
E. 软X线

58. 激光打印机中，激光束对胶片完成“幅式打印”的部件是
A. 调节器
B. 发散透镜
C. 聚焦透镜
D. 旋转多角光镜
E. 高精度电机转动

59. 关于激光打印机的叙述，错误的是
A. 激光打印图像是模拟图像
B. 激光打印图像可以多机输入
C. 打印、存储可并行处理
D. 可多幅格式打印
E. 带有质控程序

60. 关于激光打印机工作性能的叙述，错误的是

A. 效率高
B. 多功能处理
C. 分辨率低于多幅相机
D. 网络传输
E. 文字打印

61. 不属于胶片成像性能的是
A. 最大密度
B. 分辨率
C. 调制传递函数
D. 颗粒度
E. 清晰度

62. 激光热成像胶片的组成不包括
A. 保护层
B. 吸收层
C. 乳剂层
D. 片基
E. 防反射层

63. 关于光学密度的叙述，错误的是
A. 密度以 D（Density）表示
B. 密度是阻光率以 10 为底的对数值
C. D = Lg 入射光强度 I_0/透射光强度 I
D. 照片影像的密度要用观片灯测量
E. 适合诊断的密度范围在 0.25 ~ 2.0

64. 图像处理最常用、最简单的是
A. 点阵处理
B. 局部处理
C. 框架处理
D. 几何放大处理
E. 图像旋转

65. 下列关于像素的说法，不正确的是
A. 当视野固定时，矩阵越大，像素尺寸越大
B. 矩阵不变，视野越大，像素尺寸随之增大
C. 一幅图像需要的像素量是由每个像素大小和整个图像尺寸决定的
D. 像素数量与像素大小的乘积决定视野
E. 图像矩阵的像素数量多，像素尺寸就小，图像分辨率高

66. 对辐射高度敏感的组织不包括
A. 淋巴组织
B. 胸腺
C. 性腺
D. 肝上皮细胞
E. 胚胎组织

67. 为了防止确定性效应，眼晶体的限值为
A. 50 mSv/年
B. 80 mSv/年
C. 100 mSv/年
D. 120 mSv/年
E. 150 mSv/年

68. 对公众的个人剂量，全身年当量的限值是
A. 5 mSv
B. 6 mSv
C. 7 mSv
D. 8 mSv
E. 9 mSv

69. 下列哪项不是 X 线产生的条件
A. 电子云
B. 高速电子
C. 高真空
D. 靶物质
E. 旋转阳极

70. 连续 X 线波谱随管电压升高而变化，下列哪项不正确
A. 管电压升高时，最短波长向短波一侧移动
B. 管电压升高时，强度曲线向短波一侧移动
C. 管电压升高时，最强波长向短波对侧移动
D. 管电压升高时，产生 X 线总能量以管电压二次方比例增大
E. X 线总能量将随管电流的增大而提高

71. 连续X线波长与下列哪项因素有关
A. 管电压
B. 管电流
C. 靶物质
D. 电子速度
E. X线能量
72. 管电压在多少kVp以上时，钨靶才能产生特征X线
A. 70
B. 80
C. 90
D. 100
E. 150
73. X线治疗的基础是利用X线的
A. 穿透作用
B. 荧光作用
C. 电离作用
D. 干涉、衍射、反射作用
E. 折射作用
74. X线摄片是因为其具有
A. 反射作用
B. 荧光作用
C. 电离作用
D. 感光作用
E. 生物效应
75. 关于X线质的表示方法，不正确的是
A. 半价层（HVL）
B. 管电流
C. 有效能量
D. 软射线和硬射线
E. X线波谱分布
76. 诊断用X线的能量范围主要涉及
A. 相干散射和光电效应
B. 光电效应和康普顿效应
C. 康普顿效应和电子对效应
D. 电子对效应和光核反应
E. 光核反应和相干散射
77. 关于光电效应，下列哪项不正确
A. 光子能量与电子结合能必须“接近相等”才容易产生光电效应
B. 轨道电子结合得越紧越容易产生光电效应
C. 光电效应的概率随原子序数的增高而很快增加
D. 光电效应发生的概率和原子序数的平方成正比
E. 在摄影用X线能量范围内，光电效应是物质相互作用的主要形式之一
78. 在诊断X线能量范围内，光电效应产生的概率为
A. 50%
B. 60%
C. 70%
D. 75%
E. 80%
79. 下列哪项不是X线机本身的滤过
A. X线管的管壁
B. 绝缘油层
C. 窗口的铝滤过板
D. 窗口的其他物质滤过板
E. 窗口外的铜铝复合滤过板
80. CR系统的组成不包括
A. X线机
B. 成像板
C. 影像阅读器
D. 图像处理工作站
E. 影像存储系统
81. CR影像的采集和显示不包括
A. X线曝光
B. 图像阅读
C. 图像缩放和记录
D. 图像显示
E. 图像打印
82. 下列哪项不是构成照片影像的物理因素
A. 密度
B. 对比度
C. 锐利度

D. 颗粒度
E. 失真度

83. 关于胸部后前位影像质量的综合评价，错误的是
A. 肺野外带密度标准 1.76 ±0.04
B. 心影密度标准 0.37 ±0.02
C. 膈下密度标准 0.33 ±0.22
D. 左右主支气管密度标准 0.44 ±0.02
E. 主气管密度标准 0.98 ±0.02

84. 成人标准体型体表入射剂量最大的是
A. 胸部后前位
B. 颅骨后前位
C. 膝关节前后位
D. 腰椎侧位
E. 腹部平片

85. 下列医学影像成像技术中对人体无损伤的是
A. 常规 X 线
B. CT
C. MRI
D. DSA
E. NM

86. 数字图像的最大特点是
A. 较大的动态范围
B. 对环境、温度变换敏感性低
C. 更适合于非线性控制
D. 抗干扰能力强
E. 系统依据时间进行多路传输时，有较大的灵活性

87. 数字图像最明显的优势是
A. 密度分辨力高
B. 空间分辨力高
C. 可进行后处理
D. 可以方便存储
E. 可以随时调阅、拷贝

88. 关于影像数字化发展原动力的叙述，不正确的是
A. 数字化可提高检查效率
B. 数字化可提高检查质量
C. 数字化可拓展更高级的临床应用
D. 数字化可优化卫生资源配置
E. 数字化系统配备成本低，减少医院设备开支

89. 关于信噪比的叙述，正确的是
A. 信噪比是评价电子设备的一项重要的技术指标
B. 信噪比越大，噪声对信号影响越大
C. 信噪比越大，信息传递质量越低
D. 噪声对信号影响越大，信号传递质量就越高
E. 噪声无处不在，是检测性的概念

90. 成像设备的软件不包括
A. 电子部分元器件
B. 计算机管理程序
C. 数据获取程序
D. 数据处理程序
E. 数据显示程序

二、多选题

91. X 线管两个相对的电极是指
A. 能极
B. 丝极
C. 正极
D. 阴极
E. 负极

92. X 线产生应具备的条件为
A. 阴极
B. 电子源
C. 高速电子的产生
D. 高真空
E. 电子的骤然减速

93. 连续 X 线的光子能量取决于
A. 电子接近核的情况
B. 电子的能量
C. 高速电子冲击靶物质的内层电子
D. X 线具有的波动和微粒特性
E. 核电荷

94. 在医用 X 线诊断中，X 线与物质相互作用主要涉及的是

A. 相干散射
B. 光电效应
C. 康普顿效应
D. 电子对效应
E. 光核反应

95. 人体组织对 X 线照射具有中高感受的组织是
A. 口腔黏膜
B. 淋巴组织
C. 生殖腺
D. 唾液腺
E. 毛发

96. 射线作用于机体引起生物效应的影响因素包括
A. 管电压
B. 滤过效应
C. 辐射效应
D. 照射方式
E. X 线剂量

97. 在 X 线信息影像形成的第一阶段，其质与量取决于被照体的因素是
A. 脏器的种类
B. 密度
C. 厚度
D. 脏器的重叠
E. 原子序数

98. 在 X 线信息影像传递的第一阶段，其质与量取决于 X 线的直接因素是
A. 散射线含有率
B. 有效焦点的线量分布
C. X 线的中心线与斜射线
D. X 线质
E. X 线量

99. X 线信息影像传递第三阶段的质量取决于
A. 观片灯的种类
B. 观片灯亮度
C. 观片灯的色光
D. 视力差异
E. 观察环境

100. X 线信息影像传递的第五阶段作出评价或诊断是通过
A. 识别
B. 视觉
C. 辨认
D. 分析
E. 判断

全真模拟试卷四答案及解析

一、单选题

1. 答案：D

解析：应慎重采用放射诊断检查，在有其他非损害性检查可以替代放射诊断检查时，不应首先考虑放射诊断检查；对某些特殊受检者，如孕妇、儿童等，要严格掌握放射诊断检查的必要性，应尽量避免。即使经过正当化筛选过的受检者，在进行X线诊断检查时，也要考虑尽量减少其受照剂量，对某些敏感部位和重要器官采取适当的屏蔽措施，如生殖器官等。用剂量限值对个人所受到的照射加以限制。在防护体系上采用正当化、最优化和个人剂量限值的综合防护原则，形成了一套比较完整的剂量限制体系，以保证工作人员的健康。辐射三原则是一个有机的统一体，必须综合实施，不能偏废。

2. 答案：B

解析：国际放射防护委员会（ICRP）对于人体受辐射危险的主要组织可能出现的随机效应给予了定量估计，其中乳腺的辐射致癌危险度的权重系数为0.15，仅次于性腺。

3. 答案：B

解析：在评估乳腺摄影的潜在致癌辐射风险度时，有三种考虑必须牢记：第一，与乳腺中的脂肪、皮肤、乳晕组织相比，腺体组织对辐射最敏感；第二，平均腺体剂量要比最大腺体剂量更有利于表示致癌风险的评估，而且它也与剂量线性响应相一致；第三，重点关心的人群是40岁以上的妇女。因此，合理的剂量评估主要用于含脂肪成分较大的中老年妇女乳腺。

4. 答案：C

解析：乳腺摄影检查中每个个体的剂量可能受到：选择图像的接收器、滤线栅的选择、X线束能量（HVL，kVp）、乳腺压迫程度、乳腺大小和肥胖度（乳腺组织构成比例）等因素的影响。

5. 答案：A

解析：近几年来，特别是靶/滤过组合（铑/铑或钼/铑组合），已推荐用于获取较厚乳腺或腺体成分高的乳腺X线摄影。

6. 答案：C

解析：这种典型的乳腺模体相当于乳房厚度4.2 cm，其腺体和脂肪各占50%。

7. 答案：B

解析：平均腺体剂量（D_g）是乳腺摄

影潜在致癌风险首选测量。因为平均腺体剂量能准确评估乳腺摄影潜在致癌危险率，它已成为标准乳腺摄影剂量。

8. 答案：B

解析：D_{gN}：是1R入射照射量（自由空气）下的平均腺体剂量mrad数，为了求得高精确度，要注意D_{gN}值与4个量有关：线束能量（HVL和kVp）、X线管的靶物质（钼、铑、钨）和过滤板的材料（钼、铑、铝）、乳腺厚度、乳腺类型。

9. 答案：C

解析：一个典型的乳腺组成成分，压迫乳腺标准厚度为4.5 cm时，一次曝光检查可接受平均腺体剂量的（D_g）的推荐值不应超过3 mGy。

10. 答案：A

解析：滤线栅不仅吸收散射线，还吸收穿过人体后的有价值的X线，因此，在X线摄影中，使用滤线栅需要增大2.0～2.5倍的剂量进行补充。

11. 答案：C

解析：压迫乳腺不仅可以减少移动模糊伪影，而且还能使乳腺密度一致，使剂量降低50%。

12. 答案：B

解析：女性乳腺在大小、乳腺组织构成比上差异很大，从而导致在给定的摄影技术条件下乳腺剂量值变化范围较宽。压迫乳腺厚度在很大程度上影响着乳腺剂量，虽然压迫时乳腺面积也变化很大，但面积对剂量的影响相对较小。一个脂肪成分较高的乳腺要比含腺体成分高的乳腺容易穿透，于是每次检查脂肪型乳腺，同样技术条件，乳腺接受的是一个相对低的剂量值。

13. 答案：B

解析：软组织的组织密度低，腺组织的吸收因子为0.80 cm^{-1}，脂肪为0.45 cm^{-1}，皮肤为0.80 cm^{-1}，乳腺癌为0.85 cm^{-1}，钙化点为12.50 cm^{-1}。

14. 答案：C

解析：40kV以下的X线，因其波长长、能量低、穿透力小，被称为软射线。

15. 答案：C

解析：普通X线影像Dmax要求>3.0、乳腺Dmax要求>4.0。

16. 答案：A

解析：乳腺影像密度高，要求高清晰度、高分辨率、低噪声、高细节分辨率、低灰度，这样才能显示乳腺照片上的丰富信息。

17. 答案：C

解析：ACR要求至少有3500 cd/m²的亮度水平。

18. 答案：A

解析：相邻两点之间的密度差称为对比度，适当的对比度可观察乳房中微小的衰减差异，较薄的乳房对比度高，较厚的乳房对比度低，适当控制对比度，保证高密度区和低密度区都清晰可见。

19. 答案：C

解析：钼的原子序数为42，原子序数相对较低，所以产生的射线能量相对也较低。

20. 答案：D

解析：乳后脂肪间隙表现为轴斜位片上乳腺组织与胸壁之间的透亮带。

21. 答案：C

解析：乳腺悬吊韧带在皮下脂肪层最易辨认，此层中还可以见到静脉影。

22. 答案：C

解析：平片上正常淋巴结的诊断标准：淋巴结的短轴小于1cm。

23. 答案：E

解析：正常腺体分为Wolfe分型、EBI－RADS分型及国人的分型。

24. 答案：B

解析：BI－RADS 1：脂肪含量占75%以上，腺体含量占25%以下；BI－RADS

2：脂肪含量占 50% ~75%，腺体含量占 25% ~50%；BI - RADS 3：脂肪含量占 25% ~50%，腺体含量占 50% ~75%；BI - RADS 4：脂肪含量占 25% 以下，腺体含量占 75% 以上。

25. 答案：D

26. 答案：C

解析：影响乳腺密度的主要因素有：体重、年龄、服激素史、乳腺增生史（乳腺纤维囊性改变）。

27. 答案：D

解析：影响两侧乳腺密度不对称的主要因素有：图像的质量、腺体的重叠、先天变异、病理因素。

28. 答案：C

解析：乳腺癌的好发部位在腺体结构与皮下组织交界的区域，故此区域的微小变化常常是早期乳腺癌唯一的 X 线征象。

29. 答案：A

解析：IP 上的潜影需经过后续影像读出和模数转换才能称为数字图像。

30. 答案：A

解析：IP 被光激励后发出荧光被集光器收集后送到光电倍增管，再转换成电信号。

31. 答案：B

解析：X 线穿过暗盒后和 IP 发生作用，形成潜影。

32. 答案：A

解析：IP 由表面保护层、光激励物质层、基板层和背面保护层组成。

33. 答案：A

解析：IP 是采集和记录图像信息的载体，并替代了传统屏 - 片系统。

34. 答案：A

解析：IP 只能记录影像信息，不能永久保存。

35. 答案：A

解析：CR 工作流程不包括预处理。

36. 答案：C

解析：IP 时间分辨率差，无法动态成像。

37. 答案：B

解析：IP 将 X 线转化为可见光，再由光电转换器转化为电信号。

38. 答案：B

解析：IP 可以重复使用。

39. 答案：D

解析：温度为 10 ~15℃，湿度为 40% ~60%，冷藏胶片不可直接使用。

40. 答案：B

41. 答案：D

解析：红外激光胶片吸收光谱峰值为 820 nm。

42. 答案：D

解析：AgF 易溶于水。

43. 答案：B

解析：横坐标为曝光量的对数。

44. 答案：A

解析：胶片特性曲线各部为非线性关系，由足部、直线部、肩部、反转部构成，足部曝光不足，反转部是由于潜影溴化的结果。

45. 答案：D

解析：特性曲线不能反映颗粒度特性。

46. 答案：E

解析：胶片特性曲线表示感光材料特性。

47. 答案：C

解析：本底灰雾由乳剂灰雾和片基灰雾组成。

48. 答案：A

解析：医用 X 线胶片感光度为产生密度 1.0 所需曝光量的倒数。

49. 答案：C

解析：对射线对比度的放大能力称为胶片对比度。

50. 答案：C

解析：各组织间密度差异为照片对比度。

51. 答案：D

解析：照片影像对比度与射线对比度之比为反差系数。

52. 答案：B

解析：在射线激发下将吸收的能量以可见光形式释放的现象称为荧光现象。

53. 答案：A

解析：荧光体分为单纯型和赋活型。

54. 答案：B

解析：直线部为照片密度与照射量之间成正比例关系。

55. 答案：C

解析：潜影不受被照体形状影响。

56. 答案：D

解析：激光打印机不包括透镜曝光快门系统。

57. 答案：B

解析：激光打印机的光源为激光束。

58. 答案：E

解析：胶片在高精度电机带动下精确地在Y轴方向上均匀向前运动，完成整个胶片“幅式打印”。

59. 答案：A

解析：激光打印图像是数字图像。

60. 答案：C

解析：分辨率比多幅相机高。

61. 答案：A

解析：最大密度表示感光材料的感光性能。

62. 答案：B

解析：吸收层是增感屏的结构。

63. 答案：D

解析：照片影像密度要用密度计测量。

64. 答案：A

解析：众多图像处理方法中，点阵处理是最常用和最简单的一种。

65. 答案：A

解析：像素＝视野/矩阵

66. 答案：D

解析：人体对辐射高度敏感的组织有：淋巴组织、胸腺、性腺、胚胎组织、骨髓和胃肠上皮。

67. 答案：E

68. 答案：A

解析：对公众的个人全身剂量年当量应低于5 mSv。

69. 答案：E

解析：X线产生的条件是：在真空中高速运动的电子被靶物质阻挡。

70. 答案：C

解析：管电压升高时，最强波长向短波一侧移动。

71. 答案：A

解析：最短波长等于1.24 /kVp（nm），连续X线的波谱将随管电压升高而变化。管电压升高时，最短波长向短波一侧移动。

72. 答案：A

73. 答案：C

解析：电离作用是X线剂量、X线治疗、X线损伤的基础。

74. 答案：D

解析：X线具有光化学作用，可使摄影胶片感光。

75. 答案：B

解析：X线质的表示方法：半值（价）层、电子的加速电压（管电压）、有效能量、软射线与硬射线、X线波谱分布。

76. 答案：B

解析：在诊断X线能量范围内，相干散射占5%、光电效应占79%、康普顿效应占25%。

77. 答案：D

解析：光电效应发生的概率和原子序数的三次方成正比。

78. 答案：C

79. 答案：E

解析：X线机本身的滤过包括X线管的管壁、绝缘油层、窗口的滤过板。

80. 答案：A

解析：CR系统使用IP为探测器，利用现有的X线设备进行X线信息的采集来实现图像的获取，它主要由成像板、影像阅读器、图像处理工作站、影像存储系统组成。

81. 答案：E

解析：CR影像的采集和显示归纳为：X线曝光、图像阅读、图像缩放、图像记录和CR图像显示。

82. 答案：E

解析：失真度为构成影像的几何因素。

83. 答案：E

解析：主气管密度标准0.62±0.03，右下肺动脉重叠影像：0.98±0.02。

84. 答案：D

解析：腰椎侧位成人标准体型体表入射剂量<30 mGy。

85. 答案：C

解析：到目前为止，还没有证据说明在3.0 T以下的磁共振成像对人体产生明显不良反应。其余各选项均有X线对人体的辐射。

86. 答案：D

解析：数字图像的优势在于：对器件参数变化不敏感，可预先决定精度，较大的动态范围，更适合于非线性控制，对环境、温度变换敏感性低，可靠性高，系统依据时间划分进行多路传输时有较大灵活性，纯数字系统是由大量简单通断开关组成，总之，其最大特点是抗干扰能力强。

87. 答案：C

解析：数字图像的优势是：密度分辨率高，可进行后处理，可以存储、调阅、传输或拷贝，其中图像后处理是数字图像的最大特点。

88. 答案：E

89. 答案：A

90. 答案：A

解析：软件包括：计算机管理程序、数据获取程序、数据处理程序、数据显示程序。

二、多选题

91. 答案：BCDE

解析：能量转换产生X线是通过X线管内真空、伴两个相对的电极产生的。一个是产生电子的阴极，又称为丝极或负极。另一个称为阳极，又叫靶或正极。

92. 答案：ABCDE

解析：X线管产生X线须应具备钨丝通电加热后形成空间电荷亦即电子云。当阴极和阳极间加高电压，在高度真空环境中电子以高速冲向阳极，被阳极阻止而电子骤然减速，完成高压电路的回路。

93. 答案：ABE

解析：X线产生的原理中，连续X线指高速电子接近原子核时，受核电场的引力，偏离原方向而丢失能量减速，并以光子形成放射击出。其中的能量决定于电子接近核的情况、电子的能量及核电荷。

94. 答案：BC

解析：X线与物质相互作用的形式有多种，而诊断用X线领域主要涉及光电效应和康普顿效应。

95. 答案：ADE

解析：射线作用于机体后，组织对X线照射的感受性自高至低排序，其中属中高感受性的组织依次包括口腔黏膜、唾液腺、毛发、汗腺、皮肤、毛细血管、眼晶体。

96. 答案：CDE

解析：射线作用于机体后引起生物效应的影响因素包括：射线性质（种类和能量）、X线剂量、剂量率、照射方式、照射部位和范围等。

97. 答案：BCE

解析：X 线信息影像形成与传递包括五个阶段，第一阶段 X 线对三维空间的被照体照射，取得被照体信息成分的强度是不均匀分布的，其形成的质与量取决于被照体自身因素的是原子序数、密度、厚度。

98. 答案：ADE

解析：X 线信息影像形成与传递包括五个阶段，第一阶段 X 线对三维空间的被照体照射，取得被照体信息成分强度不均匀的分布，其形成的质与量和射线因素相关的条件是 X 线质、X 线量及散射线的含有率。

99. 答案：BCDE

解析：X 线信息影像形成与传递包括五个阶段，第三阶段是借助看片灯将影像密度分布转换成可见光的空间分布，然后投影到视网膜，该阶段信息传递的质量取决于看片灯亮度、色光、观察环境及视力。

100. 答案：AE

解析：X 线信息影像形成与传递的五个阶段中，第五阶段对影像作出评价或诊断是通过肉眼识别、判断来决定的。医师的学历、知识、经验、记忆和鉴别能力为重要因素。

全真模拟试卷五

一、单选题

1. X线影像形成的基础是
   A. 物质吸收X线能量的差异
   B. X线的特性
   C. X线的强度
   D. X线的本质
   E. X线的放射方式
2. 在管电压与管电流相同时，与连续X线强度有关的是
   A. 靶面的倾角
   B. 管内真空程度
   C. 靶物质的厚度
   D. 靶物质的原子序数
   E. 阳极和阴极之间的距离
3. 每个乳腺含有
   A. 2～5个乳腺叶、乳腺小叶
   B. 5～10个乳腺叶、乳腺小叶
   C. 10～15个乳腺叶、乳腺小叶
   D. 15～20个乳腺叶、乳腺小叶
   E. 20～25个乳腺叶、乳腺小叶
4. 乳腺小叶由
   A. 乳腺导管组成
   B. 乳腺小叶间隔组成
   C. 乳腺腺泡组成
   D. 乳腺脂肪组织组成
   E. 腺泡及终末导管组成
5. X线质的表示方法中，哪项反映了X线束的穿透力
   A. 半值层
   B. 电子的加速电压
   C. 有效能量
   D. 软射线与硬射线
   E. X线波谱分布
6. 乳腺癌的好发部位是
   A. 乳腺小叶
   B. 腺叶与腺泡之间
   C. 乳腺悬韧带
   D. Cooper韧带
   E. 腺叶乳管
7. X线平片分层描述乳房解剖结构从浅到深的顺序为
   A. 皮肤→皮下脂肪→乳腺组织→乳腺后脂肪组织→位于深筋膜下的脂肪和胸肌层
   B. 皮下脂肪→皮肤→乳腺组织→乳腺后脂肪组织→位于深筋膜下的脂肪和胸肌层
   C. 皮肤→皮下脂肪→乳腺后脂肪组织

→乳腺组织→位于深筋膜下的脂肪和胸肌层
D. 皮肤→皮下脂肪→乳腺组织→位于深筋膜下的脂肪和胸肌层→乳腺后脂肪组织
E. 皮肤→皮下脂肪→位于深筋膜下的脂肪和胸肌层→乳腺后脂肪组织→乳腺组织

8. 正常乳腺 X 线平片可以看到的结构是
A. 皮肤、皮下脂肪、腺体组织、腺体后脂肪、胸壁肌肉
B. 皮肤、皮下脂肪、腺体组织
C. 腺体组织、腺体后脂肪、胸壁肌肉
D. 皮肤、皮下脂肪、腺体组织、腺体后脂肪
E. 皮肤、腺体组织、腺体后脂肪、胸壁肌肉

9. 正常乳腺淋巴的引流途径不包括
A. 经胸大肌外侧缘淋巴管引流至腋窝淋巴结
B. 穿过胸大肌的淋巴管流入头部淋巴结
C. 乳房内侧淋巴液经肋间淋巴管流向胸骨旁淋巴结
D. 一侧乳房淋巴液可流向对侧
E. 乳房深部的淋巴液引流向肝脏

10. 乳癌经血行肺转移的一条重要途径是
A. 直接注入肋间静脉
B. 经内乳静脉的穿支注入同侧无名静脉
C. 直接汇入腋静脉
D. 经肋间静脉与椎静脉的交通支引入
E. 直接汇入奇静脉

11. 乳癌经血行转移至脊柱的一条重要途径是
A. 直接注入肋间静脉
B. 经内乳静脉的穿支注入同侧无名静脉
C. 直接汇入腋静脉
D. 直接汇入锁骨下静脉
E. 直接注入无名静脉

12. 有关副乳的描述，错误的是
A. 副乳不会发生乳癌
B. 是多余的乳腺没有退化或退化不全的异常现象
C. 常见的部位在腋窝，亦可见于胸壁、腹部、腹股沟
D. 多数患者有遗传倾向
E. 副乳内含有少量腺体组织，部分副乳有乳头

13. 我国乳腺癌发病高峰的两个年龄段分别是
A. 35～45 岁、50～64 岁
B. 40～50 岁、50～64 岁
C. 35～45 岁、60～65 岁
D. 40～50 岁、60～65 岁
E. 40～50 岁、65～70 岁

14. 乳腺间质不包括
A. 纤维组织
B. 脂肪
C. 血管
D. 乳腺导管
E. 淋巴管

15. X 线平片上正常乳腺乳晕区皮肤的厚度
A. 一般小于 0.5 mm
B. 一般大于 5 mm
C. 一般在 1～5 mm
D. 一般在 0.5～5 mm
E. 一般在 2～5 mm

16. 正常乳腺皮肤最厚区为
A. 内上象限皮肤
B. 内下象限皮肤
C. 外上象限皮肤
D. 外下象限皮肤
E. 乳晕部

17. 腺体的 X 线表现为
A. 呈放射状向乳腺深部走行的致密影

B. 皮肤与腺体之间的高度透亮带
C. 乳腺内部片状的致密阴影
D. 乳腺组织与胸壁之间的透亮带
E. 乳腺上部皮下脂肪层中线条状影

18. 较大的乳导管在X线片上表现为
A. 乳头后方呈放射状向乳腺深部走行的致密影
B. 皮肤与腺体之间的高度透亮带
C. 乳腺内部片状的致密阴影
D. 乳腺组织与胸壁之间的透亮带
E. 乳腺上部皮下脂肪层中线条状影

19. 皮下脂肪层的X线表现为
A. 呈放射状向乳腺深部走行的致密影
B. 皮肤与腺体之间宽度为0.5～2.5 mm的高度透亮带
C. 乳腺内部片状的致密阴影
D. 乳腺组织与胸壁之间的透亮带
E. 乳腺上部皮下脂肪层中线条状影

20. 在质量管理活动程序中，“把握现状”中所说的要注意4个“M”，不包括
A. materal（材料）
B. method（方法）
C. machine（设备）
D. man（人）
E. memory（记忆）

21. 关于质量管理活动开展的程序，错误的是
A. 质量管理活动首先要确定研究范围，再组织相关人员探讨，最后确定题目
B. 质量管理活动由题目的决定、把握现状、原因分析、对策的探讨等8个程序组成
C. 题目决定的方法是利用集体创造性的思考
D. 把握现状要注意4个M，避免遗漏点
E. 原因分析时不要只看表面现象，要探讨深层次的原因，充分利用各种特性图表

22. 关于质量管理活动开展的程序，正确的是
A. 对策实施时，一旦确定方向，就不能更改
B. 试行过程中，取得良好效果时，应立即转入实施阶段
C. 标准化的制定方法包括4W1H，即who、when、what、why、how
D. 必须等管理课题全部完成，才可以写总结报告
E. 总结时，管理课题的完成，可以作为质量改善活动的结束

23. 关于质量管理方法，错误的是
A. 推进质量管理方法的第一要素是全员集体创造性的思维归纳
B. 在集体创造性思维归纳过程中，要广泛参与，全员讨论，更容易提出新的对策意见
C. 集体创造性思维过程中，对每一个对策都要注意，小的建议也可以有大启发
D. 对出现的问题，制定的新政策应先安排有大进展、非理论性的意见，评价等理论的活动放到后面去做
E. 评价新对策应注意其是否与实际目标相适应，是否存在可行性

24. 关于质量管理的叙述，不正确的是
A. 质量管理包括质量保证（QA）与质量控制（QC）
B. 全面质量管理（TQC）的重要性在于严格管理，提高摄影质量
C. 质量管理一词是广义的，不是单纯的质量控制
D. 质量管理的第一步是制定质量管理计划
E. 质量管理就是制定质量计划，并为实现计划所开展的一切活动的总和

25. 关于质量管理因果关系图，错误的是

A. 因果关系图中，大的原因用大枝表示，每个大枝下，将所思考到的原因用中枝表示，具体原因用小枝记入
B. 因果关系图使用目的是将不清楚的问题，通过特性要因图弄清楚，对各种对策进行系统整理，达到一目了然
C. 在图的空白处要注意填入图的作者、QC小组名称、单位名称及作图时间
D. 因果关系图作业时，要将管理上出现的问题及期待的结果以书面方式表达出来
E. 因果关系图中，要分清原因的重要程度，只记录较重要的内容

26. 关于管理控制图的说法，不正确的是
A. 在放射科影像质量管理中，应用最多的方法是管理控制图
B. 管理控制图使用的目的是根据数值的变动标出数据点，以便及早发现异常
C. 在管理界限内数值变动是容许的，有些是偶然的，可以忽略
D. 如果异常数据出现的频率次数占千分之五，则说明有可能出现异常情况
E. 管理控制图适用于X线机输出稳定性的管理，也适用于自动冲洗药液的管理

27. 下列说法正确的是
A. 放射科影像质量管理中，应用最多的方法是因果关系图
B. 在质量控制图中，如果异常数据出现的频率次数占千分之五，则说明有可能出现异常情况
C. 质量管理第一要素是集体创造性思维归纳，在集体创造性思维归纳过程中，要广泛参与，全员讨论，更容易提出新的对策、意见
D. 管理控制图适用于X线机输出稳定性的管理，不适用于自动冲洗药液的管理
E. 在管理界限内数值变动是容许的，有些是偶然的，可以忽略

28. 下列说法错误的是
A. 影像质量评价中综合评价优于主观评价及客观评价
B. DQE（量子检出效率）值越高，有效量子利用率越高，输出信息也越高
C. ROC解析是从视觉角度出发，对某一检查系统的检出能力进行定量评价，属于主观评价，既可用于模拟系统，也可用于数字系统
D. DQE（量子检出效率）与NEQ（等效噪声量子数）可以客观地对影像质量作综合评价
E. 应尽可能将主观评价与客观评价相结合

29. 关于数字化乳腺摄影，不正确的是
A. 数字化乳腺摄影图像采集有两种方法，直接转换与间接转换
B. 间接转换使用的是两步X线探测技术，采用的是碘化铯探测器
C. 直接转换消除间接转换系统固有的光散射问题，可吸收X线直接生成电信号，采用非晶硒探测器
D. 间接转换数字探测器由于和屏－片相似，光散射影响图像质量，空间分辨率与辐射敏感度之间存在折衷现象
E. 直接转换数字探测器，随着光电导体厚度的增加，空间分辨率将有所下降

30. 密度分辨力的表示方法是
A. %/mm
B. LP
C. mm

D. m
E. LP/cm

31. CR 系统的构成不包括
A. 成像板
B. 间接转换平板探测器
C. 影像阅读器
D. 影像处理工作站
E. 影像存储系统

32. 在直接转换的探测器中，非晶硒系统的量子检测效率为
A. 50% ~70%
B. 70% ~80%
C. 50% ~80%
D. 80% ~90%
E. 90% 以上

33. 非晶硒与碘化铯探测器的本质区别在于
A. 信号输出方式不同
B. 图像重建方法不同
C. 量子检测效率不同
D. 光电转换方式不同
E. 厚度不同

34. 关于间接转换数字探测器的说法，正确的是
A. 间接转换数字探测器闪烁体应放置在光电二极管/晶体管阵列下方
B. 间接转换数字探测器碘化铯的量子效率为 50% ~70%
C. 间接转换数字探测器中碘化铯的典型厚度为 100 ~200 μm
D. 间接转换数字探测器空间分辨率远高于屏－片系统
E. 间接转换数字探测器中碘化铯的柱形结构使其不会像其他屏产生太多光散射，因此不存在分辨率与敏感度之间的折衷现象

35. 为减少光散射，碘化铯晶体形状加工成
A. 圆饼状
B. 柱状
C. 圆锥状
D. 针状
E. 粉状

36. 间接转换探测器进行光电转换的元件是
A. 碘化铯闪烁体
B. 光电二极管
C. 非晶硒
D. 模数转换器
E. 光电倍增管

37. 关于直接转换数字探测器的说法，正确的是
A. 直接转换数字探测器使用非晶硅作为光电导体
B. 直接转换数字探测器的转换效率为 70% ~90%
C. 直接转换数字探测器存在少量光散射
D. 直接转换数字探测器不存在横向运动电荷
E. 直接转换数字探测器 250 μm 的厚度可以阻止摄影范围内 70% 的 X 线

38. 直接转换数字探测器 250 μm 的厚度可以阻止摄影范围内多少的 X 线
A. 70%
B. 80%
C. 85%
D. 90%
E. 95%

39. 下列关于数字探测器像素设计的说法，正确的是
A. 薄膜晶体管（TFT）只用于间接数字成像系统
B. 间接转换探测器 X 线元件和光敏元件应放置在探测器顶层
C. 直接转换数字探测器使用电荷耦合器件（CCD）代替 TFT 阵列
D. 间接转换探测器的半导体阵列比直

接转换探测器更容易制造

E. TFT 阵列利用光纤从闪烁体或增感屏上发出的光中采集图像

40. 关于数字探测器像素设计的说法，不正确的是

A. 薄膜晶体管（TFT）通常用于直接和间接数字成像系统的有源电子读出机制

B. CCD 系统利用缝隙扫描技术进行扫描而生成图像

C. 直接转换数字探测器不需要使用光敏元件

D. 直接转换探测器的半导体阵列比间接转换探测器更容易制造

E. TFT 阵列由一系列在半导体表面非常紧密的金属氧化物半导体电容器组成

41. 间接转换探测器分辨力极限为

A. 50 μm

B. 100 μm

C. 150 μm

D. 200 μm

E. 250 μm

42. 关于像素尺寸大小的说法，不正确的是

A. FFDM 系统的像素尺寸范围为 50 ~ 100 μm

B. 数字探测器由像素阵列组成

C. 在任何数字成像系统中，能够分辨的最小特征就是像素尺寸的函数，像素越小，分辨率越高

D. 间接转换探测器的分辨率特性不受闪烁体限制，所以原始像素尺寸能精确反映图像实际分辨率特性

E. 间接转换探测器的空间分辨率只受像素尺寸的制约

43. 关于乳腺摄影视野的说法，不正确的是

A. 小片盒不适合大乳腺的需要，需要进行多次曝光以保证覆盖全部乳腺组织

B. 利用大号数字探测器进行小乳腺成像，不会出现胶片系统材料浪费的问题

C. 使用大探测器对小乳腺成像时，在放大模式下，不能产生小像素的效果，但可减少辐射剂量

D. 数字乳腺制造商必须确定一个最佳尺寸，适合大多数女性，而无需二次曝光

E. 大探测配合小号乳腺压迫板，可解决定位问题

44. 关于调制传递函数（MTF），不正确的是

A. 调制传递函数是在一个空间频率范围内信号传递的度量标准，并可对空间分辨率进行量化

B. 空间分辨率可以用线耦体膜进行测量

C. 任何系统的分辨率极限都是通过其像素尺寸加以确定的

D. 调制传递函数是信噪比、对比率和计量效率的测量单位

E. 间接转换法可以使光散射数个像素，进一步限制了系统的有效分辨率

45. 关于直接转换调制传递函数（MTF）的说法，不正确的是

A. 直接转换硒探测器的 MTF 优于屏 - 片和间接转换探测器 MTF

B. 直接转换硒探测器的内在空间分辨率高于使用间接转换闪烁体探测器的空间分辨率

C. 直接转换探测器利用硒材料，其 MTF 与硒的厚度有关

D. 直接转换硒探测器的 MTF 可以在一个更大的空间频率范围内保持高水平

E. 直接转换探测器利用硒材料，通过光导元件的电荷不会有横向运动

46. 下列哪项不是量子检测效率（DQE）的影响因素
A. 信号曲线的强度
B. 信号曲线的幅度
C. 噪声
D. X 线吸收量
E. 探测器的厚度

47. X 线影像质量的评价方法中，哪种可以提供影像质量有价值的数据
A. 金属网法
B. Burger 法
C. 并列细线法
D. 视觉法
E. 客观评价法

48. 下列说法错误的是
A. 对于大或致密的乳腺应选用钨靶/铑靶
B. 铑靶可以提供比钨靶更高的能量，使乳腺 X 线摄影剂量下降约 60%
C. 在乳腺摄影能量常用水平上（平均能量为 20keV），硒的量子效率最佳
D. 数字化乳腺摄影，较高的 X 线能量采用较小 X 线剂量能产生较高的图像质量
E. 数字化乳腺摄影使用双靶 X 线管球可以降低 X 线摄影剂量

49. 乳腺疾病的三大主要症状是
A. 肿块、结节、疼痛
B. 乳头溃疡、疼痛、乳头溢液
C. 肿块、乳头溃疡、乳头溢液
D. 肿块、疼痛、乳头溢液
E. 肿块、结节、乳头溢液

50. 乳腺疼痛急剧加重，局部压痛明显伴剧烈跳痛的最常见因素是
A. 良性肿瘤
B. 恶性肿瘤
C. 炎症
D. 囊性增生
E. 导管增生

51. 乳腺纤维囊性变疼痛的特点是
A. 月经前疼痛剧烈，月经后无缓解
B. 月经前疼痛缓解，月经后加重
C. 月经前无症状，月经后疼痛加剧
D. 月经前疼痛剧烈，月经后减轻或完全缓解
E. 月经前、月经后无明显变化

52. 乳腺扪诊时检查的顺序为
A. 自内上到内下，再由外下到外上至腋部
B. 自内上到外上，再由外下到内下至腋部
C. 自外上到外下，再由内下到内上至腋部
D. 自外上到内上，再由内下到外下至腋部
E. 自乳晕向外

53. 以下哪项不是发生乳腺癌的高危人群
A. 月经初潮年龄小于 12 岁或绝经年龄大于 55 岁者
B. 第一胎的生育年龄大于 35 岁，或未生育，产后未哺乳
C. 月经周期长
D. 绝经后雌激素水平高或采用雌激素替代治疗
E. 有乳腺癌家族史

54. 乳腺大多数病理改变起源于
A. 乳叶
B. 乳小叶
C. 腺泡
D. 小叶内终末导管
E. 终末导管小叶单位

55. 下列不属于乳腺组织的是
A. 腺体
B. 乳腺腺管
C. 胸大肌
D. 纤维组织

E. 脂肪组织

56. 正常成年女性乳腺有多少个乳腺叶
A. 2～5 个
B. 5～10 个
C. 10～15 个
D. 15～20 个
E. 20～25 个

57. 生育期女性乳腺 X 线摄影或自我体检的最好时期有
A. 月经前期
B. 月经期
C. 月经来潮后 7～10 d
D. 月经来潮后 15 d 左右
E. 与月经无关

58. Wolfe 分型中 DY 型的主要表现为
A. 几乎完全由脂肪构成
B. 自乳头伸向后方较明显的多数条索状影，余为脂肪，前者范围小于乳腺体积 1/4
C. 条索影范围超过乳腺体积 1/4
D. 条索影范围超过乳腺体积 1/4，但小于 1/2
E. 乳内主要为不规则性的片状密度增高影占据

59. 乳腺癌的临床分期，不正确的是
A. 0 期：临床没有肿块的导管内癌或称原位癌
B. 1 期：肿瘤小于 2 cm，腋窝淋巴结阴性和没有远处转移证据的
C. 2 期：肿瘤在 2～5 cm，腋窝淋巴结阴性
D. 3 期：肿瘤大于 5 cm，或区域淋巴结有多个转移，肿瘤可能浸润到胸大肌或乳房的皮肤，无远处转移
E. 4 期：有远处其他器官转移

60. 乳腺癌 TNM 分期中，T1 期肿瘤直径不超过
A. 1 cm
B. 2 cm
C. 3 cm
D. 4 cm
E. 5 cm

61. 在乳腺 X 线影像中属于低密度的组织为
A. 钙化
B. 脂肪
C. 肌肉
D. 腺泡
E. 血管

62. 不属于典型良性钙化的是
A. 皮脂腺钙化
B. 血管钙化
C. 纤维腺瘤钙化
D. 营养不良性钙化
E. 局限性簇状钙化

63. 中高度怀疑为恶性钙化的是
A. 脂肪坏死环形钙化
B. 细小多形性钙化
C. 簇状钙化
D. 乳钙沉积钙化
E. 营养不良性钙化

64. 乳腺 X 线片中爆米花样钙化最常见于
A. 纤维腺瘤
B. 脂肪坏死
C. 动脉钙化
D. 皮脂腺钙化
E. 缝线钙化

65. 乳腺 X 线片中漏斗征最常见于
A. 乳腺增生
B. 纤维腺瘤
C. 乳腺癌
D. 乳腺感染
E. 脂肪坏死

66. 与对侧比较，一侧乳腺内病变旁小血管数量增加或迂曲增粗，最常见于
A. 乳腺增生
B. 乳腺癌
C. 纤维腺瘤

D. 错构瘤
E. 脂肪坏死
67. 乳腺出现白星状影最常见于
A. 乳腺纤维瘤透明变性
B. 乳腺硬化性导管增生
C. 乳腺浸润性导管癌中的硬癌
D. 乳腺术后瘢痕
E. 乳腺脓肿
68. BI－RADS 3 类病变建议几个月后复查
A. 3 个月
B. 6 个月
C. 8 个月
D. 10 个月
E. 12 个月
69. 下列描述与乳腺纤维瘤特征不符合的是
A. 明显疼痛
B. 肿块边界清楚
C. 生长缓慢
D. 活动度大
E. 球形或分叶状
70. 我国乳腺癌主要发病年龄为
A. 30～35 岁
B. 35～40 岁
C. 40～45 岁
D. 45～50 岁
E. 50～55 岁
71. 乳后脂肪线的宽度为
A. 0.5～2 mm
B. 2～2.5 mm
C. 2.5～3.0 mm
D. 3.0～3.5 mm
E. 3.5～4.0 mm
72. 关于乳腺癌的描述，错误的是
A. 漏斗征
B. 酒窝征
C. 彗星尾征
D. 透明晕圈征
E. 帐篷征
73. 关于降低乳腺癌发病率的措施中，不正确的是
A. 实行人工喂养
B. 生活规律
C. 控制脂肪的摄入
D. 不吸烟喝酒
E. 更年期后适当增加体育活动，减少过剩脂肪
74. 在美国，妇女们被建议从多少岁开始每年做一次乳腺 X 线摄影检查
A. 35 岁
B. 40 岁
C. 45 岁
D. 50 岁
E. 55 岁
75. 双乳肿块，月经前胀痛，月经来潮后缓解，应首先考虑
A. 乳腺纤维腺瘤
B. 乳腺癌
C. 急性乳腺炎
D. 乳腺结核
E. 乳腺纤维囊性改变
76. 下列哪项不是我国乳腺癌流行病学的特点
A. 发病率持续上升，每年增长 3 个百分点
B. 第 1 高峰出现在 45 岁左右
C. 55 岁左右出现第 2 高峰
D. 乡镇及农村过去的低发区，发病率上升
E. 明显年轻化
77. CR 成像系统中，采集或记录图像信息的载体是
A. IP
B. 间接转换平板探测器
C. 影像阅读器
D. 影像处理工作站
E. 影像存储系统
78. 关于对比度的叙述，正确的是

A. 当X线透过被照体时，由于被照体对X线的吸收散射而衰减，透射线则形成了强度不均匀的分布，这种强度的差异称为射线对比度
B. X线胶片对X线照片对比度的放大能力称为胶片对比度
C. 胶片对比度取决于胶片的密度
D. X线照片上的颗粒度称为照片对比度
E. 照片对比度依存于胶片对清晰度的放大结果

79. 体层三维合成的临床意义不包括
A. 分离重叠的组织结构
B. 多层面显示
C. 提高肺癌检出的敏感性和特异性25%
D. 有望替代CT和MRI的部分检查
E. 低剂量三维立体重建显示

80. 在正常的观察条件下，肉眼一般能看到
A. 0.5~1 Lp/mm
B. 1~1.5 Lp/mm
C. 1.5~2 Lp/mm
D. 2~4 Lp/mm
E. 4~5 Lp/mm

81. 关于分辨力与清晰度关系的叙述，错误的是
A. 分辨力与清晰度是两个不同的概念
B. 分辨力也称解像力
C. 分辨力与清晰度始终保持着一致的关系
D. 肉眼一般能看到对应于2~4 LP/mm的影像结构
E. 对于X线摄影来说，希望低频部分有更高的信息传递能力

82. 关于激光打印机分类的叙述，正确的是
A. 湿式激光打印和干式激光打印
B. 电式和水式激光打印
C. 湿式激光打印和水式激光打印
D. 干式激光打印和水式激光打印
E. 电式和干式激光打印

83. 关于激光打印机优点的叙述，不正确的是
A. 影像打印质量好
B. 多接口性
C. 连续打印
D. 网络化
E. 无质量控制系统

84. 电离辐射产生的生物效应不包括
A. 辐射致癌反应
B. 辐射遗传效应
C. 组织反应
D. 癌性疾病
E. 出生前的照射效应

85. 人体对辐射高度敏感的组织不包括
A. 淋巴组织
B. 骨髓
C. 胃肠上皮
D. 性腺
E. 心脏

86. 人体对辐射不敏感的组织有
A. 皮肤上皮
B. 内皮细胞
C. 内分泌腺
D. 胚胎组织
E. 骨组织

87. 下列哪项不是激光打印机的构成
A. 激光打印系统
B. 胶片传送系统
C. 信息传递与存储系统
D. 摄影系统
E. 控制系统

88. 关于激光打印系统组成的叙述，不正确的是
A. 激光发生器
B. 调节器
C. 透镜

D. 送片盒
E. 驱动电机

89. 关于胶片传送系统组成的叙述，不正确的是
A. 送片盒
B. 传输滚筒
C. 电机
D. 传动部件
E. 收片盒

90. 关于信息传递与存储系统组成的叙述，不正确的是
A. 电子接口
B. 磁盘及光盘
C. 计算机
D. 收片盒
E. 记忆板

二、多选题

91. X线摄影影像转换及形成关键的目的是
A. 信息传递的准确性
B. 影像的真实再现
C. 影像形成的质量
D. 影像缺陷的控制效果
E. 影像质量的标准

92. X线照片的形成是利用X线的何种特性
A. 感光作用
B. X线质
C. X线穿透
D. 波、粒二重性
E. 荧光

93. 构成照片影像的物理因素是
A. 密度
B. 对比度
C. 清晰度
D. 锐利度
E. 颗粒度

94. 影响散射线含有率的因素包括
A. 被检体密度
B. 被检体厚度
C. 管电流
D. 管电压
E. 照射野

95. 滤线栅切割效应的因果关系在于
A. 聚焦栅倒置
B. 栅比值差异
C. 侧向及上、下双重偏离
D. 侧向偏离栅焦距
E. 聚焦栅焦距上、下偏离

96. 正确评价分辨力的概念是
A. 影像中两个相邻组织境界明了的程度
B. 两个组织密度变化明确的程度
C. 相邻组织以毫米能分辨的线对数
D. 某种程度介质区分相邻组织影像的能力
E. 照片上两个相邻组织对X线吸收不同的影像差异

97. 产生影像几何模糊的因素不包括
A. 焦点尺寸
B. 半影宽度
C. 焦点至胶片的距离
D. 增感屏与胶片体系问题
E. 被照体因素

98. 影像密度、对比度、锐利度三者之间的关系，正确的是
A. 对比度是决定密度、锐利度的基础
B. 锐利度和对比度依赖密度存在作为基础
C. 对比度决定着锐利度，与密度无关
D. 密度低则对比度、锐利度都低下
E. 密度决定着对比度，与锐利度无关

99. 影像变形的种类包括
A. 体积变形
B. 重叠变形
C. 形态变形
D. 放大变形
E. 位置变形

100. 在模拟影像的特点中，不具备的是
A. 重复性较好
B. 连续
C. 直观
D. 灰阶动态范围大
E. 获取便利

全真模拟试卷五答案及解析

一、单选题

1. 答案：A

解析：X线与物质相互作用中的衰减，反映出来的是物质吸收X线能量的差异，这也正是X线影像形成的基础。

2. 答案：D

解析：在一定的管电压和管电流下，靶物质的原子序数越高，产生X线的效率就越高。

3. 答案：D

解析：每个乳腺含有15~20个呈轮辐状排列的乳腺叶、乳腺小叶。

4. 答案：E

解析：乳腺小叶由诸多腺泡及终末导管组成。

5. 答案：A

解析：半值层是指X线强度衰减到初始值一半时所需要的标准吸收物质的厚度。它反映了X线束的穿透力，表示X线质的软硬程度。

6. 答案：A

解析：乳腺小叶是目前比较公认的乳腺癌的好发部位。

7. 答案：A

解析：顺序为皮肤、皮下脂肪层（包绕乳腺组织将乳腺与皮肤分隔）、乳腺组织和固定乳腺和皮肤组织的叶间纤维间隔、乳腺后脂肪组织（分隔乳腺与胸肌筋膜）、位于深筋膜下的脂肪和胸肌层。

8. 答案：A

解析：从外到内依次为皮肤、皮下脂肪、腺体组织、腺体后脂肪、胸壁肌肉。

9. 答案：B

解析：穿过胸大肌的淋巴管流入头部淋巴结不是正常乳腺淋巴的引流途径。

10. 答案：B

解析：经内乳静脉的穿支注入同侧无名静脉，是乳癌经血行肺转移的一条重要途径；直接汇入腋静脉为乳癌血行肺转移的又一途径。

11. 答案：A

解析：直接注入肋间静脉，再经肋间静脉与椎静脉的交通支引入奇静脉、上腔静脉，此为乳癌经血行转移至脊柱、骨盆、颅骨等的途径。

12. 答案：A

解析：少数有副乳的人可发生乳腺癌。

13. 答案：A

解析：我国乳腺癌的两个发病高峰年龄段分别是：35～45 岁、50～64 岁。

14. 答案：D

解析：乳腺间质包括：纤维组织、脂肪、血管及淋巴管。

15. 答案：C

解析：乳晕区皮肤厚度为 1～5 mm。

16. 答案：E

解析：一般双侧乳晕部及乳腺下反折处皮肤最厚。

17. 答案：C

解析：腺体表现为乳腺内部片状的致密阴影，其边缘多较模糊。

18. 答案：A

解析：乳腺导管中较大的乳导管在 X 线片上表现为乳头后方呈放射状向乳腺深部走行的致密影，常常被称为“乳腺小梁”。

19. 答案：B

解析：皮下脂肪层表现为皮肤与腺体之间宽度为 0.5～2.5 mm 的高度透亮带，青年女性较薄，老年女性较厚。

20. 答案：E

解析：不包括 memory（记忆）。

21. 答案：A

解析：质量管理活动首先要建立一个 QC 活动小组，取得共识，再去开展 QC 工作。

22. 答案：B

解析：对策实施时，可以改变方向；标准化的制定方法包括 5W1H，即 who、when、what、why、where；管理课题未完成时，可以写阶段报告，管理课题完成，不标志质量改善活动的结束。

23. 答案：B

解析：集体创造性思维归纳过程中，参加者不宜过多，这样反而会更集中，更容易提出新的对策意见。

19. 答案：B

解析：全面质量管理的重要性在于全面、全员、全过程、全盘采用科学方法。

25. 答案：E

解析：因果关系图中，要分清原因的重要程度，要将符合的内容全部包容进去。

26. 答案：D

解析：如果异常数据出现的频率次数占千分之三，则说明有可能出现异常情况。

27. 答案：E

解析：应用最多的方法是管理控制图；如果异常数据出现的频率次数占千分之三，则说明有可能出现异常情况；集体创造性思维归纳过程中，参加者不宜过多，这样反而会更集中，更容易提出新的对策意见；管理控制图适于自动冲洗药液的管理。

28. 答案：D

解析：调制传递函数（MTF）可以客观地对影像质量作综合评价。

29. 答案：E

解析：随着光电导体厚度的增加，响应函数也会保持锐利度，不存在折衷现象，不影响空间分辨率。

30. 答案：A

解析：密度分辨率又称低对比度分辨率，是指在低对比情况下分辨物体密度微小差别及大块等灰度级区域即平坦区域的能力，以百分单位毫米数表示（%/mm），或以毫米百分单位表示（mm/%）。

31. 答案：B

解析：CR 系统主要由成像板、影像阅读器、影像处理工作站、影像存储系统组成。

32. 答案：E

解析：非晶硒系统的量子检测效率几乎达到 100%。

33. 答案：D

解析：光电转换方式不同，非晶硒是直接转换，碘化铯是间接转换。

34. 答案：A

解析：间接转换数字探测器的量子效率为50%～80%，厚度100～250 μm，由于探测器闪烁体应放置在光电二极管/晶体管阵列下方，空间分辨率可低于屏－片系统，碘化铯依然存在折射现象。

35. 答案：D

解析：针状，不会产生太多光散射。

36. 答案：B

解析：将可见光转换成电信号。

37. 答案：D

解析：直接转换数字探测器使用非晶硒作为光电导体，量子检测效率接近100%，不存在光散射，250 μm的厚度可以阻止摄影范围内95%的X线。

38. 答案：E

39. 答案：B

解析：薄膜晶体管（TFT）既可用于间接数字成像，又可用于直接数字成像；间接转换数字探测器使用电荷耦合器件（CCD）代替TFT阵列；直接转换探测器的半导体阵列比间接转换探测器更容易制造，CCD系统利用光纤从闪烁体或增感屏上发出的光中采集图像。

40. 答案：E

解析：CCD系统由一系列在半导体表面非常紧密的金属氧化物半导体电容器组成。

41. 答案：A

42. 答案：D

解析：间接转换探测器的分辨率特性受闪烁体限制，所以原始像素尺寸不能精确反映图像实际分辨率特性。

43. 答案：C

解析：使用大探测器对小乳腺成像时，在放大模式下能产生小像素的效果，也可减少辐射剂量。

44. 答案：D

解析：量子检测效率（DQE）是信噪比、对比率和计量效率的测量单位。

45. 答案：C

解析：直接转换探测器利用硒材料，其MTF与硒的厚度无关。

46. 答案：E

解析：量子检测效率（DQE）的影响因素为信号曲线的强度与幅度、噪声、X线吸收量。

47. 答案：E

解析：客观评价是对X线照片影像形成的密度、模糊度、对比度、颗粒度以及信息传递功能以物理量水平进行的评价，主要通过特性曲线、响应函数等方法予以测定、评价。

48. 答案：B

解析：钨靶可以提供比铑靶更高的能量，使乳腺X线摄影剂量下降约60%。

49. 答案：D

解析：乳腺疾病的三大主要症状：肿块、疼痛、乳头溢液。

50. 答案：C

解析：乳腺疼痛急剧加重，局部压痛明显伴剧烈跳痛多系炎症。

51. 答案：D

解析：月经前疼痛剧烈，月经后减轻或完全缓解多系乳腺纤维囊性改变。

52. 答案：A

解析：乳腺扪诊时按自内上到内下，再由外下到外上至腋部的次序。

53. 答案：C

解析：月经周期短，说明雌激素作用时间长。

54. 答案：E

解析：乳腺大多数病理改变都起源于终末导管小叶单位。

55. 答案：C

解析：乳腺实质包括腺体、乳腺腺管和基质，实质周围为脂肪和纤维。

56. 答案：D

解析：每个成年女性乳腺有15～20个

乳腺叶。

57. 答案：C

解析：生育期女性乳腺 X 线摄影或自我体检最好选择在月经来潮后 7 ~ 10 d。

58. 答案：E

解析：DY 型：乳内主要为不规则性的片状密度增高影占据。

59. 答案：C

解析：2 期：肿瘤在 2 ~ 5 cm，腋窝淋巴结可以有肿大或阴性；或肿瘤小于2 cm，但腋窝淋巴结有肿大。

60. 答案：B

解析：1 期：肿瘤小于 2 cm，腋窝淋巴结阴性和没有远处转移证据。

61. 答案：B

解析：在乳腺 X 线影像中脂肪、空气为低密度。

62. 答案：E

解析：局限性成簇状分布钙化为中间型钙化。

63. 答案：B

解析：高度怀疑为恶性的钙化：细小多形性钙化、细小线样或分支状钙化。

64. 答案：A

解析：爆米花样钙化：纤维腺瘤。

65. 答案：C

解析：漏斗征通常为恶性征象。

66. 答案：B

解析：与对侧比较，一侧乳腺内病变旁小血管数量增加或迂曲增粗，即称为血运增加，通常为乳腺癌，乳腺感染也可出现这些征象。

67. 答案：C

解析：白星状影常见于乳腺癌，尤其是浸润性导管癌中的硬癌。

68. 答案：B

解析：BI - RADS 3 类可能良性，建议 6 个月后复查随访。

69. 答案：A

解析：大多数纤维腺瘤不伴疼痛。

70. 答案：C

解析：我国乳腺癌发病主要集中在 40 ~ 45 岁。

71. 答案：A

解析：乳后脂肪线的宽度为 0.5 ~ 2 mm。

72. 答案：D

解析：出现透明晕圈征的肿块几乎均考虑为良性。

73. 答案：A

解析：保持健康的体重可以降低乳腺癌的概率。同时少食脂肪、生活规律、不吸烟喝酒。

74. 答案：B

解析：在美国，妇女们被建议从 40 岁开始每年做一次乳腺 X 线摄影检查。

75. 答案：E

解析：乳腺纤维囊性改变在月经前期乳腺组织普遍退化时，胀痛不适等症状更明显。

76. 答案：C

解析：在我国，乳腺癌在 60 岁时出现第 2 次高峰。

77. 答案：A

解析：IP 是 CR 成像系统的关键元器件，是采集或记录图像记录信息的载体，并代替了传统的屏 - 片系统。

78. 答案：A

解析：X 线胶片对射线对比度的放大能力称为胶片对比度。胶片对比度取决于胶片的最大斜率（γ 值）或平均斜率。X 线照片上相邻组织影像的密度差称为照片对比度，照片对比度依存于被照体不同组织吸收所产生的射线对比度，以及胶片对射线对比度的放大结果。

79. 答案：C

解析：体层三维合成的临床意义是分离重叠的组织结构、多层面显示、提高肺癌检出的敏感性和特异性10%、提高受检者流通量25%、有望替代CT和MRI的部分检查、低剂量三维立体重建显示。

80. 答案：D

解析：在正常的观察条件下，肉眼一般能看到对应于2～4 Lp/mm之间的结构。

81. 答案：C

解析：分辨率与清晰度是两个不同的概念，分辨率也称解像力，事实上分辨率主要在高空间频率（高频部分）与清晰度有相应的关系，而在低频部分分辨率与清晰度不一定统一。肉眼一般能看到对应于2～4LP/mm之间的影像结构。我们需要采用放大摄影把高频信息变为低频来加以记录时，希望在低频部分有更高的信息传递能力。

82. 答案：A

解析：激光打印机分为湿式激光打印机和干式激光打印机。

83. 答案：E

解析：激光打印机的优点有：影像打印质量好、多接口性、连续打印、网络化、高效性、具有质量控制系统、文字注释。

84. 答案：D

解析：电离辐射产生多种生物效应，如辐射致癌反应、辐射遗传效应、组织反应、非癌性疾病、出生前的照射效应等。

85. 答案：E

解析：人体对辐射的高度敏感组织：淋巴组织、胸腺、骨髓、胃肠上皮、性腺、胚胎组织等。

86. 答案：E

解析：人体对辐射不敏感的组织：肌肉组织、软骨、骨组织、结缔组织等。

87. 答案：D

解析：激光打印系统的组成：激光打印、胶片传送、信息传递与存储、控制系统。

88. 答案：D

解析：激光打印系统包括：激光发生器、调节器、透镜、驱动电机及传输滚筒。

89. 答案：B

解析：胶片传送系统的组成包括：送片盒、电机、传动部件、收片盒。

90. 答案：D

解析：电子接口、磁盘及光盘、计算机、记忆板等。

二、多选题

91. 答案：AB

解析：X线摄影的目的就是掌握和控制X线影像形成的条件，准确大量地从被照体中取得有用的信息，并真实地转换成可见影像。其关键，一是X线通过被照体时，究竟以多大程度把客观的信息准确地传递出来；二是从信息接受介质来讲，又以何种程度把信息真实再现或可见影像。

92. 答案：ACE

解析：X线照片影像的形成是利用X线的穿透、荧光、感光等特性，以及被照体对X线吸收差异。

93. 答案ABDE

解析：X线照片影像的构成要素包括，密度、对比度、锐利度、颗粒度及失真度，前四项为物理因素。

94. 答案：BDE

解析：X线影像形成中，产生散射线的含有率主要来自①管电压：管电压升高散射线加大；②被照体厚度，散射线与被照体的厚度呈正比；③照射野：该项是产生散射线的主要因素，其照射野越大，则散射线越多。

95. 答案：ACDE

解析：切割效应指滤线栅铅条对X线原发射线的吸收作用，其产生包括聚焦栅的正、反面颠倒使用，侧向倾斜（或偏离），上、下偏离栅焦距。双重偏离指侧向及上、下偏离栅焦距。

96. 答案：CD

解析：分辨力是表示某种成像介质（屏－片组合、荧光屏、影像增强器等）区分两个相邻组织影像的能力，它以每毫米能分辨的线对数来表示。

97. 答案：DE

解析：产生影像几何模糊的因素中，不包括被照体的移动以及增感屏与胶片体系中产生的影像模糊。

98. 答案：BD

解析：在影像密度、对比度、锐利度三者之间的关系中，分别或相互关联对影像质量产生影响。密度是影像对比度、锐利度存在的基础。照片对比度可以因密度的改变而改变。而锐利度又必须建立在对比度的基础上。

99. 答案：CDE

解析：影像变形是同一被照体的不同部位产生不等量放大的结果，包括放大变形、位置变形和形状变形。

100. 答案：AD

解析：模拟影像是一种直观的物理量来连续、形象地表现出另一种物理特性的图案，它的特点是连续、直观、获取方便，图像表现具有概观性与实时动态获取等特点。但是，模拟影像重复性较差，一旦成像，无法再改变或进行后处理；灰阶动态范围小。

《 全真模拟试卷六

一、单选题

1. 乳腺影像反映摄影系统获取微小细节的效果称为
   A. 对比度
   B. 清晰度
   C. 分辨力
   D. 密度差
   E. 反差
2. PCM 系统弥补了 X 线吸收系数相近的组织间的哪项不足
   A. 密度
   B. 对比度
   C. 清晰度
   D. 锐利度
   E. 噪声干扰
3. PCM 系统与相位对比叠加使不同物质临界达到下列哪项效果
   A. 边缘增强
   B. 吸收对比
   C. 相位位移
   D. 影像反差
   E. 影像锐度
4. 散射线的产生主要来源于
   A. 光脱变
   B. 不变散射
   C. 光电效应
   D. 康普顿效应
   E. 电子对效应
5. 散射线量的增加直接带来下列哪项变化
   A. 密度
   B. 对比度
   C. 清晰度
   D. 锐利度
   E. 噪声
6. 与曝光条件相关的噪声是
   A. 乘性噪声
   B. 量子噪声
   C. 量化噪声
   D. “胡椒盐”噪声
   E. 加性噪声
7. 数字 X 线摄影的核心技术是
   A. 平板探测器
   B. IP
   C. X 线球管
   D. 高压发生器
   E. 屏-片成像系统
8. 关于信噪比的叙述，错误的是

A. 英文简写为 SNR
B. 是信号与噪声之比
C. 在实际的信号中一般都包含有两种成分，即有用信号和噪声
D. 信噪比越大，信息传递质量越差
E. 是评价电子设备的一项重要的技术指标

9. 在影像诊断中，应从哪两个方面来避免影响诊断的噪声出现
A. 时间和环境
B. 面积和范围
C. 大小和体积
D. 程度和区域
E. 深度和广度

10. 在数字图像后处理中，不在常规调整影像对比度范围的区域是
A. 趾部
B. 直线部下半部
C. 直线部上半部
D. 肩部
E. 反转部

11. 由荧光体的结构和厚度产生的模糊度为
A. 运动模糊
B. 成像板固有模糊
C. 几何模糊
D. 图像处理模糊
E. 显示设备失真模糊

12. CR 成像系统中的硬件伪影是由下列哪项产生的
A. IP
B. 滤线栅
C. 图像显示器
D. 焦点
E. 图像阅读器

13. 乳腺影像的特征指标要求对比度
A. >3.0
B. >3.5
C. >4.0
D. >4.5
E. >5.0

14. 关于影像质量评价的说法，不正确的是
A. 影像质量评价包括主观评价、客观评价和综合评价
B. 主观评价法主要采用 ROC 曲线
C. 客观评价主要通过摄影条件、特性曲线、调制传递函数及量子检出率等参数作为评价手段
D. 综合评价是将主观评价与客观评价尽可能结合，使观察者对已形成的影像加以客观定量的分析和评价
E. 客观评价可以代替医生视觉的主观判断

15. 关于 ROC 解析的描述，正确的是
A. 通过摄影条件、特性曲线等手段进行评价的方法
B. ROC 解析可以对主观评价以定量的方式进行描述
C. ROC 解析不能用于医学影像数字系统成像性能的评价
D. ROC 解析既可用于主观评价，又可用于客观评价
E. ROC 解析是从视觉角度出发，对某一检查系统的检出能力进行定性评价

16. 可以对影像质量作综合评价的是
A. 量子检出率（DQE）
B. 等效噪声量子数（NEQ）
C. 特性曲线
D. 调制传递函数（MTF）
E. ROC 解析

17. 关于客观评价的说法，不正确的是
A. DQE（量子检出率）指成像系统中输出信号与输入信号之比
B. DQE（量子检出率）值越高，有效量子利用率越高，输出信息也越高
C. NEQ（等效噪声量子数）指成像系

统中输出侧的信噪比的平方

D. NEQ（等效噪声量子数）越大，输出侧的信噪比就越小

E. DQE 与 NEQ 可以将 MTF、DMS、WS 等物理评价参数联系起来，在客观评价水平上更具有价值

18. 关于综合评价的说法，不正确的是

A. 综合评价以诊断要求为依据

B. 综合评价以物理参数为客观评价手段

C. 为满足诊断要求，应增加摄影剂量，提高清晰度

D. 最终的影像诊断还要以医生的视觉主观判断为准

E. 应尽可能将主观评价与客观评价相结合

19. 美国放射学院（ACR）颁布的放射技师质量控制项目及最低频率中，下列描述正确的是

A. 观片灯清洁——每天

B. 屏 - 片密着——每季度

C. 重拍片解析——每月

D. 设备可视性检查——每季度

E. 暗室灰雾——每半年

20. 关于胶片存放的描述，正确的是

A. 胶片应存放在 25℃以下的环境中

B. 胶片存放的理想环境温度的范围是 15 ~ 21℃

C. 启封后的胶片应放在湿度为 30% ~ 70% 的环境中

D. 胶片应存放在有化学气体和辐射的环境中

E. 胶片应水平放置

21. 关于乳腺模体照片的观察条件，错误的是

A. 由 2 名有经验的医生一同观察

B. 在同一个观片灯下观察

C. 在同一观片环境中观察

D. 用同一型号的放大镜观察

E. 在一天的同一时刻观察

22. 模体影像检测建议执行的标准中，错误的是

A. 至少可见 4 个非常大的斑点群、3 条非常大的纤维以及 3 个非常大的块状物，而且数目的减少不能超过一半

B. 模体影像背景的光学密度至少是 1.40

C. 模体影像背景的光学密度的变化在 ±0.20 之内

D. 对于 4 mm 厚的丙烯酸圆盘而言，密度差异至少为 0.40

E. 对于 4 mm 厚的丙烯酸圆盘而言，密度差异的变化范围为 ±0.20

23. 不属于数字医学影像噪声的是

A. 结构噪声

B. 加性噪声

C. 乘性噪声

D. 量化噪声

E. 量子噪声

24. 与图像信号强度相关的噪声是

A. 加性噪声

B. 乘性噪声

C. 量化噪声

D. “胡椒盐”噪声

E. 量子噪声

25. 在数字化医学影像噪声中，下列哪种噪声可以显示出数字图像和原始图像的差异

A. 加性噪声

B. 乘性噪声

C. 量化噪声

D. “胡椒盐”噪声

E. 量子噪声

26. 关于 X 线影像质量的评价，错误的是

A. 通过人的视觉在检出识别过程中根据心理学规律，以心理学水平进行的评价，称为主观评价

B. 主观评价方法主要通过特性曲线和响应函数等方法予以测定和评价
C. 对导致 X 线照片影像形成的密度、模糊度、颗粒度以及信息传递功能，以物理量水平进行的评价，称为客观评价
D. 综合评价是以诊断学要求为依据，以物理参数为客观手段，再以能满足诊断要求的技术条件为保证，同时充分考虑减少辐射量的评价方法
E. 无论主观评价、客观评价还是综合评价，其评价的前提是必须了解影响影像质量的基本因素

27. 在数字化医学影像噪声中，主要由曝光不足产生的噪声是
A. 加性噪声
B. 乘性噪声
C. 量化噪声
D. “胡椒盐”噪声
E. 量子噪声

28. 数字乳腺 X 线摄影中，可能遇到的模糊种类不包括
A. 运动模糊
B. 成像板模糊
C. 几何模糊
D. 图像处理模糊
E. 视差模糊

29. 关于数字乳腺 X 线摄影质量控制检测的描述，错误的是
A. 对于任何一个接收器，根据曝光指数的换算公式计算出到达 IP 的剂量值，在实际测量入射曝光量的 20% 偏差范围内，在平均值的 10% 范围内
B. 流通量和影像重建时间的偏差不应超出标称数值的 10%
C. 空间分辨率的极限值是低于极限分辨率的 10% 范围以内
D. 一个显示工作站的各台显示器之间的最大亮度差异应不超过 10%
E. 对于主显示器，计算所得的对比度响应与 GSDF 对比度响应的差别在 ±10% 范围内

30. 在激光打印机的性能评估和质量控制的内容中，下列哪项不能通过 TG18 - QC 测试图形检测
A. 光密度的一致性
B. 几何畸变
C. 对比能见度
D. 分辨率
E. 打印伪影

31. 关于数字乳腺 X 线摄影质量控制检测的描述，错误的是
A. 每次曝光的平均腺体剂量极限值≤3 mGy
B. 胸壁侧漏掉组织的宽度极限值≤5 mm
C. 通常曝光时间应选择在 0.5～2 s
D. 主要显示设备所在的室内光线应小于 10 勒克斯
E. CRT 显示器的最大亮度偏差应小于 10%

32. 数字乳腺 X 线摄影质量控制计划的实施项目中，下列哪项不属于每天质量控制的实施项目
A. 视察系统的运行情况，确定运行状态
B. 视察暗盒和成像板
C. 观察剂量测量仪的阅读面板，确定运行正常
D. 记录受检者每个体位皮肤的入射剂量、加压厚度和管电压
E. 执行影像质量控制时，在影像中寻找是否存在灰尘颗粒、刮擦痕以及其他伪影，确保所有影像都在质量控制中

33. 数字乳腺 X 线摄影质量控制计划的实施项目中，下列哪项不属于每周质量

控制的实施项目
A. 擦除所有很少使用或没有流通的成像板
B. 检测平板探测器的背景噪声
C. 验证软拷贝观察工作站显示器的校准
D. 几何畸变和高度比的检测
E. 采集 QC 测试模体影像，并在计算机数据库中编入目录。当超出预设定的界限时，核查系统性能并采取措施

34. 在数字乳腺 X 线摄影质量控制计划的实施项目中，下列哪项不属于每季度质量控制的实施项目
A. 验证软拷贝观察工作站显示器的校准
B. 视察暗盒和成像板，必要时按照生产商的指导进行清洁或视具体情况而定
C. 对平板探测器执行校准程序
D. 执行量化 QC 模体分析
E. 几何畸变和高度比的检测

35. 数字乳腺 X 线摄影质量控制计划的实施项目中，下列哪项不属于每年质量控制的实施项目
A. 视察/评估影像质量
B. 抽查影像处理算法的适用性
C. 检查 QC 曝光指示器数据库，确定曝光不足或过度的原因并执行校正措施
D. 执行验收检测步骤以确定和（或）重新建立基准值
E. 检查重拍现象、受检者曝光量趋向、QC 记录和设备维修历史

36. 关于 PCM 乳腺 X 线摄影系统特点的叙述，错误的是
A. 采用相位对比技术，弥补 X 线吸收系数相近组织间对比度的不足
B. 可以获得边缘增强效应
C. 图像精度可达 15 μm
D. 提高了图像的精锐度
E. 可发现微小的肿瘤及钙化灶

37. 乳腺 X 线摄影中，相位对比技术的基本要素是
A. X 线的折射作用
B. X 线的反射作用
C. X 线的衍射作用
D. X 线的干射作用
E. X 线的电离作用

38. 关于 PCM 乳腺 X 线摄影技术的叙述，正确的是
A. X 线折射的方向与可见光折射的方向一致
B. X 线折射的方向与可见光折射的方向相反
C. X 线衍射的方向与可见光衍射的方向一致
D. X 线衍射的方向与可见光衍射的方向相反
E. X 线干射的方向与可见光干射的方向一致

39. 在 PCM 乳腺 X 线摄影技术中，合理运用于乳腺 X 线诊断的重要环节，不正确的描述是
A. 适当尺寸的 X 线焦点
B. 不能有放大比例的摄影
C. 适当的读取精度
D. 适当的放大再还原程序
E. 适当的高精度打印

40. PCM 乳腺 X 线摄影技术中，合理运用于乳腺 X 线诊断的参数是
A. X 线焦点尺寸为 75 μm
B. SID 为 104 cm
C. 放大倍数为 1. 75
D. 读取精度为 42. 75 μm
E. 打印精度为 15 μm

41. PCM 乳腺 X 线摄影系统的组成不包括
A. 相位对比乳腺机

B. 高精度 CR
C. 还原程序
D. 处理系统
E. 高精度干式激光打印机

42. PCM 乳腺 X 线摄影系统具有丰富的图像处理功能，其中描述正确的是
A. G 处理，即自动频率处理
B. F 处理，即混合处理
C. E 处理，即自动均衡处理
D. H 处理，即自动梯度处理
E. 协调处理

43. 数字乳腺 X 线摄影中，影像采集部分是指
A. X 线源和影像接收器
B. 影像接收器和影像阅读器
C. X 线源和图像显示器
D. 影像阅读器和图像显示器
E. 影像接收器和影像显示器

44. 数字乳腺 X 线摄影中，影像显示部分是指
A. X 线源和影像接收器
B. 显示器、影像显示软件、激光打印机、观片灯
C. 影像处理软件
D. 影像接收器、显示器、影像显示软件
E. X 线源、影像接收器、显示器、影像显示软件

45. 成像板闲置多长时间以上需进行擦除
A. 8 h
B. 12 h
C. 16 h
D. 18 h
E. 24 h

46. 评估 CR 激光束功能不包括
A. 扫描线完整性
B. 线束振动
C. 信号消退
D. 振荡电路
E. 聚焦

47. X 线管的外套结构是
A. 铝合金
B. 铅
C. 硬质玻璃
D. 金属材料
E. 铜

48. X 线管的阴极又称
A. 负极
B. 次级
C. 电极
D. 能级
E. 正极

49. 关于 X 线的物理特性叙述，错误的是
A. 穿透性
B. 感光作用
C. 荧光作用
D. 电离作用
E. 折射作用

50. X 线强度换算是指量与质的
A. 之和
B. 之差
C. 之积
D. 之商
E. 积分

51. 为防止高速动能电子的衰减及减速，X 线管必须
A. 高电压
B. 高真空
C. 高封闭
D. 高静态
E. 加速度

52. 影响高速电子骤然减速的因素是
A. 真空
B. 动能
C. 阴极
D. 阳极
E. 高压

53. 下列哪一项不是表示 X 线质的方法

A. X 线剂量
B. 半价层
C. 有效能量
D. X 线波谱分布
E. 软射线与硬射线

54. 吸收 X 线束低能成分的方法称为
A. 衰减
B. 半价层
C. 滤过
D. 干涉
E. 衍射

55. 被照体投影以外延续的模糊影称为
A. 晕影
B. 半影
C. 位移模糊
D. 双重偏离
E. 相位对比

56. 照片中整幅图像显示小的点状密度组成，由物理测定值判断，称为
A. 粒状物
B. 颗粒
C. 斑点
D. 噪声
E. 颗粒度

57. 表示信息量的单位是
A. 分辨力
B. 线对数
C. 锐利度
D. 比特
E. 灰阶

58. 数字图像的空间分辨力是由下列哪项决定的
A. X 线束
B. 影像密度
C. 像素大小
D. 影像反差
E. 锐利度

59. 乳腺加压减少下列哪二者的间距
A. 焦点 – 物体
B. 焦点 – 滤线栅
C. 滤线栅 – 影像接收器
D. 物体 – 影像接收器
E. 滤线栅 – 物体

60. 乳腺 X 线摄影不加压会使病变影像可能产生
A. 真阳性
B. 假阳性
C. 真阴性
D. 假阴性
E. 混合影

61. 适当加压使乳腺平展，提高影像哪一项的一致性
A. 对比度
B. 清晰度
C. 密度
D. 锐利度
E. 噪声

62. 加压减少乳腺厚度，可减少
A. 曝光剂量
B. 摄影距离
C. 滤线栅比值
D. 滤过板厚度
E. 防护屏蔽

63. 在乳腺加压时，压迫器保持与影像接收器平面平行，偏差不能超出
A. 1 mm
B. 5 mm
C. 1 cm
D. 2 cm
E. 3 cm

64. 内外斜位（MLO）暗盒平面与水平面构成角度为
A. 15°～25°
B. 10°～20°
C. 20°～28°
D. 30°～60°
E. 65°～75°

65. 头尾位（CC）是弥补 MLO 位，主要观

察的重要组织是
A. 内侧组织
B. 外侧组织
C. 上部组织
D. 下部组织
E. 外后组织

66. 乳腺X线摄影的附加位置不包括
A. 90°侧位
B. 定点压迫位
C. 乳沟位
D. 放大位
E. 内收外展位

67. 内外斜位（MLO）能显示乳腺的细节钙化在
A. 0.1 mm
B. 0.2 mm
C. 0.3 mm
D. 0.4 mm
E. 0.5 mm

68. 从事乳腺摄影的技师在质控中的职责范围不包括
A. 受检者体位
B. 乳腺压迫
C. 影像产生
D. 图像处理
E. 受检者随访

69. 数字影像噪声出现的概率与下列哪一项直接相关
A. 管电压
B. 滤线栅比值
C. X线管焦点面积
D. X线滤过系统
E. 曝光量

70. 曝光强度过高会带来下列哪一项增加
A. 对比度
B. 信息量
C. 分辨率
D. 散射线
E. 影像噪声

71. 关于胸部后前位成像技术标准的叙述，不正确的是
A. 摄影装置：带有静止或活动滤线栅的立位摄影架
B. 标称焦点值：≤1.3
C. FFD：180 cm
D. 摄影管电压：125 kV
E. 曝光时间：> 20 ms

72. 下列哪项不是颅骨后前位显示标准
A. 颅骨正中矢状线投影于照片正中
B. 眼眶、上颌窦左右对称显示
C. 两侧无名线或眼眶外缘至颅外板等距
D. 照片包括全部面骨及下颌骨升支
E. 岩骨外缘投影于眶内上1/3处，不与眶上缘重叠

73. 颅骨侧位显示标准中，最重要的一项是
A. 蝶鞍位于照片正中略偏前
B. 蝶鞍各缘呈单线半月状，无双边影
C. 照片包括所有颅骨
D. 照片还要包括下颌骨
E. 额面缘投影应与片缘近似平行

74. 关于膝关节前后位显示标准，错误的是
A. 照片包括股骨远端、胫骨近端及周围软组织
B. 关节面位于照片正中显示
C. 髌骨呈正位影像清晰显示
D. 关节间隙内外两侧等距
E. 腓骨小头与胫骨仅有小部重叠（约为腓骨小头1/3）

75. 关于膝关节侧位的显示标准，错误的是
A. 膝关节间隙位于照片正中，股骨内外髁重合
B. 髌骨呈侧位显示，无双边影
C. 股髌关节间隙完全显示
D. 腓骨小头前1/3与胫骨重叠

E. 股骨与胫骨长轴夹角为 90°～100°

76. 关于腰椎前后位显示标准，错误的是
A. 照片包括腰 1～腰 5 全部椎骨及两侧腰大肌
B. 椎体序列清晰显示于照片正中
C. 两侧横突、椎弓根对称显示
D. 第 3 腰椎椎体各缘呈切线状显示，无双边影
E. 椎间隙清晰可见

77. 腰椎正位标准片所见，错误的是
A. 第 1～5 腰椎椎体序列位于照片正中
B. 腰骶关节、两侧骶髂关节及两侧腰大肌包括在照片内
C. 棘突序列位于椎体正中，两侧横突、椎弓根对称显示
D. 椎间隙清晰，第 1 腰椎椎体各缘呈切线状显示，无双边现象
E. 腰椎结构及骨纹理清晰，腰大肌阴影边界清晰明了

78. 有关标准片所见的组合，错误的是
A. 踝关节侧位——距骨滑车面内外缘重合良好
B. 膝关节正位——包括股骨两髁、胫骨两髁及腓骨小头
C. 膝关节正位——腓骨小头与胫骨大部分重叠
D. 膝关节侧位——膝关节间隙位于照片正中，股骨内外髁重叠良好
E. 膝关节侧位——股骨与胫骨平台重叠极小

79. 关于腹部泌尿系平片（KUB）诊断学标准的叙述，错误的是
A. 骨骼清晰可见
B. 肾脏轮廓可见
C. 腰大肌影及腹壁脂肪线可见
D. 腹部肠道清洁良好，对诊断无影响
E. 影像细节显示指标为 1.0cm 钙化点

80. 20 世纪 70 年代以前的 X 线影像设备新技术、新工艺不可能围绕哪项开展
A. X 线球管
B. X 线胶片
C. 影像增强器
D. 平板探测器
E. 人工对比剂

81. 下列哪项不属于模拟影像的描述
A. 由模拟量构成的图像
B. 影像的记录和显示是一个不连续的灰阶范围
C. 是相应的成像组织结构对射线衰减的模拟
D. 传统的 X 线照片影像属于模拟影像
E. 影像密度随着坐标点的变化是连续改变的

82. 下列哪项是对数字影像的描述
A. 影像的记录和显示是一个连续的灰阶范围
B. 不同的灰度差别即为任何一个局部所接受的辐射强度的模拟
C. 影像中的密度（或亮度）是空间位置的连续函数
D. 将影像分解成有限个小区域，每个小区域中的图像密度的平均值用一个整数表示
E. 影像中的点与点之间是连续的，中间没有间隔

83. 将模拟量转换为数字信号的介质是
A. D/A 转换器
B. A/D 转换器
C. 影像增强器
D. 脉冲发射器
E. 信号接收器

84. 不属于数字方法优于模拟方法的是
A. 对器件参数变化很敏感
B. 可预先决定精度
C. 有较大的动态范围
D. 更适合于非线性控制
E. 可靠性高

85. 数字方法的最大特点是
A. 可预先决定精度
B. 有较大的动态范围
C. 更适合于非线性控制
D. 对环境、温度变换敏感性低
E. 抗干扰能力强
86. 数字图像的最大特点是
A. 密度分辨力高
B. 可进行图像后处理
C. 可以存储和调阅
D. 可以传输和拷贝
E. 以一种直观的物理量来连续和形象地表现另一种物理量的情况
87. 数字图像的密度分辨力可达到多少灰阶
A. $2^3 \sim 2^5$
B. 2^8
C. $2^{10} \sim 2^{12}$
D. $2^{14} \sim 2^{16}$
E. 2^{18}
88. 数字图像后处理内容不包括
A. 窗技术
B. 二维重建
C. 三维重建
D. 参数测量
E. 图像拷贝
89. 下列对应不正确的是
A. HIS：医院信息系统
B. PIS：患者信息系统
C. RIS：放射科信息系统
D. PACS：图像存储与传输系统
E. EIS：电子记录系统
90. X线数字影像的获取或转换方式，不包括
A. 胶片数字扫描仪
B. 计算机X线摄影
C. 碘化铯/非晶硅平板探测器
D. 非晶硒平板探测器
E. MRI

二、多选题

91. 数字影像具备的特点有
A. 密度分辨力较高
B. 辐射剂量小
C. 灰阶动态范围大
D. 线性好
E. 层次丰富
92. 下列关于模拟与数字信号的转换，正确的是
A. 模拟信号可以转换成数字信号
B. 模拟信号不可以转换成数字信号
C. 数字信号可以转换成模拟信号
D. 数字信号不可以转换成模拟信号
E. 模拟信号与数字信号可以相互转换
93. 下列是数字成像基本术语的是
A. 比特
B. 滤波函数
C. 尼奎斯特频率
D. 重建
E. 像素与体素
94. 关于连续X线的叙述，正确的是
A. 最强波长是最短波长的1.3~1.5倍
B. 管电压升高时，最短波长向短波一侧移动
C. 管电压升高时，强度曲线向短波一侧移动
D. 管电压升高时，最强波长向短波一侧移动
E. 管电压升高时，产生的X线总能量将以管电压2次方比例增大
95. 关于特征放射的叙述，正确的是
A. 特征放射又称标识放射
B. 是高速电子击脱靶物质原子的外层轨道电子产生的
C. 它的X线光子能量与冲击靶物质的高速电子能量有关
D. 只服从于靶物质的原子特性
E. 管电压在70 kVp以上钨靶才能产生特征X线

96. 关于X线本质的叙述，正确的是
A. 它是一种电磁波
B. 具有一定的波长和频率
C. 具有波动和微粒二重性
D. 具有一定的能量和动质量、静止质量
E. 是一种横波，有干涉、衍射、反射和折射

97. 关于连续X线在物质中的衰减特点的叙述，正确的是
A. $\lambda min = 1.24/kVp$ nm
B. 最强波长 = $1.2 \sim 1.5\lambda min$
C. 平均能量的波长范围是 $2.5\lambda min$
D. 平均光子能量是最高能量的 1/3 ~ 1/2
E. $\lambda max = 1.24/kVp$ nm

98. X线管的固有滤过包括
A. 管壁
B. 绝缘油层
C. 窗口的滤过板
D. 遮光器
E. 滤线器

99. 关于附加滤过板的叙述，正确的是
A. 采用铝滤过板
B. 采用铅滤过板
C. 采用铜与铝的复合滤过板
D. 使用时铜面朝向人体
E. 高能射线采用铝滤过板

100. 影响X线衰减的因素包括
A. 射线能量
B. 原子序数
C. 密度
D. 每克电子数
E. 厚度

全真模拟试卷六答案及解析

一、单选题

1. 答案：B

解析：影像中模糊度即为清晰度的反意，它是通过微小线性结构边缘、组织边缘的清晰效果显示出来。

2. 答案：B

解析：相位对比技术和传统的吸收对比技术组合获得边缘增强效应，使正常、异常组织间锐利度增加，这对发现微小病灶有利。

3. 答案：A

解析：PCM系统是在原有的吸收对比成像基础上，借物理对X线的吸收差异获得图像对比度，因此对于高吸收的结构与周围低吸收物质会形成良好的对比。而相位对比与物体对X线吸收强度无直接关系，它是利用相位位移的差异，在两种不同物质的临界处增强对比度，达到边缘增强的效果。

4. 答案：D

解析：康普顿效应有康普顿散射与康普顿吸收等，即随着千伏的加大，其散射也随之加大，但物质的吸收减少。

5. 答案：B

解析：散射线特性：波长长，线质软，穿透力弱，在影像中产生灰雾增大，对比度下降。

6. 答案：B

解析：量子噪声与曝光量密切相关，曝光不足量子噪声增加。

7. 答案：A

解析：数字X线摄影的核心技术是平板探测器（FPD），它分为直接转换式平板探测器和间接转换平板探测器两种。

8. 答案：D

解析：信噪比是信号与噪声之比的简称，信噪比越大，噪声对信号的影响越小，信息传递质量就越高。信噪比是评价电子设备的一项重要的技术指标。

9. 答案：D

解析：在影像阅读中，噪声从程度上应以不干扰正常诊断为基本要求；区域上，在可视图像区间内的兴趣区避免影响诊断的噪声出现。

10. 答案：E

11. 答案：B

解析：荧光体被激发形成方向不定的散射，成像板厚度发出可见光传播中的扩散增加了成像板的固有模糊度。

12. 答案：A

解析：IP 重复使用后出现的刮伤、划痕、被污染及灰尘均可造成伪影。

13. 答案：B

解析：乳腺影像对比度要高于普通 X 线照片影像。

14. 答案：E

解析：客观评价缺乏影像评价的目的性，难以与主观评价相统一，最终的影像诊断还是要靠医生的视觉主观判断。

15. 答案：B

解析：ROC 解析是从视觉角度出发，对某一检查系统的检出能力进行定量评价，属于主观评价，既可用于模拟系统，也可用于数字系统。

16. 答案：D

解析：MTF 可以客观地对影像质量作综合评价。

17. 答案：D

解析：NEQ 越大，输出侧的信噪比就越大。

18. 答案：C

解析：应充分减少辐射剂量。

19. 答案：E

解析：美国放射学院（ACR）颁布的放射技师质量控制项目及最低频率中，每天进行暗室清洁、冲洗机 QC；每周进行增感屏、观片灯清洁和模体影像检测；每个月进行设备可视性检查；每季度进行重拍片解析、照片定影液残留解析及与放射医生会谈；每半年进行暗室灰雾、屏 - 片密着和压迫检测。

20. 答案：B

解析：国家标准要求胶片应存放在 24℃以下的环境中，理想的范围是 15 ~ 21℃；启封后的摄影材料应放在湿度为 40% ~60% 的环境中；胶片不能存放在有化学气体和辐射的环境中；胶片对压力损伤也很敏感，因此，胶片应竖立放置。

21. 答案：A

解析：乳腺模体照片的观察应由同一个人，在同一个观片灯下，在同一观片环境中，用同一型号的放大镜，在一天的同一时刻进行。因为对影像进行客观的评价非常困难，不同的人对影像上物体的个数会得到不同的数据。

22. 答案：A

解析：ACR 乳腺摄影的标准是至少可见 4 条非常大的纤维，3 个非常大的斑点群以及 3 个非常大的块状物，而且数目的减少不能超过一半。

23. 答案：A

解析：数字化医学影像的噪声可以分为加性噪声、乘性噪声、量化噪声、“胡椒盐”噪声和量子噪声五种。在屏 - 片成像系统中，冲洗过程可以对影像产生结构噪声。

24. 答案：B

解析：乘性噪声和图像信号相关，随图像信号的变化而变化，如数字化成像系统扫描时所产生的噪声、图像显示设备的颗粒噪声。

25. 答案：C

解析：量化噪声的大小显示出数字图像和原始图像的差异，减少这种噪声的最好办法就是按照灰度等级的概率密度函数来选择量化等级。

26. 答案：B

解析：主观评价方法主要有金属网法、Burger 法、并列细线法等。客观评价是对 X 线照片影像形成的密度、模糊度、对比度、颗粒度以及信息传递功能，以物理量水平进行的评价，主要通过特性曲线、响应函数等方法予以测定、评价。

27. 答案：E

解析：量子噪声与屏 - 片成像体系中的量子噪声一样，是由于成像设备吸收 X

线光子数量的涨落形成的，主要由曝光不足引起。

28. 答案：E

解析：数字乳腺X线摄影中，可能遇到的模糊种类包括运动模糊、成像板模糊、几何模糊、图像处理模糊和显示设备失真模糊。视差模糊属于屏－片成像系统中乳腺X线摄影可能遇到的模糊种类。

29. 答案：D

解析：一个显示工作站的各台显示器之间的最大亮度差异应不超过5%。

30. 答案：A

解析：光学密度的一致性是通过打印测试图形TG18－UNL10和TG18－UNL80，在5个标记位置中测定光学密度，最大光学密度偏差应小于10%［($D_{最大}$—$D_{最小}$)/$D_{中心}$ <0.1］。

31. 答案：E

解析：CRT显示器的最大亮度偏差应小于30%，LCD显示器应小于10%。

32. 答案：B

解析：视察暗盒和成像板是每季度质量控制的实施项目。

33. 答案：D

解析：几何畸变和高度比的检测是每季度质量控制的实施项目。

34. 答案：A

解析：验证软拷贝观察工作站显示器的校准是每周质量控制的实施项目。

35. 答案：C

解析：检查QC曝光指示器数据库，确定曝光不足或过度的原因并执行校正措施是每季度质量控制的实施项目。

36. 答案：C

解析：PCM乳腺X线摄影系统图像精度可达25 μm。

37. 答案：A

解析：X线穿透物体时会发生轻微折射，形成相位的位移。当X线穿透不同物质时所产生的相位位移是不同的，根据相位位移变化所形成的图像称为“相位对比成像”。

38. 答案：B

解析：PCM乳腺X线摄影系统中X线发生折射的方向与可见光折射的方向正好相反。

39. 答案：B

解析：在PCM乳腺X线摄影技术中，合理运用于乳腺X线诊断的重要环节包括适当比例的放大摄影（调整好源物距和物像距的比例）。

40. 答案：C

解析：在PCM乳腺X线摄影技术中，合理运用于乳腺X线诊断时，根据目前的研究结果显示，以下几个参数是最合适的：①X线焦点尺寸为100 μm；②SID为114 cm；③STD：全乳片为65 cm，点片为78 cm；④放大倍数为1.75；⑤读取精度为43.75 μm；⑥适当的还原程序；⑦打印精度为25 μm。

41. 答案：C

解析：PCM乳腺X线摄影系统由相位对比乳腺机、高精度CR、处理系统和高精度干式激光打印机四部分组成，处理系统中包括还原程序。

42. 答案：C

解析：PCM乳腺X线摄影系统具有丰富的图像处理功能，可分为G处理，即自动梯度处理；F处理，即自动频率处理；E处理，即自动均衡处理；H处理，即混合处理。协调处理是CR图像处理技术，主要用来改变影像的对比度、调节影像的整体密度。

43. 答案：A

解析：X线管发射X线源经被检体至影像接收器是影像形成的过程。

44. 答案：B

解析：影像是通过打印及显示部分来

观察的。

45. 答案：E

解析：为防止由于背景辐射或其他原因造成的所有残留信号，须对闲置 24 h 以上的成像板进行擦除处理。

46. 答案：D

解析：振荡电路是电路理论中的内容，它是用来产生一定频率和幅度的交流信号，与 CR 激光束功能无直接关系。

47. 答案：C

解析：硬质玻璃熔点高、绝缘强度大、膨胀吸收小。

48. 答案：A

解析：在两个相对电极中，产生 X 线的阳极端称为正极，而发射电子的阴极端称为灯丝或负极。

49. 答案：B

解析：感光作用属于化学效应。

50. 答案：C

解析：X 线强度指垂直 X 线束的光子数乘以每个光子的能量。

51. 答案：B

解析：灯丝发射出的电子能以高速冲向阳极，为防止电子与空气分子冲击而减速，X 线管必须保持高真空。

52. 答案：D

解析：阳极的阻止使部分电子能转换为 X 线。

53. 答案：A

解析：X 线剂量指管电流在单位时间冲击阳极靶面的电子数量，其数量越多，产生 X 线光子越多。而 X 线质即指 X 线光子的能量，决定于管电压的大小，因此管电压决定产生 X 线最大能量的性质。

54. 答案：C

解析：X 线是一束连续能谱的混合线，当作用在被照体时，低能射线被组织吸收，增加了皮肤照射量，故须提前把低能成分吸收，该方法称为滤过。

55. 答案：B

解析：被照体本影及本影以外产生的影像模糊称为半影，半影的产生是由于 X 线管焦点尺寸、被照体至信息载体的距离以及焦点至信息载体间的距离所决定的。

56. 答案：E

解析：由许多小的颗粒密度组成的区域影像称为颗粒性，经物理测定的值为颗粒度。

57. 答案：D

解析：决定密度分辨率的主要因素是位深，从信息量分析位深称为比特。它是信息量的单位，比特值越大，信息量越大，量化的精度越高，反之越低。因此，比特决定着图像的密度分辨率。

58. 答案：C

解析：空间分辨率又称高对比分辨率，指对物体空间大小的鉴别能力。在标定的矩阵中，像素直径小，数量就多，观察到原始图像细节就多；反之，像素尺寸大，图像分辨率就降低。

59. 答案：D

解析：压迫减小了物体－影像接收器距离，提高结构影像分辨率。

60. 答案：D

解析：加压摄影的目的是为了使乳腺内结构分离，降低病变影像模糊不清带来的假阴性可能。

61. 答案：C

解析：加压使乳腺平展，提高密度一致性。

62. 答案：A

解析：加压减小了适宜曝光所需剂量，同时散射线减少，提高对比度。

63. 答案：C

64. 答案：D

解析：角度调整与受检者体型相适应，达到最大的组织成像。

65. 答案：A

解析：MLO 体位最有可能漏掉内侧组织。

66. 答案：E

解析：内收、外展位是骨关节 X 线摄影位置。

67. 答案：B

解析：0.2 mm 对观察细节钙化是视觉最佳的量化值。

68. 答案：E

解析：对受检者随访是医师的职责。

69. 答案：E

解析：曝光量大小与噪声出现的概率成反比，曝光量过低，噪声会明显增加，影响影像质量。

70. 答案：D

解析：曝光强度与散射线含有率成正比，与被照物体相互作用产生的概率增加。

71. 答案：E

解析：胸部后前位成像曝光时间小于 20 ms。

72. 答案：D

解析：照片包括全部颞骨及下颌骨升支。

73. 答案：B

解析：颅骨侧位显示标准是：蝶鞍位于照片正中略偏前，蝶鞍各缘呈单线半月状，无双边影，前颅窝底重叠为单线，双侧外耳孔、岩骨投影重合，照片包括所有颅骨及下颌骨升支，额面缘投影应与片缘近似平行。

74. 答案：C

解析：膝关节前后位显示标准：股骨远端、胫骨近端骨小梁清晰可见，膝关节周围软组织可见，髌骨隐约可见。

75. 答案：E

解析：膝关节侧位的显示标准：股骨与胫骨长轴夹角为 120°~130°。

76. 答案：A

解析：腰椎前后位显示标准：包括胸 11 ~ 骶 2 全部椎骨及两侧腰大肌。

77. 答案：D

解析：腰椎正位标准：第 3 腰椎椎体各缘呈切线显示，无双边现象。

78. 答案：C

解析：膝关节正位：腓骨小头与胫骨小部重叠（约为腓骨小头 1/3）。

79. 答案：E

解析：腹部泌尿系平片（KUB）诊断学标准，影像细节显示指标为 1.0 mm 钙化点。

80. 答案：D

解析：1997 年以后，以平板探测器为主的数字 X 线摄影系统相继问世。

81. 答案：B

解析：在 X 线摄影范围内，影像的记录和显示是从几乎完全透明（白色）到几乎不透明（黑色）的一个连续的灰阶范围。

82. 答案：D

83. 答案：B

解析：将模拟量转换为数字信号的介质为 A/D 转换器。

84. 答案：A

解析：数字方法在很多方面优于模拟方法，包括对器件参数变化不敏感，可预先决定精度，有较大的动态范围，更适合于非线性控制，对环境温度变换敏感度低，可靠性高等。

85. 答案：E

86. 答案：B

解析：图像后处理是数字图像的最大特点。

87. 答案：C

解析：数字图像的密度分辨率可达到 2^{10} ~ 2^{12} 灰阶。

88. 答案：E

解析：数字图像后处理包括窗技术、参数测量、特征提取、图像识别、二维和三维重建、灰度变换、数据压缩等。

89. 答案：E

解析：EIS 指主管信息系统。

90. 答案：E

解析：X 线数字影像可通过以下五种方式获取或转换：胶片数字扫描仪，计算机 X 线摄影，碘化铯/非晶硅平板探测器，非晶硒平板探测器，电荷耦合器件技术。

二、多选题

91. 答案：ABCDE

解析：数字影像完全是以一种有规则的数字量的集合来表现的物理图像。它的特点是灰阶动态范围大，密度分辨率相对较高，线性好，层次丰富，可进行后处理，辐射剂量小。

92. 答案：ACE

解析：模拟信号可以转换成数字信号，同样数字信号也可以转换成模拟信号，两者是可逆的。

93. 答案：ABCDE

解析：数字成像的基本术语包括重建、像素与体素、滤波函数、比特、尼奎斯频率等。

94. 答案：ABCDE

解析：连续 X 线的最强波长是最短波长的 1.3～1.5 倍；管电压升高时，最短波长向短波一侧移动；管电压升高时，强度曲线向短波一侧移动；管电压升高时，最强波长向短波一侧移动；管电压升高时，产生的 X 线总能量将以管电压 2 次方比例增大；阳极靶物质的原子序数大时，X 线总能量增大；X 线总能量随管电压的增大而提高。

95. 答案：ACDE

解析：特征放射又称标识放射，是高速电子击脱靶物质原子的内层轨道电子产生的。它的 X 线光子能量与冲击靶物质的高速电子能量有关，只服从于靶物质的原子特性。管电压在 70kVp 以上钨靶才能产生特征 X 线，在 150kVp 以上特征 X 线减少。X 线是一束由连续 X 线和特性 X 线组成的混合射线，特征 X 线是叠加在连续 X 线能谱内的。

96. 答案：ABCE

解析：X 线的本质是一种电磁波，它与无线电波、可见光、γ 射线一样都具有一定的波长和频率，具有波动和微粒二重性。X 线的微粒性：具有一定的能量和动质量，但无静止质量，每个光子具有一定的能量，能产生光电效应，能激发荧光物质发出荧光等现象；X 线的波动性：它是一种横波，有干涉、衍射、反射和折射。

97. 答案：ABCD

98. 答案：ABC

解析：X 线管的固有滤过包括管壁、绝缘油层、窗口的滤过板。

99. 答案：AC

解析：附加滤过板一般低能量射线采用铝滤过板，高能射线采用铜与铝的复合滤过板，使用时铜面朝向 X 线管。

100. 答案：ABCDE

解析：影响 X 线衰减的因素有射线能量及物质的原子序数、密度、每克电子数、厚度。

全真模拟试卷七

一、单选题

1. 下列哪项在单一体位中使所有乳腺组织成像
   A. CC
   B. MLO
   C. LMO
   D. SIO
   E. ML
2. 在 MLO 中，暗盒托盘平面与水平面成
   A. 30°
   B. 45°
   C. 60°
   D. 40°~50°
   E. 30°~60°
3. 乳腺摄影中，最常用的附加体位是
   A. 定点压迫位
   B. 放大位
   C. 夸大头尾位
   D. 乳沟位
   E. 侧位
4. 下列哪项与标准体位结合成三角形来进行乳腺病变的定位
   A. 定点压迫位
   B. 放大位
   C. 夸大头尾位
   D. 乳沟位
   E. 侧位
5. 下列哪项可用来证实重力依赖性钙化
   A. 定点压迫位
   B. 放大位
   C. 夸大头尾位
   D. 乳沟位
   E. 侧位
6. 乳腺 X 线摄影中，放大位所用 X 线管焦点的测量尺寸不能超过
   A. 0. 1 mm
   B. 0. 2 mm
   C. 0. 3 mm
   D. 1 mm
   E. 2 mm
7. 下列哪项能显示包括大部分腋尾乳房外侧部分的深部病变
   A. 定点压迫位
   B. 放大位
   C. 夸大头尾位
   D. 乳沟位
   E. 侧位
8. 下列哪项用于增加乳房后内深部病变

的显示
A. 定点压迫位
B. 放大位
C. 夸大头尾位
D. 乳沟位
E. 侧位

9. 乳腺 X 线摄影中，内外侧斜位的诊断学要求标准中不包括
A. 胸大肌显示充分，且延伸至或低于后乳头线
B. 乳头无下垂
C. 乳房下皱褶展开，乳房后下缘的皮肤皱褶应最小化或不存在
D. 所有脉管、纤维束和胸大肌边缘均清晰显示
E. 乳头位于照片中心横轴线上

10. 乳腺 X 线摄影中，头尾位的诊断学标准中不包括
A. 包含乳房的后内侧缘
B. 双侧乳腺照片影像对称，呈菱形
C. 腺体后的脂肪组织清晰显示
D. 无皮肤皱褶
E. 乳头位于照片中心横轴线上

11. 导致曝光不足的原因不包括
A. 冲洗缺陷
B. 压迫不当
C. AEC 功能低下
D. AEC 设定不正确
E. 滤线栅使用错误

12. 导致影像对比度低下的原因不包括
A. 不适当的曝光
B. 冲洗缺陷
C. 压迫不当
D. AEC 功能低下
E. 滤线栅使用错误

13. 下列关于乳腺各组织光学密度的叙述，正确的是
A. 腺体组织应具有至少 1.2 的光学密度
B. 脂肪组织应具有至少 1.0 的光学密度
C. 胸壁肌肉组织的光学密度应大于 1.2
D. 腺体组织的光学密度在 1.5～2.0 间最有利于对病变的观察
E. 脂肪组织的光学密度在 1.5～2.0 间为好

14. 在乳腺 X 线摄影中，可能遇到的模糊种类不包括
A. 运动模糊
B. 视差模糊
C. 伪影模糊
D. 几何模糊
E. 增感屏模糊

15. 关于 X 线束准直的国际标准要求中，错误的是
A. 压迫器的胸壁缘超出影像接收器胸壁缘的尺寸不能大于 SID 的 2%
B. X 线束准直装置的光野与 X 线照射野的偏差不超过 SID 的 2%
C. X 线照射野不会延伸至影像接收器任何边缘之外超过 SID 的 2%
D. X 线照射野在整个胸壁缘的一侧可延伸到影像接收器的胸壁缘
E. 压迫器垂直缘的阴影不应在影像中见到

16. 从事乳腺摄影检查的放射医师须具备的条件，错误的是
A. 获得专门机构的特许
B. 接受 2 个月阅读乳腺摄影影像诊断的正规培训
C. 每年至少阅读 500 幅乳腺摄影影像
D. 每 2 年完成至少 40 h 的乳腺摄影影像阅读报告的培训
E. 每 3 年完成至少 40 h 的乳腺摄影方面的继续教育

17. 从事乳腺摄影检查的放射技师须具备的条件，错误的是

A. 获得国家专门机构的特许或注册认证
B. 接受放射技术专业的培训
C. 至少从事过 5 年放射技术工作
D. 至少从事过 2 年乳腺摄影工作
E. 每隔 2 年至少进行 1 次培训

18. 影响 X 线影像质量的基本因素中，下列哪项不是最重要的影响因素
A. 射线对比度
B. 失真度
C. 清晰度
D. 颗粒度
E. 胶片对比度

19. 影响影像对比度的因素中，几何因素是
A. 密度
B. 失真度
C. 对比度
D. 锐利度
E. 颗粒度

20. 在 X 线影像清晰度评价的测定方法中，主要应用的是
A. 分辨力和响应函数
B. 分辨力和相位移动
C. 相位移动和三角函数
D. 响应函数和相位移动
E. 分辨力和三角函数

21. 影响颗粒性最为重要的因素不包括
A. X 线量子斑点
B. 胶片卤化银颗粒尺寸和分布
C. 胶片对比度
D. 增感屏荧光体尺寸和分布
E. 射线对比度

22. 关于数字融合 X 线体层摄影临床意义的叙述，错误的是
A. 分离重叠的组织结构
B. 多层面显示
C. 提高肺癌检出的敏感性和特异性 10%
D. 提高受检者流通量 10%
E. 有望替代 CT 和 MR 的部分检查

23. 人体对辐射不敏感的组织是
A. 肌肉组织和结缔组织
B. 内皮细胞和皮肤上皮
C. 胚胎组织和皮肤上皮
D. 唾液腺和胚胎组织
E. 淋巴组织和唾液腺

24. 关于胸部后前位显示标准的叙述，不正确的是
A. 肺门阴影结构可辨
B. 左心影可分辨出肺纹理
C. 可显示纵隔阴影
D. 肩胛骨投影在肺野之内
E. 肝脏重叠部分可追踪到肺纹理

25. 关于胸部后前位摄影成像技术标准的叙述，不正确的是
A. 摄影装置：带有静止或活动滤线栅的立体摄影架
B. 标准焦点值 >1.3
C. FFD：180 cm
D. 曝光时间 <20 ms
E. 摄影管电压为 125 kV

26. 颅骨后前位影像细节显示的指标是
A. 0.3 ~ 0.5 cm
B. 0.3 ~ 0.5 mm
C. 0.5 ~ 0.7 cm
D. 0.5 ~ 0.7 mm
E. 0.1 ~ 0.3 cm

27. 关于颅骨后前位的叙述，不正确的是
A. 标称焦点 ≤0.6 mm
B. 管电压 70 ~ 85 kV
C. 总滤过 ≥2.5 mmAl 当量
D. 摄影距离 80 ~ 100 cm
E. 曝光时间 <100 ms

28. 关于成人标准体型颅骨侧位受检者的体表入射剂量，正确的是
A. ≤3 mGy
B. ≤4 mGy

C. ≤5 mGy
D. ≤6 mGy
E. ≤7 mGy

29. 关于膝关节前后位的叙述，不正确的是
A. 标称焦点≤0.6 mm
B. 管电压 55 ~ 65 kV
C. 总滤过≥2.5 mmAl 当量
D. 摄影距离 80 ~ 100 cm
E. 屏系统标称感度：200

30. 关于膝关节侧位显示标准，不正确的是
A. 膝关节间隙位于照片正中
B. 股骨内外髁重合
C. 髌骨呈侧位显示，无双边，股髌关节间隙完全显示
D. 腓骨小头前 1/3 与胫骨重叠
E. 股骨与胫骨长轴夹角为 140° ~ 150°

31. 关于腰椎前后位成像技术标准的叙述，不正确的是
A. 管电压：75 ~ 90 kV
B. 摄影距离：90 ~ 110 cm
C. 标称焦点≤1.3 mm
D. 总滤过≥3.0 mmAl 当量
E. 屏系统标称感度：400

32. 关于腰椎侧位诊断学标准的叙述，不正确的是
A. 椎体骨皮质和骨小梁清晰可见
B. 椎弓根、椎间孔和邻近软组织可见
C. 椎间关节及棘突可见
D. 影像细节显示指标为 0.8 mm
E. 腰骶关节可见

33. 关于腹部泌尿系平片的叙述，不正确的是
A. 诊断学标准：影像细节显示指标为 1.0 mm 的钙化点
B. 体位显示标准：腰椎序列摄影于照片正中
C. 成像技术标准：摄影距离 100 ~ 120 cm
D. 受检者剂量标准：成人标准体型的体表入射剂量 <10 mGy
E. 曝光时间 <100 ms

34. 电子耦合器件的英文缩写是
A. CR
B. DR
C. CCD
D. SNR
E. NEQ

35. 关于模拟与数字影像的叙述，不正确的是
A. 模拟是以某种范畴的表达方式如实的反映另一种范畴
B. 由模拟量构成的图像
C. 模拟信号不可以转换成数字信号
D. 对于同一幅图像可以有 2 种表现形式，即模拟方法和数字方法。
E. 模拟信号可以转换为数字信号

36. 下列哪项不是数字影像的优势
A. 对器件参数变化不敏感
B. 可预先决定精度
C. 较大的动态范围
D. 不适于非线性控制
E. 可靠性高

37. 数字影像的最大特点是
A. 速度快
B. 时间短
C. 灵活性大
D. 抗干扰能力强
E. 可靠性高

38. 我国 CR 设备年度增长率为
A. 10% ~ 15%
B. 15% ~ 20%
C. 25% ~ 30%
D. 30% ~ 35%
E. 50% ~ 60%

39. 我国 DR 设备自 2005 年以来年增长率为

A. 10% ~15%
B. 15% ~20%
C. 25% ~30%
D. 30% ~35%
E. 45% ~50%

40. 下列哪项不是 X 线数字影像获取或转换方式
A. 胶片数字化仪
B. 计算机 X 线摄影
C. 电荷耦合器件
D. 模数转换器
E. 非晶硒平板探测器

41. 关于 CR 的说法，不正确的是
A. CR 的出现首先链接成了一个完整的影像数字链
B. CR 与屏 - 片成像系统相比有更好的动态范围及线性
C. CR 能做动态采集
D. CR 网络连接能力强
E. CR 成本相对较低

42. 利用电荷耦合器件将模拟影像转换成数字影像的技术路线是
A. 光学透镜式和狭缝扫描式
B. 光学透镜式和窄缝扫描式
C. 光纤圆锥式和窄缝扫描式
D. 狭缝扫描式和窄缝扫描式
E. 光纤圆锥式和狭缝扫描式

43. 信噪比的英文缩写是
A. CR
B. DR
C. CCD
D. SNR
E. NEQ

44. 关于数字成像的基本用语，错误的是
A. 矩阵：矩阵是一个数字概念，它表示一个横成行、纵成行的数字方阵
B. 采集矩阵：每幅画面观察视野所含像素的数目
C. 显示矩阵：显示器上显示图像像素的数目
D. 原始数据：由探测器间接接受的信号，这些信号经放大后通过数/模转换得到的数据
E. 像素：又称像元，指组成图像矩阵中的基本单元

45. 作为数字图像的形成不经过的步骤是
A. 图像数据采集
B. 实时信号处理
C. 图像重建
D. 图像的处理
E. 图像的融合

46. 影响数字成像质量的因素不包括
A. 空间分辨力
B. 密度分辨力
C. 噪声
D. 高对比分辨力
E. 低分辨力

47. 关于空间分辨力的叙述，错误的是
A. 空间分辨力即数字图像的高频响应
B. 数字图像的空间分辨力是由像素的大小决定的
C. 像素尺寸越大，图像分辨力就越高
D. 当视野大小固定时，矩阵越大，像素尺寸越小
E. 当视野大小固定时，矩阵越小，像素尺寸越大

48. 关于密度分辨力的叙述，不正确的是
A. 密度分辨力是数字图像的低频响应
B. 数字图像的密度值是由计算机二进制的数字表示的
C. 从信息量分析，位深又可称为比特
D. 比特值越大，量化精度越低
E. 比特值越大，密度分辨力越好

49. 关于 CR 的称谓与简史，不正确的是
A. 1981 年日本富士胶片公司首先推出了成像板技术
B. 在国内人们习惯将计算机 X 线摄影称为 CR

C. CR的发展是建立在存储荧光体的技术之上
D. 计算机X线摄影又称为CR X线机
E. 存储荧光体技术比CR的历史要长

50. 关于光激励发光效应的叙述，正确的是
A. 把储存的高能射线通过光激励后以可见光的形式释放
B. 它是在19世纪中期开始使用
C. 1895年伦琴发现X线，使用了光激励效应
D. 存储荧光体技术比CR的历史长
E. 通过全野或局域激励的方法，把不可见空间影像转换为可见状态

51. 不是CR系统的构成的是
A. 成像板
B. 影像阅读器
C. 影像处理工作站
D. 影像标本
E. 影像存储系统

52. 关于IP构造的叙述，不正确的是
A. 表层——10 μm厚度、具有较高的传导性
B. 荧光体层——250 μm厚度、可擦度增加2倍
C. 防反射层——100 μm厚度、增加锐利度
D. 白PET层——330 μm厚度、提高感度
E. 蓝PET层——100 μm厚度、提高了柔韧性和物理特性

53. 关于IP荧光体层的厚度，正确的是
A. 250 μm厚度
B. 250 mm厚度
C. 25 μm厚度
D. 25 mm厚度
E. 25 cm厚度

54. 关于CR阅读器的构成与功能的叙述，不正确的是
A. 固态激光源更紧凑、有效、可靠，而且持续时间也比气体激光源更长
B. CR阅读器没有特殊的强度控制装置，它可以实时监控激光的功率并校正波动
C. 激光器发出的线束不需经过最优处理后即可对成像板曝光
D. 在激励曲线的直线部分，波动即使小于百分之十也会产生问题
E. 需要更大的曝光量变化，使得输出信号产生相同的变化

55. CR图像的采集与显示过程不包括
A. X线曝光
B. 图像阅读
C. 图像缩放
D. CR图像显示
E. 图像扩大

56. 关于CR图像的生成，不正确的是
A. 成像板上涂有一层光激励存储荧光体，选用的材料不具有“光激励发光”的特性
B. 微量的Eu^{2+}混杂物加在光激励荧光体中，以改变它的结构和物理特性
C. 曝光后的成像板在阅读器内，经过用低能量高度聚焦和放大的红色激光扫描
D. 最常用的激光是HeNe激光和“二极管”激光，光激励发光波长为390～490 nm
E. 影像读取完成后，IP的影像数据可通过施加强光照射来消除

57. 关于CR图像的处理，不正确的是
A. 在传统屏－片X线摄影中，放射技师调整曝光条件以使得想要的摄影信号范围位于HD曲线的直线部
B. CR系统必须对有用的影像信号进行编码，通过数字值的检查表调整，以提供最大对比敏感度
C. 传统X线摄影在一个暗盒上产生多

幅图像比较容易

D. 一些 CR 系统不可以通过定义解剖区域的边缘来分隔影像

E. 对于特定受检者的检查，适宜影像灰阶特性的重建是通过尺度改变和对比增强来实现的

58. 对于 CR 图像处理的直方图分析，错误的是

A. 直方图的大体形状取决于解剖部位和用于影像采集的摄影技术

B. 对于特定受检者的检查适宜影像灰阶特性的重建是通过尺度改变和对比增强来实现的

C. 生产商使用一种特殊的方法完成这个影像的重建变换过程

D. 一些系统中，潜影信息在一个较小的数值范围内被识别和预采样，目的是最大化量化误差

E. CR 系统必须对有用的影像信号进行编码，通过数字值的检查表调整以提供最大对比敏感度

59. 关于影像灰阶处理的叙述，不正确的是

A. CR 系统生产商提供处理影像完善的计算机硬件和软件

B. 由于人体衰减的微小差异，导致 CR 数据具有很大的固有对比度

C. 灰阶数据到显示功能的变换通过调整原有灰阶直方图的显示窗来控制

D. 对比度处理有两种不同的方法，最常用的技术是按照用户控制的检查表重新变换各个像素值

E. 对于特定受检者的检查适宜影像灰阶特性的重建是通过尺度改变和对比增强来实现的

60. 关于 CR 新进展的叙述，不正确的是

A. CR 从实验室研究到成为主流成像方式已经历了约 20 年

B. CR 的飞点扫描装置与粉状颗粒荧光板的结合已获证实，并且是可靠的

C. 对现状的改善必须对 CR 引入新方法，目前还没有方法存在

D. 未来 CR 系统在成像质量和速度上的提高仍有相当的潜力，基于此，与新进市场的 DR 平板探测器相比仍保持相当的竞争力

E. CR 系统生产商提供处理影像完善的计算机硬件和软件

61. 关于 CR 成像板的叙述，不正确的是

A. 从成像板正反两面探测发射光，从而提取更多信号的想法已经有好多年了

B. 使用双面阅读技术的商品在市场上已经广泛使用

C. 这种技术将成像板的基板做成透明，在屏的反面添加一套采光光学装置、光电探测器和电路

D. 底部发出的光信号要比顶部采集的光信号模糊

E. CR 从实验室研究到成为主流成像方式已经经历了约 20 年

62. 一幅 12 比特/像素的图像由多少灰阶组成

A. 1024

B. 1536

C. 2048

D. 2560

E. 4096

63. 关于乳腺 X 线摄影技术的叙述，不正确的是

A. 相位对比乳腺 X 线摄影系统是近几年 X 线摄影技术上的一项新技术

B. 1895 年伦琴发现了 X 线的许多特性

C. X 线作为波动特性之一的相位特性，已应用于成像技术

D. 由于折射特征的发现，使之成为今天“相位对比技术”的理论基础

E. 相位对比乳腺摄影技术，因采用不同的辐射源划分为两个阶段

64. 相位对比乳腺X线摄影技术采用不同的辐射源划分两个阶段，即

A. 经同步加速器产生X线和经医用X线产生X线

B. 经折射特性产生X线和经相位对比产生X线

C. 经同步加速器产生X线和经折射特性产生X线

D. 经相位对比产生X线和经医用X线产生X线

E. 经折射特性产生X线和经医用X线产生X线

65. 关于相位对比成像原理的叙述，不正确的是

A. X线作为一种波，具有波的两种特性，当其穿透物体时，会发生强度衰减和相位移动

B. X线穿透物体时，由于光电效应及康普顿散射导致X线强度的衰减变化

C. X线穿透不同物质时产生的相位位移是相同的

D. X线穿透物体时会发生轻微的折射

E. 当X线穿透相邻不同物质时，会发生强度衰减的对比，即吸收对比

66. 关于相位对比技术在X线诊断上的运用，下列哪项不正确

A. X线的折射是相位对比技术的基本要素

B. 相位对比带来边缘增强效应

C. X线穿透物体时会发生轻微折射，其折射方向和可见光正好相同

D. 当X线穿透相邻不同物质时，会发生强度衰减的对比，即吸收对比

E. X线穿透物体时，由于光电效应及康普顿散射，导致X线强度的衰减变化

67. 乳腺的组成部分包括

A. 腺体组织、脂肪组织和皮肤

B. 腺体组织和淋巴系统

C. 血管系统和皮肤

D. 脂肪组织、血管系统和皮肤

E. 腺体组织和血管系统

68. 关于乳腺X线诊断重要环节的叙述，不正确的是

A. X线焦点尺寸：100 μm

B. 放大倍数：1.75

C. 打印精度：50 μm

D. 读取精度：43.75 μm

E. SID：114 cm

69. 关于探测器说法，不正确的是

A. 从概念上讲，基于电荷耦合器件技术的数字摄影系统结构比较简单

B. 电荷耦合器件对X线敏感，故产品要避免辐射损伤

C. 电荷耦合器件的技术问题是需要冷却以减少噪声，故有可能发生水污染和停机故障

D. 最早的数字乳腺X线摄影系统使用的是直接转换探测器

E. 最早的数字乳腺摄影系统使用的是间接转换探测器

70. 关于非晶硅平板探测器的叙述，不正确的是

A. 最早的数字乳腺X线摄影系统使用的是间接转换探测器

B. 碘化铯闪烁晶体受到X线照射后，将入射的X线光子转换为可见光

C. 每一像素电荷量的变化与入射X线强弱成反比

D. 点阵的密度决定了图像的空间分辨率

E. 在碘化铯探测器上，X线吸收和伪影之间的折衷相比于传统闪烁体已几乎不是问题

71. 关于碘化铯特点的叙述，错误的是

A. 使用碘化铯层和光电二极管的非晶硅平板探测器中，碘化铯层不同于其他闪烁体，它的晶体直接生长在基板上
B. 在碘化铯探测器上，X线吸收和伪影之间的折衷相比于传统的闪烁体已几乎不是问题
C. 碘化铯能很好的吸收X线，但在数字图像之间不会产生光学图像，这种方式被称为间接转换
D. 探测器元素可以独立地优化而不影响整个探测器的性能
E. 碘化铯闪烁晶体受到X线照射后，将入射的X线光子转换为可见光

72. 关于非晶硅平板探测器分辨力的叙述，不正确的是
A. 各种数字平板探测器的图像质量可以DQE来衡量
B. DQE综合了图像MTF、噪声和对比度的诸多因素
C. 像素的大小同时还会影响到图像存储、传输时间、图像显示和存档
D. 如果像素太小，电子噪声会提高图像质量；如果像素太大，分辨力的降低造成图像质量下降
E. 电流的大小与入射X线光子的数量成正比

73. 关于非晶硒平板探测器的叙述，不正确的是
A. 直接转换探测器使用了光导电材料，能将所吸收的光子转换成电荷，典型材料为非晶硒
B. 非晶体硒本身不具有固有密度分辨力
C. 电流的大小与入射X线光子的数量成正比
D. 由于电子和空穴是沿着电场线运动的，所以，它们在运动的过程中没有横向电荷散布
E. 各种数字平板探测器的图像质量可以用DQE来衡量

74. 下列说法不正确的是
A. 每个薄膜晶体管形成一个采集图像的最小单元，即像素
B. 每个像素区内有一个场效应管，在读出该像素单元电信号时起开关作用
C. 信号读出后，扫描电路不能自动清除硒层中的潜影和电容存储的电荷
D. 像素尺寸可达100 μm×100 μm以下，却没有减少有效填充因子
E. 在读出控制信号的控制下，开关导通，把存储于电容内的像素信号逐一按顺序读出、放大，送到A/D转换器从而得到数字图像信号

75. 关于探测器说法，不正确的是
A. 非晶硒平板探测器的非晶硒层直接将X线转换成电信号
B. 太厚的非晶硒会导致其他伪影的产生
C. 伪影的程度取决于X线被吸收前在非晶硒内前行的距离
D. 探测器的设计在X线捕获和电子信号之间不产生折衷
E. 图像持留时间限制了图像的采集速度，这对全自动曝光技术带来了负面效应

76. 关于探测器的主要性能指标，不正确的是
A. 调制传递函数和量子检测效率为成像性能提供了定量测量方法
B. 调制传递函数和量子检测效率都可以测量空间分辨率
C. 量子检测效率是信噪比、对比分辨率和剂量效率的测量单位
D. 通过查看相应的调制传递函数和量子检测效率可以最好的反映成像系统的特点

E. 可以用这些测量方法确定系统在一个空间频率范围内获取信息的好坏程度

77. 关于探测器的主要性能指标，错误的是

A. 调制传递函数是在一个空间频率范围内信号传递的度量标准

B. 任何系统的分辨率极限都是通过其像素尺寸加以确定的

C. 一个 100 μm 像素系统不能充分解析 5 Lp/mm 以上的空间频率

D. 直接转换法可以使光散射数个像素

E. 调制传递函数可对空间分辨率进行量化

78. 关于量子检测效率的叙述，错误的是

A. 在高空间频率条件下，即使有较高的调制传递函数，小物体也会消失在系统的噪声中

B. 量子检测效率度量与空间频率构成函数关系

C. 量子检测效率属于综合评价数字摄影系统性能的重要指标

D. 量子检测效率与影像质量成反比，与辐射剂量成正比

E. 量子检测效率能测出剂量效率

79. 下列哪项不是影响量子检测效率的因素

A. X 线吸收量

B. 信号曲线的幅度

C. 噪声

D. 照射量

E. 信号曲线的强度

80. 不是数字平板探测器高级临床应用的项目是

A. 数字减影血管造影

B. 计算机辅助诊断

C. 时间减影

D. 骨密度显示

E. 远程放射学

81. 关于双能量减影的叙述，错误的是

A. 目前，双能量减影临床应用已广为肯定

B. 双能量成像方法有两种，分别是单次曝光能量减影和双曝光能量减影

C. 在单次曝光能量减影中，铜滤过板分离的两个成像板不可以同时曝光

D. 第一块成像板记录整个能谱及常规方法中的标准图像

E. 标准图像的质量不受减影过程的影响

82. 关于单次曝光能量减影的叙述，不正确的是

A. 为了产生可用于临床的减影图像，需要放大第二块板的信号，并在已减影的图像上完成噪声缩减

B. 产生的减影图像包括残留的骨骼和钙结构

C. 图像仅通过了第二块板和铜滤过板的光子成分形成

D. 由于每一个减影图像仅仅由形成标准图像的光子成分形成，减影图像仍具有更多噪声

E. 可以使用数字平板探测器和高频发生器来完成双能量成像

83. 关于双曝光能量减影的叙述，不正确的是

A. 可以使用数字平板探测器和高频发生器来完成双能量成像

B. GE 数字平板探测器的刷新速度可达 >0. 2s

C. 通过双能量减影可以分别获得显示软组织和骨骼的影像

D. 在胸部、乳腺摄影中，双能量在发现微细钙化灶上具有重要意义

E. 产生的减影图像包括残留的骨骼和钙结构

84. 关于双能量减影的说法，不正确的是

A. 双能量减影可以快速获得“高”和

"低"能量减影

B. 从骨骼和钙化结构中分离软组织

C. 有助于识别肺结节中的钙化

D. 有助于识别微小的钙化灶

E. 不能识别微小的钙化灶

85. 关于双能量减影诊断价值的叙述，错误的是

A. 胸部双能量减影提高了未钙化肺部结节，包括原发和转移肿瘤的检测

B. 双能胸部 X 线摄影能够辅助检测局部钙化灶结节和胸膜钙化斑中钙化的存在

C. 双能 X 线摄影能够用于被选定的受检者，例如，检查前已经确定的结节中存在钙化

D. 只能显示被怀疑的结节和其他临床上重要的不透光区

E. 具有显示未被怀疑的结节和其他临床上重要的不透光区

86. 关于组织均衡的叙述，不正确的是

A. 平板探测器宽阔的动态范围是组织均衡化与无缝拼接功能的基础

B. 对 X 线的最低反应阈值到 X 线最高饱和阈值在 ≤80 μR 与 ≥1500 μR 之间

C. 组织均衡化的功能可以在一次曝光中获取该组织部位的大量信息

D. 无需调整窗宽、窗位，组织均衡功能可使整个视野内高密度和低密度组织同时得到良好的显示

E. 计算机辅助诊断将成为对基因易感个体用影像方法进行筛选的主要组成部分

87. 关于计算机辅助诊断的叙述，错误的是

A. 计算机辅助诊断最初是以计算机辅助诊断探测仪的形式出现

B. 1998 年北美放射年会就有 60 多篇关于计算机辅助诊断的论文发表

C. 计算机辅助诊断的目的是，改善诊断准确率和重复性的同时，缩短读片时间，提高诊断效率

D. 计算机辅助诊断将成为对基因易感个体用影像方法进行筛选的主要组成部分

E. 计算机辅助诊断将模拟的乳腺照片影像通过这种探测仪转换成数字信息

88. 对辐射中度敏感的组织不包括

A. 感觉器官

B. 内皮细胞

C. 皮肤上皮

D. 唾液腺

E. 胚胎组织

89. 下列哪项不是图像无缝拼接的临床意义

A. 精确测量脊柱侧弯的长度

B. 减少对儿科受检者的 X 线辐射

C. 急诊外科对多发性骨折的快速检查

D. 精确测量脊柱侧弯的宽度

E. 精确测量脊柱侧弯的角度

90. 下列哪项不是时间减影的临床意义

A. 追踪病变进展

B. 增加气胸的检出

C. 增加肺炎的检出

D. 增加充血性心衰的检出

E. 增加实质性肺病的检出

二、多选题

91. 主观评价 X 线影像的是

A. 金属网法

B. Burger 法

C. 并列细线法

D. ROC 曲线

E. 维纳频谱

92. 被照体影响照片对比度的因素有

A. 散射线

B. 密度

C. 厚度

D. 厚子序数

E. 观片条件

93. 数字成像的软件包括

A. 计算机

B. 管理程序

C. 数据获取程序

D. 数据处理程序

E. 显示程序

94. CR 系统的构成包括

A. 成像板

B. 影像阅读器

C. 影像处理工作站

D. 影像存储系统

E. X 线机

95. 关于 CR 阅读器固态激光源的叙述，正确的是

A. 更紧凑

B. 更有效

C. 更可靠

D. 持续时间比气体激光源短

E. 红外固态激光的波长为 670 ~ 690 nm

96. 关于 CR 的叙述，正确的是

A. 成像板的核心成分是 BaFX：Eu^{2+}

B. 成像板的核心成分是 BaFX：Eu^{3+}

C. 形成潜影是 Eu^{2+} 跃迁到激发态 Eu^{3+} 的过程

D. 形成潜影是 Eu^{3+} 跃迁到激发态 Eu^{2+} 的过程

E. Eu^{2+} 在可见光的激励下回到 Eu^{3+}

97. 关于 DR 组织均衡对 X 线最低反应阈值和最高饱和阈值的叙述，正确的是

A. ≤40 μR

B. ≤50 μR

C. ≤60 μR

D. ≥12000 μR

E. ≥13000 μR

98. 激光打印的优点有

A. 多接口性

B. 连续打印

C. 文字注释

D. 网络化

E. 具有质量控制系统

99. 激光打印胶片的组成结构有

A. 保护层

B. AgX 感光层

C. 聚酯片基

D. 防光晕层

E. 防散射层

100. 下列属于激光成像的是

A. 喷墨打印成像

B. 激光热成像

C. 含羧酸银的热敏成像

D. 含微胶囊的热敏成像

E. 激光诱导成像

全真模拟试卷七答案及解析

一、单选题

1. 答案：B

解析：内外侧斜位具有在单一体位中使所有乳腺组织成像。

2. 答案：E

解析：在 MLO 中，暗盒托盘平面与水平面成 30°～60°，使得暗盒与胸大肌平行。角度必须调整到与受检者体型相适应（影像探测器与胸大肌角度平行），以利于最多的组织成像。

3. 答案：E

解析：乳腺摄影中，侧位是最常用的附加体位。

4. 答案：E

解析：侧位与标准体位结合成三角形来确切乳腺病变的定位。

5. 答案：E

解析：侧位也可用来证实重力依赖性钙化。

6. 答案：B

解析：放大位所用 X 线管焦点的测量尺寸不能超过 0.2 mm。

7. 答案：C

解析：夸大头尾位能显示包括大部分腋尾乳腺外侧部分的深部病变。

8. 答案：D

解析：乳沟位用于增加乳腺后内深部病变的显示。

9. 答案：E

解析："乳头位于照片中心横轴线上"是头尾位诊断学要求标准中的内容。

10. 答案：B

解析：双侧乳腺 CC 位照片相对放置，则两侧乳腺呈球形。

11. 答案：E

解析：曝光不足的原因包括：冲洗缺陷、压迫不当、AEC 功能低下或 AEC 设定不正确。滤线栅使用错误是导致影像对比度低下的原因。

12. 答案：D

解析：对比度低下的原因包括：不适当的曝光、冲洗缺陷、压迫不当、使用低对比胶片、靶材料和（或）滤过不适、滤线栅使用错误和 kVp 过高。AEC 功能低下是导致曝光不足的原因。

13. 答案：E

解析：腺体组织应具有至少 1.0 的光学密度，1.4～2.0 间的光学密度最有利于对病变的观察；脂肪组织的光学密度至少为 1.2，以在 1.5 ~ 2.0 的区间内为好，不可大于 3.1；胸壁肌肉组织光学密度大于 1.0，可显示肌肉下的腺体组织；可分清乳腺腺体组织的不同密度和层次；全部皮肤线隐约可见；皮肤毛囊隐约可见，不可影响对乳腺内腺体和脂肪组织的观察。

14. 答案：C

解析：乳腺摄影中可能遇到的模糊种类包括：运动模糊、屏 - 片密着不良、增感屏模糊、几何模糊和视差模糊。屏 - 片密着不良可导致影像的局部模糊，其原因是增感屏的可见光在到达胶片前有较大程度的扩散。包括暗盒设计不当或损坏、暗盒内胶片放置不正确和胶片与增感屏间存有污物或空气。

15. 答案：A

解析：压迫器的胸壁缘超出影像接收器胸壁缘的尺寸不能大于 SID 的 1%，否则压迫器垂直缘的阴影会在影像中见到。

16. 答案：D

解析：从事乳腺摄影检查工作的放射医师必须得到专门机构的特许，接受 2 个月阅读乳腺摄影影像诊断的正规培训。同时接受医用物理学、辐射效应和辐射防护的指导。此外，每年至少阅读 500 幅乳腺摄影影像，同时记录阳性所见、病理活检结果以及发现癌症的数量。最后，每 3 年必须完成至少 40 h 的乳腺摄影影像阅读报告的培训和至少 40 h 的乳腺摄影方面的继续教育。

17. 答案：D

解析：从事乳腺摄影检查工作的放射技师必须得到国家专门机构的特许或注册认证，要求接受放射技术专业的培训或至少从事过 5 年放射技术和 1 年的乳腺摄影工作，同时还特别要求每隔 2 年至少进行 1 次培训。

18. 答案：B

解析：在影响 X 线影像质量的诸多因素中，最重要的影响因素是对比度、清晰度和颗粒度，对比度又涉及到三个基本概念，即射线对比度、胶片对比度、X 线照片对比度。

19. 答案：B

解析：影响影像对比度的因素中，失真度为几何因素。

20. 答案：A

解析：在 X 线影像清晰度评价的测定方法中，主要应用的是分辨力和响应函数。

21. 答案：E

解析：影响颗粒性最为重要因素：X 线量子斑点、胶片卤化银颗粒尺寸和分布、胶片对比度、增感屏荧光体尺寸和分布。

22. 答案：D

解析：提高受检者流通量 25%。

23. 答案：A

解析：人体对辐射不敏感的组织有：肌肉组织、软骨、骨组织和结缔组织等。

24. 答案：D

解析：胸部后前位显示标准：肺门阴影结构可辨、左心影可分辨出肺纹理、可显示纵隔阴影、肝脏重叠部分可追踪到肺纹理、锁骨下密度易于肺纹理追踪、乳腺阴影内可追踪到肺纹理。

25. 答案：B

解析：标准焦点值应该是≤1.3。

26. 答案：B

27. 答案：D

解析：颅骨后前位摄影距离应该是 100 ~ 120 cm。

28. 答案：C

解析：颅骨侧位成人标准体型的体表入射剂量为≤5 mGy。

29. 答案：D

解析：膝关节前后正位摄影距离100～120 cm。

30. 答案：E

解析：股骨与胫骨长轴夹角为120°～130°

31. 答案：B

解析：摄影距离应该是100～120 cm。

32. 答案：D

解析：影像细节显示指标为0.5 mm。

33. 答案：E

解析：曝光时间 <200 ms。

34. 答案：C

35. 答案：C

解析：模拟信号可以转换为数字信号。

36. 答案：D

解析：数字影像更适于非线性控制。

37. 答案：D

解析：数字影像的最大特点是抗干扰能力强。

38. 答案：A

解析：我国CR设备年度增长率为10%～15%。

39. 答案：E

解析：我国DR设备年度增长率为45%～50%。

40. 答案：D

解析：X线数字影像的获取方式归纳起来有五种：胶片数字化仪、计算机X线摄影、电荷耦合器件、非晶硒平板探测器和非晶硅平板探测器。

41. 答案：C

解析：CR不能做动态采集。

42. 答案：A

解析：利用电荷耦合器件将模拟影像转换成数字影像有3种技术路线，分别是：光学透镜式、狭缝扫描式和光纤圆锥式。

43. 答案：D

44. 答案：D

解析：原始数据：由探测器直接接受的信号，这些信号经放大后通过模/数转换得到的数据。

45. 答案：E

解析：数字图像的形成大体都要经过的步骤：图像数据采集、快速实时信号处理、进行图像重建和图像的处理。

46. 答案：E

解析：影响数字成像质量的因素：空间分辨力、密度分辨力、噪声、高对比分辨力。

47. 答案：C

解析：像素＝视野/矩阵，像素尺寸越大，图像分辨力就越低。

48. 答案：D

解析：比特值越大，量化精度越高，密度分辨力越好。

49. 答案：D

解析：计算机X线摄影又称为CR X线机，这是一个原则性的错误，因为CR是一种数字影像采集与显示技术的装置。

50. 答案：D

解析：储存荧光体技术比CR的历史要长得多。

51. 答案：D

解析：CR系统的构成主要由：成像板、影像阅读器、影像处理工作站、影像存储系统。

52. 答案：C

解析：IP的防反射层10 μm厚度、增加锐利度。

53. 答案：A

54. 答案：C

解析：激光器发出的线束必须经过最优处理后方可对成像板曝光。

55. 答案：E

解析：CR图像的采集与显示，其过程归纳为：X线曝光、图像阅读、图像缩放、CR图像显示。

56. 答案：A

解析：成像板上涂有一层光激励存储荧光体，选用的材料必须具有“光激励发光”的特性。

57. 答案：D

解析：一些 CR 系统可以通过定义解剖区域的边缘来分隔影像。

58. 答案：D

解析：一些系统中，潜影信息在一个较小的数值范围内被识别和预采样，目的是最小化量化误差。

59. 答案：B

解析：由于人体衰减的微小差异，导致 CR 数据具有很小的固有对比度。

60. 答案：C

解析：对现状的改善必须对 CR 引入新方法，目前已经有方法存在了。

61. 答案：B

解析：使用双面阅读技术的商品在市场上还是相对新兴的。

62. 答案：E

63. 答案：C

解析：X 线作为波动特性之一的相位特性，并未应用于成像技术。

64. 答案：A

解析：相位对比乳腺摄影技术分别采用不同的辐射源划分两个阶段：经同步加速器产生 X 线和经医用 X 线产生 X 线。

65. 答案：C

解析：X 线穿透不同物质时产生的相位位移是不同的。

66. 答案：C

解析：X 线穿透物体时会发生轻微折射，其折射方向和可见光正好相反。

67. 答案：A

解析：乳腺主要有乳腺腺体组织、脂肪组织和皮肤组成。

68. 答案：C

解析：乳腺 X 线诊断的打印精度：25 μm。

69. 答案：D

解析：最早的数字乳腺 X 线摄影系统使用的是间接转换探测器。

70. 答案：C

解析：每一像素电荷量的变化与入射 X 线强弱成正比。

71. 答案：C

解析：碘化铯能很好地吸收 X 线，并在数字图像产生之前瞬间产生光学图像，这种方式被称为间接转换。

72. 答案：D

解析：如果像素太小，电子噪声会降低图像质量；如果像素太大，分辨率的降低造成图像质量下降。

73. 答案：B

解析：非晶体硒本身具有很好的固有密度分辨力。

74. 答案：C

解析：信号读出后，扫描电路自动清除硒层中的潜影和电容存储的电荷。

75. 答案：D

解析：探测器的设计必须在 X 线捕获和电子信号产生之间折衷。

76. 答案：B

解析：调制传递函数可以测量空间分辨率，而量子检测效率则是信噪比、对比分辨率和剂量效率的测量单位。

77. 答案：D

解析：间接转换法可以使光散射数个像素，这进一步限制了系统的有效分辨率。

78. 答案：D

解析：量子检测效率与影像质量成正比，与辐射剂量成反比。

79. 答案：D

解析：影响 DQE 的因素包括：X 线吸收量、信号曲线的幅度或强度、噪声。

80. 答案：D

解析：数字平板探测器高级临床应用的项目包括：计算机辅助诊断、远程放射学、体层合成、双能量减影、数字减影血管造影、低剂量透视摆位、立体/计算机辅助定位、多模式立体成像、时间减影、骨密度测量。

81. 答案：C

解析：在单次曝光能量减影中，铜滤过板分离的两个成像板同时曝光。第一块成像板记录整个能谱及常规方法中的标准图像。因此，标准图像的质量不受减影过程的影响。

82. 答案：C

解析：图像仅通过了第一块板和铜滤过板的光子成分形成。所以，与标准图像相比，它具有固有噪声，而且第二块板的总体曝光水平明显低于第一块板。

83. 答案：B

解析：GE 数字平板探测器的刷新速度 ≤0. 2 s。

84. 答案：E

解析：双能量减影可以快速获得“高”和“低”能量减影、从骨骼和钙化结构中分离软组织，有助于识别肺结节中的钙化，有助于识别微小的钙化灶。

85. 答案：D

解析：具有显示未被怀疑的结节和其他临床上重要的不透光区。

86. 答案：B

解析：对 X 线的最低反应阈值到 X 线最高饱和阈值在 ≤60 μR 与 ≥13000 μR 之间。

87. 答案：B

解析：1999 年北美放射年会就有 60 多篇关于计算机辅助诊断的论文发表。

88. 答案：E

解析：人体对辐射中度敏感的组织是：感觉器官、内皮细胞、皮肤上皮、唾液腺、肾、肺、肝的上皮细胞等。胚胎组织属于高度敏感组织。

89. 答案：D

解析：图像无缝拼接的临床意义在于：精确测量脊柱侧弯的角度和长度、减少对儿科受检者的 X 线辐射、急诊外科对多发性骨折的快速检查。

90. 答案：E

解析：增加间质性肺病的检出。

二、多选题

91. 答案：ABCD

解析：主观评价 X 线影像的是金属网法、Burger 法、并列细线法、ROC 曲线。维纳频谱为客观评价法。

92. 答案：BCD

解析：被照体影响照片对比度的因素有密度、厚度、厚子序数。

93. 答案：BCDE

解析：数字成像的软件包括管理程序、数据获取程序、数据处理程序、显示程序等。计算机为数字成像的硬件之一。

94. 答案：ABCD

解析：CR 系统的构成包括成像板、影像阅读器、影像处理工作站、影像存储系统组成。

95. 答案：ABCE

解析：CR 阅读器固态激光源的波长为 670～690 nm，具有更紧凑、更有效、更可靠、持续时间比气体激光源更长。

96. 答案：AC

解析：CR 成像板的核心成分是 BaFX：Eu^{2+}，形成潜影是 Eu^{2+} 跃迁到激发态 Eu^{3+} 的过程，Eu^{3+} 在可见光的激励下回到 Eu^{2+}。

97. 答案：CE

解析：DR 组织均衡对 X 线的最低反应阈值为 ≤60 μR，最高饱和阈值为 ≥13000 μR。

98. 答案：ABCDE

解析：激光打印的优点有多接口性、连续打印、文字注释、网络化、具有质量控制系统、影像打印质量好、高效性。

99. 答案：ABCD

解析：激光打印胶片的组成结构有保护层、AgX 感光层、聚酯片基、防光晕层。

100. 答案：BE

解析：激光成像分为激光热成像和激光诱导成像。非激光成像包括喷墨打印成像和热打印，热打印又分为染料升华成像和直热式成像，直热式成像再分为含羧酸银的热敏成像和含微胶囊的热敏成像。